健康促进与健康教育重要政策汇编

2023 版

中国健康教育中心 编

人民卫生出版社
·北 京·

图书在版编目（CIP）数据

健康促进与健康教育重要政策汇编：2023 版 / 中国健康教育中心编 . -- 北京 ：人民卫生出版社，2024. 10. -- ISBN 978-7-117-37087-5

Ⅰ. R193

中国国家版本馆 CIP 数据核字第 2024LA3669 号

人卫智网	www.ipmph.com	医学教育、学术、考试、健康，购书智慧智能综合服务平台
人卫官网	www.pmph.com	人卫官方资讯发布平台

健康促进与健康教育重要政策汇编（2023 版）

Jiankang Cujin yu Jiankang Jiaoyu Zhongyao Zhengce Huibian

（2023 Ban）

编　　写：中国健康教育中心

出版发行：人民卫生出版社（中继线 010-59780011）

地　　址：北京市朝阳区潘家园南里 19 号

邮　　编：100021

E - mail：pmph @ pmph.com

购书热线：010-59787592　010-59787584　010-65264830

印　　刷：北京盛通数码印刷有限公司

经　　销：新华书店

开　　本：787 × 1092　1/16　　印张：31

字　　数：642 千字

版　　次：2024 年 10 月第 1 版

印　　次：2024 年 11 月第 1 次印刷

标准书号：ISBN 978-7-117-37087-5

定　　价：99.00 元

打击盗版举报电话：010-59787491　E-mail：WQ @ pmph.com

质量问题联系电话：010-59787234　E-mail：zhiliang @ pmph.com

数字融合服务电话：4001118166　E-mail：zengzhi @ pmph.com

编 委 会

主　　编: 李长宁

副 主 编: 吴　敬　卢　永

编写顾问: (以姓氏笔画为序)

王　前　王　梅　王秀峰　冯文猛　任　军

刘芳丽　孙　颖　孙艳坤　严丽萍　宋　波

张青霞　郑灿军　孟晓杰　赵银慧　姜　勇

屠其雷　董保成　蒋　炜　谢　莉　魏　维

编写秘书: 安芮莹　李艺涵　王天琦

前 言

党中央、国务院高度重视人民健康。党的十八大以来，习近平总书记对卫生健康工作作出一系列重要指示批示，党中央、国务院作出推进健康中国建设战略部署。习近平总书记强调，要把人民健康放在优先发展的战略地位，树立“大卫生、大健康”的理念，坚持将健康融入所有政策，把“以治病为中心”转变为“以人民健康为中心”，要加快形成有利于健康的生活方式、生产方式、经济社会发展模式和治理模式，实现健康和经济社会良性协调发展，建立健全健康教育体系，提升全民健康素养。

健康促进与健康教育是公共卫生的基础和核心，是我国卫生与健康工作的重要组成部分。《中华人民共和国基本医疗卫生与健康促进法》《“健康中国 2030”规划纲要》《健康中国行动（2019—2030 年）》《“十四五”国民健康规划》等都将健康促进与健康教育放在健康中国建设的突出重要位置，提出明确要求。2022 年党的二十大报告中再次强调推进健康中国建设，要把保障人民健康放在优先发展的战略位置，完善人民健康促进政策。

实施健康中国战略以来，在党中央、国务院的领导统筹下，相关部门贯彻“大卫生、大健康”理念，落实将健康融入所有政策方针，积极参与健康中国建设，深入推进健康中国行动，出台了一大批健康公共政策，不断完善我国的健康促进政策体系。为了方便广大健康促进与教育工作者查询了解当前重要政策，我们收集整理了近年来，特别是实施健康中国建设以来的健康促进与健康教育政策文件，形成《健康促进与健康教育重要政策汇编（2023 版）》，作为广大工作者的案头工具书。

全书包含三部分，分别为相关法律节选、重要政策文献、国际文献，为方便使用，将“重要政策文献”按工作内容进行归类，分为综合政策、健康生活方式、健康科普、生态环境与人居环境、医疗卫生服务与医疗保障、乡村健康、重点疾病、重点人群八个方面。本书还收录了历届全球健康促进大会的产出文件，以方便使用者了解国际健康促进的进展和方向。鉴于汇编的篇幅限制，本书结合实际工作需要，对部分政策文件做了节选收录。敬请读者提出宝贵意见，以便我们进一步修订和完善。

编者

2023 年 11 月

目 录

第一编

相关法律节选

中华人民共和国基本医疗卫生与健康促进法

（2019 年 12 月 28 日第十三届全国人民代表大会常务委员会第十五次会议通过）

第一章 总 则

第一条 为了发展医疗卫生与健康事业，保障公民享有基本医疗卫生服务，提高公民健康水平，推进健康中国建设，根据宪法，制定本法。

第二条 从事医疗卫生、健康促进及其监督管理活动，适用本法。

第三条 医疗卫生与健康事业应当坚持以人民为中心，为人民健康服务。

医疗卫生事业应当坚持公益性原则。

第四条 国家和社会尊重、保护公民的健康权。

国家实施健康中国战略，普及健康生活，优化健康服务，完善健康保障，建设健康环境，发展健康产业，提升公民全生命周期健康水平。

国家建立健康教育制度，保障公民获得健康教育的权利，提高公民的健康素养。

第五条 公民依法享有从国家和社会获得基本医疗卫生服务的权利。

国家建立基本医疗卫生制度，建立健全医疗卫生服务体系，保护和实现公民获得基本医疗卫生服务的权利。

第六条 各级人民政府应当把人民健康放在优先发展的战略地位，将健康理念融入各项政策，坚持预防为主，完善健康促进工作体系，组织实施健康促进的规划和行动，推进全民健身，建立健康影响评估制度，将公民主要健康指标改善情况纳入政府目标责任考核。

全社会应当共同关心和支持医疗卫生与健康事业的发展。

第七条 国务院和地方各级人民政府领导医疗卫生与健康促进工作。

国务院卫生健康主管部门负责统筹协调全国医疗卫生与健康促进工作。国务院其他有关部门在各自职责范围内负责有关的医疗卫生与健康促进工作。

县级以上地方人民政府卫生健康主管部门负责统筹协调本行政区域医疗卫生与健康促进工作。县级以上地方人民政府其他有关部门在各自职责范围内负责有关的医疗卫生与健康促进工作。

第八条 国家加强医学基础科学研究，鼓励医学科学技术创新，支持临床医学发展，促进医学科技成果的转化和应用，推进医疗卫生与信息技术融合发展，推广医疗卫生适宜技术，提高医疗卫生服务质量。

国家发展医学教育，完善适应医疗卫生事业发展需要的医学教育体系，大力培养医疗卫生人才。

第九条 国家大力发展中医药事业，坚持中西医并重、传承与创新相结合，发挥中医药在医疗卫生与健康事业中的独特作用。

第十条 国家合理规划和配置医疗卫生资源，以基层为重点，采取多种措施优先支持县级以下医疗卫生机构发展，提高其医疗卫生服务能力。

第十一条 国家加大对医疗卫生与健康事业的财政投入，通过增加转移支付等方式重点扶持革命老区、民族地区、边疆地区和经济欠发达地区发展医疗卫生与健康事业。

第十二条 国家鼓励和支持公民、法人和其他组织通过依法举办机构和捐赠、资助等方式，参与医疗卫生与健康事业，满足公民多样化、差异化、个性化健康需求。

公民、法人和其他组织捐赠财产用于医疗卫生与健康事业的，依法享受税收优惠。

第十三条 对在医疗卫生与健康事业中做出突出贡献的组织和个人，按照国家规定给予表彰、奖励。

第十四条 国家鼓励和支持医疗卫生与健康促进领域的对外交流合作。

开展医疗卫生与健康促进对外交流合作活动，应当遵守法律、法规，维护国家主权、安全和社会公共利益。

第二章 基本医疗卫生服务

第十五条 基本医疗卫生服务，是指维护人体健康所必需、与经济社会发展水平相适应、公民可公平获得的，采用适宜药物、适宜技术、适宜设备提供的疾病预防、诊断、治疗、护理和康复等服务。

基本医疗卫生服务包括基本公共卫生服务和基本医疗服务。基本公共卫生服务由国家免费提供。

第十六条 国家采取措施，保障公民享有安全有效的基本公共卫生服务，控制影响健康的危险因素，提高疾病的预防控制水平。

国家基本公共卫生服务项目由国务院卫生健康主管部门会同国务院财政部门、中医药主管部门等共同确定。

省、自治区、直辖市人民政府可以在国家基本公共卫生服务项目基础上，补充确定本行政区域的基本公共卫生服务项目，并报国务院卫生健康主管部门备案。

第十七条 国务院和省、自治区、直辖市人民政府可以将针对重点地区、重点疾病和特定人群的服务内容纳入基本公共卫生服务项目并组织实施。

县级以上地方人民政府针对本行政区域重大疾病和主要健康危险因素，开展专项防控工作。

第十八条 县级以上人民政府通过举办专业公共卫生机构、基层医疗卫生机构和医院，或者从其他医疗卫生机构购买服务的方式提供基本公共卫生服务。

第十九条　国家建立健全突发事件卫生应急体系，制定和完善应急预案，组织开展突发事件的医疗救治、卫生学调查处置和心理援助等卫生应急工作，有效控制和消除危害。

第二十条　国家建立传染病防控制度，制定传染病防治规划并组织实施，加强传染病监测预警，坚持预防为主、防治结合，联防联控、群防群控、源头防控、综合治理，阻断传播途径，保护易感人群，降低传染病的危害。

任何组织和个人应当接受、配合医疗卫生机构为预防、控制、消除传染病危害依法采取的调查、检验、采集样本、隔离治疗、医学观察等措施。

第二十一条　国家实行预防接种制度，加强免疫规划工作。居民有依法接种免疫规划疫苗的权利和义务。政府向居民免费提供免疫规划疫苗。

第二十二条　国家建立慢性非传染性疾病防控与管理制度，对慢性非传染性疾病及其致病危险因素开展监测、调查和综合防控干预，及时发现高危人群，为患者和高危人群提供诊疗、早期干预、随访管理和健康教育等服务。

第二十三条　国家加强职业健康保护。县级以上人民政府应当制定职业病防治规划，建立健全职业健康工作机制，加强职业健康监督管理，提高职业病综合防治能力和水平。

用人单位应当控制职业病危害因素，采取工程技术、个体防护和健康管理等综合治理措施，改善工作环境和劳动条件。

第二十四条　国家发展妇幼保健事业，建立健全妇幼健康服务体系，为妇女、儿童提供保健及常见病防治服务，保障妇女、儿童健康。

国家采取措施，为公民提供婚前保健、孕产期保健等服务，促进生殖健康，预防出生缺陷。

第二十五条　国家发展老年人保健事业。国务院和省、自治区、直辖市人民政府应当将老年人健康管理和常见病预防等纳入基本公共卫生服务项目。

第二十六条　国家发展残疾预防和残疾人康复事业，完善残疾预防和残疾人康复及其保障体系，采取措施为残疾人提供基本康复服务。

县级以上人民政府应当优先开展残疾儿童康复工作，实行康复与教育相结合。

第二十七条　国家建立健全院前急救体系，为急危重症患者提供及时、规范、有效的急救服务。

卫生健康主管部门、红十字会等有关部门、组织应当积极开展急救培训，普及急救知识，鼓励医疗卫生人员、经过急救培训的人员积极参与公共场所急救服务。公共场所应当按照规定配备必要的急救设备、设施。

急救中心（站）不得以未付费为由拒绝或者拖延为急危重症患者提供急救服务。

第二十八条　国家发展精神卫生事业，建设完善精神卫生服务体系，维护和增进公民心理健康，预防、治疗精神障碍。

国家采取措施，加强心理健康服务体系和人才队伍建设，促进心理健康教育、心理评估、心理咨询与心理治疗服务的有效衔接，设立为公众提供公益服务的心理援助热线，加强未成年人、残疾人和老年人等重点人群心理健康服务。

第二十九条　基本医疗服务主要由政府举办的医疗卫生机构提供。鼓励社会力量举办的医疗卫生机构提供基本医疗服务。

第三十条　国家推进基本医疗服务实行分级诊疗制度，引导非急诊患者首先到基层医疗卫生机构就诊，实行首诊负责制和转诊审核责任制，逐步建立基层首诊、双向转诊、急慢分治、上下联动的机制，并与基本医疗保险制度相衔接。

县级以上地方人民政府根据本行政区域医疗卫生需求，整合区域内政府举办的医疗卫生资源，因地制宜建立医疗联合体等协同联动的医疗服务合作机制。鼓励社会力量举办的医疗卫生机构参与医疗服务合作机制。

第三十一条　国家推进基层医疗卫生机构实行家庭医生签约服务，建立家庭医生服务团队，与居民签订协议，根据居民健康状况和医疗需求提供基本医疗卫生服务。

第三十二条　公民接受医疗卫生服务，对病情、诊疗方案、医疗风险、医疗费用等事项依法享有知情同意的权利。

需要实施手术、特殊检查、特殊治疗的，医疗卫生人员应当及时向患者说明医疗风险、替代医疗方案等情况，并取得其同意；不能或者不宜向患者说明的，应当向患者的近亲属说明，并取得其同意。法律另有规定的，依照其规定。

开展药物、医疗器械临床试验和其他医学研究应当遵守医学伦理规范，依法通过伦理审查，取得知情同意。

第三十三条　公民接受医疗卫生服务，应当受到尊重。医疗卫生机构、医疗卫生人员应当关心爱护、平等对待患者，尊重患者人格尊严，保护患者隐私。

公民接受医疗卫生服务，应当遵守诊疗制度和医疗卫生服务秩序，尊重医疗卫生人员。

第三章　医疗卫生机构

第三十四条　国家建立健全由基层医疗卫生机构、医院、专业公共卫生机构等组成的城乡全覆盖、功能互补、连续协同的医疗卫生服务体系。

国家加强县级医院、乡镇卫生院、村卫生室、社区卫生服务中心（站）和专业公共卫生机构等的建设，建立健全农村医疗卫生服务网络和城市社区卫生服务网络。

第三十五条　基层医疗卫生机构主要提供预防、保健、健康教育、疾病管理，为居民建立健康档案，常见病、多发病的诊疗以及部分疾病的康复、护理，接收医院转诊患者，向医院转诊超出自身服务能力的患者等基本医疗卫生服务。

医院主要提供疾病诊治，特别是急危重症和疑难病症的诊疗，突发事件医疗处置和救援以及健康教育等医疗卫生服务，并开展医学教育、医疗卫生人员培训、医学科学研究和对基层医疗卫生机构的业务指导等工作。

专业公共卫生机构主要提供传染病、慢性非传染性疾病、职业病、地方病等疾病预防控制和健康教育、妇幼保健、精神卫生、院前急救、采供血、食品安全风险监测评估、出生缺陷防治等公共卫生服务。

第三十六条　各级各类医疗卫生机构应当分工合作，为公民提供预防、保健、治疗、护理、康复、安宁疗护等全方位全周期的医疗卫生服务。

各级人民政府采取措施支持医疗卫生机构与养老机构、儿童福利机构、社区组织建立协作机制，为老年人、孤残儿童提供安全、便捷的医疗和健康服务。

第三十七条　县级以上人民政府应当制定并落实医疗卫生服务体系规划，科学配置医疗卫生资源，举办医疗卫生机构，为公民获得基本医疗卫生服务提供保障。

政府举办医疗卫生机构，应当考虑本行政区域人口、经济社会发展状况、医疗卫生资源、健康危险因素、发病率、患病率以及紧急救治需求等情况。

第三十八条　举办医疗机构，应当具备下列条件，按照国家有关规定办理审批或者备案手续：

（一）有符合规定的名称、组织机构和场所；

（二）有与其开展的业务相适应的经费、设施、设备和医疗卫生人员；

（三）有相应的规章制度；

（四）能够独立承担民事责任；

（五）法律、行政法规规定的其他条件。

医疗机构依法取得执业许可证。禁止伪造、变造、买卖、出租、出借医疗机构执业许可证。

各级各类医疗卫生机构的具体条件和配置应当符合国务院卫生健康主管部门制定的医疗卫生机构标准。

第三十九条　国家对医疗卫生机构实行分类管理。

医疗卫生服务体系坚持以非营利性医疗卫生机构为主体、营利性医疗卫生机构为补充。政府举办非营利性医疗卫生机构，在基本医疗卫生事业中发挥主导作用，保障基本医疗卫生服务公平可及。

以政府资金、捐赠资产举办或者参与举办的医疗卫生机构不得设立为营利性医疗卫生机构。

医疗卫生机构不得对外出租、承包医疗科室。非营利性医疗卫生机构不得向出资人、举办者分配或者变相分配收益。

第四十条　政府举办的医疗卫生机构应当坚持公益性质，所有收支均纳入预算管理，按照医疗卫生服务体系规划合理设置并控制规模。

国家鼓励政府举办的医疗卫生机构与社会力量合作举办非营利性医疗卫生机构。

政府举办的医疗卫生机构不得与其他组织投资设立非独立法人资格的医疗卫生机

构，不得与社会资本合作举办营利性医疗卫生机构。

第四十一条　国家采取多种措施，鼓励和引导社会力量依法举办医疗卫生机构，支持和规范社会力量举办的医疗卫生机构与政府举办的医疗卫生机构开展多种类型的医疗业务、学科建设、人才培养等合作。

社会力量举办的医疗卫生机构在基本医疗保险定点、重点专科建设、科研教学、等级评审、特定医疗技术准入、医疗卫生人员职称评定等方面享有与政府举办的医疗卫生机构同等的权利。

社会力量可以选择设立非营利性或者营利性医疗卫生机构。社会力量举办的非营利性医疗卫生机构按照规定享受与政府举办的医疗卫生机构同等的税收、财政补助、用地、用水、用电、用气、用热等政策，并依法接受监督管理。

第四十二条　国家以建成的医疗卫生机构为基础，合理规划与设置国家医学中心和国家、省级区域性医疗中心，诊治疑难重症，研究攻克重大医学难题，培养高层次医疗卫生人才。

第四十三条　医疗卫生机构应当遵守法律、法规、规章，建立健全内部质量管理和控制制度，对医疗卫生服务质量负责。

医疗卫生机构应当按照临床诊疗指南、临床技术操作规范和行业标准以及医学伦理规范等有关要求，合理进行检查、用药、诊疗，加强医疗卫生安全风险防范，优化服务流程，持续改进医疗卫生服务质量。

第四十四条　国家对医疗卫生技术的临床应用进行分类管理，对技术难度大、医疗风险高，服务能力、人员专业技术水平要求较高的医疗卫生技术实行严格管理。

医疗卫生机构开展医疗卫生技术临床应用，应当与其功能任务相适应，遵循科学、安全、规范、有效、经济的原则，并符合伦理。

第四十五条　国家建立权责清晰、管理科学、治理完善、运行高效、监督有力的现代医院管理制度。

医院应当制定章程，建立和完善法人治理结构，提高医疗卫生服务能力和运行效率。

第四十六条　医疗卫生机构执业场所是提供医疗卫生服务的公共场所，任何组织或者个人不得扰乱其秩序。

第四十七条　国家完善医疗风险分担机制，鼓励医疗机构参加医疗责任保险或者建立医疗风险基金，鼓励患者参加医疗意外保险。

第四十八条　国家鼓励医疗卫生机构不断改进预防、保健、诊断、治疗、护理和康复的技术、设备与服务，支持开发适合基层和边远地区应用的医疗卫生技术。

第四十九条　国家推进全民健康信息化，推动健康医疗大数据、人工智能等的应用发展，加快医疗卫生信息基础设施建设，制定健康医疗数据采集、存储、分析和应用的技术标准，运用信息技术促进优质医疗卫生资源的普及与共享。

县级以上人民政府及其有关部门应当采取措施，推进信息技术在医疗卫生领域和医学教育中的应用，支持探索发展医疗卫生服务新模式、新业态。

国家采取措施，推进医疗卫生机构建立健全医疗卫生信息交流和信息安全制度，应用信息技术开展远程医疗服务，构建线上线下一体化医疗服务模式。

第五十条 发生自然灾害、事故灾难、公共卫生事件和社会安全事件等严重威胁人民群众生命健康的突发事件时，医疗卫生机构、医疗卫生人员应当服从政府部门的调遣，参与卫生应急处置和医疗救治。对致病、致残、死亡的参与人员，按照规定给予工伤或者抚恤、烈士褒扬等相关待遇。

第四章 医疗卫生人员

第五十一条 医疗卫生人员应当弘扬敬佑生命、救死扶伤、甘于奉献、大爱无疆的崇高职业精神，遵守行业规范，恪守医德，努力提高专业水平和服务质量。

医疗卫生行业组织、医疗卫生机构、医学院校应当加强对医疗卫生人员的医德医风教育。

第五十二条 国家制定医疗卫生人员培养规划，建立适应行业特点和社会需求的医疗卫生人员培养机制和供需平衡机制，完善医学院校教育、毕业后教育和继续教育体系，建立健全住院医师、专科医师规范化培训制度，建立规模适宜、结构合理、分布均衡的医疗卫生队伍。

国家加强全科医生的培养和使用。全科医生主要提供常见病、多发病的诊疗和转诊、预防、保健、康复，以及慢性病管理、健康管理等服务。

第五十三条 国家对医师、护士等医疗卫生人员依法实行执业注册制度。医疗卫生人员应当依法取得相应的职业资格。

第五十四条 医疗卫生人员应当遵循医学科学规律，遵守有关临床诊疗技术规范和各项操作规范以及医学伦理规范，使用适宜技术和药物，合理诊疗，因病施治，不得对患者实施过度医疗。

医疗卫生人员不得利用职务之便索要、非法收受财物或者牟取其他不正当利益。

第五十五条 国家建立健全符合医疗卫生行业特点的人事、薪酬、奖励制度，体现医疗卫生人员职业特点和技术劳动价值。

对从事传染病防治、放射医学和精神卫生工作以及其他在特殊岗位工作的医疗卫生人员，应当按照国家规定给予适当的津贴。津贴标准应当定期调整。

第五十六条 国家建立医疗卫生人员定期到基层和艰苦边远地区从事医疗卫生工作制度。

国家采取定向免费培养、对口支援、退休返聘等措施，加强基层和艰苦边远地区医疗卫生队伍建设。

执业医师晋升为副高级技术职称的，应当有累计一年以上在县级以下或者对口支援的医疗卫生机构提供医疗卫生服务的经历。

对在基层和艰苦边远地区工作的医疗卫生人员，在薪酬津贴、职称评定、职业发展、教育培训和表彰奖励等方面实行优惠待遇。

国家加强乡村医疗卫生队伍建设，建立县乡村上下贯通的职业发展机制，完善对乡村医疗卫生人员的服务收入多渠道补助机制和养老政策。

第五十七条　全社会应当关心、尊重医疗卫生人员，维护良好安全的医疗卫生服务秩序，共同构建和谐医患关系。

医疗卫生人员的人身安全、人格尊严不受侵犯，其合法权益受法律保护。禁止任何组织或者个人威胁、危害医疗卫生人员人身安全，侵犯医疗卫生人员人格尊严。

国家采取措施，保障医疗卫生人员执业环境。

第五章　药品供应保障

第五十八条　国家完善药品供应保障制度，建立工作协调机制，保障药品的安全、有效、可及。

第五十九条　国家实施基本药物制度，遴选适当数量的基本药物品种，满足疾病防治基本用药需求。

国家公布基本药物目录，根据药品临床应用实践、药品标准变化、药品新上市情况等，对基本药物目录进行动态调整。

基本药物按照规定优先纳入基本医疗保险药品目录。

国家提高基本药物的供给能力，强化基本药物质量监管，确保基本药物公平可及、合理使用。

第六十条　国家建立健全以临床需求为导向的药品审评审批制度，支持临床急需药品、儿童用药品和防治罕见病、重大疾病等药品的研制、生产，满足疾病防治需求。

第六十一条　国家建立健全药品研制、生产、流通、使用全过程追溯制度，加强药品管理，保证药品质量。

第六十二条　国家建立健全药品价格监测体系，开展成本价格调查，加强药品价格监督检查，依法查处价格垄断、价格欺诈、不正当竞争等违法行为，维护药品价格秩序。

国家加强药品分类采购管理和指导。参加药品采购投标的投标人不得以低于成本的报价竞标，不得以欺诈、串通投标、滥用市场支配地位等方式竞标。

第六十三条　国家建立中央与地方两级医药储备，用于保障重大灾情、疫情及其他突发事件等应急需要。

第六十四条　国家建立健全药品供求监测体系，及时收集和汇总分析药品供求信息，定期公布药品生产、流通、使用等情况。

第六十五条　国家加强对医疗器械的管理，完善医疗器械的标准和规范，提高医疗器械的安全有效水平。

国务院卫生健康主管部门和省、自治区、直辖市人民政府卫生健康主管部门应当根据技术的先进性、适宜性和可及性，编制大型医用设备配置规划，促进区域内医用设备合理配置、充分共享。

第六十六条 国家加强中药的保护与发展，充分体现中药的特色和优势，发挥其在预防、保健、医疗、康复中的作用。

第六章 健康促进

第六十七条 各级人民政府应当加强健康教育工作及其专业人才培养，建立健康知识和技能核心信息发布制度，普及健康科学知识，向公众提供科学、准确的健康信息。

医疗卫生、教育、体育、宣传等机构、基层群众性自治组织和社会组织应当开展健康知识的宣传和普及。医疗卫生人员在提供医疗卫生服务时，应当对患者开展健康教育。新闻媒体应当开展健康知识的公益宣传。健康知识的宣传应当科学、准确。

第六十八条 国家将健康教育纳入国民教育体系。学校应当利用多种形式实施健康教育，普及健康知识、科学健身知识、急救知识和技能，提高学生主动防病的意识，培养学生良好的卫生习惯和健康的行为习惯，减少、改善学生近视、肥胖等不良健康状况。

学校应当按照规定开设体育与健康课程，组织学生开展广播体操、眼保健操、体能锻炼等活动。

学校按照规定配备校医，建立和完善卫生室、保健室等。

县级以上人民政府教育主管部门应当按照规定将学生体质健康水平纳入学校考核体系。

第六十九条 公民是自己健康的第一责任人，树立和践行对自己健康负责的健康管理理念，主动学习健康知识，提高健康素养，加强健康管理。倡导家庭成员相互关爱，形成符合自身和家庭特点的健康生活方式。

公民应当尊重他人的健康权利和利益，不得损害他人健康和社会公共利益。

第七十条 国家组织居民健康状况调查和统计，开展体质监测，对健康绩效进行评估，并根据评估结果制定、完善与健康相关的法律、法规、政策和规划。

第七十一条 国家建立疾病和健康危险因素监测、调查和风险评估制度。县级以上人民政府及其有关部门针对影响健康的主要问题，组织开展健康危险因素研究，制定综合防治措施。

国家加强影响健康的环境问题预防和治理，组织开展环境质量对健康影响的研究，采取措施预防和控制与环境问题有关的疾病。

第七十二条 国家大力开展爱国卫生运动，鼓励和支持开展爱国卫生月等群众性卫生与健康活动，依靠和动员群众控制和消除健康危险因素，改善环境卫生状况，建设健康城市、健康村镇、健康社区。

第七十三条 国家建立科学、严格的食品、饮用水安全监督管理制度，提高安全水平。

第七十四条　国家建立营养状况监测制度，实施经济欠发达地区、重点人群营养干预计划，开展未成年人和老年人营养改善行动，倡导健康饮食习惯，减少不健康饮食引起的疾病风险。

第七十五条　国家发展全民健身事业，完善覆盖城乡的全民健身公共服务体系，加强公共体育设施建设，组织开展和支持全民健身活动，加强全民健身指导服务，普及科学健身知识和方法。

国家鼓励单位的体育场地设施向公众开放。

第七十六条　国家制定并实施未成年人、妇女、老年人、残疾人等的健康工作计划，加强重点人群健康服务。

国家推动长期护理保障工作，鼓励发展长期护理保险。

第七十七条　国家完善公共场所卫生管理制度。县级以上人民政府卫生健康等主管部门应当加强对公共场所的卫生监督。公共场所卫生监督信息应当依法向社会公开。

公共场所经营单位应当建立健全并严格实施卫生管理制度，保证其经营活动持续符合国家对公共场所的卫生要求。

第七十八条　国家采取措施，减少吸烟对公民健康的危害。

公共场所控制吸烟，强化监督执法。

烟草制品包装应当印制带有说明吸烟危害的警示。

禁止向未成年人出售烟酒。

第七十九条　用人单位应当为职工创造有益于健康的环境和条件，严格执行劳动安全卫生等相关规定，积极组织职工开展健身活动，保护职工健康。

国家鼓励用人单位开展职工健康指导工作。

国家提倡用人单位为职工定期开展健康检查。法律、法规对健康检查有规定的，依照其规定。

第七章　资金保障

第八十条　各级人民政府应当切实履行发展医疗卫生与健康事业的职责，建立与经济社会发展、财政状况和健康指标相适应的医疗卫生与健康事业投入机制，将医疗卫生与健康促进经费纳入本级政府预算，按照规定主要用于保障基本医疗服务、公共卫生服务、基本医疗保障和政府举办的医疗卫生机构建设和运行发展。

第八十一条　县级以上人民政府通过预算、审计、监督执法、社会监督等方式，加强资金的监督管理。

第八十二条　基本医疗服务费用主要由基本医疗保险基金和个人支付。国家依法多渠道筹集基本医疗保险基金，逐步完善基本医疗保险可持续筹资和保障水平调整机制。

公民有依法参加基本医疗保险的权利和义务。用人单位和职工按照国家规定缴纳职工基本医疗保险费。城乡居民按照规定缴纳城乡居民基本医疗保险费。

第八十三条 国家建立以基本医疗保险为主体，商业健康保险、医疗救助、职工互助医疗和医疗慈善服务等为补充的、多层次的医疗保障体系。

国家鼓励发展商业健康保险，满足人民群众多样化健康保障需求。

国家完善医疗救助制度，保障符合条件的困难群众获得基本医疗服务。

第八十四条 国家建立健全基本医疗保险经办机构与协议定点医疗卫生机构之间的协商谈判机制，科学合理确定基本医疗保险基金支付标准和支付方式，引导医疗卫生机构合理诊疗，促进患者有序流动，提高基本医疗保险基金使用效益。

第八十五条 基本医疗保险基金支付范围由国务院医疗保障主管部门组织制定，并应当听取国务院卫生健康主管部门、中医药主管部门、药品监督管理部门、财政部门等的意见。

省、自治区、直辖市人民政府可以按照国家有关规定，补充确定本行政区域基本医疗保险基金支付的具体项目和标准，并报国务院医疗保障主管部门备案。

国务院医疗保障主管部门应当对纳入支付范围的基本医疗保险药品目录、诊疗项目、医疗服务设施标准等组织开展循证医学和经济性评价，并应当听取国务院卫生健康主管部门、中医药主管部门、药品监督管理部门、财政部门等有关方面的意见。评价结果应当作为调整基本医疗保险基金支付范围的依据。

第八章 监督管理

第八十六条 国家建立健全机构自治、行业自律、政府监管、社会监督相结合的医疗卫生综合监督管理体系。

县级以上人民政府卫生健康主管部门对医疗卫生行业实行属地化、全行业监督管理。

第八十七条 县级以上人民政府医疗保障主管部门应当提高医疗保障监管能力和水平，对纳入基本医疗保险基金支付范围的医疗服务行为和医疗费用加强监督管理，确保基本医疗保险基金合理使用、安全可控。

第八十八条 县级以上人民政府应当组织卫生健康、医疗保障、药品监督管理、发展改革、财政等部门建立沟通协商机制，加强制度衔接和工作配合，提高医疗卫生资源使用效率和保障水平。

第八十九条 县级以上人民政府应当定期向本级人民代表大会或者其常务委员会报告基本医疗卫生与健康促进工作，依法接受监督。

第九十条 县级以上人民政府有关部门未履行医疗卫生与健康促进工作相关职责的，本级人民政府或者上级人民政府有关部门应当对其主要负责人进行约谈。

地方人民政府未履行医疗卫生与健康促进工作相关职责的，上级人民政府应当对其主要负责人进行约谈。

被约谈的部门和地方人民政府应当立即采取措施，进行整改。

约谈情况和整改情况应当纳入有关部门和地方人民政府工作评议、考核记录。

第九十一条　县级以上地方人民政府卫生健康主管部门应当建立医疗卫生机构绩效评估制度，组织对医疗卫生机构的服务质量、医疗技术、药品和医用设备使用等情况进行评估。评估应当吸收行业组织和公众参与。评估结果应当以适当方式向社会公开，作为评价医疗卫生机构和卫生监管的重要依据。

第九十二条　国家保护公民个人健康信息，确保公民个人健康信息安全。任何组织或者个人不得非法收集、使用、加工、传输公民个人健康信息，不得非法买卖、提供或者公开公民个人健康信息。

第九十三条　县级以上人民政府卫生健康主管部门、医疗保障主管部门应当建立医疗卫生机构、人员等信用记录制度，纳入全国信用信息共享平台，按照国家规定实施联合惩戒。

第九十四条　县级以上地方人民政府卫生健康主管部门及其委托的卫生健康监督机构，依法开展本行政区域医疗卫生等行政执法工作。

第九十五条　县级以上人民政府卫生健康主管部门应当积极培育医疗卫生行业组织，发挥其在医疗卫生与健康促进工作中的作用，支持其参与行业管理规范、技术标准制定和医疗卫生评价、评估、评审等工作。

第九十六条　国家建立医疗纠纷预防和处理机制，妥善处理医疗纠纷，维护医疗秩序。

第九十七条　国家鼓励公民、法人和其他组织对医疗卫生与健康促进工作进行社会监督。

任何组织和个人对违反本法规定的行为，有权向县级以上人民政府卫生健康主管部门和其他有关部门投诉、举报。

第九章　法律责任

第九十八条　违反本法规定，地方各级人民政府、县级以上人民政府卫生健康主管部门和其他有关部门，滥用职权、玩忽职守、徇私舞弊的，对直接负责的主管人员和其他直接责任人员依法给予处分。

第九十九条　违反本法规定，未取得医疗机构执业许可证擅自执业的，由县级以上人民政府卫生健康主管部门责令停止执业活动，没收违法所得和药品、医疗器械，并处违法所得五倍以上二十倍以下的罚款，违法所得不足一万元的，按一万元计算。

违反本法规定，伪造、变造、买卖、出租、出借医疗机构执业许可证的，由县级以上人民政府卫生健康主管部门责令改正，没收违法所得，并处违法所得五倍以上十五倍以下的罚款，违法所得不足一万元的，按一万元计算；情节严重的，吊销医疗机构执业许可证。

第一百条 违反本法规定，有下列行为之一的，由县级以上人民政府卫生健康主管部门责令改正，没收违法所得，并处违法所得二倍以上十倍以下的罚款，违法所得不足一万元的，按一万元计算；对直接负责的主管人员和其他直接责任人员依法给予处分：

（一）政府举办的医疗卫生机构与其他组织投资设立非独立法人资格的医疗卫生机构；

（二）医疗卫生机构对外出租、承包医疗科室；

（三）非营利性医疗卫生机构向出资人、举办者分配或者变相分配收益。

第一百零一条 违反本法规定，医疗卫生机构等的医疗信息安全制度、保障措施不健全，导致医疗信息泄露，或者医疗质量管理和医疗技术管理制度、安全措施不健全的，由县级以上人民政府卫生健康等主管部门责令改正，给予警告，并处一万元以上五万元以下的罚款；情节严重的，可以责令停止相应执业活动，对直接负责的主管人员和其他直接责任人员依法追究法律责任。

第一百零二条 违反本法规定，医疗卫生人员有下列行为之一的，由县级以上人民政府卫生健康主管部门依照有关执业医师、护士管理和医疗纠纷预防处理等法律、行政法规的规定给予行政处罚：

（一）利用职务之便索要、非法收受财物或者牟取其他不正当利益；

（二）泄露公民个人健康信息；

（三）在开展医学研究或提供医疗卫生服务过程中未按照规定履行告知义务或者违反医学伦理规范。

前款规定的人员属于政府举办的医疗卫生机构中的人员的，依法给予处分。

第一百零三条 违反本法规定，参加药品采购投标的投标人以低于成本的报价竞标，或者以欺诈、串通投标、滥用市场支配地位等方式竞标的，由县级以上人民政府医疗保障主管部门责令改正，没收违法所得；中标的，中标无效，处中标项目金额千分之五以上千分之十以下的罚款，对法定代表人、主要负责人、直接负责的主管人员和其他责任人员处对单位罚款数额百分之五以上百分之十以下的罚款；情节严重的，取消其二年至五年内参加药品采购投标的资格并予以公告。

第一百零四条 违反本法规定，以欺诈、伪造证明材料或者其他手段骗取基本医疗保险待遇，或者基本医疗保险经办机构以及医疗机构、药品经营单位等以欺诈、伪造证明材料或者其他手段骗取基本医疗保险基金支出的，由县级以上人民政府医疗保障主管部门依照有关社会保险的法律、行政法规规定给予行政处罚。

第一百零五条 违反本法规定，扰乱医疗卫生机构执业场所秩序，威胁、危害医疗卫生人员人身安全，侵犯医疗卫生人员人格尊严，非法收集、使用、加工、传输公民个人健康信息，非法买卖、提供或者公开公民个人健康信息等，构成违反治安管理行为的，依法给予治安管理处罚。

第一百零六条 违反本法规定，构成犯罪的，依法追究刑事责任；造成人身、财产损害的，依法承担民事责任。

第十章　附　则

第一百零七条　本法中下列用语的含义：

（一）主要健康指标，是指人均预期寿命、孕产妇死亡率、婴儿死亡率、五岁以下儿童死亡率等。

（二）医疗卫生机构，是指基层医疗卫生机构、医院和专业公共卫生机构等。

（三）基层医疗卫生机构，是指乡镇卫生院、社区卫生服务中心（站）、村卫生室、医务室、门诊部和诊所等。

（四）专业公共卫生机构，是指疾病预防控制中心、专科疾病防治机构、健康教育机构、急救中心（站）和血站等。

（五）医疗卫生人员，是指执业医师、执业助理医师、注册护士、药师（士）、检验技师（士）、影像技师（士）和乡村医生等卫生专业人员。

（六）基本药物，是指满足疾病防治基本用药需求，适应现阶段基本国情和保障能力，剂型适宜，价格合理，能够保障供应，可公平获得的药品。

第一百零八条　省、自治区、直辖市和设区的市、自治州可以结合实际，制定本地方发展医疗卫生与健康事业的具体办法。

第一百零九条　中国人民解放军和中国人民武装警察部队的医疗卫生与健康促进工作，由国务院和中央军事委员会依照本法制定管理办法。

第一百一十条　本法自2020年6月1日起施行。

中华人民共和国中医药法（节选）

（2016年12月25日第十二届全国人民代表大会常务委员会第二十五次会议通过）

第四十五条　县级以上人民政府应当加强中医药文化宣传，普及中医药知识，鼓励组织和个人创作中医药文化和科普作品。

第四十六条　开展中医药文化宣传和知识普及活动，应当遵守国家有关规定。任何组织或者个人不得对中医药作虚假、夸大宣传，不得冒用中医药名义牟取不正当利益。

广播、电视、报刊、互联网等媒体开展中医药知识宣传，应当聘请中医药专业技术人员进行。

中华人民共和国慈善法(节选)

(2016年3月16日第十二届全国人民代表大会第四次会议通过)

第四十条　捐赠人与慈善组织约定捐赠财产的用途和受益人时,不得指定捐赠人的利害关系人作为受益人。

任何组织和个人不得利用慈善捐赠违反法律规定宣传烟草制品,不得利用慈善捐赠以任何方式宣传法律禁止宣传的产品和事项。

第八十八条　国家采取措施弘扬慈善文化,培育公民慈善意识。

学校等教育机构应当将慈善文化纳入教育教学内容。国家鼓励高等学校培养慈善专业人才,支持高等学校和科研机构开展慈善理论研究。

广播、电视、报刊、互联网等媒体应当积极开展慈善公益宣传活动,普及慈善知识,传播慈善文化。

中华人民共和国食品安全法(节选)

(2009年2月28日第十一届全国人民代表大会常务委员会第七次会议通过
2015年4月24日第十二届全国人民代表大会常务委员会第十四次会议修订)

第十条　各级人民政府应当加强食品安全的宣传教育,普及食品安全知识,鼓励社会组织、基层群众性自治组织、食品生产经营者开展食品安全法律、法规以及食品安全标准和知识的普及工作,倡导健康的饮食方式,增强消费者食品安全意识和自我保护能力。

新闻媒体应当开展食品安全法律、法规以及食品安全标准和知识的公益宣传,并对食品安全违法行为进行舆论监督。有关食品安全的宣传报道应当真实、公正。

第五十七条　学校、托幼机构、养老机构、建筑工地等集中用餐单位的食堂应当严格遵守法律、法规和食品安全标准;从供餐单位订餐的,应当从取得食品生产经营许可的企业订购,并按照要求对订购的食品进行查验。供餐单位应当严格遵守法律、法规和食品安全标准,当餐加工,确保食品安全。

学校、托幼机构、养老机构、建筑工地等集中用餐单位的主管部门应当加强对集中用餐单位的食品安全教育和日常管理,降低食品安全风险,及时消除食品安全隐患。

第一百四十条　违反本法规定，在广告中对食品作虚假宣传，欺骗消费者，或者发布未取得批准文件、广告内容与批准文件不一致的保健食品广告的，依照《中华人民共和国广告法》的规定给予处罚。

广告经营者、发布者设计、制作、发布虚假食品广告，使消费者的合法权益受到损害的，应当与食品生产经营者承担连带责任。

社会团体或者其他组织、个人在虚假广告或者其他虚假宣传中向消费者推荐食品，使消费者的合法权益受到损害的，应当与食品生产经营者承担连带责任。

违反本法规定，食品药品监督管理等部门、食品检验机构、食品行业协会以广告或者其他形式向消费者推荐食品，消费者组织以收取费用或者其他牟取利益的方式向消费者推荐食品的，由有关主管部门没收违法所得，依法对直接负责的主管人员和其他直接责任人员给予记大过、降级或者撤职处分；情节严重的，给予开除处分。

对食品作虚假宣传且情节严重的，由省级以上人民政府食品药品监督管理部门决定暂停销售该食品，并向社会公布；仍然销售该食品的，由县级以上人民政府食品药品监督管理部门没收违法所得和违法销售的食品，并处二万元以上五万元以下罚款。

第一百四十一条　违反本法规定，编造、散布虚假食品安全信息，构成违反治安管理行为的，由公安机关依法给予治安管理处罚。

媒体编造、散布虚假食品安全信息的，由有关主管部门依法给予处罚，并对直接负责的主管人员和其他直接责任人员给予处分；使公民、法人或者其他组织的合法权益受到损害的，依法承担消除影响、恢复名誉、赔偿损失、赔礼道歉等民事责任。

中华人民共和国精神卫生法(节选)

(2012年10月26日第十一届全国人民代表大会常务委员会第二十九次会议通过　根据2018年4月27日第十三届全国人民代表大会常务委员会第二次会议《关于修改〈中华人民共和国国境卫生检疫法〉等六部法律的决定》修正)

第十五条　用人单位应当创造有益于职工身心健康的工作环境，关注职工的心理健康；对处于职业发展特定时期或者在特殊岗位工作的职工，应当有针对性地开展心理健康教育。

第十六条　各级各类学校应当对学生进行精神卫生知识教育；配备或者聘请心理健康教育教师、辅导人员，并可以设立心理健康辅导室，对学生进行心理健康教育。学前教育机构应当对幼儿开展符合其特点的心理健康教育。

第十八条　监狱、看守所、拘留所、强制隔离戒毒所等场所，应当对服刑人员，被依法拘留、逮捕、强制隔离戒毒的人员等，开展精神卫生知识宣传，关注其心理健康状况，必要时提供心理咨询和心理辅导。

第二十条　村民委员会、居民委员会应当协助所在地人民政府及其有关部门开展社区心理健康指导、精神卫生知识宣传教育活动，创建有益于居民身心健康的社区环境。

乡镇卫生院或者社区卫生服务机构应当为村民委员会、居民委员会开展社区心理健康指导、精神卫生知识宣传教育活动提供技术指导。

第二十二条　国家鼓励和支持新闻媒体、社会组织开展精神卫生的公益性宣传，普及精神卫生知识，引导公众关注心理健康，预防精神障碍的发生。

中华人民共和国科学技术普及法（节选）

（2002年6月29日全国人民代表大会常务委员会通过）

第二十一条　城镇基层组织及社区应当利用所在地的科技、教育、文化、卫生、旅游等资源，结合居民的生活、学习、健康娱乐等需要开展科普活动。

中华人民共和国职业病防治法（节选）

（2001年10月27日第九届全国人民代表大会常务委员会第二十四次会议通过　根据2011年12月31日第十一届全国人民代表大会常务委员会第二十四次会议《关于修改〈中华人民共和国职业病防治法〉的决定》第一次修正　根据2016年7月2日第十二届全国人民代表大会常务委员会第二十一次会议《关于修改〈中华人民共和国节约能源法〉等六部法律的决定》第二次修正　根据2017年11月4日第十二届全国人民代表大会常务委员会第三十次会议《关于修改〈中华人民共和国会计法〉等十一部法律的决定》第三次修正　根据2018年12月29日第十三届全国人民代表大会常务委员会第七次会议《关于修改〈中华人民共和国劳动法〉等七部法律的决定》第四次修正）

第十一条　县级以上人民政府职业卫生监督管理部门应当加强对职业病防治的宣传教育，普及职业病防治的知识，增强用人单位的职业病防治观念，提高劳动者的职业健康意识、自我保护意识和行使职业卫生保护权利的能力。

第四十条　工会组织应当督促并协助用人单位开展职业卫生宣传教育和培训，有权对用人单位的职业病防治工作提出意见和建议，依法代表劳动者与用人单位签订劳动安全卫生专项集体合同，与用人单位就劳动者反映的有关职业病防治的问题进行协调并督促解决。

工会组织对用人单位违反职业病防治法律、法规，侵犯劳动者合法权益的行为，有权要求纠正；产生严重职业病危害时，有权要求采取防护措施，或者向政府有关部门建议采取强制性措施；发生职业病危害事故时，有权参与事故调查处理；发现危及劳动者生命健康的情形时，有权向用人单位建议组织劳动者撤离危险现场，用人单位应当立即作出处理。

中华人民共和国体育法(节选)

(1995年8月29日第八届全国人民代表大会常务委员会第十五次会议通过　根据2009年8月27日第十一届全国人民代表大会常务委员会第十次会议《关于修改部分法律的决定》第一次修正　根据2016年11月7日第十二届全国人民代表大会常务委员会第二十四次会议《关于修改〈中华人民共和国对外贸易法〉等十二部法律的决定》第二次修正　2022年6月24日第十三届全国人民代表大会常务委员会第三十五次会议修订)

第十五条　每年8月8日全民健身日所在周为体育宣传周。

第二十四条　国家实行青少年和学校体育活动促进计划，健全青少年和学校体育工作制度，培育、增强青少年体育健身意识，推动青少年和学校体育活动的开展和普及，促进青少年身心健康和体魄强健。

第二十五条　教育行政部门和学校应当将体育纳入学生综合素质评价范围，将达到国家学生体质健康标准要求作为教育教学考核的重要内容，培养学生体育锻炼习惯，提升学生体育素养。

体育行政部门应当在传授体育知识技能、组织体育训练、举办体育赛事活动、管理体育场地设施等方面为学校提供指导和帮助，并配合教育行政部门推进学校运动队和高水平运动队建设。

第三十条　学校应当建立学生体质健康检查制度。教育、体育和卫生健康行政部门应当加强对学生体质的监测和评估。

第三十六条　教育行政部门、体育行政部门和学校应当组织、引导青少年参加体育活动，预防和控制青少年近视、肥胖等不良健康状况，家庭应当予以配合。

中华人民共和国预防未成年人犯罪法(节选)

(1999年6月28日第九届全国人民代表大会常务委员会第十次会议通过 根据2012年10月26日第十一届全国人民代表大会常务委员会第二十九次会议《关于修改〈中华人民共和国预防未成年人犯罪法〉的决定》修正 2020年12月26日第十三届全国人民代表大会常务委员会第二十四次会议修订)

第一条 为了保障未成年人身心健康,培养未成年人良好品行,有效预防未成年人违法犯罪,制定本法。

第十九条 学校应当配备专职或者兼职的心理健康教育教师,开展心理健康教育。学校可以根据实际情况与专业心理健康机构合作,建立心理健康筛查和早期干预机制,预防和解决学生心理、行为异常问题。

学校应当与未成年学生的父母或者其他监护人加强沟通,共同做好未成年学生心理健康教育;发现未成年学生可能患有精神障碍的,应当立即告知其父母或者其他监护人送相关专业机构诊治。

第二十一条 教育行政部门鼓励和支持学校聘请社会工作者长期或者定期进驻学校,协助开展道德教育、法治教育、生命教育和心理健康教育,参与预防和处理学生欺凌等行为。

第二十八条 本法所称不良行为,是指未成年人实施的不利于其健康成长的下列行为:

(一) 吸烟、饮酒;

(二) 多次旷课、逃学;

(三) 无故夜不归宿、离家出走;

(四) 沉迷网络;

(五) 与社会上具有不良习性的人交往,组织或者参加实施不良行为的团伙;

(六) 进入法律法规规定未成年人不宜进入的场所;

(七) 参与赌博、变相赌博,或者参加封建迷信、邪教等活动;

(八) 阅览、观看或者收听宣扬淫秽、色情、暴力、恐怖、极端等内容的读物、音像制品或者网络信息等;

(九) 其他不利于未成年人身心健康成长的不良行为。

第二十九条 未成年人的父母或者其他监护人发现未成年人有不良行为的,应当及时制止并加强管教。

第三十条 公安机关、居民委员会、村民委员会发现本辖区内未成年人有不良行为的，应当及时制止，并督促其父母或者其他监护人依法履行监护职责。

第三十一条　学校对有不良行为的未成年学生，应当加强管理教育，不得歧视；对拒不改正或者情节严重的，学校可以根据情况予以处分或者采取以下管理教育措施：

（一）予以训导；

（二）要求遵守特定的行为规范；

（三）要求参加特定的专题教育；

（四）要求参加校内服务活动；

（五）要求接受社会工作者或者其他专业人员的心理辅导和行为干预；

（六）其他适当的管理教育措施。

第四十七条　专门学校应当对接受专门教育的未成年人分级分类进行教育和矫治，有针对性地开展道德教育、法治教育、心理健康教育，并根据实际情况进行职业教育；对没有完成义务教育的未成年人，应当保证其继续接受义务教育。

专门学校的未成年学生的学籍保留在原学校，符合毕业条件的，原学校应当颁发毕业证书。

中华人民共和国广告法（节选）

（1994年10月27日第八届全国人民代表大会常务委员会第十次会议通过　2015年4月24日第十二届全国人民代表大会常务委员会第十四次会议修订　根据2018年10月26日第十三届全国人民代表大会常务委员会第六次会议《关于修改〈中华人民共和国野生动物保护法〉等十五部法律的决定》第一次修正　根据2021年4月29日第十三届全国人民代表大会常务委员会第二十八次会议《关于修改〈中华人民共和国道路交通安全法〉等八部法律的决定》第二次修正）

第十条　广告不得损害未成年人和残疾人的身心健康。

第二十二条　禁止在大众传播媒介或者公共场所、公共交通工具、户外发布烟草广告。禁止向未成年人发送任何形式的烟草广告。

禁止利用其他商品或者服务的广告、公益广告，宣传烟草制品名称、商标、包装、装潢以及类似内容。

烟草制品生产者或者销售者发布的迁址、更名、招聘等启事中，不得含有烟草制品名称、商标、包装、装潢以及类似内容。

第四十条 在针对未成年人的大众传播媒介上不得发布医疗、药品、保健食品、医疗器械、化妆品、酒类、美容广告，以及不利于未成年人身心健康的网络游戏广告。

针对不满十四周岁的未成年人的商品或者服务的广告不得含有下列内容：

（一）劝诱其要求家长购买广告商品或者服务；

（二）可能引发其模仿不安全行为。

中华人民共和国未成年人保护法（节选）

（1991年9月4日第七届全国人民代表大会常务委员会第二十一次会议通过 2006年12月29日第十届全国人民代表大会常务委员会第二十五次会议第一次修订 根据2012年10月26日第十一届全国人民代表大会常务委员会第二十九次会议《关于修改〈中华人民共和国未成年人保护法〉的决定》第一次修正 2020年10月17日第十三届全国人民代表大会常务委员会第二十二次会议第二次修订 根据2024年4月26日第十四届全国人民代表大会常务委员会第九次会议《关于修改〈中华人民共和国农业技术推广法〉〈中华人民共和国未成年人保护法〉〈中华人民共和国生物安全法〉的决定》第二次修正）

第五条 国家、社会、学校和家庭应当对未成年人进行理想教育、道德教育、科学教育、文化教育、法治教育、国家安全教育、健康教育、劳动教育，加强爱国主义、集体主义和中国特色社会主义的教育，培养爱祖国、爱人民、爱劳动、爱科学、爱社会主义的公德，抵制资本主义、封建主义和其他腐朽思想的侵蚀，引导未成年人树立和践行社会主义核心价值观。

第三十条 学校应当根据未成年学生身心发展特点，进行社会生活指导、心理健康辅导、青春期教育和生命教育。

第四十八条 国家鼓励创作、出版、制作和传播有利于未成年人健康成长的图书、报刊、电影、广播电视节目、舞台艺术作品、音像制品、电子出版物和网络信息等。

第五十条 禁止制作、复制、出版、发布、传播含有宣扬淫秽、色情、暴力、邪教、迷信、赌博、引诱自杀、恐怖主义、分裂主义、极端主义等危害未成年人身心健康内容的图书、报刊、电影、广播电视节目、舞台艺术作品、音像制品、电子出版物和网络信息等。

第五十一条 任何组织或者个人出版、发布、传播的图书、报刊、电影、广播电视节目、舞台艺术作品、音像制品、电子出版物或者网络信息，包含可能影响未成年人身心健康内容的，应当以显著方式作出提示。

第五十三条　任何组织或者个人不得刊登、播放、张贴或者散发含有危害未成年人身心健康内容的广告；不得在学校、幼儿园播放、张贴或者散发商业广告；不得利用校服、教材等发布或者变相发布商业广告。

第五十五条　生产、销售用于未成年人的食品、药品、玩具、用具和游戏游艺设备、游乐设施等，应当符合国家或者行业标准，不得危害未成年人的人身安全和身心健康。上述产品的生产者应当在显著位置标明注意事项，未标明注意事项的不得销售。

第五十九条　学校、幼儿园周边不得设置烟、酒、彩票销售网点。禁止向未成年人销售烟、酒、彩票或者兑付彩票奖金。烟、酒和彩票经营者应当在显著位置设置不向未成年人销售烟、酒或者彩票的标志；对难以判明是否是未成年人的，应当要求其出示身份证件。

任何人不得在学校、幼儿园和其他未成年人集中活动的公共场所吸烟、饮酒。

第六十五条　国家鼓励和支持有利于未成年人健康成长的网络内容的创作与传播，鼓励和支持专门以未成年人为服务对象、适合未成年人身心健康特点的网络技术、产品、服务的研发、生产和使用。

第六十六条　网信部门及其他有关部门应当加强对未成年人网络保护工作的监督检查，依法惩处利用网络从事危害未成年人身心健康的活动，为未成年人提供安全、健康的网络环境。

第六十七条　网信部门会同公安、文化和旅游、新闻出版、电影、广播电视等部门根据保护不同年龄阶段未成年人的需要，确定可能影响未成年人身心健康网络信息的种类、范围和判断标准。

第六十八条　新闻出版、教育、卫生健康、文化和旅游、网信等部门应当定期开展预防未成年人沉迷网络的宣传教育，监督网络产品和服务提供者履行预防未成年人沉迷网络的义务，指导家庭、学校、社会组织互相配合，采取科学、合理的方式对未成年人沉迷网络进行预防和干预。

任何组织或者个人不得以侵害未成年人身心健康的方式对未成年人沉迷网络进行干预。

第七十一条　未成年人的父母或者其他监护人应当提高网络素养，规范自身使用网络的行为，加强对未成年人使用网络行为的引导和监督。

未成年人的父母或者其他监护人应当通过在智能终端产品上安装未成年人网络保护软件、选择适合未成年人的服务模式和管理功能等方式，避免未成年人接触危害或者可能影响其身心健康的网络信息，合理安排未成年人使用网络的时间，有效预防未成年人沉迷网络。

第七十九条　任何组织或者个人发现网络产品、服务含有危害未成年人身心健康的信息，有权向网络产品和服务提供者或者网信、公安等部门投诉、举报。

第八十条 网络服务提供者发现用户发布、传播可能影响未成年人身心健康的信息且未作显著提示的，应当作出提示或者通知用户予以提示；未作出提示的，不得传输相关信息。

网络服务提供者发现用户发布、传播含有危害未成年人身心健康内容的信息的，应当立即停止传输相关信息，采取删除、屏蔽、断开链接等处置措施，保存有关记录，并向网信、公安等部门报告。

网络服务提供者发现用户利用其网络服务对未成年人实施违法犯罪行为的，应当立即停止向该用户提供网络服务，保存有关记录，并向公安机关报告。

第九十条 各级人民政府及其有关部门应当对未成年人进行卫生保健和营养指导，提供卫生保健服务。

卫生健康部门应当依法对未成年人的疫苗预防接种进行规范，防治未成年人常见病、多发病，加强传染病防治和监督管理，做好伤害预防和干预，指导和监督学校、幼儿园、婴幼儿照护服务机构开展卫生保健工作。

教育行政部门应当加强未成年人的心理健康教育，建立未成年人心理问题的早期发现和及时干预机制。卫生健康部门应当做好未成年人心理治疗、心理危机干预以及精神障碍早期识别和诊断治疗等工作。

中华人民共和国烟草专卖法(节选)

(1991年6月29日第七届全国人民代表大会常务委员会第二十次会议通过；1991年6月29日中华人民共和国主席令第四十六号公布；自1992年1月1日起施行；根据2009年8月27日第十一届全国人民代表大会常务委员会第十次会议《全国人民代表大会常务委员会关于修改部分法律的决定》第一次修正；根据2013年12月28日第十二届全国人民代表大会常务委员会第六次会议《全国人民代表大会常务委员会关于修改〈中华人民共和国海洋环境保护法〉等七部法律的决定》第二次修正；根据2015年4月24日第十二届全国人民代表大会常务委员会第十四次会议《全国人民代表大会常务委员会关于修改〈中华人民共和国计量法〉等五部法律的决定》第三次修正，中华人民共和国主席令第26号公布，自公布之日起施行。)

第五条 国家加强对烟草专卖品的科学研究和技术开发，提高烟草制品的质量，降低焦油和其他有害成分的含量。

国家和社会加强吸烟危害健康的宣传教育，禁止或者限制在公共交通工具和公共场所吸烟，劝阻青少年吸烟，禁止中小学生吸烟。

第十七条　国家制定卷烟、雪茄烟的焦油含量级标准。卷烟、雪茄烟应当在包装上标明焦油含量级和“吸烟有害健康”。

中华人民共和国水污染防治法（节选）

（1984年5月11日第六届全国人民代表大会常务委员会第五次会议通过　根据1996年5月15日第八届全国人民代表大会常务委员会第十九次会议《关于修改〈中华人民共和国水污染防治法〉的决定》第一次修正　2008年2月28日第十届全国人民代表大会常务委员会第三十二次会议修订　根据2017年6月27日第十二届全国人民代表大会常务委员会第二十八次会议《关于修改〈中华人民共和国水污染防治法〉的决定》第二次修正）

第一条　为了保护和改善环境，防治水污染，保护水生态，保障饮用水安全，维护公众健康，推进生态文明建设，促进经济社会可持续发展，制定本法。

第三十二条　国务院环境保护主管部门应当会同国务院卫生主管部门，根据对公众健康和生态环境的危害和影响程度，公布有毒有害水污染物名录，实行风险管理。

排放前款规定名录中所列有毒有害水污染物的企业事业单位和其他生产经营者，应当对排污口和周边环境进行监测，评估环境风险，排查环境安全隐患，并公开有毒有害水污染物信息，采取有效措施防范环境风险。

残疾预防和残疾人康复条例（节选）

（2017年1月11日国务院第161次常务会议通过，2017年2月7日中华人民共和国国务院令第675号公布，根据2018年9月18日《国务院关于修改部分行政法规的决定》修正）

第七条　社会各界应当关心、支持和参与残疾预防和残疾人康复事业。

新闻媒体应当积极开展残疾预防和残疾人康复的公益宣传。

国家鼓励和支持组织、个人提供残疾预防和残疾人康复服务，捐助残疾预防和残疾人康复事业，兴建相关公益设施。

第十一条 县级以上人民政府组织有关部门、残疾人联合会等开展下列残疾预防工作：

（一）实施残疾监测，定期调查残疾状况，分析致残原因，对遗传、疾病、药物、事故等主要致残因素实施动态监测；

（二）制订并实施残疾预防工作计划，针对主要致残因素实施重点预防，对致残风险较高的地区、人群、行业、单位实施优先干预；

（三）做好残疾预防宣传教育工作，普及残疾预防知识。

第十二条 卫生主管部门在开展孕前和孕产期保健、产前筛查、产前诊断以及新生儿疾病筛查，传染病、地方病、慢性病、精神疾病等防控，心理保健指导等工作时，应当做好残疾预防工作，针对遗传、疾病、药物等致残因素，采取相应措施消除或者降低致残风险，加强临床早期康复介入，减少残疾的发生。

公安、安全生产监督管理、食品安全监督管理、药品监督管理、生态环境、防灾减灾救灾等部门在开展交通安全、生产安全、食品安全、药品安全、生态环境保护、防灾减灾救灾等工作时，应当针对事故、环境污染、灾害等致残因素，采取相应措施，减少残疾的发生。

第十七条 县级以上人民政府应当组织卫生、教育、民政等部门和残疾人联合会整合从事残疾人康复服务的机构（以下称康复机构）、设施和人员等资源，合理布局，建立和完善以社区康复为基础、康复机构为骨干、残疾人家庭为依托的残疾人康复服务体系，以实用、易行、受益广的康复内容为重点，为残疾人提供综合性的康复服务。

县级以上人民政府应当优先开展残疾儿童康复工作，实行康复与教育相结合。

全民健身条例

（2009年8月30日中华人民共和国国务院令第560号公布 根据2013年7月18日《国务院关于废止和修改部分行政法规的决定》第一次修订 根据2016年2月6日《国务院关于修改部分行政法规的决定》第二次修订）

第一章 总 则

第一条 为了促进全民健身活动的开展，保障公民在全民健身活动中的合法权益，提高公民身体素质，制定本条例。

第二条 县级以上地方人民政府应当将全民健身事业纳入本级国民经济和社会发

展规划，有计划地建设公共体育设施，加大对农村地区和城市社区等基层公共体育设施建设的投入，促进全民健身事业均衡协调发展。

国家支持、鼓励、推动与人民群众生活水平相适应的体育消费以及体育产业的发展。

第三条　国家推动基层文化体育组织建设，鼓励体育类社会团体、体育类民办非企业单位等群众性体育组织开展全民健身活动。

第四条　公民有依法参加全民健身活动的权利。

地方各级人民政府应当依法保障公民参加全民健身活动的权利。

第五条　国务院体育主管部门负责全国的全民健身工作，国务院其他有关部门在各自职责范围内负责有关的全民健身工作。

县级以上地方人民政府主管体育工作的部门（以下简称体育主管部门）负责本行政区域内的全民健身工作，县级以上地方人民政府其他有关部门在各自职责范围内负责有关的全民健身工作。

第六条　国家鼓励对全民健身事业提供捐赠和赞助。

自然人、法人或者其他组织对全民健身事业提供捐赠的，依法享受税收优惠。

第七条　对在发展全民健身事业中做出突出贡献的组织和个人，按照国家有关规定给予表彰、奖励。

第二章　全民健身计划

第八条　国务院制定全民健身计划，明确全民健身工作的目标、任务、措施、保障等内容。

县级以上地方人民政府根据本地区的实际情况制定本行政区域的全民健身实施计划。

制定全民健身计划和全民健身实施计划，应当充分考虑学生、老年人、残疾人和农村居民的特殊需求。

第九条　国家定期开展公民体质监测和全民健身活动状况调查。

公民体质监测由国务院体育主管部门会同有关部门组织实施；其中，对学生的体质监测由国务院教育主管部门组织实施。

全民健身活动状况调查由国务院体育主管部门组织实施。

第十条　国务院根据公民体质监测结果和全民健身活动状况调查结果，修订全民健身计划。

县级以上地方人民政府根据公民体质监测结果和全民健身活动状况调查结果，修订全民健身实施计划。

第十一条　全民健身计划由县级以上人民政府体育主管部门会同有关部门组织实施。县级以上地方人民政府应当加强组织和协调，对本行政区域全民健身计划实施情况负责。

县级以上人民政府体育主管部门应当在本级人民政府任期届满时会同有关部门对全民健身计划实施情况进行评估，并将评估结果向本级人民政府报告。

第三章 全民健身活动

第十二条 每年8月8日为全民健身日。县级以上人民政府及其有关部门应当在全民健身日加强全民健身宣传。

国家机关、企业事业单位和其他组织应当在全民健身日结合自身条件组织本单位人员开展全民健身活动。

县级以上人民政府体育主管部门应当在全民健身日组织开展免费健身指导服务。

公共体育设施应当在全民健身日向公众免费开放；国家鼓励其他各类体育设施在全民健身日向公众免费开放。

第十三条 国务院体育主管部门应当定期举办全国性群众体育比赛活动；国务院其他有关部门、全国性社会团体等，可以根据需要举办相应的全国性群众体育比赛活动。

地方人民政府应当定期举办本行政区域的群众体育比赛活动。

第十四条 县级人民政府体育主管部门应当在传统节日和农闲季节组织开展与农村生产劳动和文化生活相适应的全民健身活动。

第十五条 国家机关、企业事业单位和其他组织应当组织本单位人员开展工间（前）操和业余健身活动；有条件的，可以举办运动会，开展体育锻炼测验、体质测定等活动。

第十六条 工会、共青团、妇联、残联等社会团体应当结合自身特点，组织成员开展全民健身活动。

单项体育协会应当将普及推广体育项目和组织开展全民健身活动列入工作计划，并对全民健身活动给予指导和支持。

第十七条 基层文化体育组织、居民委员会和村民委员会应当组织居民开展全民健身活动，协助政府做好相关工作。

第十八条 鼓励全民健身活动站点、体育俱乐部等群众性体育组织开展全民健身活动，宣传科学健身知识；县级以上人民政府体育主管部门和其他有关部门应当给予支持。

第十九条 对于依法举办的群众体育比赛等全民健身活动，任何组织或者个人不得非法设置审批和收取审批费用。

第二十条 广播电台、电视台、报刊和互联网站等应当加强对全民健身活动的宣传报道，普及科学健身知识，增强公民健身意识。

第二十一条 学校应当按照《中华人民共和国体育法》和《学校体育工作条例》的规定，根据学生的年龄、性别和体质状况，组织实施体育课教学，开展广播体操、眼保健操等体育活动，指导学生的体育锻炼，提高学生的身体素质。

学校应当保证学生在校期间每天参加 1 小时的体育活动。

第二十二条　学校每学年至少举办一次全校性的运动会；有条件的，还可以有计划地组织学生参加远足、野营、体育夏(冬)令营等活动。

第二十三条　基层文化体育组织、学校、家庭应当加强合作，支持和引导学生参加校外体育活动。

青少年活动中心、少年宫、妇女儿童中心等应当为学生开展体育活动提供便利。

第二十四条　组织大型全民健身活动，应当按照国家有关大型群众性活动安全管理的规定，做好安全工作。

第二十五条　任何组织或者个人不得利用健身活动从事宣扬封建迷信、违背社会公德、扰乱公共秩序、损害公民身心健康的行为。

第四章　全民健身保障

第二十六条　县级以上人民政府应当将全民健身工作所需经费列入本级财政预算，并随着国民经济的发展逐步增加对全民健身的投入。

按照国家有关彩票公益金的分配政策由体育主管部门分配使用的彩票公益金，应当根据国家有关规定用于全民健身事业。

第二十七条　公共体育设施的规划、建设、使用、管理、保护和公共体育设施管理单位提供服务，应当遵守《公共文化体育设施条例》的规定。

公共体育设施的规划、建设应当与当地经济发展水平相适应，方便群众就近参加健身活动；农村地区公共体育设施的规划、建设还应当考虑农村生产劳动和文化生活习惯。

第二十八条　学校应当在课余时间和节假日向学生开放体育设施。公办学校应当积极创造条件向公众开放体育设施；国家鼓励民办学校向公众开放体育设施。

县级人民政府对向公众开放体育设施的学校给予支持，为向公众开放体育设施的学校办理有关责任保险。

学校可以根据维持设施运营的需要向使用体育设施的公众收取必要的费用。

第二十九条　公园、绿地等公共场所的管理单位，应当根据自身条件安排全民健身活动场地。县级以上地方人民政府体育主管部门根据实际情况免费提供健身器材。

居民住宅区的设计应当安排健身活动场地。

第三十条　公园、绿地、广场等公共场所和居民住宅区的管理单位，应当对该公共场所和居民住宅区配置的全民健身器材明确管理和维护责任人。

第三十一条　国家加强社会体育指导人员队伍建设，对全民健身活动进行科学指导。

国家对不以收取报酬为目的向公众提供传授健身技能、组织健身活动、宣传科学健身知识等服务的社会体育指导人员实行技术等级制度。县级以上地方人民政府体育主管部门应当免费为其提供相关知识和技能培训，并建立档案。

国家对以健身指导为职业的社会体育指导人员实行职业资格证书制度。以对高危险性体育项目进行健身指导为职业的社会体育指导人员，应当依照国家有关规定取得职业资格证书。

第三十二条 企业、个体工商户经营高危险性体育项目的，应当符合下列条件，并向县级以上地方人民政府体育主管部门提出申请：

（一）相关体育设施符合国家标准；

（二）具有达到规定数量的取得国家职业资格证书的社会体育指导人员和救助人员；

（三）具有相应的安全保障制度和措施。

县级以上地方人民政府体育主管部门应当自收到申请之日起30日内进行实地核查，做出批准或者不予批准的决定。批准的，应当发给许可证；不予批准的，应当书面通知申请人并说明理由。

国务院体育主管部门应当会同有关部门制定、调整高危险性体育项目目录，经国务院批准后予以公布。

第三十三条 国家鼓励全民健身活动组织者和健身场所管理者依法投保有关责任保险。

国家鼓励参加全民健身活动的公民依法投保意外伤害保险。

第三十四条 县级以上地方人民政府体育主管部门对高危险性体育项目经营活动，应当依法履行监督检查职责。

第五章 法律责任

第三十五条 学校违反本条例规定的，由县级以上人民政府教育主管部门按照管理权限责令改正；拒不改正的，对负有责任的主管人员和其他直接责任人员依法给予处分。

第三十六条 未经批准，擅自经营高危险性体育项目的，由县级以上地方人民政府体育主管部门按照管理权限责令改正；有违法所得的，没收违法所得；违法所得不足3万元或者没有违法所得的，并处3万元以上10万元以下的罚款；违法所得3万元以上的，并处违法所得2倍以上5倍以下的罚款。

第三十七条 高危险性体育项目经营者取得许可证后，不再符合本条例规定条件仍经营该体育项目的，由县级以上地方人民政府体育主管部门按照管理权限责令改正；有违法所得的，没收违法所得；违法所得不足3万元或者没有违法所得的，并处3万元以上10万元以下的罚款；违法所得3万元以上的，并处违法所得2倍以上5倍以下的罚款；拒不改正的，由原发证机关吊销许可证。

第三十八条 利用健身活动从事宣扬封建迷信、违背社会公德、扰乱公共秩序、损害公民身心健康的行为的，由公安机关依照《中华人民共和国治安管理处罚法》的规定给予处罚；构成犯罪的，依法追究刑事责任。

第三十九条　县级以上人民政府及其有关部门的工作人员在全民健身工作中玩忽职守、滥用职权、徇私舞弊的，依法给予处分；构成犯罪的，依法追究刑事责任。

第六章　附　则

第四十条　本条例自2009年10月1日起施行。

艾滋病防治条例(节选)

(2006年1月29日中华人民共和国国务院令第457号公布　根据2019年3月2日《国务院关于修改部分行政法规的决定》修订)

第二条　艾滋病防治工作坚持预防为主、防治结合的方针，建立政府组织领导、部门各负其责、全社会共同参与的机制，加强宣传教育，采取行为干预和关怀救助等措施，实行综合防治。

第六条　国家鼓励和支持工会、共产主义青年团、妇女联合会、红十字会等团体协助各级人民政府开展艾滋病防治工作。

居民委员会和村民委员会应当协助地方各级人民政府和政府有关部门开展有关艾滋病防治的法律、法规、政策和知识的宣传教育，发展有关艾滋病防治的公益事业，做好艾滋病防治工作。

第十条　地方各级人民政府和政府有关部门应当组织开展艾滋病防治以及关怀和不歧视艾滋病病毒感染者、艾滋病病人及其家属的宣传教育，提倡健康文明的生活方式，营造良好的艾滋病防治的社会环境。

第十一条　地方各级人民政府和政府有关部门应当在车站、码头、机场、公园等公共场所以及旅客列车和从事旅客运输的船舶等公共交通工具显著位置，设置固定的艾滋病防治广告牌或者张贴艾滋病防治公益广告，组织发放艾滋病防治宣传材料。

第十二条　县级以上人民政府卫生主管部门应当加强艾滋病防治的宣传教育工作，对有关部门、组织和个人开展艾滋病防治的宣传教育工作提供技术支持。

医疗卫生机构应当组织工作人员学习有关艾滋病防治的法律、法规、政策和知识；医务人员在开展艾滋病、性病等相关疾病咨询、诊断和治疗过程中，应当对就诊者进行艾滋病防治的宣传教育。

第十三条 县级以上人民政府教育主管部门应当指导、督促高等院校、中等职业学校和普通中学将艾滋病防治知识纳入有关课程，开展有关课外教育活动。

高等院校、中等职业学校和普通中学应当组织学生学习艾滋病防治知识。

第十四条 县级以上人民政府卫生主管部门应当利用计划生育宣传和技术服务网络，组织开展艾滋病防治的宣传教育。

计划生育技术服务机构向育龄人群提供计划生育技术服务和生殖健康服务时，应当开展艾滋病防治的宣传教育。

第十五条 县级以上人民政府有关部门和从事劳务中介服务的机构，应当对进城务工人员加强艾滋病防治的宣传教育。

第十六条 出入境检验检疫机构应当在出入境口岸加强艾滋病防治的宣传教育工作，对出入境人员有针对性地提供艾滋病防治咨询和指导。

第十七条 国家鼓励和支持妇女联合会、红十字会开展艾滋病防治的宣传教育，将艾滋病防治的宣传教育纳入妇女儿童工作内容，提高妇女预防艾滋病的意识和能力，组织红十字会会员和红十字会志愿者开展艾滋病防治的宣传教育。

第十八条 地方各级人民政府和政府有关部门应当采取措施，鼓励和支持有关组织和个人对有易感染艾滋病病毒危险行为的人群开展艾滋病防治的咨询、指导和宣传教育。

第十九条 广播、电视、报刊、互联网等新闻媒体应当开展艾滋病防治的公益宣传。

第二十条 机关、团体、企业事业单位、个体经济组织应当组织本单位从业人员学习有关艾滋病防治的法律、法规、政策和知识，支持本单位从业人员参与艾滋病防治的宣传教育活动。

第二十一条 县级以上地方人民政府应当在医疗卫生机构开通艾滋病防治咨询服务电话，向公众提供艾滋病防治咨询服务和指导。

第五十三条 县级以上人民政府卫生主管部门违反本条例规定，有下列情形之一的，由本级人民政府或者上级人民政府卫生主管部门责令改正，通报批评；造成艾滋病传播、流行或者其他严重后果的，对负有责任的主管人员和其他直接责任人员依法给予行政处分；构成犯罪的，依法追究刑事责任：

（一）未履行艾滋病防治宣传教育职责的；

（二）对有证据证明可能被艾滋病病毒污染的物品，未采取控制措施的；

（三）其他有关失职、渎职行为。

出入境检验检疫机构有前款规定情形的，由其上级主管部门依照本条规定予以处罚。

第五十四条 县级以上人民政府有关部门未依照本条例规定履行宣传教育、预防控制职责的，由本级人民政府或者上级人民政府有关部门责令改正，通报批评；造成艾滋病传播、流行或者其他严重后果的，对负有责任的主管人员和其他直接责任人员依法给予行政处分；构成犯罪的，依法追究刑事责任。

学校卫生工作条例(节选)

(1990年4月25日国务院批准 1990年6月4日国家教育委员会令第10号、卫生部令第1号发布 自发布之日起施行)

第二条 学校卫生工作的主要任务是：监测学生健康状况；对学生进行健康教育，培养学生良好的卫生习惯；改善学校卫生环境和教学卫生条件；加强对传染病、学生常见病的预防和治疗。

第十三条 学校应当把健康教育纳入教学计划。普通中小学必须开设健康教育课，普通高等学校、中等专业学校、技工学校、农业中学、职业中学应当开设健康教育选修课或者讲座。

学校应当开展学生健康咨询活动。

第二编

重要政策文献

一、综合政策

中共中央关于制定国民经济和社会发展第十四个五年规划和二〇三五年远景目标的建议(节选)

(2020年10月29日中国共产党第十九届中央委员会第五次全体会议通过)

十二、改善人民生活品质,提高社会建设水平

45. 健全多层次社会保障体系。推进社保转移接续,健全基本养老、基本医疗保险筹资和待遇调整机制。推动基本医疗保险、失业保险、工伤保险省级统筹,健全重大疾病医疗保险和救助制度,落实异地就医结算,稳步建立长期护理保险制度,积极发展商业医疗保险。

46. 全面推进健康中国建设。把保障人民健康放在优先发展的战略位置,坚持预防为主的方针,深入实施健康中国行动,完善国民健康促进政策,织牢国家公共卫生防护网,为人民提供全方位全周期健康服务。改革疾病预防控制体系,强化监测预警、风险评估、流行病学调查、检验检测、应急处置等职能。建立稳定的公共卫生事业投入机制,加强人才队伍建设,改善疾控基础条件,完善公共卫生服务项目,强化基层公共卫生体系。落实医疗机构公共卫生责任,创新医防协同机制。完善突发公共卫生事件监测预警处置机制,健全医疗救治、科技支撑、物资保障体系,提高应对突发公共卫生事件能力。坚持基本医疗卫生事业公益属性,深化医药卫生体制改革,加快优质医疗资源扩容和区域均衡布局,加快建设分级诊疗体系,加强公立医院建设和管理考核,推进国家组织药品和耗材集中采购使用改革,发展高端医疗设备。支持社会办医,推广远程医疗。坚持中西医并重,大力发展中医药事业。提升健康教育、慢病管理和残疾康复服务质量,重视精神卫生和心理健康。深入开展爱国卫生运动,促进全民养成文明健康生活方式。完善全民健身公共服务体系。加快发展健康产业。

47. 实施积极应对人口老龄化国家战略。制定人口长期发展战略,优化生育政策,增强生育政策包容性,提高优生优育服务水平,发展普惠托育服务体系,降低生育、养育、教育成本,促进人口长期均衡发展,提高人口素质。积极开发老龄人力资源,发展银发经济。推动养老事业和养老产业协同发展,健全基本养老服务体系,发展普惠型养老服务和互助性养老,支持家庭承担养老功能,培育养老新业态,构建居家社区机构相协

调、医养康养相结合的养老服务体系，健全养老服务综合监管制度。

出处：中共中央关于制定国民经济和社会发展第十四个五年规划和二〇三五年远景目标的建议

“健康中国2030”规划纲要

序 言

健康是促进人的全面发展的必然要求，是经济社会发展的基础条件。实现国民健康长寿，是国家富强、民族振兴的重要标志，也是全国各族人民的共同愿望。

党和国家历来高度重视人民健康。新中国成立以来特别是改革开放以来，我国健康领域改革发展取得显著成就，城乡环境面貌明显改善，全民健身运动蓬勃发展，医疗卫生服务体系日益健全，人民健康水平和身体素质持续提高。2015年我国人均预期寿命已达76.34岁，婴儿死亡率、5岁以下儿童死亡率、孕产妇死亡率分别下降到8.1‰、10.7‰和20.1/10万，总体上优于中高收入国家平均水平，为全面建成小康社会奠定了重要基础。同时，工业化、城镇化、人口老龄化、疾病谱变化、生态环境及生活方式变化等，也给维护和促进健康带来一系列新的挑战，健康服务供给总体不足与需求不断增长之间的矛盾依然突出，健康领域发展与经济社会发展的协调性有待增强，需要从国家战略层面统筹解决关系健康的重大和长远问题。

推进健康中国建设，是全面建成小康社会、基本实现社会主义现代化的重要基础，是全面提升中华民族健康素质、实现人民健康与经济社会协调发展的国家战略，是积极参与全球健康治理、履行2030年可持续发展议程国际承诺的重大举措。未来15年，是推进健康中国建设的重要战略机遇期。经济保持中高速增长将为维护人民健康奠定坚实基础，消费结构升级将为发展健康服务创造广阔空间，科技创新将为提高健康水平提供有力支撑，各方面制度更加成熟更加定型将为健康领域可持续发展构建强大保障。

为推进健康中国建设，提高人民健康水平，根据党的十八届五中全会战略部署，制定本规划纲要。本规划纲要是推进健康中国建设的宏伟蓝图和行动纲领。全社会要增强责任感、使命感，全力推进健康中国建设，为实现中华民族伟大复兴和推动人类文明进步作出更大贡献。

第一篇 总体战略

第一章 指导思想

推进健康中国建设，必须高举中国特色社会主义伟大旗帜，全面贯彻党的十八大和十八届三中、四中、五中全会精神，以马克思列宁主义、毛泽东思想、邓小平理论、“三个代表”重要思想、科学发展观为指导，深入学习贯彻习近平总书记系列重要讲话精神，紧紧围绕统筹推进“五位一体”总体布局和协调推进“四个全面”战略布局，认真落实党中央、国务院决策部署，坚持以人民为中心的发展思想，牢固树立和贯彻落实新发展理念，坚持正确的卫生与健康工作方针，以提高人民健康水平为核心，以体制机制改革创新为动力，以普及健康生活、优化健康服务、完善健康保障、建设健康环境、发展健康产业为重点，把健康融入所有政策，加快转变健康领域发展方式，全方位、全周期维护和保障人民健康，大幅提高健康水平，显著改善健康公平，为实现“两个一百年”奋斗目标和中华民族伟大复兴的中国梦提供坚实健康基础。

主要遵循以下原则：

——健康优先。把健康摆在优先发展的战略地位，立足国情，将促进健康的理念融入公共政策制定实施的全过程，加快形成有利于健康的生活方式、生态环境和经济社会发展模式，实现健康与经济社会良性协调发展。

——改革创新。坚持政府主导，发挥市场机制作用，加快关键环节改革步伐，冲破思想观念束缚，破除利益固化藩篱，清除体制机制障碍，发挥科技创新和信息化的引领支撑作用，形成具有中国特色、促进全民健康的制度体系。

——科学发展。把握健康领域发展规律，坚持预防为主、防治结合、中西医并重，转变服务模式，构建整合型医疗卫生服务体系，推动健康服务从规模扩张的粗放型发展转变到质量效益提升的绿色集约式发展，推动中医药和西医药相互补充、协调发展，提升健康服务水平。

——公平公正。以农村和基层为重点，推动健康领域基本公共服务均等化，维护基本医疗卫生服务的公益性，逐步缩小城乡、地区、人群间基本健康服务和健康水平的差异，实现全民健康覆盖，促进社会公平。

第二章 战略主题

“共建共享、全民健康”，是建设健康中国的战略主题。核心是以人民健康为中心，坚持以基层为重点，以改革创新为动力，预防为主，中西医并重，把健康融入所有政策，人民共建共享的卫生与健康工作方针，针对生活行为方式、生产生活环境以及医疗卫生服务等健康影响因素，坚持政府主导与调动社会、个人的积极性相结合，推动人人参与、人人尽力、人人享有，落实预防为主，推行健康生活方式，减少疾病发生，强化早诊断、早治疗、早康复，实现全民健康。

共建共享是建设健康中国的基本路径。从供给侧和需求侧两端发力，统筹社会、行业和个人三个层面，形成维护和促进健康的强大合力。要促进全社会广泛参与，强化跨部门协作，深化军民融合发展，调动社会力量的积极性和创造性，加强环境治理，保障食品药品安全，预防和减少伤害，有效控制影响健康的生态和社会环境危险因素，形成多层次、多元化的社会共治格局。要推动健康服务供给侧结构性改革，卫生计生、体育等行业要主动适应人民健康需求，深化体制机制改革，优化要素配置和服务供给，补齐发展短板，推动健康产业转型升级，满足人民群众不断增长的健康需求。要强化个人健康责任，提高全民健康素养，引导形成自主自律、符合自身特点的健康生活方式，有效控制影响健康的生活行为因素，形成热爱健康、追求健康、促进健康的社会氛围。

全民健康是建设健康中国的根本目的。立足全人群和全生命周期两个着力点，提供公平可及、系统连续的健康服务，实现更高水平的全民健康。要惠及全人群，不断完善制度、扩展服务、提高质量，使全体人民享有所需要的、有质量的、可负担的预防、治疗、康复、健康促进等健康服务，突出解决好妇女儿童、老年人、残疾人、低收入人群等重点人群的健康问题。要覆盖全生命周期，针对生命不同阶段的主要健康问题及主要影响因素，确定若干优先领域，强化干预，实现从胎儿到生命终点的全程健康服务和健康保障，全面维护人民健康。

第三章　战略目标

到 2020 年，建立覆盖城乡居民的中国特色基本医疗卫生制度，健康素养水平持续提高，健康服务体系完善高效，人人享有基本医疗卫生服务和基本体育健身服务，基本形成内涵丰富、结构合理的健康产业体系，主要健康指标居于中高收入国家前列。

到 2030 年，促进全民健康的制度体系更加完善，健康领域发展更加协调，健康生活方式得到普及，健康服务质量和健康保障水平不断提高，健康产业繁荣发展，基本实现健康公平，主要健康指标进入高收入国家行列。到 2050 年，建成与社会主义现代化国家相适应的健康国家。

到 2030 年具体实现以下目标：

——人民健康水平持续提升。人民身体素质明显增强，2030 年人均预期寿命达到 79.0 岁，人均健康预期寿命显著提高。

——主要健康危险因素得到有效控制。全民健康素养大幅提高，健康生活方式得到全面普及，有利于健康的生产生活环境基本形成，食品药品安全得到有效保障，消除一批重大疾病危害。

——健康服务能力大幅提升。优质高效的整合型医疗卫生服务体系和完善的全民健身公共服务体系全面建立，健康保障体系进一步完善，健康科技创新整体实力位居世界前列，健康服务质量和水平明显提高。

——健康产业规模显著扩大。建立起体系完整、结构优化的健康产业体系，形成一批具有较强创新能力和国际竞争力的大型企业，成为国民经济支柱性产业。

——促进健康的制度体系更加完善。有利于健康的政策法律法规体系进一步健全，健康领域治理体系和治理能力基本实现现代化。

健康中国建设主要指标

领域	指标	2015年	2020年	2030年
健康水平	人均预期寿命（岁）	76.34	77.3	79.0
健康水平	婴儿死亡率（‰）	8.1	7.5	5.0
健康水平	5岁以下儿童死亡率（‰）	10.7	9.5	6.0
健康水平	孕产妇死亡率（1/10万）	20.1	18.0	12.0
健康水平	城乡居民达到《国民体质测定标准》合格以上的人数比例（%）	89.6（2014年）	90.6	92.2
健康生活	居民健康素养水平（%）	10	20	30
健康生活	经常参加体育锻炼人数（亿人）	3.6（2014年）	4.35	5.3
健康服务与保障	重大慢性病过早死亡率（%）	19.1（2013年）	比2015年降低10%	比2015年降低30%
健康服务与保障	每千常住人口执业（助理）医师数（人）	2.2	2.5	3.0
健康服务与保障	个人卫生支出占卫生总费用的比重（%）	29.3	28左右	25左右
健康环境	地级及以上城市空气质量优良天数比率（%）	76.7	>80	持续改善
健康环境	地表水质量达到或好于Ⅲ类水体比例（%）	66	>70	持续改善
健康产业	健康服务业总规模（万亿元）	—	>8	16

第二篇 普及健康生活

第四章 加强健康教育

第一节 提高全民健康素养

推进全民健康生活方式行动，强化家庭和高危个体健康生活方式指导及干预，开展健康体重、健康口腔、健康骨骼等专项行动，到2030年基本实现以县（市、区）为单位全覆盖。开发推广促进健康生活的适宜技术和用品。建立健康知识和技能核心信息发布制度，健全覆盖全国的健康素养和生活方式监测体系。建立健全健康促进与教育体系，提高健康教育服务能力，从小抓起，普及健康科学知识。加强精神文明建设，发展健康文化，移风易俗，培育良好的生活习惯。各级各类媒体加大健康科学知识宣传力度，积极建设和规范各类广播电视等健康栏目，利用新媒体拓展健康教育。

第二节 加大学校健康教育力度

将健康教育纳入国民教育体系，把健康教育作为所有教育阶段素质教育的重要内容。以中小学为重点，建立学校健康教育推进机制。构建相关学科教学与教育活动相结合、课堂教育与课外实践相结合、经常性宣传教育与集中式宣传教育相结合的健康教育模式。培养健康教育师资，将健康教育纳入体育教师职前教育和职后培训内容。

第五章 塑造自主自律的健康行为

第一节 引导合理膳食

制定实施国民营养计划，深入开展食物（农产品、食品）营养功能评价研究，全面普及膳食营养知识，发布适合不同人群特点的膳食指南，引导居民形成科学的膳食习惯，推进健康饮食文化建设。建立健全居民营养监测制度，对重点区域、重点人群实施营养干预，重点解决微量营养素缺乏、部分人群油脂等高热能食物摄入过多等问题，逐步解决居民营养不足与过剩并存问题。实施临床营养干预。加强对学校、幼儿园、养老机构等营养健康工作的指导。开展示范健康食堂和健康餐厅建设。到2030年，居民营养知识素养明显提高，营养缺乏疾病发生率显著下降，全国人均每日食盐摄入量降低20%，超重、肥胖人口增长速度明显放缓。

第二节 开展控烟限酒

全面推进控烟履约，加大控烟力度，运用价格、税收、法律等手段提高控烟成效。深入开展控烟宣传教育。积极推进无烟环境建设，强化公共场所控烟监督执法。推进公共场所禁烟工作，逐步实现室内公共场所全面禁烟。领导干部要带头在公共场所禁烟，把党政机关建成无烟机关。强化戒烟服务。到2030年，15岁以上人群吸烟率降低到20%。加强限酒健康教育，控制酒精过度使用，减少酗酒。加强有害使用酒精监测。

第三节 促进心理健康

加强心理健康服务体系建设和规范化管理。加大全民心理健康科普宣传力度，提升心理健康素养。加强对抑郁症、焦虑症等常见精神障碍和心理行为问题的干预，加大对重点人群心理问题早期发现和及时干预力度。加强严重精神障碍患者报告登记和救治救助管理。全面推进精神障碍社区康复服务。提高突发事件心理危机的干预能力和水平。到2030年，常见精神障碍防治和心理行为问题识别干预水平显著提高。

第四节 减少不安全性行为和毒品危害

强化社会综合治理，以青少年、育龄妇女及流动人群为重点，开展性道德、性健康和性安全宣传教育和干预，加强对性传播高危行为人群的综合干预，减少意外妊娠和性相关疾病传播。大力普及有关毒品危害、应对措施和治疗途径等知识。加强全国戒毒医疗服务体系建设，早发现、早治疗成瘾者。加强戒毒药物维持治疗与社区戒毒、强制隔离戒毒和社区康复的衔接。建立集生理脱毒、心理康复、就业扶持、回归社会于一体的戒毒康复模式，最大限度减少毒品社会危害。

第六章 提高全民身体素质

第一节 完善全民健身公共服务体系

统筹建设全民健身公共设施，加强健身步道、骑行道、全民健身中心、体育公园、社区多功能运动场等场地设施建设。到2030年，基本建成县乡村三级公共体育设施网络，人均体育场地面积不低于2.3平方米，在城镇社区实现15分钟健身圈全覆盖。推行公共体育设施免费或低收费开放，确保公共体育场地设施和符合开放条件的企事业单位体育场地设施全部向社会开放。加强全民健身组织网络建设，扶持和引导基层体育社会组织发展。

第二节 广泛开展全民健身运动

继续制定实施全民健身计划，普及科学健身知识和健身方法，推动全民健身生活化。组织社会体育指导员广泛开展全民健身指导服务。实施国家体育锻炼标准，发展群众健身休闲活动，丰富和完善全民健身体系。大力发展群众喜闻乐见的运动项目，鼓励开发适合不同人群、不同地域特点的特色运动项目，扶持推广太极拳、健身气功等民族民俗民间传统运动项目。

第三节 加强体医融合和非医疗健康干预

发布体育健身活动指南，建立完善针对不同人群、不同环境、不同身体状况的运动处方库，推动形成体医结合的疾病管理与健康服务模式，发挥全民科学健身在健康促进、慢性病预防和康复等方面的积极作用。加强全民健身科技创新平台和科学健身指导服务站点建设。开展国民体质测试，完善体质健康监测体系，开发应用国民体质健康监测大数据，开展运动风险评估。

第四节 促进重点人群体育活动

制定实施青少年、妇女、老年人、职业群体及残疾人等特殊群体的体质健康干预计划。实施青少年体育活动促进计划，培育青少年体育爱好，基本实现青少年熟练掌握1项以上体育运动技能，确保学生校内每天体育活动时间不少于1小时。到2030年，学校体育场地设施与器材配置达标率达到100%，青少年学生每周参与体育活动达到中等强度3次以上，国家学生体质健康标准达标优秀率25%以上。加强科学指导，促进妇女、老年人和职业群体积极参与全民健身。实行工间健身制度，鼓励和支持新建工作场所建设适当的健身活动场地。推动残疾人康复体育和健身体育广泛开展。

第三篇 优化健康服务

第七章 强化覆盖全民的公共卫生服务

第一节 防治重大疾病

实施慢性病综合防控战略，加强国家慢性病综合防控示范区建设。强化慢性病筛查和早期发现，针对高发地区重点癌症开展早诊早治工作，推动癌症、脑卒中、冠心病等慢性病的机会性筛查。基本实现高血压、糖尿病患者管理干预全覆盖，逐步将符合条件的癌症、脑卒中等重大慢性病早诊早治适宜技术纳入诊疗常规。加强学生近视、肥胖等常见病防治。到2030年，实现全人群、全生命周期的慢性病健康管理，总体癌症5年生存率提高15%。加强口腔卫生，12岁儿童患龋率控制在25%以内。

加强重大传染病防控。完善传染病监测预警机制。继续实施扩大国家免疫规划，适龄儿童国家免疫规划疫苗接种率维持在较高水平，建立预防接种异常反应补偿保险机制。加强艾滋病检测、抗病毒治疗和随访管理，全面落实临床用血核酸检测和预防艾滋病母婴传播，疫情保持在低流行水平。建立结核病防治综合服务模式，加强耐多药肺结核筛查和监测，规范肺结核诊疗管理，全国肺结核疫情持续下降。有效应对流感、手足口病、登革热、麻疹等重点传染病疫情。继续坚持以传染源控制为主的血吸虫病综合防治策略，全国所有流行县达到消除血吸虫病标准。继续巩固全国消除疟疾成果。全国所有流行县基本控制包虫病等重点寄生虫病流行。保持控制和消除重点地方病，地方病不再成为危害人民健康的重点问题。加强突发急性传染病防治，积极防范输入性突发急性传染病，加强鼠疫等传统烈性传染病防控。强化重大动物源性传染病的源头治理。

第二节 完善计划生育服务管理

健全人口与发展的综合决策体制机制，完善有利于人口均衡发展的政策体系。改革计划生育服务管理方式，更加注重服务家庭，构建以生育支持、幼儿养育、青少年发展、老人赡养、病残照料为主题的家庭发展政策框架，引导群众负责任、有计划地生育。完善国家计划生育技术服务政策，加大再生育计划生育技术服务保障力度。全面推行知情选择，普及避孕节育和生殖健康知识。完善计划生育家庭奖励扶助制度和特别扶助制度，实行奖励扶助金标准动态调整。坚持和完善计划生育目标管理责任制，完善宣传倡导、依法管理、优质服务、政策推动、综合治理的计划生育长效工作机制。建立健全出生人口监测工作机制。继续开展出生人口性别比治理。到2030年，全国出生人口性别比实现自然平衡。

第三节 推进基本公共卫生服务均等化

继续实施完善国家基本公共卫生服务项目和重大公共卫生服务项目，加强疾病经济负担研究，适时调整项目经费标准，不断丰富和拓展服务内容，提高服务质量，使城乡居民享有均等化的基本公共卫生服务，做好流动人口基本公共卫生计生服务均等化工作。

第八章 提供优质高效的医疗服务

第一节 完善医疗卫生服务体系

全面建成体系完整、分工明确、功能互补、密切协作、运行高效的整合型医疗卫生服务体系。县和市域内基本医疗卫生资源按常住人口和服务半径合理布局，实现人人享有均等化的基本医疗卫生服务；省级及以上分区域统筹配置，整合推进区域医疗资源共享，基本实现优质医疗卫生资源配置均衡化，省域内人人享有均质化的危急重症、疑难病症诊疗和专科医疗服务；依托现有机构，建设一批引领国内、具有全球影响力的国家级医学中心，建设一批区域医学中心和国家临床重点专科群，推进京津冀、长江经济带等区域医疗卫生协同发展，带动医疗服务区域发展和整体水平提升。加强康复、老年病、长期护理、慢性病管理、安宁疗护等接续性医疗机构建设。实施健康扶贫工程，加大对中西部贫困地区医疗卫生机构建设支持力度，提升服务能力，保障贫困人口健康。到2030年，15分钟基本医疗卫生服务圈基本形成，每千常住人口注册护士数达到4.7人。

第二节 创新医疗卫生服务供给模式

建立专业公共卫生机构、综合和专科医院、基层医疗卫生机构“三位一体”的重大疾病防控机制，建立信息共享、互联互通机制，推进慢性病防、治、管整体融合发展，实现医防结合。建立不同层级、不同类别、不同举办主体医疗卫生机构间目标明确、权责清晰的分工协作机制，不断完善服务网络、运行机制和激励机制，基层普遍具备居民健康守门人的能力。完善家庭医生签约服务，全面建立成熟完善的分级诊疗制度，形成基层首诊、双向转诊、上下联动、急慢分治的合理就医秩序，健全治疗—康复—长期护理服务链。引导三级公立医院逐步减少普通门诊，重点发展危急重症、疑难病症诊疗。完善医疗联合体、医院集团等多种分工协作模式，提高服务体系整体绩效。加快医疗卫生领域军民融合，积极发挥军队医疗卫生机构作用，更好为人民服务。

第三节 提升医疗服务水平和质量

建立与国际接轨、体现中国特色的医疗质量管理与控制体系，基本健全覆盖主要专业的国家、省、市三级医疗质量控制组织，推出一批国际化标准规范。建设医疗质量管理与控制信息化平台，实现全行业全方位精准、实时管理与控制，持续改进医疗质量和医疗安全，提升医疗服务同质化程度，再住院率、抗菌药物使用率等主要医疗服务质量指标达到或接近世界先进水平。全面实施临床路径管理，规范诊疗行为，优化诊疗流程，增强患者就医获得感。推进合理用药，保障临床用血安全，基本实现医疗机构检查、检验结果互认。加强医疗服务人文关怀，构建和谐医患关系。依法严厉打击涉医违法犯罪行为特别是伤害医务人员的暴力犯罪行为，保护医务人员安全。

第九章 充分发挥中医药独特优势

第一节 提高中医药服务能力

实施中医临床优势培育工程，强化中医药防治优势病种研究，加强中西医结合，提高重大疑难病、危急重症临床疗效。大力发展中医非药物疗法，使其在常见病、多发病和慢性病防治中发挥独特作用。发展中医特色康复服务。健全覆盖城乡的中医医疗保健服务体系。在乡镇卫生院和社区卫生服务中心建立中医馆、国医堂等中医综合服务区，推广适宜技术，所有基层医疗卫生机构都能够提供中医药服务。促进民族医药发展。到2030年，中医药在治未病中的主导作用、在重大疾病治疗中的协同作用、在疾病康复中的核心作用得到充分发挥。

第二节 发展中医养生保健治未病服务

实施中医治未病健康工程，将中医药优势与健康管理结合，探索融健康文化、健康管理、健康保险为一体的中医健康保障模式。鼓励社会力量举办规范的中医养生保健机构，加快养生保健服务发展。拓展中医医院服务领域，为群众提供中医健康咨询评估、干预调理、随访管理等治未病服务。鼓励中医医疗机构、中医医师为中医养生保健机构提供保健咨询和调理等技术支持。开展中医中药中国行活动，大力传播中医药知识和易于掌握的养生保健技术方法，加强中医药非物质文化遗产的保护和传承运用，实现中医药健康养生文化创造性转化、创新性发展。

第三节 推进中医药继承创新

实施中医药传承创新工程，重视中医药经典医籍研读及挖掘，全面系统继承历代各家学术理论、流派及学说，不断弘扬当代名老中医药专家学术思想和临床诊疗经验，挖掘民间诊疗技术和方药，推进中医药文化传承与发展。建立中医药传统知识保护制度，制定传统知识保护名录。融合现代科技成果，挖掘中药方剂，加强重大疑难疾病、慢性病等中医药防治技术和新药研发，不断推动中医药理论与实践发展。发展中医药健康服务，加快打造全产业链服务的跨国公司和国际知名的中国品牌，推动中医药走向世界。保护重要中药资源和生物多样性，开展中药资源普查及动态监测。建立大宗、道地和濒危药材种苗繁育基地，提供中药材市场动态监测信息，促进中药材种植业绿色发展。

第十章 加强重点人群健康服务

第一节 提高妇幼健康水平

实施母婴安全计划，倡导优生优育，继续实施住院分娩补助制度，向孕产妇免费提供生育全过程的基本医疗保健服务。加强出生缺陷综合防治，构建覆盖城乡居民，涵盖孕前、孕期、新生儿各阶段的出生缺陷防治体系。实施健康儿童计划，加强儿童早期发展，加强儿科建设，加大儿童重点疾病防治力度，扩大新生儿疾病筛查，继续开展重点地区儿童营养改善等项目。提高妇女常见病筛查率和早诊早治率。实施妇幼健康和计划生育服务保障工程，提升孕产妇和新生儿危急重症救治能力。

第二节 促进健康老龄化

推进老年医疗卫生服务体系建设，推动医疗卫生服务延伸至社区、家庭。健全医疗卫生机构与养老机构合作机制，支持养老机构开展医疗服务。推进中医药与养老融合发展，推动医养结合，为老年人提供治疗期住院、康复期护理、稳定期生活照料、安宁疗护一体化的健康和养老服务，促进慢性病全程防治管理服务同居家、社区、机构养老紧密结合。鼓励社会力量兴办医养结合机构。加强老年常见病、慢性病的健康指导和综合干预,强化老年人健康管理。推动开展老年心理健康与关怀服务,加强老年痴呆症等的有效干预。推动居家老人长期照护服务发展,全面建立经济困难的高龄、失能老人补贴制度,建立多层次长期护理保障制度。进一步完善政策,使老年人更便捷获得基本药物。

第三节 维护残疾人健康

制定实施残疾预防和残疾人康复条例。加大符合条件的低收入残疾人医疗救助力度,将符合条件的残疾人医疗康复项目按规定纳入基本医疗保险支付范围。建立残疾儿童康复救助制度,有条件的地方对残疾人基本型辅助器具给予补贴。将残疾人康复纳入基本公共服务,实施精准康复,为城乡贫困残疾人、重度残疾人提供基本康复服务。完善医疗机构无障碍设施,改善残疾人医疗服务。进一步完善康复服务体系,加强残疾人康复和托养设施建设,建立医疗机构与残疾人专业康复机构双向转诊机制,推动基层医疗卫生机构优先为残疾人提供基本医疗、公共卫生和健康管理等签约服务。制定实施国家残疾预防行动计划,增强全社会残疾预防意识,开展全人群、全生命周期残疾预防,有效控制残疾的发生和发展。加强对致残疾病及其他致残因素的防控。推动国家残疾预防综合试验区试点工作。继续开展防盲治盲和防聋治聋工作。

第四篇 完善健康保障

第十一章 健全医疗保障体系

第一节 完善全民医保体系

健全以基本医疗保障为主体、其他多种形式补充保险和商业健康保险为补充的多层次医疗保障体系。整合城乡居民基本医保制度和经办管理。健全基本医疗保险稳定可持续筹资和待遇水平调整机制,实现基金中长期精算平衡。完善医保缴费参保政策,均衡单位和个人缴费负担,合理确定政府与个人分担比例。改进职工医保个人账户,开展门诊统筹。进一步健全重特大疾病医疗保障机制,加强基本医保、城乡居民大病保险、商业健康保险与医疗救助等的有效衔接。到2030年,全民医保体系成熟定型。

第二节 健全医保管理服务体系

严格落实医疗保险基金预算管理。全面推进医保支付方式改革,积极推进按病种付费、按人头付费,积极探索按疾病诊断相关分组付费(DRGs)、按服务绩效付费,形成总额预算管理下的复合式付费方式,健全医保经办机构与医疗机构的谈判协商与风险分担机制。加快推进基本医保异地就医结算,实现跨省异地安置退休人员住院医疗费用直接结算和符合转诊规定的异地就医住院费用直接结算。全面实现医保智能监控,将医保对医疗机构的监管延伸到医务人员。逐步引入社会力量参与医保经办。加强医疗保险基础标准建设和应用。到2030年,全民医保管理服务体系完善高效。

第三节 积极发展商业健康保险

落实税收等优惠政策，鼓励企业、个人参加商业健康保险及多种形式的补充保险。丰富健康保险产品，鼓励开发与健康管理服务相关的健康保险产品。促进商业保险公司与医疗、体检、护理等机构合作，发展健康管理组织等新型组织形式。到2030年，现代商业健康保险服务业进一步发展，商业健康保险赔付支出占卫生总费用比重显著提高。

第十二章 完善药品供应保障体系

第一节 深化药品、医疗器械流通体制改革

推进药品、医疗器械流通企业向供应链上下游延伸开展服务，形成现代流通新体系。规范医药电子商务，丰富药品流通渠道和发展模式。推广应用现代物流管理与技术，健全中药材现代流通网络与追溯体系。落实医疗机构药品、耗材采购主体地位，鼓励联合采购。完善国家药品价格谈判机制。建立药品出厂价格信息可追溯机制。强化短缺药品供应保障和预警，完善药品储备制度和应急供应机制。建设遍及城乡的现代医药流通网络，提高基层和边远地区药品供应保障能力。

第二节 完善国家药物政策

巩固完善国家基本药物制度，推进特殊人群基本药物保障。完善现有免费治疗药品政策，增加艾滋病防治等特殊药物免费供给。保障儿童用药。完善罕见病用药保障政策。建立以基本药物为重点的临床综合评价体系。按照政府调控和市场调节相结合的原则，完善药品价格形成机制。强化价格、医保、采购等政策的衔接，坚持分类管理，加强对市场竞争不充分药品和高值医用耗材的价格监管，建立药品价格信息监测和信息公开制度，制定完善医保药品支付标准政策。

第五篇 建设健康环境

第十三章 深入开展爱国卫生运动

第一节 加强城乡环境卫生综合整治

持续推进城乡环境卫生整洁行动，完善城乡环境卫生基础设施和长效机制，统筹治理城乡环境卫生问题。加大农村人居环境治理力度，全面加强农村垃圾治理，实施农村生活污水治理工程，大力推广清洁能源。到2030年，努力把我国农村建设成为人居环境干净整洁、适合居民生活养老的美丽家园，实现人与自然和谐发展。实施农村饮水安全巩固提升工程，推动城镇供水设施向农村延伸，进一步提高农村集中供水率、自来水普及率、水质达标率和供水保证率，全面建立从源头到龙头的农村饮水安全保障体系。加快无害化卫生厕所建设，力争到2030年，全国农村居民基本都能用上无害化卫生厕所。实施以环境治理为主的病媒生物综合预防控制策略。深入推进国家卫生城镇创

建，力争到2030年，国家卫生城市数量提高到全国城市总数的50%，有条件的省（自治区、直辖市）实现全覆盖。

第二节 建设健康城市和健康村镇

把健康城市和健康村镇建设作为推进健康中国建设的重要抓手，保障与健康相关的公共设施用地需求，完善相关公共设施体系、布局和标准，把健康融入城乡规划、建设、治理的全过程，促进城市与人民健康协调发展。针对当地居民主要健康问题，编制实施健康城市、健康村镇发展规划。广泛开展健康社区、健康村镇、健康单位、健康家庭等建设，提高社会参与度。重点加强健康学校建设，加强学生健康危害因素监测与评价，完善学校食品安全管理、传染病防控等相关政策。加强健康城市、健康村镇建设监测与评价。到2030年，建成一批健康城市、健康村镇建设的示范市和示范村镇。

第十四章 加强影响健康的环境问题治理

第一节 深入开展大气、水、土壤等污染防治

以提高环境质量为核心，推进联防联控和流域共治，实行环境质量目标考核，实施最严格的环境保护制度，切实解决影响广大人民群众健康的突出环境问题。深入推进产业园区、新城、新区等开发建设规划环评，严格建设项目环评审批，强化源头预防。深化区域大气污染联防联控，建立常态化区域协作机制。完善重度及以上污染天气的区域联合预警机制。全面实施城市空气质量达标管理，促进全国城市环境空气质量明显改善。推进饮用水水源地安全达标建设。强化地下水管理和保护，推进地下水超采区治理与污染综合防治。开展国家土壤环境质量监测网络建设，建立建设用地土壤环境质量调查评估制度，开展土壤污染治理与修复。以耕地为重点，实施农用地分类管理。全面加强农业面源污染防治，有效保护生态系统和遗传多样性。加强噪声污染防控。

第二节 实施工业污染源全面达标排放计划

全面实施工业污染源排污许可管理，推动企业开展自行监测和信息公开，建立排污台账，实现持证按证排污。加快淘汰高污染、高环境风险的工艺、设备与产品。开展工业集聚区污染专项治理。以钢铁、水泥、石化等行业为重点，推进行业达标排放改造。

第三节 建立健全环境与健康监测、调查和风险评估制度

逐步建立健全环境与健康管理制度。开展重点区域、流域、行业环境与健康调查，建立覆盖污染源监测、环境质量监测、人群暴露监测和健康效应监测的环境与健康综合监测网络及风险评估体系。实施环境与健康风险管理。划定环境健康高风险区域，开展环境污染对人群健康影响的评价，探索建立高风险区域重点项目健康风险评估制度。建立环境健康风险沟通机制。建立统一的环境信息公开平台，全面推进环境信息公开。推进县级及以上城市空气质量监测和信息发布。

第十五章 保障食品药品安全

第一节 加强食品安全监管

完善食品安全标准体系,实现食品安全标准与国际标准基本接轨。加强食品安全风险监测评估,到2030年,食品安全风险监测与食源性疾病报告网络实现全覆盖。全面推行标准化、清洁化农业生产,深入开展农产品质量安全风险评估,推进农兽药残留、重金属污染综合治理,实施兽药抗菌药治理行动。加强对食品原产地指导监管,完善农产品市场准入制度。建立食用农产品全程追溯协作机制,完善统一权威的食品安全监管体制,建立职业化检查员队伍,加强检验检测能力建设,强化日常监督检查,扩大产品抽检覆盖面。加强互联网食品经营治理。加强进口食品准入管理,加大对境外源头食品安全体系检查力度,有序开展进口食品指定口岸建设。推动地方政府建设出口食品农产品质量安全示范区。推进食品安全信用体系建设,完善食品安全信息公开制度。健全从源头到消费全过程的监管格局,严守从农田到餐桌的每一道防线,让人民群众吃得安全、吃得放心。

第二节 强化药品安全监管

深化药品(医疗器械)审评审批制度改革,研究建立以临床疗效为导向的审批制度,提高药品(医疗器械)审批标准。加快创新药(医疗器械)和临床急需新药(医疗器械)的审评审批,推进仿制药质量和疗效一致性评价。完善国家药品标准体系,实施医疗器械标准提高计划,积极推进中药(材)标准国际化进程。全面加强药品监管,形成全品种、全过程的监管链条。加强医疗器械和化妆品监管。

第十六章 完善公共安全体系

第一节 强化安全生产和职业健康

加强安全生产,加快构建风险等级管控、隐患排查治理两条防线,切实降低重特大事故发生频次和危害后果。强化行业自律和监督管理职责,推动企业落实主体责任,推进职业病危害源头治理,强化矿山、危险化学品等重点行业领域安全生产监管。开展职业病危害基本情况普查,健全有针对性的健康干预措施。进一步完善职业安全卫生标准体系,建立完善重点职业病监测与职业病危害因素监测、报告和管理网络,遏制尘肺病和职业中毒高发势头。建立分级分类监管机制,对职业病危害高风险企业实施重点监管。开展重点行业领域职业病危害专项治理。强化职业病报告制度,开展用人单位职业健康促进工作,预防和控制工伤事故及职业病发生。加强全国个人辐射剂量管理和放射诊疗辐射防护。

第二节 促进道路交通安全

加强道路交通安全设施设计、规划和建设,组织实施公路安全生命防护工程,治理公路安全隐患。严格道路运输安全管理,提升企业安全自律意识,落实运输企业安全生产主体责任。强化安全运行监管能力和安全生产基础支撑。进一步加强道路交通安全治理,提高车辆安全技术标准,提高机动车驾驶人和交通参与者综合素质。到2030年,力争实现道路交通万车死亡率下降30%。

第三节 预防和减少伤害

建立伤害综合监测体系,开发重点伤害干预技术指南和标准。加强儿童和老年人伤害预防和干预,减少儿童交通伤害、溺水和老年人意外跌落,提高儿童玩具和用品安全标准。预防和减少自杀、意外中毒。建立消费品质量安全事故强制报告制度,建立产品伤害监测体系,强化重点领域质量安全监管,减少消费品安全伤害。

第四节 提高突发事件应急能力

加强全民安全意识教育。建立健全城乡公共消防设施建设和维护管理责任机制,到2030年,城乡公共消防设施基本实现全覆盖。提高防灾减灾和应急能力。完善突发事件卫生应急体系,提高早期预防、及时发现、快速反应和有效处置能力。建立包括军队医疗卫生机构在内的海陆空立体化的紧急医学救援体系,提升突发事件紧急医学救援能力。到2030年,建立起覆盖全国、较为完善的紧急医学救援网络,突发事件卫生应急处置能力和紧急医学救援能力达到发达国家水平。进一步健全医疗急救体系,提高救治效率。到2030年,力争将道路交通事故死伤比基本降低到中等发达国家水平。

第五节 健全口岸公共卫生体系

建立全球传染病疫情信息智能监测预警、口岸精准检疫的口岸传染病预防控制体系和种类齐全的现代口岸核生化有害因子防控体系,建立基于源头防控、境内外联防联控的口岸突发公共卫生事件应对机制,健全口岸病媒生物及各类重大传染病监测控制机制,主动预防、控制和应对境外突发公共卫生事件。持续巩固和提升口岸核心能力,创建国际卫生机场(港口)。完善国际旅行与健康信息网络,提供及时有效的国际旅行健康指导,建成国际一流的国际旅行健康服务体系,保障出入境人员健康安全。

提高动植物疫情疫病防控能力,加强进境动植物检疫风险评估准入管理,强化外来动植物疫情疫病和有害生物查验截获、检测鉴定、除害处理、监测防控规范化建设,健全对购买和携带人员、单位的问责追究体系,防控国际动植物疫情疫病及有害生物跨境传播。健全国门生物安全查验机制,有效防范物种资源丧失和外来物种入侵。

第六篇 发展健康产业

第十七章 优化多元办医格局

进一步优化政策环境,优先支持社会力量举办非营利性医疗机构,推进和实现非营利性民营医院与公立医院同等待遇。鼓励医师利用业余时间、退休医师到基层医疗卫生机构执业或开设工作室。个体诊所设置不受规划布局限制。破除社会力量进入医疗领域的不合理限制和隐性壁垒。逐步扩大外资兴办医疗机构的范围。加大政府购买服务的力度，支持保险业投资、设立医疗机构，推动非公立医疗机构向高水平、规模化方向发展，鼓励发展专业性医院管理集团。加强政府监管、行业自律与社会监督，促进非公立医疗机构规范发展。

第十八章　发展健康服务新业态

积极促进健康与养老、旅游、互联网、健身休闲、食品融合，催生健康新产业、新业态、新模式。发展基于互联网的健康服务，鼓励发展健康体检、咨询等健康服务，促进个性化健康管理服务发展，培育一批有特色的健康管理服务产业，探索推进可穿戴设备、智能健康电子产品和健康医疗移动应用服务等发展。规范发展母婴照料服务。培育健康文化产业和体育医疗康复产业。制定健康医疗旅游行业标准、规范，打造具有国际竞争力的健康医疗旅游目的地。大力发展中医药健康旅游。打造一批知名品牌和良性循环的健康服务产业集群，扶持一大批中小微企业配套发展。

引导发展专业的医学检验中心、医疗影像中心、病理诊断中心和血液透析中心等。支持发展第三方医疗服务评价、健康管理服务评价，以及健康市场调查和咨询服务。鼓励社会力量提供食品药品检测服务。完善科技中介体系，大力发展专业化、市场化医药科技成果转化服务。

第十九章　积极发展健身休闲运动产业

进一步优化市场环境，培育多元主体，引导社会力量参与健身休闲设施建设运营。推动体育项目协会改革和体育场馆资源所有权、经营权分离改革，加快开放体育资源，创新健身休闲运动项目推广普及方式，进一步健全政府购买体育公共服务的体制机制，打造健身休闲综合服务体。鼓励发展多种形式的体育健身俱乐部，丰富业余体育赛事，积极培育冰雪、山地、水上、汽摩、航空、极限、马术等具有消费引领特征的时尚休闲运动项目，打造具有区域特色的健身休闲示范区、健身休闲产业带。

第二十章　促进医药产业发展

第一节　加强医药技术创新

完善政产学研用协同创新体系，推动医药创新和转型升级。加强专利药、中药新药、新型制剂、高端医疗器械等创新能力建设，推动治疗重大疾病的专利到期药物实现仿制上市。大力发展生物药、化学药新品种、优质中药、高性能医疗器械、新型辅料包材和制药设备，推动重大药物产业化，加快医疗器械转型升级，提高具有自主知识产权的医学诊疗设备、医用材料的国际竞争力。加快发展康复辅助器具产业，增强自主创新能力。健全质量标准体系，提升质量控制技术，实施绿色和智能改造升级，到2030年，药品、医疗器械质量标准全面与国际接轨。

第二节 提升产业发展水平

发展专业医药园区，支持组建产业联盟或联合体，构建创新驱动、绿色低碳、智能高效的先进制造体系，提高产业集中度，增强中高端产品供给能力。大力发展医疗健康服务贸易，推动医药企业走出去和国际产业合作，提高国际竞争力。到2030年，具有自主知识产权新药和诊疗装备国际市场份额大幅提高，高端医疗设备市场国产化率大幅提高，实现医药工业中高速发展和向中高端迈进，跨入世界制药强国行列。推进医药流通行业转型升级，减少流通环节，提高流通市场集中度，形成一批跨国大型药品流通企业。

第七篇 健全支撑与保障

第二十一章 深化体制机制改革

第一节 把健康融入所有政策

加强各部门各行业的沟通协作，形成促进健康的合力。全面建立健康影响评价评估制度，系统评估各项经济社会发展规划和政策、重大工程项目对健康的影响，健全监督机制。畅通公众参与渠道，加强社会监督。

第二节 全面深化医药卫生体制改革

加快建立更加成熟定型的基本医疗卫生制度，维护公共医疗卫生的公益性，有效控制医药费用不合理增长，不断解决群众看病就医问题。推进政事分开、管办分开，理顺公立医疗卫生机构与政府的关系，建立现代公立医院管理制度。清晰划分中央和地方以及地方各级政府医药卫生管理事权，实施属地化和全行业管理。推进军队医院参加城市公立医院改革、纳入国家分级诊疗体系工作。健全卫生计生全行业综合监管体系。

第三节 完善健康筹资机制

健全政府健康领域相关投入机制，调整优化财政支出结构，加大健康领域投入力度，科学合理界定中央政府和地方政府支出责任，履行政府保障基本健康服务需求的责任。中央财政在安排相关转移支付时对经济欠发达地区予以倾斜，提高资金使用效益。建立结果导向的健康投入机制，开展健康投入绩效监测和评价。充分调动社会组织、企业等的积极性，形成多元筹资格局。鼓励金融等机构创新产品和服务，完善扶持措施。大力发展慈善事业，鼓励社会和个人捐赠与互助。

第四节 加快转变政府职能

进一步推进健康相关领域简政放权、放管结合、优化服务。继续深化药品、医疗机构等审批改革，规范医疗机构设置审批行为。推进健康相关部门依法行政，推进政务公开和信息公开。加强卫生计生、体育、食品药品等健康领域监管创新，加快构建事中和事后监管体系，全面推开"双随机、一公开"机制建设。推进综合监管，加强行业自律和诚信建设，鼓励行业协会商会发展，充分发挥社会力量在监管中的作用，促进公平竞争，推动健康相关行业科学发展，简化健康领域公共服务流程，优化政府服务，提高服务效率。

第二十二章 加强健康人力资源建设

第一节 加强健康人才培养培训

加强医教协同,建立完善医学人才培养供需平衡机制。改革医学教育制度,加快建成适应行业特点的院校教育、毕业后教育、继续教育三阶段有机衔接的医学人才培养培训体系。完善医学教育质量保障机制,建立与国际医学教育实质等效的医学专业认证制度。以全科医生为重点,加强基层人才队伍建设。完善住院医师与专科医师培养培训制度,建立公共卫生与临床医学复合型高层次人才培养机制。强化面向全员的继续医学教育制度。加大基层和偏远地区扶持力度。加强全科、儿科、产科、精神科、病理、护理、助产、康复、心理健康等急需紧缺专业人才培养培训。加强药师和中医药健康服务、卫生应急、卫生信息化复合人才队伍建设。加强高层次人才队伍建设,引进和培养一批具有国际领先水平的学科带头人。推进卫生管理人员专业化、职业化。调整优化适应健康服务产业发展的医学教育专业结构,加大养老护理员、康复治疗师、心理咨询师等健康人才培养培训力度。支持建立以国家健康医疗开放大学为基础、中国健康医疗教育慕课联盟为支撑的健康教育培训云平台,便捷医务人员终身教育。加强社会体育指导员队伍建设,到2030年,实现每千人拥有社会体育指导员2.3名。

第二节 创新人才使用评价激励机制

落实医疗卫生机构用人自主权,全面推行聘用制,形成能进能出的灵活用人机制。落实基层医务人员工资政策。创新医务人员使用、流动与服务提供模式,积极探索医师自由执业、医师个体与医疗机构签约服务或组建医生集团。建立符合医疗卫生行业特点的人事薪酬制度。对接国际通行模式,进一步优化和完善护理、助产、医疗辅助服务、医疗卫生技术等方面人员评价标准。创新人才评价机制,不将论文、外语、科研等作为基层卫生人才职称评审的硬性要求,健全符合全科医生岗位特点的人才评价机制。

第二十三章 推动健康科技创新

第一节 构建国家医学科技创新体系

大力加强国家临床医学研究中心和协同创新网络建设,进一步强化实验室、工程中心等科研基地能力建设,依托现有机构推进中医药临床研究基地和科研机构能力建设,完善医学研究科研基地布局。加强资源整合和数据交汇,统筹布局国家生物医学大数据、生物样本资源、实验动物资源等资源平台,建设心脑血管、肿瘤、老年病等临床医学数据示范中心。实施中国医学科学院医学与健康科技创新工程。加快生物医药和大健康产业基地建设,培育健康产业高新技术企业,打造一批医学研究和健康产业创新中心,促进医研企结合,推进医疗机构、科研院所、高等学校和企业等创新主体高效协同。加强医药成果转化推广平台建设,促进医学成果转化推广。建立更好的医学创新激励机制和以应用为导向的成果评价机制,进一步健全科研基地、生物安全、技术评估、医学研究标准与规范、医学伦理与科研诚信、知识产权等保障机制,加强科卫协同、军民融合、省部合作,有效提升基础前沿、关键共性、社会公益和战略高科技的研究水平。

第二节 推进医学科技进步

启动实施脑科学与类脑研究、健康保障等重大科技项目和重大工程,推进国家科技重大专项、国家重点研发计划重点专项等科技计划。发展组学技术、干细胞与再生医学、新型疫苗、生物治疗等医学前沿技术,加强慢病防控、精准医学、智慧医疗等关键技术突破,重点部署创新药物开发、医疗器械国产化、中医药现代化等任务,显著增强重大疾病防治和健康产业发展的科技支撑能力。力争到2030年,科技论文影响力和三方专利总量进入国际前列,进一步提高科技创新对医药工业增长贡献率和成果转化率。

第二十四章 建设健康信息化服务体系

第一节 完善人口健康信息服务体系建设

全面建成统一权威、互联互通的人口健康信息平台,规范和推动“互联网+健康医疗”服务,创新互联网健康医疗服务模式,持续推进覆盖全生命周期的预防、治疗、康复和自主健康管理一体化的国民健康信息服务。实施健康中国云服务计划,全面建立远程医疗应用体系,发展智慧健康医疗便民惠民服务。建立人口健康信息化标准体系和安全保护机制。做好公民入伍前与退伍后个人电子健康档案军地之间接续共享。到2030年,实现国家省市县四级人口健康信息平台互通共享、规范应用,人人拥有规范化的电子健康档案和功能完备的健康卡,远程医疗覆盖省市县乡四级医疗卫生机构,全面实现人口健康信息规范管理和使用,满足个性化服务和精准化医疗的需求。

第二节 推进健康医疗大数据应用

加强健康医疗大数据应用体系建设,推进基于区域人口健康信息平台的医疗健康大数据开放共享、深度挖掘和广泛应用。消除数据壁垒,建立跨部门跨领域密切配合、统一归口的健康医疗数据共享机制,实现公共卫生、计划生育、医疗服务、医疗保障、药品供应、综合管理等应用信息系统数据采集、集成共享和业务协同。建立和完善全国健康医疗数据资源目录体系,全面深化健康医疗大数据在行业治理、临床和科研、公共卫生、教育培训等领域的应用,培育健康医疗大数据应用新业态。加强健康医疗大数据相关法规和标准体系建设,强化国家、区域人口健康信息工程技术能力,制定分级分类分域的数据应用政策规范,推进网络可信体系建设,注重内容安全、数据安全和技术安全,加强健康医疗数据安全保障和患者隐私保护。加强互联网健康服务监管。

第二十五章 加强健康法治建设

推动颁布并实施基本医疗卫生法、中医药法,修订实施药品管理法,加强重点领域法律法规的立法和修订工作,完善部门规章和地方政府规章,健全健康领域标准规范和指南体系。强化政府在医疗卫生、食品、药品、环境、体育等健康领域的监管职责,建立政府监管、行业自律和社会监督相结合的监督管理体制。加强健康领域监督执法体系和能力建设。

第二十六章　加强国际交流合作

实施中国全球卫生战略，全方位积极推进人口健康领域的国际合作。以双边合作机制为基础，创新合作模式，加强人文交流，促进我国和"一带一路"沿线国家卫生合作。加强南南合作，落实中非公共卫生合作计划，继续向发展中国家派遣医疗队员，重点加强包括妇幼保健在内的医疗援助，重点支持疾病预防控制体系建设。加强中医药国际交流与合作。充分利用国家高层战略对话机制，将卫生纳入大国外交议程。积极参与全球卫生治理，在相关国际标准、规范、指南等的研究、谈判与制定中发挥影响，提升健康领域国际影响力和制度性话语权。

第八篇　强化组织实施

第二十七章　加强组织领导

完善健康中国建设推进协调机制，统筹协调推进健康中国建设全局性工作，审议重大项目、重大政策、重大工程、重大问题和重要工作安排，加强战略谋划，指导部门、地方开展工作。

各地区各部门要将健康中国建设纳入重要议事日程，健全领导体制和工作机制，将健康中国建设列入经济社会发展规划，将主要健康指标纳入各级党委和政府考核指标，完善考核机制和问责制度，做好相关任务的实施落实工作。注重发挥工会、共青团、妇联、残联等群团组织以及其他社会组织的作用，充分发挥民主党派、工商联和无党派人士作用，最大限度凝聚全社会共识和力量。

第二十八章　营造良好社会氛围

大力宣传党和国家关于维护促进人民健康的重大战略思想和方针政策，宣传推进健康中国建设的重大意义、总体战略、目标任务和重大举措。加强正面宣传、舆论监督、科学引导和典型报道，增强社会对健康中国建设的普遍认知，形成全社会关心支持健康中国建设的良好社会氛围。

第二十九章　做好实施监测

制定实施五年规划等政策文件，对本规划纲要各项政策和措施进行细化完善，明确各个阶段所要实施的重大工程、重大项目和重大政策。建立常态化、经常化的督查考核机制，强化激励和问责。建立健全监测评价机制，制定规划纲要任务部门分工方案和监测评估方案，并对实施进度和效果进行年度监测和评估，适时对目标任务进行必要调整。充分尊重人民群众的首创精神，对各地在实施规划纲要中好的做法和有效经验，要及时总结，积极推广。

出处：中共中央 国务院印发《“健康中国 2030”规划纲要》

国务院关于实施健康中国行动的意见

国发〔2019〕13 号

各省、自治区、直辖市人民政府，国务院各部委、各直属机构：

人民健康是民族昌盛和国家富强的重要标志，预防是最经济最有效的健康策略。党中央、国务院发布《“健康中国 2030”规划纲要》，提出了健康中国建设的目标和任务。党的十九大作出实施健康中国战略的重大决策部署，强调坚持预防为主，倡导健康文明生活方式，预防控制重大疾病。为加快推动从以治病为中心转变为以人民健康为中心，动员全社会落实预防为主方针，实施健康中国行动，提高全民健康水平，现提出以下意见。

一、行动背景

新中国成立后特别是改革开放以来，我国卫生健康事业获得了长足发展，居民主要健康指标总体优于中高收入国家平均水平。随着工业化、城镇化、人口老龄化进程加快，我国居民生产生活方式和疾病谱不断发生变化。心脑血管疾病、癌症、慢性呼吸系统疾病、糖尿病等慢性非传染性疾病导致的死亡人数占总死亡人数的 88%，导致的疾病负担占疾病总负担的 70% 以上。居民健康知识知晓率偏低，吸烟、过量饮酒、缺乏锻炼、不合理膳食等不健康生活方式比较普遍，由此引起的疾病问题日益突出。肝炎、结核病、艾滋病等重大传染病防控形势仍然严峻，精神卫生、职业健康、地方病等方面问题不容忽视。

为坚持预防为主，把预防摆在更加突出的位置，积极有效应对当前突出健康问题，必须关口前移，采取有效干预措施，细化落实《“健康中国 2030”规划纲要》对普及健康生活、优化健康服务、建设健康环境等部署，聚焦当前和今后一段时期内影响人民健康的重大疾病和突出问题，实施疾病预防和健康促进的中长期行动，健全全社会落实预防为主的制度体系，持之以恒加以推进，努力使群众不生病、少生病，提高生活质量。

二、总体要求

（一）指导思想。

以习近平新时代中国特色社会主义思想为指导，全面贯彻党的十九大和十九届二中、三中全会精神，坚持以人民为中心的发展思想，坚持改革创新，贯彻新时代卫生与健康工作方针，强化政府、社会、个人责任，加快推动卫生健康工作理念、服务方式从以治病为中心转变为以人民健康为中心，建立健全健康教育体系，普及健康知识，引导群众建立正确健康观，加强早期干预，形成有利于健康的生活方式、生态环境和社会环境，延长健康寿命，为全方位全周期保障人民健康、建设健康中国奠定坚实基础。

(二) 基本原则。

普及知识、提升素养。把提升健康素养作为增进全民健康的前提，根据不同人群特点有针对性地加强健康教育与促进，让健康知识、行为和技能成为全民普遍具备的素质和能力，实现健康素养人人有。

自主自律、健康生活。倡导每个人是自己健康第一责任人的理念，激发居民热爱健康、追求健康的热情，养成符合自身和家庭特点的健康生活方式，合理膳食、科学运动、戒烟限酒、心理平衡，实现健康生活少生病。

早期干预、完善服务。对主要健康问题及影响因素尽早采取有效干预措施，完善防治策略，推动健康服务供给侧结构性改革，提供系统连续的预防、治疗、康复、健康促进一体化服务，加强医疗保障政策与健康服务的衔接，实现早诊早治早康复。

全民参与、共建共享。强化跨部门协作，鼓励和引导单位、社区(村)、家庭和个人行动起来，形成政府积极主导、社会广泛动员、人人尽责尽力的良好局面，实现健康中国行动齐参与。

(三) 总体目标。

到 2022 年，健康促进政策体系基本建立，全民健康素养水平稳步提高，健康生活方式加快推广，重大慢性病发病率上升趋势得到遏制，重点传染病、严重精神障碍、地方病、职业病得到有效防控，致残和死亡风险逐步降低，重点人群健康状况显著改善。

到 2030 年，全民健康素养水平大幅提升，健康生活方式基本普及，居民主要健康影响因素得到有效控制，因重大慢性病导致的过早死亡率明显降低，人均健康预期寿命得到较大提高，居民主要健康指标水平进入高收入国家行列，健康公平基本实现。

三、主要任务

(一) 全方位干预健康影响因素。

1. 实施健康知识普及行动。维护健康需要掌握健康知识。面向家庭和个人普及预防疾病、早期发现、紧急救援、及时就医、合理用药等维护健康的知识与技能。建立并完善健康科普专家库和资源库，构建健康科普知识发布和传播机制。强化医疗卫生机构和医务人员开展健康促进与教育的激励约束。鼓励各级电台电视台和其他媒体开办优质健康科普节目。到 2022 年和 2030 年，全国居民健康素养水平分别不低于 22% 和 30%。

2. 实施合理膳食行动。合理膳食是健康的基础。针对一般人群、特定人群和家庭，聚焦食堂、餐厅等场所，加强营养和膳食指导。鼓励全社会参与减盐、减油、减糖，研究完善盐、油、糖包装标准。修订预包装食品营养标签通则，推进食品营养标准体系建设。实施贫困地区重点人群营养干预。到2022年和2030年，成人肥胖增长率持续减缓，5岁以下儿童生长迟缓率分别低于7%和5%。

3. 实施全民健身行动。生命在于运动，运动需要科学。为不同人群提供针对性的运动健身方案或运动指导服务。努力打造百姓身边健身组织和“15分钟健身圈”。推进公共体育设施免费或低收费开放。推动形成体医结合的疾病管理和健康服务模式。把高校学生体质健康状况纳入对高校的考核评价。到2022年和2030年，城乡居民达到《国民体质测定标准》合格以上的人数比例分别不少于90.86%和92.17%，经常参加体育锻炼人数比例达到37%及以上和40%及以上。

4. 实施控烟行动。吸烟严重危害人民健康。推动个人和家庭充分了解吸烟和二手烟暴露的严重危害。鼓励领导干部、医务人员和教师发挥控烟引领作用。把各级党政机关建设成无烟机关。研究利用税收、价格调节等综合手段，提高控烟成效。完善卷烟包装烟草危害警示内容和形式。到2022年和2030年，全面无烟法规保护的人口比例分别达到30%及以上和80%及以上。

5. 实施心理健康促进行动。心理健康是健康的重要组成部分。通过心理健康教育、咨询、治疗、危机干预等方式，引导公众科学缓解压力，正确认识和应对常见精神障碍及心理行为问题。健全社会心理服务网络，加强心理健康人才培养。建立精神卫生综合管理机制，完善精神障碍社区康复服务。到2022年和2030年，居民心理健康素养水平提升到20%和30%，心理相关疾病发生的上升趋势减缓。

6. 实施健康环境促进行动。良好的环境是健康的保障。向公众、家庭、单位（企业）普及环境与健康相关的防护和应对知识。推进大气、水、土壤污染防治。推进健康城市、健康村镇建设。建立环境与健康的调查、监测和风险评估制度。采取有效措施预防控制环境污染相关疾病、道路交通伤害、消费品质量安全事故等。到2022年和2030年，居民饮用水水质达标情况明显改善，并持续改善。

（二）维护全生命周期健康。

7. 实施妇幼健康促进行动。孕产期和婴幼儿时期是生命的起点。针对婚前、孕前、孕期、儿童等阶段特点，积极引导家庭科学孕育和养育健康新生命，健全出生缺陷防治体系。加强儿童早期发展服务，完善婴幼儿照护服务和残疾儿童康复救助制度。促进生殖健康，推进农村妇女宫颈癌和乳腺癌检查。到2022年和2030年，婴儿死亡率分别控制在7.5‰及以下和5‰及以下，孕产妇死亡率分别下降到18/10万及以下和12/10万及以下。

8. 实施中小学健康促进行动。中小学生处于成长发育的关键阶段。动员家庭、学校和社会共同维护中小学生身心健康。引导学生从小养成健康生活习惯，锻炼健康体魄，预防近视、肥胖等疾病。中小学校按规定开齐开足体育与健康课程。把学生体质健康状况纳入对学校的绩效考核，结合学生年龄特点，以多种方式对学生健康知识进行考试考查，将体育纳入高中学业水平测试。到2022年和2030年，国家学生体质健康标准达标优良率分别达到50%及以上和60%及以上，全国儿童青少年总体近视率力争每年降低0.5个百分点以上，新发近视率明显下降。

9. 实施职业健康保护行动。劳动者依法享有职业健康保护的权利。针对不同职业人群，倡导健康工作方式，落实用人单位主体责任和政府监管责任，预防和控制职业病危害。完善职业病防治法规标准体系。鼓励用人单位开展职工健康管理。加强尘肺病等职业病救治保障。到2022年和2030年，接尘工龄不足5年的劳动者新发尘肺病报告例数占年度报告总例数的比例实现明显下降，并持续下降。

10. 实施老年健康促进行动。老年人健康快乐是社会文明进步的重要标志。面向老年人普及膳食营养、体育锻炼、定期体检、健康管理、心理健康以及合理用药等知识。健全老年健康服务体系，完善居家和社区养老政策，推进医养结合，探索长期护理保险制度，打造老年宜居环境，实现健康老龄化。到2022年和2030年，65岁至74岁老年人失能发生率有所下降，65岁及以上人群老年期痴呆患病率增速下降。

（三）防控重大疾病。

11. 实施心脑血管疾病防治行动。心脑血管疾病是我国居民第一位死亡原因。引导居民学习掌握心肺复苏等自救互救知识技能。对高危人群和患者开展生活方式指导。全面落实35岁以上人群首诊测血压制度，加强高血压、高血糖、血脂异常的规范管理。提高院前急救、静脉溶栓、动脉取栓等应急处置能力。到2022年和2030年，心脑血管疾病死亡率分别下降到209.7/10万及以下和190.7/10万及以下。

12. 实施癌症防治行动。癌症严重影响人民健康。倡导积极预防癌症，推进早筛查、早诊断、早治疗，降低癌症发病率和死亡率，提高患者生存质量。有序扩大癌症筛查范围。推广应用常见癌症诊疗规范。提升中西部地区及基层癌症诊疗能力。加强癌症防治科技攻关。加快临床急需药物审评审批。到2022年和2030年，总体癌症5年生存率分别不低于43.3%和46.6%。

13. 实施慢性呼吸系统疾病防治行动。慢性呼吸系统疾病严重影响患者生活质量。引导重点人群早期发现疾病，控制危险因素，预防疾病发生发展。探索高危人群首诊测量肺功能、40岁及以上人群体检检测肺功能。加强慢阻肺患者健康管理，提高基层医疗卫生机构肺功能检查能力。到2022年和2030年，70岁及以下人群慢性呼吸系统疾病死亡率下降到9/10万及以下和8.1/10万及以下。

14. 实施糖尿病防治行动。我国是糖尿病患病率增长最快的国家之一。提示居民关注血糖水平，引导糖尿病前期人群科学降低发病风险，指导糖尿病患者加强健康管理，延迟或预防糖尿病的发生发展。加强对糖尿病患者和高危人群的健康管理，促进基层糖尿病及并发症筛查标准化和诊疗规范化。到2022年和2030年，糖尿病患者规范管理率分别达到60%及以上和70%及以上。

15. 实施传染病及地方病防控行动。传染病和地方病是重大公共卫生问题。引导居民提高自我防范意识，讲究个人卫生，预防疾病。充分认识疫苗对预防疾病的重要作用。倡导高危人群在流感流行季节前接种流感疫苗。加强艾滋病、病毒性肝炎、结核病等重大传染病防控，努力控制和降低传染病流行水平。强化寄生虫病、饮水型燃煤型氟砷中毒、大骨节病、氟骨症等地方病防治，控制和消除重点地方病。到2022年和2030年，以乡（镇、街道）为单位，适龄儿童免疫规划疫苗接种率保持在90%以上。

四、组织实施

（一）加强组织领导。国家层面成立健康中国行动推进委员会，制定印发《健康中国行动（2019—2030年）》，细化上述15个专项行动的目标、指标、任务和职责分工，统筹指导各地区各相关部门加强协作，研究疾病的综合防治策略，做好监测考核。要根据医学进步和相关技术发展等情况，适时组织修订完善《健康中国行动（2019—2030年）》内容。各地区要结合实际健全领导推进工作机制，研究制定实施方案，逐项抓好任务落实。各相关部门要按照职责分工，将预防为主、防病在先融入各项政策举措中，研究具体政策措施，推动落实重点任务。

（二）动员各方广泛参与。凝聚全社会力量，形成健康促进的强大合力。鼓励个人和家庭积极参与健康中国行动，落实个人健康责任，养成健康生活方式。各单位特别是各学校、各社区（村）要充分挖掘和利用自身资源，积极开展健康细胞工程建设，创造健康支持性环境。鼓励企业研发生产符合健康需求的产品，增加健康产品供给，国有企业特别是中央企业要作出表率。鼓励社会捐资，依托社会力量依法成立健康中国行动基金会，形成资金来源多元化的保障机制。鼓励金融机构创新健康类产品和服务。卫生健康相关行业学会、协会和群团组织以及其他社会组织要充分发挥作用，指导、组织健康促进和健康科普工作。

（三）健全支撑体系。加强公共卫生体系建设和人才培养，提高疾病防治和应急处置能力。加强财政支持，强化资金统筹，优化资源配置，提高基本公共卫生服务项目、重大公共卫生服务项目资金使用的针对性和有效性。加强科技支撑，开展一批影响健康因素和疑难重症诊疗攻关重大课题研究，国家科技重大专项、重点研发计划要给予支持。完善相关法律法规体系，开展健康政策审查，保障各项任务落实和目标实现。强化信息支撑，推动部门和区域间共享健康相关信息。

（四）注重宣传引导。采取多种形式，强化舆论宣传，及时发布政策解读，回应社会关切。设立健康中国行动专题网站，大力宣传实施健康中国行动、促进全民健康的重大意义、目标任务和重大举措。编制群众喜闻乐见的解读材料和文艺作品，以有效方式引导群众了解和掌握必备健康知识，践行健康生活方式。加强科学引导和典型报道，增强社会的普遍认知，营造良好的社会氛围。

国务院

2019年6月24日

出处：国务院关于实施健康中国行动的意见（国发〔2019〕13号）

健康中国行动（2019—2030年）

引言

一、总体要求

（一）指导思想

（二）基本路径

（三）总体目标

二、主要指标

三、重大行动

（一）健康知识普及行动

每个人是自己健康的第一责任人。世界卫生组织研究发现，个人行为与生活方式因素对健康的影响占到60%。本行动旨在帮助每个人学习、了解、掌握有关预防疾病、早期发现、紧急救援、及时就医、合理用药等维护健康的知识与技能，增强自我主动健康意识，不断提高健康管理能力。

（二）合理膳食行动

合理膳食是健康的基础。研究结果显示，饮食风险因素导致的疾病负担占到15.9%，已成为影响人群健康的主要危险因素。本行动旨在对一般人群、超重和肥胖人群、贫血与消瘦等营养不良人群、孕妇和婴幼儿等特定人群，分别给出膳食指导建议，并提出政府和社会应采取的主要举措。

（三）全民健身行动

生命在于运动，运动需要科学。我国城乡居民经常参加体育锻炼的比例为33.9%，缺乏身体活动成为慢性病发生的主要原因之一。本行动主要对健康成年人、老年人、单纯性肥胖患者以及以体力劳动为主的人群，分别给出身体活动指导建议，并提出政府和社会应采取的主要举措。

（四）控烟行动

烟草严重危害人民健康。根据世界卫生组织报告，每3个吸烟者中就有1个死于吸烟相关疾病，吸烟者的平均寿命比非吸烟者缩短10年。本行动针对烟草危害，提出了个人和家庭、社会、政府应采取的主要举措。

（五）心理健康促进行动

心理健康是健康的重要组成部分。近年来，我国以抑郁障碍为主的心境障碍和焦虑障碍患病率呈上升趋势，抑郁症患病率为2.1%，焦虑障碍患病率达4.98%。本行动给出正确认识、识别、应对常见精神障碍和心理行为问题，特别是抑郁症、焦虑症的建议，并提出社会和政府应采取的主要举措。

（六）健康环境促进行动

良好的环境是健康的保障。世界卫生组织研究发现，环境因素对健康的影响占到17%。爱国卫生运动是促进健康环境的有效手段。本行动主要针对影响健康的空气、水、土壤等自然环境问题，室内污染等家居环境风险，道路交通伤害等社会环境危险因素，分别给出健康防护和应对建议，并提出政府和社会应采取的主要举措。

（七）妇幼健康促进行动

妇幼健康是全民健康的基础。我国出生缺陷多发，妇女"两癌"高发，严重影响妇幼的生存和生活质量，影响人口素质和家庭幸福。本行动主要针对婚前和孕前、孕期、新生儿和儿童早期各阶段分别给出妇幼健康促进建议，并提出政府和社会应采取的主要举措。

（八）中小学健康促进行动

中小学生正处于成长发育的关键阶段。我国各年龄阶段学生肥胖检出率持续上升，小学生、初中生、高中生视力不良检出率分别为36.0%、71.6%、81.0%。本行动给出健康行为与生活方式、疾病预防、心理健康、生长发育与青春期保健等知识与技能，并提出个人、家庭、学校、政府应采取的举措。

（九）职业健康保护行动

劳动者依法享有职业健康保护的权利。我国接触职业病危害因素的人群约2亿，职业病危害因素已成为影响成年人健康的重要因素。本行动主要依据《中华人民共和国职业病防治法》和有关职业病预防控制指南，分别提出劳动者个人、用人单位、政府应采取的举措。

（十）老年健康促进行动

我国是世界上老年人口最多的国家。60岁及以上老年人口达2.49亿，占总人口的17.9%。近1.8亿老年人患有慢性病。本行动针对老年人膳食营养、体育锻炼、定期体检、慢病管理、精神健康以及用药安全等方面，给出个人和家庭行动建议，并分别提出促进老有所医、老有所养、老有所为的社会和政府主要举措。

（十一）心脑血管疾病防治行动

心脑血管疾病是我国居民第一位死亡原因。全国现有高血压患者2.7亿、脑卒中患者1 300万、冠心病患者1 100万。高血压、血脂异常、糖尿病以及肥胖、吸烟、缺乏体力活动、不健康饮食习惯等是心脑血管疾病主要的且可以改变的危险因素。本行动主要针对一般成年人、心脑血管疾病高危人群和患者，给出血压监测、血脂检测、自我健康管理、膳食、运动的建议，提出急性心肌梗死、脑卒中发病的自救措施，并提出社会和政府应采取的主要举措。

（十二）癌症防治行动

癌症严重影响人民健康。目前，我国每年新发癌症病例约380万，死亡约229万，发病率及死亡率呈逐年上升趋势，已成为城市死因的第一位、农村死因的第二位。本行动主要针对癌症预防、早期筛查及早诊早治、规范化治疗、康复和膳食指导等方面，给出有关建议，并提出社会和政府应采取的主要举措。

（十三）慢性呼吸系统疾病防治行动

慢性呼吸系统疾病以哮喘、慢性阻塞性肺疾病等为代表，患病率高，严重影响健康水平。我国40岁及以上人群慢性阻塞性肺疾病患病率为13.6%，总患病人数近1亿。本行动主要针对慢阻肺、哮喘的主要预防措施和膳食、运动等方面，给出指导建议，并提出社会和政府应采取的主要举措。

（十四）糖尿病防治行动

我国是全球糖尿病患病率增长最快的国家之一，目前糖尿病患者超过9 700万，糖尿病前期人群约1.5亿。本行动主要针对糖尿病前期人群和糖尿病患者，给出识别标准、膳食和运动等生活方式指导建议以及防治措施，并提出社会和政府应采取的主要举措。

（十五）传染病及地方病防控行动

传染病、地方病严重威胁人民健康。我国现有约2 800万慢性乙肝患者，每年约90万例新发结核病患者，且地方病、部分寄生虫病防治形势依然严峻。本行动针对艾滋病、病毒性肝炎、结核病、流感、寄生虫病、地方病，分别提出了个人、社会和政府应采取的主要举措。

四、保障措施

（一）加强组织领导

（二）开展监测评估

（三）建立绩效考核评价机制

（四）健全支撑体系

（五）加强宣传引导

引言

人民健康是民族昌盛和国家富强的重要标志。党的十八大以来，我国卫生健康事业取得新的显著成绩，医疗卫生服务水平大幅提高，居民主要健康指标总体优于中高收入国家平均水平。随着工业化、城镇化、人口老龄化发展及生态环境、生活行为方式变化，慢性非传染性疾病（以下简称慢性病）已成为居民的主要死亡原因和疾病负担。心脑血管疾病、癌症、慢性呼吸系统疾病、糖尿病等慢性病导致的负担占总疾病负担的70%以上，成为制约健康预期寿命提高的重要因素。同时，肝炎、结核病、艾滋病等重大传染病防控形势仍然严峻，精神卫生、职业健康、地方病等问题不容忽视，重大安全生产事故和交通事故时有发生。党的十九大作出了实施健康中国战略的重大决策部署，充分体现了对维护人民健康的坚定决心。为积极应对当前突出健康问题，必须关口前移，采取有效干预措施，努力使群众不生病、少生病，提高生活质量，延长健康寿命。这是以较低成本取得较高健康绩效的有效策略，是解决当前健康问题的现实途径，是落实健康中国战略的重要举措。为此，特制定《健康中国行动（2019—2030年）》（以下简称《健康中国行动》）。

一、总体要求

（一）指导思想。

以习近平新时代中国特色社会主义思想为指导，全面贯彻党的十九大和十九届二中、三中全会精神，认真落实党中央、国务院决策部署，坚持以人民为中心的发展思想，牢固树立“大卫生、大健康”理念，坚持预防为主、防治结合的原则，以基层为重点，以改革创新为动力，中西医并重，把健康融入所有政策，针对重大疾病和一些突出问题，聚焦重点人群，实施一批重大行动，政府、社会、个人协同推进，建立健全健康教育体系，引导群众建立正确健康观，形成有利于健康的生活方式、生态环境和社会环境，促进以治病为中心向以健康为中心转变，提高人民健康水平。

（二）基本路径。

——普及健康知识。把提升健康素养作为增进全民健康的前提，根据不同人群特点有针对性地加强健康教育与促进，让健康知识、行为和技能成为全民普遍具备的素质和能力，实现健康素养人人有。

——参与健康行动。倡导每个人是自己健康第一责任人的理念，激发居民热爱健康、追求健康的热情，养成符合自身和家庭特点的健康生活方式，合理膳食、科学运动、戒烟限酒、心理平衡，实现健康生活少生病。

——提供健康服务。推动健康服务供给侧结构性改革，完善防治策略、制度安排和保障政策，加强医疗保障政策与公共卫生政策衔接，提供系统连续的预防、治疗、康复、健康促进一体化服务，提升健康服务的公平性、可及性、有效性，实现早诊早治早康复。

——延长健康寿命。强化跨部门协作，鼓励和引导单位、社区、家庭、居民个人行动起来，对主要健康问题及影响因素采取有效干预，形成政府积极主导、社会广泛参与、个人自主自律的良好局面，持续提高健康预期寿命。

（三）总体目标。

到2022年，覆盖经济社会各相关领域的健康促进政策体系基本建立，全民健康素养水平稳步提高，健康生活方式加快推广，心脑血管疾病、癌症、慢性呼吸系统疾病、糖尿病等重大慢性病发病率上升趋势得到遏制，重点传染病、严重精神障碍、地方病、职业病得到有效防控，致残和死亡风险逐步降低，重点人群健康状况显著改善。

到2030年，全民健康素养水平大幅提升，健康生活方式基本普及，居民主要健康影响因素得到有效控制，因重大慢性病导致的过早死亡率明显降低，人均健康预期寿命得到较大提高，居民主要健康指标水平进入高收入国家行列，健康公平基本实现，实现《“健康中国2030”规划纲要》有关目标。

二、主要指标

健康中国行动主要指标

领域	序号	指标	基期水平	2022年目标值	2030年目标值	指标性质
(一) 健康知识普及行动		结果性指标				
	1	居民健康素养水平(%)	14.18	≥22	≥30	预期性
		说明：健康素养是指个人获取和理解基本健康信息和服务，并运用这些信息和服务作出正确决策，以维护和促进自身健康的能力。健康素养水平是指具备健康素养的人在监测总人群中所占的比例。 计算方法：具备基本健康素养的人数 / 监测人群总人数 ×100%。				
		个人和社会倡导性指标				
	2	个人定期记录身心健康状况				倡导性
	3	个人了解掌握基本中医药健康知识				倡导性
	4	居民掌握基本的急救知识和技能				倡导性
		说明：基本的急救知识和技能包括心肺复苏术、急救包扎和固定搬运、海姆立克急救法(对气管被异物堵塞的患者，通过向其上腹部施压，促进异物排出)等。				
	5	医务人员掌握与岗位相适应的健康科普知识，并在诊疗过程主动提供健康指导。				倡导性
		政府工作指标				
	6	建立并完善健康科普专家库和资源库，构建健康科普知识发布和传播机制	—	实现		约束性
		说明：建立并完善国家和省级健康科普专家库，组织专家开展健康科普活动；建立并完善国家级健康科普资源库，出版、遴选、推介一批健康科普读物和科普材料；构建健康科普知识发布和传播的机制。				
	7	建立医疗机构和医务人员开展健康教育和健康促进的绩效考核机制	—	实现		约束性
	8	中医医院设置治未病科室比例(%)	—	90	100	预期性
(二) 合理膳食行动		结果性指标				
	9	成人肥胖增长率(%)	2002—2012年平均每年增长约5.3%	持续减缓		预期性
		说明：体重指数(BMI)为体重(kg)/ 身高的平方(m^2)，按照中国成人体重判定标准，体重指数≥28kg/m^2 即为肥胖。成人肥胖增长率是指18岁及以上居民肥胖率的年均增长速度。2012年与2002年相比，我国成人肥胖率上升了67.6%。				

续表

<table>
<tr><th>领域</th><th>序号</th><th>指标</th><th>基期水平</th><th>2022 年目标值</th><th>2030 年目标值</th><th>指标性质</th></tr>
<tr><td rowspan="22">(二) 合理膳食行动</td><td rowspan="2">10</td><td>居民营养健康知识知晓率(%)</td><td>—</td><td>比 2019 年提高 10%</td><td>比 2022 年提高 10%</td><td>预期性</td></tr>
<tr><td colspan="5">计算方法：具备基本营养健康知识的人数 / 监测人群总人数 ×100%。</td></tr>
<tr><td rowspan="2">11</td><td>孕妇贫血率(%)</td><td>2013 年为 17.2</td><td><14</td><td><10</td><td>预期性</td></tr>
<tr><td colspan="5">说明：孕妇血红蛋白<110g/L 诊断为贫血，此指标是衡量营养状况的重要指标。
计算方法：监测孕妇贫血人数 / 监测孕妇总人数 ×100%。</td></tr>
<tr><td rowspan="2">12</td><td>5 岁以下儿童生长迟缓率(%)</td><td>2013 年为 8.1</td><td><7</td><td><5</td><td>预期性</td></tr>
<tr><td colspan="5">说明：儿童生长迟缓是指儿童年龄别身高低于标准身高中位数两个标准差。
计算方法：某地区当年 5 岁以下儿童年龄别身高<(中位数 -2 个标准差)人数 / 某地区当年 5 岁以下儿童身高(长)体重检查人数 ×100%。</td></tr>
<tr><td colspan="6">个人和社会倡导性指标</td></tr>
<tr><td rowspan="2">13</td><td>人均每日食盐摄入量(g)</td><td>2012 年为 10.5</td><td colspan="2">≤5</td><td>倡导性</td></tr>
<tr><td colspan="5">说明：2013 年，世界卫生组织建议人均每日食盐摄入量不高于 5g。</td></tr>
<tr><td rowspan="2">14</td><td>成人人均每日食用油摄入量(g)</td><td>2012 年为 42.1</td><td colspan="2">25~30</td><td>倡导性</td></tr>
<tr><td colspan="5">说明：监测人群的每日食用油总消耗量与监测人群总人数之比。《中国居民膳食指南》建议成人每日食用油摄入量不高于 25~30g。</td></tr>
<tr><td rowspan="2">15</td><td>人均每日添加糖摄入量(g)</td><td>30</td><td colspan="2">≤25</td><td>倡导性</td></tr>
<tr><td colspan="5">说明：添加糖指人工加入到食品中的、具有甜味特征的糖类，以及单独食用的糖，常见有蔗糖、果糖、葡萄糖等。
计算方法：监测人群的每日添加糖总消耗量 / 监测人群总人数。</td></tr>
<tr><td rowspan="2">16</td><td>蔬菜和水果每日摄入量(g)</td><td>2012 年为 296</td><td colspan="2">≥500</td><td>倡导性</td></tr>
<tr><td colspan="5">说明：《中国居民膳食指南》建议餐餐有蔬菜，保证每天摄入 300~500g 蔬菜，深色蔬菜应占 1/2；天天吃水果，保证每天摄入 200~350g 新鲜水果，果汁不能代替鲜果。</td></tr>
<tr><td rowspan="2">17</td><td>每日摄入食物种类(种)</td><td>—</td><td colspan="2">≥12</td><td>倡导性</td></tr>
<tr><td colspan="5">说明：《中国居民膳食指南》建议平均每天摄入 12 种及以上食物，每周 25 种以上。</td></tr>
<tr><td rowspan="2">18</td><td>成年人维持健康体重</td><td>2012 年 BMI 在正常范围内的比例为 52%</td><td colspan="2">18.5≤BMI<24</td><td>倡导性</td></tr>
<tr><td colspan="5">说明：体重指数(BMI)，2012 年成人健康体重指数在正常范围内的比例为 52%。</td></tr>
<tr><td colspan="6">政府工作指标</td></tr>
<tr><td rowspan="2">19</td><td>每万人营养指导员(名)</td><td>—</td><td colspan="2">1</td><td>预期性</td></tr>
<tr><td colspan="5">说明：营养指导员是指可以为居民提供合理膳食、均衡营养指导的人员。合理膳食、均衡营养可以有效减少相关慢性病的发生，还可有效促进患者康复。</td></tr>
</table>

续表

领域	序号	指标	基期水平	2022 年目标值	2030 年目标值	指标性质
(三) 全民健身行动		结果性指标				
	20	城乡居民达到《国民体质测定标准》合格以上的人数比例(%)	2014 年为 89.6	≥90.86	≥92.17	预期性
		说明:《国民体质测定标准》由国家体育总局等 11 个部门在 2003 年发布。				
	21	经常参加体育锻炼人数比例(%)	2014 年为 33.9	≥37	≥40	预期性
		说明:经常参加体育锻炼是指每周参加体育锻炼频度 3 次及以上,每次体育锻炼持续时间 30 分钟及以上,每次体育锻炼的运动强度达到中等及以上。中等运动强度是指在运动时心率达到最大心率的 64%~76% 的运动强度(最大心率等于 220 减去年龄)。				
		个人和社会倡导性指标				
	22	机关、企事业单位积极开展工间操				倡导性
	23	鼓励个人至少有 1 项运动爱好或掌握一项传统运动项目,参加至少 1 个健身组织,每天进行中等强度运动至少半小时				倡导性
	24	鼓励医疗机构提供运动促进健康的指导服务,鼓励引导社会体育指导员在健身场所等地方为群众提供科学健身指导服务,提高健身效果,预防运动损伤				倡导性
		说明:社会体育指导员是指不以收取报酬为目的,向公众提供传授健身技能、组织健身活动、宣传科学健身知识等全民健身志愿服务,并获得技术等级称号的人员。				
	25	鼓励公共体育场地设施更多更好地提供免费或低收费开放服务,符合条件的企事业单位体育场地设施全部向社会开放				倡导性
		政府工作指标				
	26	城市慢跑步行道绿道的人均长度(m/万人)	—	持续提升		预期性
	27	每千人拥有社会体育指导员(人)	1.6	1.9	2.3	预期性
	28	农村行政村体育设施覆盖率(%)	88	基本实现全覆盖	100	预期性
(四) 控烟行动		结果性指标				
	29	15 岁以上人群吸烟率(%)	2015 年为 27.7	<24.5	<20	预期性
	30	全面无烟法规保护的人口比例(%)	10 左右	≥30	≥80	预期性
		说明:全面无烟法规保护的人口是指通过无烟立法而受到保护,避免在室内公共场所、室内工作场所和公共交通工具遭受烟草烟雾危害的人群数量。 计算方法:全面无烟法规覆盖人群总人数 / 全国人口人数 ×100%。				

续表

领域	序号	指标	基期水平	2022年目标值	2030年目标值	指标性质
（四）控烟行动	个人和社会倡导性指标					
	31	个人戒烟越早越好，什么时候都不晚。创建无烟家庭，保护家人免受二手烟危害				倡导性
	32	领导干部、医务人员和教师发挥在控烟方面的引领作用				倡导性
	33	鼓励企业、单位出台室内全面无烟政策，为员工营造无烟工作环境，为吸烟员工戒烟提供必要的帮助				倡导性
	政府工作指标					
	34	建设成无烟党政机关	—	基本实现	持续保持	约束性
		说明：中共中央办公厅、国务院办公厅《关于领导干部带头在公共场所禁烟有关事项的通知》要求把各级党政机关建成无烟机关，各级领导干部模范遵守公共场所禁烟规定，以实际行动作出表率。				
（五）心理健康促进行动	结果性指标					
	35	居民心理健康素养水平（%）	12	20	30	预期性
		说明：根据国家卫生健康委发布的《心理健康素养十条》，居民对心理健康核心知识的知晓情况、认可程度、行为改变等。				
	36	失眠现患率（%）	2016年为15	上升趋势减缓		预期性
		说明：失眠现患率指用反映睡眠情况的相关量表检测出的失眠人数占调查人数的比例。据预测，我国睡眠问题和睡眠障碍患病率将呈上升趋势。 计算方法：通过定期开展专项调查获得相关结果。				
	37	焦虑障碍患病率（%）	2014年为4.98	上升趋势减缓		预期性
		说明：焦虑障碍是以焦虑综合征为主要临床表现的一组精神障碍。焦虑综合征包括精神症状和躯体症状两个方面。精神症状指提心吊胆、恐惧和忧郁的内心体验，常伴有紧张不安；躯体症状指心悸气短、胸闷、口干、出汗、肌紧张性震颤、颤抖或颜面潮红、苍白等。焦虑障碍患病率美国为18.2%（2003年）、澳大利亚为14.4%（2007年）、巴西为19.9%（2007年）。专家预测，我国焦虑障碍患病率将呈上升趋势。				
	38	抑郁症患病率（%）	2014年为2.1	上升趋势减缓		预期性
		说明：抑郁症是一种常见疾病，指情绪低落、兴趣丧失、精力缺乏持续2周以上，有显著情感、认知和自主神经功能改变并在发作间歇期症状缓解。抑郁症患病率美国2003年为6.6%、法国2002年为5.9%、巴西2007年为9.4%、澳大利亚2007年为4.1%。专家预测，我国抑郁症患病率将呈上升趋势。				
	个人和社会倡导性指标					
	39	成人每日平均睡眠时间（小时）	6.5	7~8		倡导性
		说明：长期的睡眠不足会加大患心脑血管疾病、抑郁症、糖尿病和肥胖的风险，损害认知功能、记忆力和免疫系统。				

续表

领域	序号	指标	基期水平	2022 年目标值	2030 年目标值	指标性质
(五) 心理健康促进行动	40	鼓励个人正确认识抑郁和焦虑症状，掌握基本的情绪管理、压力管理等自我心理调适方法				倡导性
	41	各类临床医务人员主动掌握心理健康知识和技能，应用于临床诊疗活动中				倡导性
	政府工作指标					
	42	精神科执业（助理）医师（名 /10 万人）	2.55	3.3	4.5	预期性
		说明：2015 年，中高收入国家精神科医师 6.6 名 /10 万。 计算方法：我国精神科执业（助理）医师人数 / 人口总数 ×10 万。				
(六) 健康环境促进行动	结果性指标					
	43	居民饮用水水质达标情况	—	明显改善	持续改善	预期性
		说明：指当地居民饮用水的水质达标情况，包括出厂水和末梢水水质达标状况。				
	44	居民环境与健康素养水平（%）	2018 年为 12.5	≥15	≥25	预期性
		说明：环境与健康素养是指个人获取并理解环境与健康基本知识，同时运用这些知识对常见的环境与健康问题做出正确判断，树立科学观念并具备采取行动保护环境、维护自身健康的能力。 环境与健康素养水平是指具备环境与健康素养的人数占监测人群总数的百分比。 计算方法：具备该素养的人数 / 监测人群总人数 ×100%。				
	个人和社会倡导性指标					
	45	积极实施垃圾分类并及时清理，将固体废弃物主动投放到相应的回收地点及设施中				倡导性
	46	防治室内空气污染，提倡简约绿色装饰，做好室内油烟排风，提高家居环境水平				倡导性
	47	学校、医院、车站、大型商场、电影院等人员密集的地方应定期开展火灾、地震等自然灾害及突发事件的应急演练				倡导性
	48	提高自身健康防护意识和能力，学会识别常见的危险标识、化学品安全标签及环境保护图形标志				倡导性
(七) 妇幼健康促进行动	结果性指标					
	49	婴儿死亡率（‰）	6.8	≤7.5	≤5	预期性
	50	5 岁以下儿童死亡率（‰）	9.1	≤9.5	≤6	预期性
	51	孕产妇死亡率（1/10 万）	19.6	≤18	≤12	预期性
		说明：从国内外经验和发展规律看，我国妇幼健康主要指标下降到较低水平后，下降速率趋缓并进入平台期。今后一段时期，我国孕产妇死亡率、婴儿死亡率和 5 岁以下儿童死亡率等主要指标将呈现基本平稳态势，省以下范围内可能会出现小幅波动。				

续表

领域	序号	指标	基期水平	2022 年目标值	2030 年目标值	指标性质
(七) 妇幼健康促进行动	个人和社会倡导性指标					
	52	主动学习掌握出生缺陷防治和儿童早期发展知识				倡导性
		说明：出生缺陷严重危害儿童生存和生活质量，对家庭带来很大影响。根据 2016 年调查，全球每 33 个婴儿就有 1 个有出生缺陷。学习出生缺陷防治知识可以有效降低出生缺陷的发生概率。同时，学习科学育儿和儿童早期发展知识，有助于提高养育照护能力，充分开发儿童潜能，促进儿童体格、心理、认知、情感和社会适应能力的全面发展。				
	53	主动接受婚前医学检查和孕前优生健康检查				倡导性
	54	倡导 0~6 个月婴儿纯母乳喂养，为 6 个月以上婴儿适时合理添加辅食				倡导性
		说明：世界卫生组织认为母乳喂养可以降低儿童的死亡率，对健康带来的益处可以延续到成人期，也有利于母亲防治相关疾病。母乳无法满足 6 个月以上婴儿的营养需求，需要适时合理添加辅食，达到营养均衡搭配。				
	政府工作指标					
	55	产前筛查率(%)	61.1	≥70	≥80	预期性
	56	新生儿遗传代谢性疾病筛查率(%)	97.5	≥98		预期性
	57	新生儿听力筛查率(%)	—	≥90		预期性
	58	农村适龄妇女宫颈癌和乳腺癌筛查覆盖率(%)	52.6	≥80	≥90	预期性
		说明：覆盖率以县为单位统计。				
(八) 中小学健康促进行动	结果性指标					
	59	国家学生体质健康标准达标优良率(%)	31.8	≥50	≥60	预期性
		说明：《国家学生体质健康标准》是测量学生体质健康状况和锻炼效果的评价标准，实施这一评价标准有利于促进学生积极参加体育锻炼，养成良好的锻炼习惯，提高体质健康水平。 计算方法：学年体质综合评定总分 80 分及以上学生数 / 参加评定学生总人数 ×100%。				
	60	全国儿童青少年总体近视率(%)	—	力争每年降低 0.5 个百分点以上	新发近视率明显下降	约束性
	个人和社会倡导性指标					
	61	中小学生每天在校外接触自然光时间 1 小时以上				倡导性
	62	小学生、初中生、高中生每天睡眠时间分别不少于 10、9、8 个小时				倡导性
	63	中小学生非学习目的使用电子屏幕产品单次不宜超过 15 分钟，每天累计不宜超过 1 小时				倡导性
	64	学校鼓励引导学生达到《国家学生体质健康标准》良好及以上水平				倡导性

续表

领域	序号	指标	基期水平	2022 年目标值	2030 年目标值	指标性质
(八) 中小学健康促进行动	政府工作指标					
	65	符合要求的中小学体育与健康课程开课率(%)	—	100		约束性
	66	中小学生每天校内体育活动时间(小时)	—	≥1		约束性
	67	学校眼保健操普及率(%)	接近 100	100		约束性
	68	寄宿制中小学校或 600 名学生以上的非寄宿制中小学校配备专职卫生专业技术人员、600 名学生以下的非寄宿制中小学校配备专兼职保健教师或卫生专业技术人员的比例(%)	—	≥70	≥90	约束性
	69	配备专兼职心理健康工作人员的中小学校比例(%)		80	90	约束性
(九) 职业健康保护行动	结果性指标					
	70	工伤保险参保人数(亿人)	2018 年为 2.36	稳步提升	实现工伤保险法定人群参保全覆盖	预期性
	70	说明：工伤保险作为社会保险制度的一个组成部分，是国家通过立法强制实施的，是国家对职工履行的社会责任，也是职工应当享受的基本权利。				
	71	接尘工龄不足 5 年的劳动者新发尘肺病报告例数占年度报告总例数比例(%)	—	明显下降	持续下降	预期性
	71	说明：该指标提及的尘肺病是指经职业病诊断机构依据《中华人民共和国职业病防治法》和《职业性尘肺病的诊断》(GBZ 70—2015) 诊断的职业性尘肺病。				
	个人和社会倡导性指标					
	72	重点行业劳动者对本岗位主要危害及防护知识知晓率(%)	—	≥90	持续保持	倡导性
	73	鼓励各用人单位做好员工健康管理、评选“健康达人”，国家机关、学校、医疗卫生机构、国有企业等用人单位应支持员工率先树立健康形象，并给予奖励				倡导性
	74	对从事长时间、高强度重复用力、快速移动等作业方式以及视屏作业的人员，采取推广先进工艺技术、调整作息时间等措施，预防和控制过度疲劳和工作相关肌肉骨骼系统疾病的发生				倡导性

续表

领域	序号	指标	基期水平	2022 年目标值	2030 年目标值	指标性质
(九)职业健康保护行动	75	采取综合措施降低或消除工作压力				倡导性
	政府工作指标					
	76	辖区职业健康检查和职业病诊断服务覆盖率(%)	—	≥80	≥90	预期性
		说明:《职业病防治规划(2016—2020)》规定,各级政府部门应健全职业病防治服务网络,显著提高职业病防治的服务水平。该指标指设区的市至少有 1 家医疗卫生机构承担本辖区内职业病诊断工作,县级行政区域原则上至少有 1 家医疗卫生机构承担本辖区职业健康检查工作,实现“地市能诊断,县区能体检”。				
(十)老年健康促进行动	结果性指标					
	77	65~74 岁老年人失能发生率(%)	2015 年为 18.3	有所下降		预期性
		说明:降低 65~74 岁老年人失能发生率,将失能的发生尽可能延迟至生命的终末期,维持老年人的功能发挥,是世界卫生组织提倡的健康老龄化目标之一。 计算方法:65~74 岁失能老年人数 /65~74 岁老年总人数 ×100%。				
	78	65 岁及以上人群老年期痴呆患病率(%)	5.56	增速下降		预期性
		说明:据预测,随着老龄化发展,老年痴呆患者绝对数量将呈上升趋势,我国老年期痴呆患病率将略有上升。美国老年期痴呆患病率 2012 年为 11.6%,日本 2001 年为 8.8%,韩国 2008 年为 8.1%。 计算方法:抽样调查 65 岁及以上人群中,过去一年符合老年期痴呆诊断标准的人数 / 调查人群总人数 ×100%。				
	个人和社会倡导性指标					
	79	老年健康核心信息知晓率(%)	—	不断提高		倡导性
		说明:引导老年人掌握正确的健康知识和理念,掌握自我保健和促进健康的基本技能,增强老年群体的健康生活意识,可以强化老年人自身的健康管理意识。				
	80	提倡老年人参加定期体检,经常监测呼吸、脉搏、血压、大小便情况,接受家庭医生团队的健康指导				倡导性
	81	鼓励和支持老年大学、老年活动中心、基层老年协会、有资质的社会组织等为老年人组织开展健康活动				倡导性
	82	鼓励和支持社会力量参与、兴办居家养老服务机构				倡导性
	政府工作指标					
	83	二级以上综合性医院设老年医学科比例(%)	—	≥50	≥90	预期性
		说明:设置老年医学科的二级以上综合性医院比例。 计算方法:设置老年医学科的二级以上综合性医院数 / 二级以上综合性医院数 ×100%。				

续表

领域	序号	指标	基期水平	2022年目标值	2030年目标值	指标性质
(十)老年健康促进行动	84	养老机构以不同形式为入住老年人提供医疗卫生服务比例(%)	93	100	持续改善	预期性
		说明:以不同形式为入住老年人提供医疗卫生服务的养老机构比例。 计算方法:以不同形式为入住老年人提供医疗卫生服务的养老机构数/养老机构数×100%。				
	85	三级中医医院设置康复科比例(%)	—	75	90	约束性
(十一)~(十四)心脑血管疾病、癌症、慢性呼吸系统疾病、糖尿病防治行动		结果性指标				
	86	心脑血管疾病死亡率(1/10万)	2015年为238.4	≤209.7	≤190.7	预期性
	87	总体癌症5年生存率(%)	2015年为40.5	≥43.3	≥46.6	预期性
	88	70岁及以下人群慢性呼吸系统疾病死亡率(1/10万)	2015年为10.2	≤9.0	≤8.1	预期性
	89	30~70岁人群因心脑血管疾病、癌症、慢性呼吸系统疾病和糖尿病导致的过早死亡率(%)	2015年为18.5	≤15.9	≤13.0	预期性
		说明:指30~70岁人群因心脑血管疾病、癌症、慢性呼吸系统疾病和糖尿病死亡的概率。根据世界卫生组织及各国统计数据,美国为14.3%,英国为12%,俄罗斯为29.9%,印度为26.2%。				
		个人和社会倡导性指标				
	90	人群健康体检率(%)	—	持续提高		倡导性
	91	18岁及以上成人定期自我监测血压,血压正常高值人群和其他高危人群经常测量血压				倡导性
		说明:血压正常高值在医学上是指收缩压介于120~139mmHg之间,和(或)舒张压介于80~89mmHg之间的情况。				
	92	40岁以下血脂正常人群每2~5年检测1次血脂,40岁及以上人群至少每年检测1次血脂,心脑血管疾病高危人群每6个月检测1次血脂				倡导性
	93	基本实现40岁及以上人群每年至少检测1次空腹血糖,糖尿病前期人群每6个月检测1次空腹或餐后2小时血糖				倡导性
		说明:糖尿病前期人群是指空腹血糖受损或糖耐量异常,但未达到糖尿病诊断标准的人群,血糖轻微升高,无明显症状,但存在糖尿病高患病风险的人群。				
	94	基本实现癌症高危人群定期参加防癌体检				倡导性
	95	40岁及以上人群或慢性呼吸系统疾病高危人群每年检查肺功能1次				倡导性

续表

领域	序号	指标	基期水平	2022 年目标值	2030 年目标值	指标性质
(十一)~(十四)心脑血管疾病、癌症、慢性呼吸系统疾病、糖尿病防治行动		政府工作指标				
	96	30 岁及以上居民高血压知晓率(%)	2012 年为 47	≥55	≥65	预期性
		说明:该指标是指调查确定的 30 岁及以上高血压人群中,在测量血压之前即知道自已患有高血压者(经过有资质的医疗机构或医生诊断)所占比例。				
	97	高血压患者规范管理率(%)	2015 年为 50	≥60	≥70	预期性
		说明:按照国家基本公共卫生服务规范要求进行高血压患者健康管理的人数占年内已管理的高血压患者人数的比例。				
	98	高血压治疗率(%)	2012 年为 41.1	持续提高		预期性
		说明:调查的 18 岁及以上高血压人群中,近两周内服用降压药物者所占的比例。				
	99	高血压控制率(%)	2012 年为 13.8	持续提高		预期性
		说明:调查的 18 岁及以上高血压人群中,通过治疗将血压水平控制在 140/90mmHg 以下者所占的比例。				
	100	静脉溶栓技术开展情况	—	所有二级及以上医院卒中中心均开展		预期性
	101	35 岁及以上居民年度血脂检测率(%)	2012 年为 19.4	≥27	≥35	预期性
		说明:该指标是指 35 岁及以上居民中每年对自身血液中所含脂类进行定量测定的人群比例。主要是测定血清中的总胆固醇、甘油三酯、低密度脂蛋白胆固醇和高密度脂蛋白胆固醇的水平等。				
	102	18 岁及以上居民糖尿病知晓率(%)	2012 年为 36.1	≥50	≥60	预期性
		说明:该指标是指调查确定的 18 岁及以上糖尿病人群中,在测量血糖之前即知道自已患有糖尿病者(经过有资质的医疗机构或医生诊断)所占比例。				
	103	糖尿病患者规范管理率(%)	2015 年为 50	≥60	≥70	预期性
		说明:按照国家基本公共卫生服务规范要求进行糖尿病患者健康管理的人数占年内已管理的糖尿病患者人数的比例。				
	104	糖尿病治疗率(%)	2012 年为 33.4	持续提高		预期性
		说明:调查的 18 岁及以上糖尿病人群中,采取控制和治疗措施(包括生活方式改变和 / 或药物)者所占的比例。 计算方法:采取控制和治疗措施(包括生活方式改变和 / 或药物)者 / 调查确定的糖尿病人群患者数 ×100%。				
	105	糖尿病控制率(%)	2012 年为 30.6	持续提高	预期性	
		说明:调查的 18 岁及以上糖尿病人群中,空腹血糖控制在 7.0mmol/L 及以下或糖化血红蛋白控制在 7% 及以下者所占的比例。				

续表

<table>
<tr><th>领域</th><th>序号</th><th>指标</th><th>基期水平</th><th>2022 年
目标值</th><th>2030 年
目标值</th><th>指标
性质</th></tr>
<tr><td rowspan="8">(十一)~(十四)心脑血管疾病、癌症、慢性呼吸系统疾病、糖尿病防治行动</td><td>106</td><td>癌症防治核心知识知晓率(%)</td><td>66.4</td><td>≥70</td><td>≥80</td><td>预期性</td></tr>
<tr><td rowspan="2">107</td><td>高发地区重点癌种早诊率(%)</td><td>2015 年为 48</td><td>≥55</td><td>持续提高</td><td>预期性</td></tr>
<tr><td colspan="5">说明：高发地区主要指癌症早诊早治项目覆盖的项目地区；重点癌种是指肺癌、肝癌、胃癌、食管癌、大肠癌、乳腺癌、宫颈癌；该指标是指发现的癌症患者中患早期癌的比例。
计算方法：高发地区所有重点癌症筛查发现的癌症患者中患早期癌的例数 / 筛查发现的患者总人数 ×100%。</td></tr>
<tr><td>108</td><td>乡镇卫生院、社区卫生服务中心提供中医非药物疗法的比例(%)，村卫生室提供中医非药物疗法的比例(%)</td><td>—</td><td>100
70</td><td>100
80</td><td>约束性</td></tr>
<tr><td rowspan="2">109</td><td>鼓励开展群众性应急救护培训，取得培训证书的居民比例(%)</td><td>—</td><td>≥1</td><td>≥3</td><td>预期性</td></tr>
<tr><td colspan="5">说明：依托红十字会等社会组织和急救中心等医疗机构开展心肺复苏、止血包扎等应急救护培训，合格者颁发相应资格证书。</td></tr>
<tr><td rowspan="2">110</td><td>40 岁及以上居民慢阻肺知晓率(%)</td><td>2012 年为 2.6</td><td>≥15</td><td>≥30</td><td>预期性</td></tr>
<tr><td colspan="5">说明：该指标是指调查确定的 40 岁及以上慢阻肺人群中，在测量肺功能之前即知道自己患有慢阻肺者(经过有资质的医疗机构或医生诊断)所占比例。</td></tr>
<tr><td rowspan="7">(十五)传染病及地方病防控行动</td><td colspan="6">结果性指标</td></tr>
<tr><td rowspan="2">111</td><td>艾滋病全人群感染率(%)</td><td>2018 年<0.1</td><td><0.15</td><td><0.2</td><td>预期性</td></tr>
<tr><td colspan="5">说明：基于 2018 年的感染水平测算。近几年艾滋病新发感染人数基本平稳，随着抗病毒覆盖面的扩大和治疗效果的提升，感染者存活时间延长，病死率降低，一段时间内，感染者总数仍将持续增加，但总体处于低流行水平。
计算方法：估计存活艾滋病感染者数 / 全国人口数 ×100%。</td></tr>
<tr><td rowspan="2">112</td><td>5 岁以下儿童乙型肝炎病毒表面抗原流行率(%)</td><td>—</td><td><1</td><td><0.5</td><td>预期性</td></tr>
<tr><td colspan="5">说明：指 5 岁以下儿童中乙型肝炎病毒表面抗原携带者的比例。
计算方法：5 岁以下儿童中表面抗原阳性的儿童 /5 岁以下儿童总数 ×100%。</td></tr>
<tr><td rowspan="2">113</td><td>肺结核发病率(1/10 万)</td><td>—</td><td><55</td><td>有效控制</td><td>预期性</td></tr>
<tr><td colspan="5">说明：有效控制是指我国肺结核疫情呈稳定下降趋势。
计算方法：指一定地区、一定人群，在一定时间内(通常为 1 年)估算新发活动性肺结核患者人数 / 该地区总人数 ×10 万。</td></tr>
</table>

续表

领域	序号	指标	基期水平	2022 年目标值	2030 年目标值	指标性质
(十五)传染病及地方病防控行动	114	达到基本控制要求的包虫病流行县比例(%)	—	≥70#	100	预期性
	114	说明:基本控制包虫病是指流行县人群患病率小于1%,犬及家畜感染率小于5%。				
	115	疟疾本地感染病例数(例)	40	消除#		预期性
	115	说明:是由疟原虫引起的,以按蚊为媒介传播的全球性急性寄生虫传染病。				
	116	血吸虫病防治	3.76 万患者	有效控制和消除危害#	消除	预期性
	116	说明:由裂体吸虫属血吸虫引起的一种寄生虫病,主要流行于亚、非、拉美73个国家。血吸虫病是全球第二大寄生虫病,2017年感染人数2.3亿人。有效控制和消除血吸虫病危害,即现症晚期血吸虫病人全部得到有效救治,防治措施全面落实,防控体系得到稳固加强。消除血吸虫病,指达到传播阻断要求后,连续5年未发现当地感染的血吸虫病病人、病畜和感染性钉螺。				
	117	燃煤污染型氟砷中毒、大骨节病和克山病危害	—	保持基本消除#		预期性
	117	说明:保持基本消除燃煤污染型地方性氟砷中毒、大骨节病、克山病危害指全国95%以上的病区县达到控制或消除水平。				
	118	饮水型氟砷中毒、饮茶型地氟病和水源性高碘危害	—	有效控制#		预期性
	118	说明:有效控制饮水型地方性氟砷中毒危害是指90%以上氟(砷)超标村饮用水氟(砷)含量符合国家卫生标准,70%以上的病区县饮水型氟中毒达到控制水平,90%以上的病区县饮水型砷中毒达到消除水平。有效控制饮茶型地氟病危害是指在内蒙古、四川、西藏、甘肃、青海、宁夏、新疆7个省(自治区)大力推广氟含量合格的砖茶,逐步降低人群砖茶氟摄入水平。有效控制水源性高碘危害是指水源性高碘病区和地区95%以上的县居民户无碘盐食用率达到90%以上,水源性高碘病区落实改水措施。				
	个人和社会倡导性指标					
	119	提倡负责任和安全的性行为,鼓励使用安全套				倡导性
	120	咳嗽、打喷嚏时用胳膊或纸巾遮掩口鼻,正确、文明吐痰				倡导性
	121	充分认识疫苗对预防疾病的重要作用,积极接种疫苗				倡导性
	政府工作指标					
	122	以乡(镇、街道)为单位适龄儿童免疫规划疫苗接种率(%)	90	>90		预期性
	122	说明:以乡(镇、街道)为单位,免疫规划内适龄儿童的疫苗接种率。 计算方法:免疫规划内接种疫苗适龄儿童数 / 适龄儿童数 ×100%。				

续表

领域	序号	指标	基期水平	2022 年目标值	2030 年目标值	指标性质
（十六）健康水平	123	人均预期寿命（岁）	76.7	77.7	79.0	预期性
		说明：指在一定死亡水平下，预期每个人出生时平均可存活的年数；根据寿命表法计算所得；根据世界银行数据，2016 年中高收入国家平均为 75 岁，高收入国家平均为 80 岁。				
	124	人均健康预期寿命（岁）	2016 年为 68.7	提高	显著提高	预期性
		说明：是一个相对数据，估算的是一个人在完全健康状态下生存的平均年数，这一数据是基于现在人口的死亡率和普遍的健康状况。根据《世界卫生统计 2018》数据，2016 年中国的人均健康预期寿命为 68.7 岁，高于美国的 68.5 岁。				

注：(1)本文件中的有关调查数据，未特别说明的，主要为官方抽样调查统计数据；(2)本主要指标表中，未写明年份的基线水平值，均为 2017 年数值；(3)# 为 2020 年目标值。

三、重大行动

（一）健康知识普及行动。

每个人是自己健康的第一责任人，对家庭和社会都负有健康责任。普及健康知识，提高全民健康素养水平，是提高全民健康水平最根本最经济最有效的措施之一。当前，我国居民健康素养水平总体仍比较低。2017 年居民健康素养水平只有 14.18%。城乡居民关于预防疾病、早期发现、紧急救援、及时就医、合理用药、应急避险等维护健康的知识和技能比较缺乏，不健康生活行为方式比较普遍。科学普及健康知识，提升健康素养，有助于提高居民自我健康管理能力和健康水平。《中国公民健康素养——基本知识与技能》界定了现阶段健康素养的具体内容，是公民最应掌握的健康知识和技能。

行动目标：

到 2022 年和 2030 年，全国居民健康素养水平分别不低于 22% 和 30%，其中：基本知识和理念素养水平、健康生活方式与行为素养水平、基本技能素养水平分别提高到 30%、18%、20% 及以上和 45%、25%、30% 及以上，居民基本医疗素养、慢性病防治素养、传染病防治素养水平分别提高到 20%、20%、20% 及以上和 28%、30%、25% 及以上；人口献血率分别达到 15‰ 和 25‰；建立并完善健康科普专家库和资源库，构建健康科普知识发布和传播机制；中央广电总台对公益性健康节目和栏目，在时段、时长上给予倾斜保障；建立医疗机构和医务人员开展健康教育和健康促进的绩效考核机制；医务人员掌握与岗位相适应的健康科普知识，并在诊疗过程中主动提供健康指导；中医医院设置治未病科室比例分别达到 90% 和 100%。鼓励各主要媒体网站和商业网站开设健康科普栏目。提倡个人定期记录身心健康状况；了解掌握基本中医药健康知识；掌握基本的急救知识和技能。

——个人和家庭：

1. 正确认识健康。健康包括身体健康、心理健康和良好的社会适应能力。遗传因素、环境因素、个人生活方式和医疗卫生服务是影响健康的主要因素。每个人是自己健康的第一责任人，提倡主动学习健康知识，养成健康生活方式，自觉维护和促进自身健康，理解生老病死的自然规律，了解医疗技术的局限性，尊重医学和医务人员，共同应对健康问题。

2. 养成健康文明的生活方式。注重饮食有节、起居有常、动静结合、心态平和。讲究个人卫生、环境卫生、饮食卫生，勤洗手、常洗澡、早晚刷牙、饭后漱口，不共用毛巾和洗漱用品，不随地吐痰，咳嗽、打喷嚏时用胳膊或纸巾遮掩口鼻。没有不良嗜好，不吸烟，吸烟者尽早戒烟，少喝酒，不酗酒，拒绝毒品。积极参加健康有益的文体活动和社会活动。关注并记录自身健康状况，定期健康体检。积极参与无偿献血，健康成人每次献血 400ml 不影响健康，还能帮助他人，两次献血间隔不少于 6 个月。

3. 关注健康信息。学习、了解、掌握、应用《中国公民健康素养——基本知识与技能》和中医养生保健知识。遇到健康问题时，积极主动获取健康相关信息。提高理解、甄别、应用健康信息的能力，优先选择从卫生健康行政部门等政府部门及医疗卫生专业机构等正规途径获取健康知识。

4. 掌握必备的健康技能。会测量体温、脉搏；能够看懂食品、药品、化妆品、保健品的标签和说明书；学会识别常见的危险标识，如高压、易燃、易爆、剧毒、放射性、生物安全等，远离危险物。积极参加逃生与急救培训，学会基本逃生技能与急救技能；需要紧急医疗救助时拨打 120 急救电话；发生创伤出血量较多时，立即止血、包扎；对怀疑骨折的伤员不要轻易搬动；遇到呼吸、心脏骤停的伤病员，会进行心肺复苏；抢救触电者时，首先切断电源，不能直接接触触电者；发生火灾时，会拨打火警电话 119，会隔离烟雾、用湿毛巾捂住口鼻、低姿逃生。应用适宜的中医养生保健技术方法，开展自助式中医健康干预。

5. 科学就医。平时主动与全科医生、家庭医生联系，遇到健康问题时，及时到医疗机构就诊，早诊断、早治疗，避免延误最佳治疗时机。根据病情和医生的建议，选择合适的医疗机构就医，小病诊疗首选基层医疗卫生机构，大病到医院。遵医嘱治疗，不轻信偏方，不相信“神医神药”。

6. 合理用药。遵医嘱按时、按量使用药物，用药过程中如有不适及时咨询医生或药师。每次就诊时向医生或药师主动出示正在使用的药物记录和药物过敏史，避免重复用药或者有害的相互作用等不良事件的发生。服药前检查药品有效期，不使用过期药品，及时清理家庭中的过期药品。妥善存放药品，谨防儿童接触和误食。保健食品不是药品，正确选用保健食品。

7. 营造健康家庭环境。家庭成员主动学习健康知识，树立健康理念，养成良好生活方式，互相提醒定期体检，优生优育，爱老敬老，家庭和谐，崇尚公德，邻里互助，支持公益。有婴幼儿、老人和残疾人的家庭主动参加照护培训，掌握有关护理知识和技能。提倡有经消化道传播疾病的患者家庭实行分餐制。有家族病史的家庭，有针对性地做好预防保健。配备家用急救包（含急救药品、急救设备和急救耗材等）。

——社会和政府：

1. 建立并完善健康科普“两库、一机制”。建立并完善国家和省级健康科普专家库，开展健康科普活动。中央级媒体健康科普活动的专家应从国家科普专家库产生，省级媒体应从省级以上科普专家库产生。建立并完善国家级健康科普资源库，出版、遴选、推介一批健康科普读物和科普材料。针对重点人群、重点健康问题组织编制相关知识和信息指南，由专业机构向社会发布。构建全媒体健康科普知识发布和传播的机制，加强对健康教育内容的指导和监管，依托专业力量，加强电视、报刊健康栏目和健康医疗广告的审核和监管，以及对互联网新媒体平台健康科普信息的监测、评估和通报。对于出现问题较多的健康信息平台要依法依规勒令整改，直至关停。对于科学性强、传播效果好的健康信息，予以推广。对于传播范围广、对公众健康危害大的虚假信息，组织专家予以澄清和纠正。（卫生健康委牵头，中央宣传部、中央网信办、科技部、市场监管总局、广电总局、中医药局、药监局、中国科协按职责分工负责）

2. 医务人员掌握与岗位相适应的健康科普知识，并在诊疗过程中主动提供健康指导。各医疗机构网站要根据本机构特色设置健康科普专栏，为社区居民提供健康讲座和咨询服务，三级医院要组建健康科普队伍，制定健康科普工作计划，建设微博微信新媒体健康科普平台。开发健康教育处方等健康科普材料，定期面向患者举办针对性强的健康知识讲座。完善全科医生、专科医生培养培训课程和教材内容，显著提高家庭医生健康促进与教育必备知识与技能。深入实施中医治未病健康工程，推广普及中医养生保健知识和易于掌握的中医养生保健技术和方法。鼓励健康适龄的公民定期参加无偿献血。（卫生健康委牵头，教育部、中医药局按职责分工负责）

3. 建立鼓励医疗卫生机构和医务人员开展健康促进与教育的激励约束机制，调动医务人员参与健康促进与教育工作的积极性。将健康促进与教育工作纳入各级各类医疗机构绩效考核，纳入医务人员职称评定和绩效考核。完善医保支付政策，鼓励基层医疗机构和家庭签约医生团队开展健康管理服务。鼓励和引导个人践行健康生活方式，加强个人健康管理。（人力资源社会保障部、卫生健康委牵头，医保局按职责负责）

4. 鼓励、扶持中央广电总台和各省级电台、电视台在条件成熟的情况下开办优质健康科普节目。中央广电总台对公益性健康节目和栏目，在时段、时长上给予倾斜保障，继续办好现有数字付费电视健康频道。报刊推出一批健康专栏。运用“两微一端”（指微信、微博、移动客户端）以及短视频等新媒体，推动“互联网 + 精准健康科普”。（中央宣传部、中央网信办、卫生健康委、广电总局、中央广电总台、中医药局按职责分工负责）

5. 动员更多的社会力量参与健康知识普及工作。鼓励卫生健康行业学会、协会组织专家开展多种形式的、面向公众的健康科普活动和面向机构的培训工作。各社区和单位要将针对居民和职工的健康知识普及作为一项重要工作，结合居民和职工的主要健康问题，组织健康讲座等健康传播活动。加强贫困地区人口的健康素养促进工作。（卫生健康委牵头，中医药局、全国总工会、全国妇联、中国科协按职责分工负责）

6. 开发推广健康适宜技术和支持工具。发挥市场机制作用，鼓励研发推广健康管理类人工智能和可穿戴设备，充分利用互联网技术，在保护个人隐私的前提下，对健康状态进行实时、连续监测，实现在线实时管理、预警和行为干预，运用健康大数据提高大众自我健康管理能力。（卫生健康委、科技部、工业和信息化部按职责分工负责）

7. 开展健康促进县（区）建设，着力提升居民健康素养。国家每年选择一个与群众密切相关的健康主题开展“健康中国行”宣传教育活动。开展“中医中药中国行”活动，推动中医药健康文化普及，传播中医养生保健知识。推进全民健康生活方式行动，强化家庭和高危个体健康生活方式指导和干预。（卫生健康委、中医药局牵头，中国科协按职责负责）

（二）合理膳食行动。

合理膳食是保证健康的基础。近年来，我国居民营养健康状况明显改善，但仍面临营养不足与过剩并存、营养相关疾病多发等问题。2012 年调查显示，我国居民人均每日食盐摄入量为 10.5g（世界卫生组织推荐值为 5g）；居民家庭人均每日食用油摄入量 42.1g（《中国居民膳食指南》，以下简称《膳食指南》推荐标准为每天 25~30g）；居民膳食脂肪提供能量比例达到 32.9%（《膳食指南》推荐值上限为 30.0%）。目前我国人均每日添加糖（主要为蔗糖即“白糖”“红糖”等）摄入量约 30g，其中儿童、青少年摄入量问题值得高度关注。2014 年调查显示，3~17 岁常喝饮料的儿童、青少年，仅从饮料中摄入的添加糖提供的能量就超过总能量的 5%，城市儿童远远高于农村儿童，且呈上升趋势（世界卫生组织推荐人均每日添加糖摄入低于总能量的 10%，并鼓励控制到 5% 以下或不超过 25g）。与此同时，2010—2012 年，我国成人营养不良率为 6%；2013 年，5 岁以下儿童生长迟缓率为 8.1%，孕妇、儿童、老年人群贫血率仍较高，钙、铁、维生素 A、维生素 D 等微量营养素缺乏依然存在，膳食纤维摄入明显不足。

高盐、高糖、高脂等不健康饮食是引起肥胖、心脑血管疾病、糖尿病及其他代谢性疾病和肿瘤的危险因素。2016 年全球疾病负担研究结果显示，饮食因素导致的疾病负担占到 15.9%，已成为影响人群健康的重要危险因素。2012 年全国 18 岁及以上成人超重率为 30.1%，肥胖率为 11.9%，与 2002 年相比分别增长了 32.0% 和 67.6%；6~17 岁儿童青少年超重率为 9.6%，肥胖率为 6.4%，与 2002 年相比分别增加了 1 倍和 2 倍。合理膳食以及减少每日食用油、盐、糖摄入量，有助于降低肥胖、糖尿病、高血压、脑卒中、冠心病等疾病的患病风险。

行动目标：

到 2022 年和 2030 年，成人肥胖增长率持续减缓；居民营养健康知识知晓率分别在 2019 年基础上提高 10% 和在 2022 年基础上提高 10%；5 岁以下儿童生长迟缓率分别低于 7% 和 5%、贫血率分别低于 12% 和 10%，孕妇贫血率分别低于 14% 和 10%；合格碘盐覆盖率均达到 90% 及以上；成人脂肪供能比下降到 32% 和 30%；每 1 万人配备 1 名营养指导员；实施农村义务教育学生营养改善计划和贫困地区儿童营养改善项目；实施以食品安全为基础的营养健康标准，推进营养标准体系建设。

提倡人均每日食盐摄入量不高于 5g，成人人均每日食用油摄入量不高于 25~30g，人均每日添加糖摄入量不高于 25g，蔬菜和水果每日摄入量不低于 500g，每日摄入食物种类不少于 12 种，每周不少于 25 种；成年人维持健康体重，将体重指数（BMI）控制在 18.5~24kg/m^2；成人男性腰围小于 85cm，女性小于 80cm。

——个人和家庭：

1. 对于一般人群。学习中国居民膳食科学知识，使用中国居民平衡膳食宝塔、平衡膳食餐盘等支持性工具，根据个人特点合理搭配食物。每天的膳食包括谷薯类、蔬菜水果类、畜禽鱼蛋奶类、大豆坚果类等食物，平均每天摄入 12 种以上食物，每周 25 种以上。不能生吃的食材要做熟后食用；生吃蔬菜水果等食品要洗净。生、熟食品要分开存放和加工。日常用餐时宜细嚼慢咽，保持心情平和，食不过量，但也要注意避免因过度节食影响必要营养素摄入。少吃肥肉、烟熏和腌制肉制品，少吃高盐和油炸食品，控制添加糖的摄入量。足量饮水，成年人一般每天 7~8 杯（1 500~1 700ml），提倡饮用白开水或茶水，少喝含糖饮料；儿童少年、孕妇、乳母不应饮酒。

2. 对于超重（24kg/m^2 ≤ BMI < 28kg/m^2）、肥胖（BMI ≥ 28kg/m^2）的成年人群。减少能量摄入，增加新鲜蔬菜和水果在膳食中的比重，适当选择一些富含优质蛋白质（如瘦肉、鱼、蛋白和豆类）的食物。避免吃油腻食物和油炸食品，少吃零食和甜食，不喝或少喝含糖饮料。进食有规律，不要漏餐，不暴饮暴食，七八分饱即可。

3. 对于贫血、消瘦等营养不良人群。建议要在合理膳食的基础上，适当增加瘦肉类、奶蛋类、大豆和豆制品的摄入，保持膳食的多样性，满足身体对蛋白质、钙、铁、维生素 A、维生素 D、维生素 B_{12}、叶酸等营养素的需求；增加含铁食物的摄入或者在医生指导下补充铁剂来纠正贫血。

4. 对于孕产妇和家有婴幼儿的人群。建议学习了解孕期妇女膳食、哺乳期妇女膳食和婴幼儿喂养等相关知识，特别关注生命早期 1 000 天（从怀孕开始到婴儿出生后的 2 周岁）的营养。孕妇常吃含铁丰富的食物，增加富含优质蛋白质及维生素 A 的动物性食物和海产品，选用碘盐，确保怀孕期间铁、碘、叶酸等的足量摄入。尽量纯母乳喂养 6 个月，为 6~24 个月的婴幼儿合理添加辅食。

5. 对于家庭。提倡按需购买食物，合理储存；选择新鲜、卫生、当季的食物，采取适宜的烹调方式；按需备餐，小份量食物；学会选购食品看标签；在外点餐根据人数确定数量，集体用餐时采取分餐、简餐、份饭；倡导在家吃饭，与家人一起分享食物和享受亲情，传承和发扬我国优良饮食文化。

——社会：

1. 推动营养健康科普宣教活动常态化，鼓励全社会共同参与全民营养周、“三减三健”（减盐、减油、减糖，健康口腔、健康体重、健康骨骼）等宣教活动。推广使用健康“小三件”（限量盐勺、限量油壶和健康腰围尺），提高家庭普及率，鼓励专业行业组织指导家庭正确使用。尽快研究制定我国儿童添加蔗糖摄入的限量指导，倡导天然甜味物质和甜味剂饮料替代饮用。

2. 加强对食品企业的营养标签知识指导，指导消费者正确认读营养标签，提高居民营养标签知晓率。鼓励消费者减少蔗糖摄入量。倡导食品生产经营者使用食品安全标准允许使用的天然甜味物质和甜味剂取代蔗糖。科学减少加工食品中的蔗糖含量。提倡城市高糖摄入人群减少食用含蔗糖饮料和甜食，选择天然甜味物质和甜味剂替代蔗糖生产的饮料和食品。

3. 鼓励生产、销售低钠盐，并在专家指导下推广使用。做好低钠盐慎用人群（高温作业者、重体力劳动强度工作者、肾功能障碍者及服用降压药物的高血压患者等不适宜高钾摄入人群）提示预警。引导企业在食盐、食用油生产销售中配套用量控制措施（如在盐袋中赠送2g量勺、生产限量油壶和带刻度油壶等），鼓励有条件的地方先行试点。鼓励商店（超市）开设低脂、低盐、低糖食品专柜。

4. 鼓励食堂和餐厅配备专兼职营养师，定期对管理和从业人员开展营养、平衡膳食和食品安全相关的技能培训、考核；提前在显著位置公布食谱，标注份量和营养素含量并简要描述营养成分；鼓励为不同营养状况的人群推荐相应食谱。

5. 制定实施集体供餐单位营养操作规范，开展示范健康食堂和健康餐厅创建活动。鼓励餐饮业、集体食堂向消费者提供营养标识。鼓励发布适合不同年龄、不同地域人群的平衡膳食指导和食谱。鼓励发展传统食养服务，推进传统食养产品的研发以及产业升级换代。

——政府：

1. 全面推动实施《国民营养计划（2017—2030年）》，因地制宜开展营养和膳食指导。实施贫困地区重点人群营养干预，将营养干预纳入健康扶贫工作。继续推进实施农村义务教育学生营养改善计划和贫困地区儿童营养改善项目。（卫生健康委牵头，教育部、国务院扶贫办按职责分工负责）

2. 推动营养立法和政策研究。研究制定实施营养师制度，在幼儿园、学校、养老机构、医院等集体供餐单位配备营养师，在社区配备营养指导员。强化临床营养工作，不断规范营养筛查、评估和治疗。（卫生健康委、民政部、司法部、财政部按职责分工负责）

3. 完善食品安全标准体系，制定以食品安全为基础的营养健康标准，推进食品营养标准体系建设。发展营养导向型农业和食品加工业。政府要加快研究制定标准限制高糖食品的生产销售。加大宣传力度，推动低糖或无糖食品的生产与消费。实施食品安全检验检测能力达标工程，加强食品安全抽检和风险监测工作。（卫生健康委、农业农村

部、市场监管总局按职责分工负责)

4. 加快修订预包装食品营养标签通则,增加蔗糖等糖的强制标识,鼓励企业进行“低糖”或者“无糖”的声称,积极推动在食品包装上使用“包装正面标识(FOP)”信息,帮助消费者快速选择健康食品,加强对预包装食品营养标签的监督管理。研究推进制定特殊人群集体用餐营养操作规范,探索试点在餐饮食品中增加“糖”的标识。研究完善油、盐、糖包装标准,在外包装上标示建议每人每日食用合理量的油盐糖等有关信息。(卫生健康委牵头,市场监管总局、工业和信息化部按职责负责)

(三)全民健身行动。

生命在于运动,运动需要科学。科学的身体活动可以预防疾病,愉悦身心,促进健康。根据国家体育总局2014年全民健身活动状况调查,我国城乡居民经常参加体育锻炼的比例为33.9%,其中20~69岁居民经常锻炼率仅为14.7%,成人经常锻炼率处于较低水平,缺乏身体活动成为多种慢性病发生的重要原因。同时,心肺耐力、柔韧性、肌肉力量、肌肉耐力、身体成分等指标的变化不容乐观,多数居民在参加体育活动时还有很大的盲目性。定期适量进行身体活动有助于预防和改善超重和肥胖及高血压、心脏病、卒中、糖尿病等慢性病,并能促进精神健康、提高生活质量和幸福感,促进社会和谐。

行动目标:

到2022年和2030年,城乡居民达到《国民体质测定标准》合格以上的人数比例分别不少于90.86%和92.17%;经常参加体育锻炼(每周参加体育锻炼频度3次及以上,每次体育锻炼持续时间30分钟及以上,每次体育锻炼的运动强度达到中等及以上)人数比例达到37%及以上和40%及以上;学校体育场地设施开放率超过70%和90%;人均体育场地面积分别达到$1.9m^2$及以上和$2.3m^2$及以上;城市慢跑步行道绿道的人均长度持续提升;每千人拥有社会体育指导员不少于1.9名和2.3名;农村行政村体育设施覆盖率基本实现全覆盖和覆盖率100%。

提倡机关、企事业单位开展工间操;鼓励个人至少有1项运动爱好或掌握1项传统运动项目,参加至少1个健身组织,每天进行中等强度运动至少半小时;鼓励医疗机构提供运动促进健康的指导服务,鼓励引导社会体育指导人员在健身场所等地方为群众提供科学健身指导服务,提高健身效果,预防运动损伤;鼓励公共体育场地设施更多更好地提供免费或低收费开放服务,确保符合条件的企事业单位体育场地设施全部向社会开放。

——个人:

1. 了解运动对健康的益处。建议个人提高身体活动意识,培养运动习惯。了解和掌握全民健身、身体活动相关知识,将身体活动融入到日常生活中,掌握运动技能,少静多动,减少久坐,保持健康体重;科学运动避免运动风险。

2. 动则有益,贵在坚持。运动前需了解患病史及家族病史,评估身体状态,鼓励在家庭医生或专业人士指导下制定运动方案,选择适合自己的运动方式、强度和运动量，减少运动风险。鼓励每周进行3次以上、每次30分钟以上中等强度运动，或者累计150分钟中等强度或75分钟高强度身体活动。日常生活中要尽量多动，达到每天6 000~10 000步的身体活动量。吃动平衡，让摄入的多余能量通过运动的方式消耗，达到身体各机能的平衡。一次完整的运动包括准备活动、正式运动、整理活动。一周运动健身包括有氧运动、力量练习、柔韧性练习等内容。提倡家庭配备适合家庭成员使用的小型、便携、易操作的健身器材。

3. 老年人运动有助于保持身体功能，减缓认知功能的退化。提倡老年人量力而行，选择与自身体质和健康相适应的运动方式。在重视有氧运动的同时，重视肌肉力量练习和柔韧性锻炼，适当进行平衡能力锻炼，强健骨骼肌肉系统，预防跌倒。提倡老年人参加运动期间定期测量血压和血糖，调整运动量。

4. 特殊人群，如孕妇、慢性病患者、残疾人等，建议在医生和运动专业人士的指导下进行运动。单纯性肥胖患者至少要达到一般成年人的运动推荐量。控制体重每天要进行45分钟以上的中低强度的运动。在减低体重过程中，建议强调肌肉力量锻炼，以避免肌肉和骨骼重量的下降。提倡运动与饮食控制相结合来减低体重。

5. 以体力劳动为主的人群，要注意劳逸结合，避免“过劳”，通过运动促进身体的全面发展。可在工作一段时间后换一种放松的运动方式，减轻肌肉的酸痛和僵硬，消除局部的疲劳，但运动量和强度都不宜过大。

——社会：

1. 建立健全群众身边的健身组织，体育总会在地市、县、乡实现全覆盖，单项体育协会延伸到群众身边，让想健身的群众加入到体育组织中。

2. 举办各类全民健身赛事，实施群众冬季运动推广普及计划。发展中国特色健身项目，开展民族、民俗、民间体育活动。推广普及太极拳、健身气功等传统体育项目。推进全民健身进家庭。推广普及广播体操等工间操。推行国家体育锻炼标准和运动水平等级标准。

3. 弘扬群众身边的健身文化，制作体育题材的影视、动漫作品，鼓励开展全民健身志愿服务，普及体育健身文化知识，增强健身意识。

4. 鼓励将国民体质测定纳入健康体检项目。各级医疗卫生机构开展运动风险评估，提供健身方案或运动促进健康的指导服务。

——政府：

1. 推进基本公共体育服务体系建设，统筹建设全民健身场地设施，建设一批体育公园、社区健身中心等全民健身场地设施，推进建设城市慢跑步行道绿道，努力打造百姓身边“15分钟健身圈”，让想健身的群众有适当的场所。完善财政补助、服务收费、社会参与管理运营、安全保障等措施，推行公共体育设施免费或低收费开放，确保公共体育场地设施和符合开放条件的企事业单位体育场地设施全部向社会开放。鼓励社会力量举办或参与管理运营体育场地设施。（体育总局牵头，发展改革委、教育部、财政部、住房

城乡建设部按职责分工负责）

2. 构建科学健身体系。建立针对不同人群、不同环境、不同身体状况的运动促进健康指导方法，推动形成“体医结合”的疾病管理与健康服务模式。构建运动伤病预防、治疗与急救体系，提高运动伤病防治能力。鼓励引导社会体育指导人员在健身场所等地方为群众提供科学健身指导服务，提高健身效果，预防运动损伤。（体育总局牵头，卫生健康委按职责负责）

3. 制定实施特殊人群的体质健康干预计划。鼓励和支持新建工作场所建设适当的健身活动场地。强化对高校学生体质健康水平的监测和评估干预，把高校学生体质健康水平纳入对高校的考核评价。确保高校学生体育课时，丰富高校学生体育锻炼的形式和内容。（体育总局牵头，教育部、全国总工会等按职责分工负责）

（四）控烟行动。

烟草烟雾中含有多种已知的致癌物，有充分证据表明吸烟可以导致多种恶性肿瘤，还会导致呼吸系统和心脑血管系统等多个系统疾病。根据世界卫生组织报告，每3个吸烟者中就有1个死于吸烟相关疾病，吸烟者的平均寿命比非吸烟者缩短10年。烟草对健康的危害已经成为当今世界最严重的公共卫生问题之一。为此，世界卫生组织制定了第一部国际公共卫生条约——《烟草控制框架公约》（以下简称《公约》）。我国2003年签署《公约》，2005年经全国人民代表大会批准，2006年1月在我国正式生效。我国现有吸烟者逾3亿，迫切需要对烟草危害加以预防。每年因吸烟相关疾病所致的死亡人数超过100万，因二手烟暴露导致的死亡人数超过10万。

行动目标：

到2022年和2030年，15岁以上人群吸烟率分别低于24.5%和20%；全面无烟法规保护的人口比例分别达到30%及以上和80%及以上；把各级党政机关建设成无烟机关，逐步在全国范围内实现室内公共场所、室内工作场所和公共交通工具全面禁烟；将违反有关法律法规向未成年人出售烟草的商家、发布烟草广告的企业和商家，纳入社会诚信体系“黑名单”，依法依规实施联合惩戒。

提倡个人戒烟越早越好，什么时候都不晚；创建无烟家庭，保护家人免受二手烟危害；领导干部、医生和教师发挥引领作用；鼓励企业、单位出台室内全面无烟政策，为员工营造无烟工作环境，为吸烟员工戒烟提供必要的帮助。

——个人和家庭：

1. 充分了解吸烟和二手烟暴露的严重危害。不吸烟者不去尝试吸烟。吸烟者尽可能戒烟，戒烟越早越好，什么时候都不晚，药物治疗和尼古丁替代疗法可以提高长期戒烟率。不在禁止吸烟场所吸烟。

2. 领导干部、医务人员和教师发挥引领作用。领导干部要按照中共中央办公厅、国务院办公厅《关于领导干部带头在公共场所禁烟有关事项的通知》要求起模范带头作用，公务活动参加人员不得吸烟、敬烟、劝烟；医务人员不允许在工作时间吸烟，并劝导、帮助患者戒烟；教师不得当着学生的面吸烟。

3. 创建无烟家庭，劝导家庭成员不吸烟或主动戒烟，教育未成年人不吸烟，让家人免受二手烟危害。

4. 在禁止吸烟场所劝阻他人吸烟。依法投诉举报在禁止吸烟场所吸烟行为，支持维护无烟环境。

——社会：

1. 提倡无烟文化，提高社会文明程度。积极利用世界无烟日、世界心脏日、国际肺癌日等卫生健康主题日开展控烟宣传；倡导无烟婚礼、无烟家庭。

2. 关注青少年吸烟问题，为青少年营造远离烟草的环境。将烟草危害和二手烟危害等控烟相关知识纳入中小学生健康教育课程。不向未成年人售烟。加强无烟学校建设。

3. 鼓励企业、单位出台室内全面无烟规定，为员工营造无烟工作环境，为员工戒烟提供必要的支持。

4. 充分发挥居（村）委会的作用，协助控烟政策在辖区内得到落实。

5. 鼓励志愿服务组织、其他社会组织和个人通过各种形式参与控烟工作或者为控烟工作提供支持。

——政府：

1. 逐步提高全面无烟法规覆盖人口比例，在全国范围内实现室内公共场所、室内工作场所和公共交通工具全面禁烟。积极推进无烟环境建设，强化公共场所控烟监督执法。把各级党政机关建设成无烟机关。（卫生健康委牵头，中央文明办、烟草局按职责分工负责）

2. 研究推进采取税收、价格调节等综合手段，提高控烟成效。（发展改革委、财政部、税务总局、烟草局按职责分工负责）

3. 加大控烟宣传教育力度，进一步加强卷烟包装标识管理，完善烟草危害警示内容和形式，提高健康危害警示效果，提高公众对烟草危害健康的认知程度。制定完善相关技术标准并监督执行。限制影视作品中的吸烟镜头。（卫生健康委牵头，中央宣传部、工业和信息化部、市场监管总局、广电总局、烟草局按职责分工负责）

4. 逐步建立和完善戒烟服务体系，将询问患者吸烟史纳入到日常的门诊问诊中，推广简短戒烟干预服务和烟草依赖疾病诊治。加强对戒烟服务的宣传和推广，使更多吸烟者了解到其在戒烟过程中能获得的帮助。创建无烟医院，推进医院全面禁烟。（卫生健康委负责）

5. 全面落实《中华人民共和国广告法》，加大烟草广告监督执法力度，严厉查处在大众传播媒介、公共场所、公共交通工具、户外发布烟草广告的违法行为。依法规范烟草促销、赞助等行为。（市场监管总局、交通运输部、国家铁路局、民航局按职责分工负责）

6. 按照烟草控制框架公约履约进度要求，加快研究建立完善的烟草制品成分管制和信息披露制度。强化国家级烟草制品监督监测的独立性和权威性，完善烟草制品安全性检测评估体系，确保公正透明，保障公众知情和监督的权利。（卫生健康委、市场监管总局、烟草局按职责分工负责）

7. 禁止向未成年人销售烟草制品。将违反有关法律法规向未成年人出售烟草的商家、发布烟草广告的企业和商家，纳入社会诚信体系“黑名单”，依法依规实施联合惩戒。（卫生健康委、市场监管总局、烟草局、教育部按职责分工负责）

8. 加强各级专业机构控烟工作，确定专人负责相关工作组织实施，保障经费投入。建立监测评估系统，定期开展烟草流行调查，了解掌握烟草使用情况。（财政部、卫生健康委按职责分工负责）

（五）心理健康促进行动。

心理健康是人在成长和发展过程中，认知合理、情绪稳定、行为适当、人际和谐、适应变化的一种完好状态，是健康的重要组成部分。当前，我国常见精神障碍和心理行为问题人数逐年增多，个人极端情绪引发的恶性案（事）件时有发生。我国抑郁症患病率达到2.1%，焦虑障碍患病率达4.98%。截至2017年底，全国已登记在册的严重精神障碍患者581万人。同时，公众对常见精神障碍和心理行为问题的认知率仍比较低，更缺乏防治知识和主动就医意识，部分患者及家属仍然有病耻感。加强心理健康促进，有助于促进社会稳定和人际关系和谐、提升公众幸福感。

行动目标：

到2022年和2030年，居民心理健康素养水平提升到20%和30%；失眠现患率、焦虑障碍患病率、抑郁症患病率上升趋势减缓；每10万人口精神科执业（助理）医师达到3.3名和4.5名；抑郁症治疗率在现有基础上提高30%和80%；登记在册的精神分裂症治疗率达到80%和85%；登记在册的严重精神障碍患者规范管理率达到80%和85%；建立精神卫生医疗机构、社区康复机构及社会组织、家庭相互衔接的精神障碍社区康复服务体系，建立和完善心理健康教育、心理热线服务、心理评估、心理咨询、心理治疗、精神科治疗等衔接合作的心理危机干预和心理援助服务模式。

提倡成人每日平均睡眠时间为7~8小时；鼓励个人正确认识抑郁和焦虑症状，掌握基本的情绪管理、压力管理等自我心理调适方法；各类临床医务人员主动掌握心理健康知识和技能，应用于临床诊疗活动中。

——个人和家庭：

1. 提高心理健康意识，追求心身共同健康。每个人一生中可能会遇到多种心理健康问题，主动学习和了解心理健康知识，科学认识心理健康与身体健康之间的相互影响，保持积极健康的情绪，避免持续消极情绪对身体健康造成伤害。倡导养德养生理念，保持中和之道，提高心理复原力。在身体疾病的治疗中，要重视心理因素的作用。自我调适不能缓解时，可选择寻求心理咨询与心理治疗，及时疏导情绪，预防心理行为问题和精神障碍发生。

2. 使用科学的方法缓解压力。保持乐观、开朗、豁达的生活态度，合理设定自己的目标。正确认识重大生活、工作变故等事件对人的心理造成的影响，学习基本的减压知识，学会科学有益的心理调适方法。学习并运用健康的减压方式，避免使用吸烟、饮酒、沉迷网络或游戏等不健康的减压方式。学会调整自己的状态，找出不良情绪背后的消极想法，根据客观现实进行调整，减少非理性的认识。建立良好的人际关系，积极寻求人际支持，适当倾诉与求助。保持健康的生活方式，积极参加社会活动，培养健康的兴趣爱好。

3. 重视睡眠健康。每天保证充足的睡眠时间，工作、学习、娱乐、休息都要按作息规律进行，注意起居有常。了解睡眠不足和睡眠问题带来的不良心理影响，出现睡眠不足及时设法弥补，出现睡眠问题及时就医。要在专业指导下用科学的方法改善睡眠，服用药物需遵医嘱。

4. 培养科学运动的习惯。选择并培养适合自己的运动爱好，积极发挥运动对情绪的调节作用，在出现轻度情绪困扰时，可结合运动促进情绪缓解。

5. 正确认识抑郁、焦虑等常见情绪问题。出现心情压抑、愉悦感缺乏、兴趣丧失，伴有精力下降、食欲下降、睡眠障碍、自我评价下降、对未来感到悲观失望等表现，甚至有自伤、自杀的念头或行为，持续存在2周以上，可能患有抑郁障碍；突然或经常莫名其妙地感到紧张、害怕、恐惧，常伴有明显的心慌、出汗、头晕、口干、呼吸急促等躯体症状，严重时有濒死感、失控感，如频繁发生，可能患有焦虑障碍。一过性的或短期的抑郁、焦虑情绪，可通过自我调适或心理咨询予以缓解和消除，不用过分担心。抑郁障碍、焦虑障碍可以通过药物、心理干预或两者相结合的方式治疗。

6. 出现心理行为问题要及时求助。可以向医院的相关科室、专业的心理咨询机构和社会工作服务机构等寻求专业帮助。要认识到求助于专业人员既不等于自己有病，更不等于病情严重，而是负责任、有能力的表现。

7. 精神疾病治疗要遵医嘱。诊断精神疾病，要去精神专科医院或综合医院专科门诊。确诊后应及时接受正规治疗，听从医生的建议选择住院治疗或门诊治疗，主动执行治疗方案，遵照医嘱全程、不间断、按时按量服药，在病情得到有效控制后，不急于减药、停药。门诊按时复诊，及时、如实地向医生反馈治疗情况，听从医生指导。精神类药物必须在医生的指导下使用，不得自行任意服用。

8. 关怀和理解精神疾病患者，减少歧视。学习了解精神疾病的基本知识，知道精神疾病是可以预防和治疗的，尊重精神病人，不歧视患者。要认识到精神疾病在得到有效治疗后，可以缓解和康复，可以承担家庭功能与工作职能。要为精神疾病患者及其家属、照护者提供支持性的环境，提高患者心理行为技能，使其获得自我价值感。

9. 关注家庭成员心理状况。家庭成员之间要平等沟通交流，尊重家庭成员的不同心理需求。当与家庭成员发生矛盾时，不采用过激的言语或伤害行为，不冷漠回避，而是要积极沟通加以解决。及时疏导不良情绪，营造相互理解、相互信任、相互支持、相互关爱的家庭氛围和融洽的家庭关系。

——社会：

1. 各级各类医疗机构和专业心理健康服务机构对发现存在心理行为问题的个体，提供规范的诊疗服务，减轻患者心理痛苦，促进患者康复。医务人员应对身体疾病，特别是癌症、心脑血管疾病、糖尿病、消化系统疾病等患者及其家属适当辅以心理调整。鼓励医疗机构开展睡眠相关诊疗服务，提供科学睡眠指导，减少成年人睡眠问题的发生。专业人员可指导使用运动方案辅助治疗抑郁、焦虑等常见心理行为问题。鼓励相关社会组织、高等院校、科研院所、医疗机构对心理健康从业人员开展服务技能和伦理道德的培训，提升服务能力。

2. 发挥精神卫生医疗机构作用，对各类临床科室医务人员开展心理健康知识和技能培训，普及心理咨询和治疗技术在临床诊疗中的应用，提高抑郁、焦虑、认知障碍、孤独症等心理行为问题和常见精神障碍的筛查、识别、处置能力。推广中医心理调摄特色技术方法在临床诊疗中的应用。

3. 各机关、企事业单位、高校和其他用人单位把心理健康教育融入员工（学生）思想政治工作，鼓励依托本单位党团、工会、人力资源部门、卫生室等设立心理健康辅导室并建立心理健康服务团队，或通过购买服务形式，为员工（学生）提供健康宣传、心理评估、教育培训、咨询辅导等服务，传授情绪管理、压力管理等自我心理调适方法和抑郁、焦虑等常见心理行为问题的识别方法，为员工（学生）主动寻求心理健康服务创造条件。对处于特定时期、特定岗位，或经历特殊突发事件的员工（学生），及时进行心理疏导和援助。

4. 鼓励老年大学、老年活动中心、基层老年协会、妇女之家、残疾人康复机构及有资质的社会组织等宣传心理健康知识。培训专兼职社会工作者和心理工作者，引入社会力量，为空巢、丧偶、失能、失智老年人，留守妇女儿童，残疾人和计划生育特殊家庭成员提供心理辅导、情绪疏解、悲伤抚慰、家庭关系调适等心理健康服务。

——政府：

1. 充分利用广播、电视、书刊、动漫等形式，广泛运用门户网站、微信、微博、移动客户端等平台，组织创作、播出心理健康宣传教育精品和公益广告，传播自尊自信、乐观向上的现代文明理念和心理健康知识。（中央宣传部、中央网信办、卫生健康委、广电总局按职责分工负责）

2. 依托城乡社区综治中心等综合服务管理机构及设施建立心理咨询（辅导）室或社会工作室（站），配备专兼职心理健康辅导人员或社会工作者，搭建基层心理健康服务平台。整合社会资源，设立市县级未成年人心理健康辅导中心，完善未成年人心理健康辅导网络。培育社会化的心理健康服务机构，鼓励心理咨询专业人员创办社会心理服务机构。通过向社会心理服务机构购买服务等方式，逐步扩大服务覆盖面。（中央政法委、

中央文明办、教育部、民政部、卫生健康委按职责分工负责)

3. 加大应用型心理健康工作人员培养力度,推进高等院校开设相关专业。进一步加强心理健康工作人员培养和使用的制度建设,积极设立心理健康服务岗位。支持精神卫生医疗机构能力建设,完善人事薪酬分配制度,体现心理治疗服务的劳务价值。逐步将心理健康工作人员纳入专业技术岗位设置与管理体系,畅通职业发展渠道。(教育部、财政部、人力资源社会保障部、卫生健康委、医保局按职责分工负责)

4. 各级政法、卫生健康部门会同公安、民政、司法行政、残联等单位建立精神卫生综合管理机制,多渠道开展严重精神障碍患者日常发现、登记、随访、危险性评估、服药指导等服务,动员社区组织、患者家属参与居家患者管理服务。建立精神卫生医疗机构、社区康复机构及社会组织、家庭相互衔接的精神障碍社区康复服务体系,加强精神卫生医疗机构对社区康复机构的技术指导。到 2030 年底,80% 以上的县(市、区)开展社区康复服务,在开展精神障碍社区康复的县(市、区),60% 以上的居家患者接受社区康复服务。鼓励和引导通过举办精神障碍社区康复机构或通过政府购买服务等方式委托社会组织提供精神卫生社区康复服务。(中央政法委、公安部、民政部、司法部、卫生健康委、中国残联按职责分工负责)

5. 重视并开展心理危机干预和心理援助工作。卫生健康、政法、民政等单位建立和完善心理健康教育、心理热线服务、心理评估、心理咨询、心理治疗、精神科治疗等衔接合作的心理危机干预和心理援助服务模式。将心理危机干预和心理援助纳入各类突发事件应急预案和技术方案,加强心理危机干预和心理援助队伍的专业化、系统化建设。相关部门推动建立为公众提供公益服务的心理援助热线,由专业人员接听,对来电者开展心理健康教育、心理咨询和心理危机干预,降低来电者自杀或自伤的风险。(卫生健康委牵头,中央政法委、公安部、民政部按职责分工负责)

(六) 健康环境促进行动。

健康环境是人民群众健康的重要保障。影响健康的环境因素不仅包括物理、化学和生物等自然环境因素,还包括社会环境因素。环境污染已成为不容忽视的健康危险因素,与环境污染相关的心血管疾病、呼吸系统疾病和恶性肿瘤等问题日益凸显。我国每年因伤害死亡人数约 68 万人,约占死亡总人数的 7%。目前最为常见的伤害主要有道路交通事故伤害、跌倒、自杀、溺水、中毒等,其所导致的死亡占全部伤害死亡的 84% 左右。需要继续发挥爱国卫生运动的组织优势,全社会动员,把健康融入城乡规划、建设、治理的全过程,建立国家环境与健康风险评估制度,推进健康城市和健康村镇建设,打造健康环境。

行动目标:

到 2022 年和 2030 年,居民饮用水水质达标情况明显改善并持续改善;居民环境与健康素养水平分别达到 15% 及以上和 25% 及以上;大力推进城乡生活垃圾分类处理,重点城市基本建成生活垃圾分类处理系统。

提倡积极实施垃圾分类并及时清理，将固体废弃物主动投放到相应的回收地点及设施中；防治室内空气污染，提倡简约绿色装饰，做好室内油烟排风，提高家居环境水平；学校、医院、车站、大型商场、电影院等人员密集的地方应定期开展火灾、地震等自然灾害及突发事件的应急演练；提高自身健康防护意识和能力，学会识别常见的危险标识、化学品安全标签及环境保护图形标志。

——个人和家庭：

1. 提高环境与健康素养。主动学习掌握环境与健康素养基本理念、基本知识和基本技能，遵守生态环境行为规范，提升生态环境保护意识、健康防护意识和能力。

2. 自觉维护环境卫生，抵制环境污染行为。家庭成员养成良好的环境卫生习惯，及时、主动开展家庭环境卫生清理，做到家庭卫生整洁，光线充足、通风良好、厕所卫生。维护社区、单位等环境卫生，改善生活生产环境。积极实施垃圾分类并及时清理，将固体废弃物（废电池、废日光灯管、废水银温度计、过期药品等）主动投放到相应的回收地点及设施中，减少污染物的扩散及对环境的影响。减少烟尘排放，尽量避免垃圾秸秆焚烧，少放或不放烟花爆竹，重污染天气时禁止露天烧烤；发现污染生态环境的行为，及时劝阻或举报。

3. 倡导简约适度、绿色低碳、益于健康的生活方式。优先选择绿色产品，尽量购买耐用品，少购买使用塑料袋、一次性发泡塑料饭盒、塑料管等易造成污染的用品，少购买使用过度包装产品，不跟风购买更新换代快的电子产品，外出自带购物袋、水杯等。适度使用空调，冬季设置温度不高于 20 摄氏度，夏季设置温度不低于 26 摄氏度。及时关闭电器电源，减少待机耗电。坚持低碳出行，优先步行、骑行或公共交通出行，多使用共享交通工具。

4. 关注室（车）内空气污染。尽量购买带有绿色标志的装饰装修材料、家具及节能标识的家电产品。新装修的房间定期通风换气，降低装饰装修材料造成的室内空气污染。烹饪、取暖等提倡使用清洁能源（如气体燃料和电等）。烹饪过程中提倡使用排气扇、抽油烟机等设备。购买和使用符合有害物质限量标准的家用化学品。定期对家中饲养的宠物及宠物用品进行清洁，及时倾倒室内垃圾，避免微生物的滋生。根据天气变化和空气质量适时通风换气，重污染天气时应关闭门窗，减少室外空气污染物进入室内，有条件的建议开启空气净化装置或新风系统。鼓励根据实际需要，选购适宜排量的汽车，不进行非必要的车内装饰，注意通风并及时清洗车用空调系统。

5. 做好户外健康防护。重污染天气时，建议尽量减少户外停留时间，易感人群停止户外活动。如外出，需做好健康防护。

6. 重视道路交通安全。严格遵守交通法规，增强交通出行规则意识、安全意识和文明意识，不疲劳驾驶、超速行驶、酒后驾驶，具备一定的应急处理能力。正确使用安全带，根据儿童年龄、身高和体重合理使用安全座椅，减少交通事故的发生。

7. 预防溺水。建议选择管理规范的游泳场所，不提倡在天然水域游泳，下雨时不宜在室外游泳。建议下水前认真做准备活动，以免下水后发生肌肉痉挛等问题。水中活动时，要避免打闹、跳水等危险行为。避免儿童接近危险水域，儿童游泳时，要有成人带领或有组织地进行。加强看护，不能将儿童单独留在卫生间、浴室、开放的水源边。

——社会：

1. 制定社区健康公约和健康守则等行为规范，大力开展讲卫生、树新风、除陋习活动。加强社区基础设施和生态环境建设，营造设施完备、整洁有序、美丽宜居、安全和谐的社区健康环境。建立固定的健康宣传栏、橱窗等健康教育窗口，设立社区健康自助检测点，配备血压计、血糖仪、腰围尺、体重仪、体重指数（BMI）尺、健康膳食图等，鼓励引导志愿者参与，指导社区居民形成健康生活方式。用人单位充分考虑劳动者健康需要，为劳动者提供健康支持性环境。完善健康家庭标准，将文明健康生活方式以及体重、油、盐、糖、血压、近视等控制情况纳入“五好文明家庭”评选标准，引导家庭成员主动学习掌握必要的健康知识和技能，居家整洁，家庭和睦，提高自我健康管理能力。

2. 企业主动提升环保意识，合理确定环境保护指标目标，建立环保监测制度，并且管理维护好污染治理装置，污染物排放必须符合环保标准。涉及危险化学品的生产、运输、储存、销售、使用、废弃物的处置等，企业要落实安全生产主体责任，强化危险化学品全过程管理。鼓励发展安全、节能、环保的汽车产品。

3. 鼓励企业建立消费品有害物质限量披露及质量安全事故监测和报告制度，提高装饰装修材料、日用化学品、儿童玩具和用品等消费品的安全标准，减少消费品造成的伤害。

4. 公共场所应定期清洗集中空调和新风系统。健身娱乐场所建议安装新风系统或空气净化装置，重污染天气时，应根据人员的情况及时开启净化装置补充新风。公共游泳场所定期消毒、换水，以保证人群在清洁的环境中活动。根据气候、环境在公共场所张贴预防跌倒、触电、溺水等警示标识，减少意外伤害和跌倒致残，预防意外事故所致一氧化碳、氨气、氯气、消毒杀虫剂等中毒。

5. 针对不同人群，编制环境与健康手册，宣传和普及环境与健康基本理念、基本知识和基本技能，分类制定发布环境污染防护指南、公共场所和室内健康环境指南。

6. 经常性对公众进行防灾减灾、突发事件应对知识和技能的传播和培训，提高自救和互救能力。学校、医院等人员密集的地方应定期开展火灾、地震等自然灾害及突发事件的应急演练。

——政府：

1. 制定健康社区、健康单位（企业）、健康学校等健康细胞工程建设规范和评价指标。建立完善健康城乡监测与评价体系，定期组织开展第三方评估，打造卫生城镇升级版。（卫生健康委牵头，教育部、民政部按职责分工负责）

2. 逐步建立环境与健康的调查、监测和风险评估制度。加强与群众健康密切相关的饮用水、空气、土壤等环境健康影响监测与评价，开展环境污染与疾病关系、健康风险预警以及防护干预研究，加强伤害监测网络建设，采取有效措施预防控制环境污染相关疾病。宣传“人与自然和谐共生”“人人享有健康环境”理念，普及环境健康知识，营造全社会关心、参与环境健康的良好氛围。（卫生健康委牵头，自然资源部、生态环境部、住房城乡建设部、水利部、农业农村部、市场监管总局、粮食和储备局、林草局等按职责分工负责）

3. 深入开展大气、水、土壤污染防治。修订《中国公民环境与健康素养（试行）》，开展公民环境与健康素养提升和科普宣传工作。（生态环境部牵头，发展改革委、科技部、工业和信息化部、自然资源部、住房城乡建设部、交通运输部、水利部、农业农村部、卫生健康委等按职责分工负责）

4. 加大饮用水工程设施投入、管理和维护，保障饮用水安全。加强城市公共安全基础设施建设，加大固体废弃物回收设施的投入，加强废弃物分类处置管理。加强城乡公共消防设施建设和维护管理，合理规划和建设应急避难场所，加强应急物资储备体系建设。提高企业、医院、学校、大型商场、文体娱乐场所等人员密集区域防灾抗灾及应对突发事件的能力。完善医疗机构无障碍设施。（发展改革委、生态环境部、住房城乡建设部、水利部、文化和旅游部、卫生健康委、应急部、体育总局等按职责分工负责）

5. 组织实施交通安全生命防护工程，提高交通安全技术标准，加强交通安全隐患治理，减少交通伤害事件的发生。（交通运输部牵头，工业和信息化部、公安部、国家铁路局、民航局等按职责分工负责）

6. 加强装饰装修材料、日用化学品、儿童玩具和用品等消费品的安全性评价，完善产品伤害监测体系，提高相关标准，加强消费品绿色安全认证，建立消费品质量安全事故的强制报告制度，加强召回管理力度，强化重点领域质量安全监管。（市场监管总局牵头，工业和信息化部、住房城乡建设部等按职责分工负责）

7. 以复合污染对健康影响和污染健康防护为重点开展攻关研究，着力研发一批关键核心技术，指导公众做好健康防护。（卫生健康委牵头，科技部、生态环境部、气象局等按职责分工负责）

（七）妇幼健康促进行动。

妇幼健康是全民健康的基础。新时期妇幼健康面临新的挑战。出生缺陷不仅严重影响儿童的生命健康和生活质量，而且影响人口健康素质。随着生育政策调整完善，生育需求逐步释放，高危孕产妇比例有所增加，保障母婴安全压力增大。生育全程服务覆盖不广泛，宫颈癌和乳腺癌高发态势仍未扭转，儿童早期发展亟须加强，妇女儿童健康状况在城乡之间、区域之间还存在差异，妇幼健康服务供给能力有待提高。实施妇幼健康促进行动，是保护妇女儿童健康权益，促进妇女儿童全面发展、维护生殖健康的重要举措，有助于从源头和基础上提高国民健康水平。

行动目标：

到2022年和2030年，婴儿死亡率分别控制在7.5‰及以下和5‰及以下；5岁以下儿童死亡率分别控制在 9.5‰ 及以下和 6‰ 及以下；孕产妇死亡率分别下降到 18/10 万及以下和 12/10 万及以下；产前筛查率分别达到 70% 及以上和 80% 及以上；新生儿遗传代谢性疾病筛查率达到 98% 及以上；新生儿听力筛查率达到 90% 及以上；先天性心脏病、唐氏综合征、耳聋、神经管缺陷、地中海贫血等严重出生缺陷得到有效控制；7 岁以下儿童健康管理率分别达到 85% 以上和 90% 以上；农村适龄妇女宫颈癌和乳腺癌（以下简称“两癌”）筛查覆盖率分别达到 80% 及以上和 90% 及以上。

提倡适龄人群主动学习掌握出生缺陷防治和儿童早期发展知识；主动接受婚前医学检查和孕前优生健康检查；倡导 0~6 个月婴儿纯母乳喂养，为 6 个月以上婴儿适时合理添加辅食。

——个人和家庭：

1. 积极准备，孕育健康新生命。主动了解妇幼保健和出生缺陷防治知识，充分认识怀孕和分娩是人类繁衍的正常生理过程，建议做到有计划、有准备。积极参加婚前、孕前健康检查，选择最佳的生育年龄，孕前 3 个月至孕后 3 个月补充叶酸。预防感染、戒烟戒酒、避免接触有毒有害物质和放射线。

2. 定期产检，保障母婴安全。发现怀孕要尽早到医疗卫生机构建档建册，进行妊娠风险筛查与评估，按照不同风险管理要求主动按时接受孕产期保健服务，掌握孕产期自我保健知识和技能。孕期至少接受 5 次产前检查（孕早期 1 次，孕中期 2 次，孕晚期 2 次），有异常情况者建议遵医嘱适当增加检查次数，首次产前建议做艾滋病、梅毒和乙肝检查，定期接受产前筛查。35 岁以上的孕妇属于高龄孕妇，高龄高危孕妇建议及时到有资质的医疗机构接受产前诊断服务。怀孕期间，如果出现不适情况，建议立即去医疗卫生机构就诊。孕妇宜及时住院分娩，提倡自然分娩，减少非医学需要的剖宫产。孕妇宜保证合理膳食，均衡营养，维持合理体重。保持积极心态，放松心情有助于预防孕期和产后抑郁。产后 3~7 天和 42 天主动接受社区医生访视，并结合自身情况，选择合适的避孕措施。

3. 科学养育，促进儿童健康成长。强化儿童家长为儿童健康第一责任人的理念，提高儿童家长健康素养。母乳是婴儿理想的天然食物，孩子出生后尽早开始母乳喂养，尽量纯母乳喂养 6 个月，6 个月后逐渐给婴儿补充富含铁的泥糊状食物，1 岁以下婴儿不宜食用鲜奶。了解儿童发展特点，理性看待孩子间的差异，尊重每个孩子自身的发展节奏和特点，理解并尊重孩子的情绪和需求，为儿童提供安全、有益、有趣的成长环境。避免儿童因压力过大、缺乏运动、缺乏社交等因素影响大脑发育，妨碍心理成长。发现儿童心理行为问题，不要过于紧张或过分忽视，建议及时向专业人员咨询、求助。避免儿童发生摔伤、烧烫伤、窒息、中毒、触电、溺水、动物抓咬等意外伤害。

4. 加强保健，预防儿童疾病。做好儿童健康管理，按照免疫规划程序进行预防接种。接受苯丙酮尿症、先天性甲状腺功能减低症和听力障碍等新生儿疾病筛查和视力、听力、智力、肢体残疾及孤独症筛查等 0~6 岁儿童残疾筛查，筛查阳性者需主动接受随访、确诊、治疗和干预。3 岁以下儿童应到乡镇卫生院或社区卫生服务中心接受 8 次健康检查,4~6 岁儿童每年应接受一次健康检查。

5. 关爱女性,促进生殖健康。建议女性提高生殖健康意识和能力,主动获取青春期、生育期、更年期和老年期保健相关知识,注意经期卫生,熟悉生殖道感染、乳腺疾病和宫颈癌等妇女常见疾病的症状和预防知识。建议家属加强对特殊时期妇女的心理关怀。掌握避孕方法知情选择,知晓各种避孕方法,了解自己使用的避孕方法的注意事项。认识到促进生殖健康对个人、家庭和社会的影响,增强性道德、性健康、性安全意识,拒绝不安全性行为,避免意外妊娠、过早生育以及性相关疾病传播。

——社会和政府:

1. 完善妇幼健康服务体系,实施妇幼健康和计划生育服务保障工程,以中西部和贫困地区为重点,加强妇幼保健机构基础设施建设,确保省、市、县三级均有 1 所标准化妇幼保健机构。加强儿科、产科、助产等急需紧缺人才培养,增强岗位吸引力。(卫生健康委牵头,发展改革委、教育部、财政部、人力资源社会保障部按职责分工负责)

2. 加强婚前、孕前、孕产期、新生儿期和儿童期保健工作,推广使用《母子健康手册》,为妇女儿童提供系统、规范的服务。健全出生缺陷防治网络,提高出生缺陷综合防治服务可及性。(卫生健康委负责)

3. 大力普及妇幼健康科学知识,推广婚姻登记、婚前医学检查和生育指导"一站式"服务模式。做好人工流产后避孕服务,规范产后避孕服务,提高免费避孕药具发放服务可及性。加强女职工劳动保护,避免准备怀孕和孕期、哺乳期妇女接触有毒有害物质和放射线。推动建设孕妇休息室、母婴室等设施。(卫生健康委牵头,民政部、全国总工会、全国妇联按职责分工负责)

4. 为拟生育家庭提供科学备孕及生育力评估指导、孕前优生服务,为生育困难的夫妇提供不孕不育诊治,指导科学备孕。落实国家免费孕前优生健康检查,推动城乡居民全覆盖。广泛开展产前筛查,普及产前筛查适宜技术,规范应用高通量基因测序等技术,逐步实现怀孕妇女孕 28 周前在自愿情况下至少接受 1 次产前筛查。在高发省份深入开展地中海贫血防控项目,逐步扩大覆盖范围。对确诊的先天性心脏病、唐氏综合征、神经管缺陷、地中海贫血等严重出生缺陷病例,及时给予医学指导和建议。(卫生健康委牵头,财政部按职责负责)

5. 落实妊娠风险筛查评估、高危专案管理、危急重症救治、孕产妇死亡个案报告和约谈通报 5 项制度,加强危重孕产妇和新生儿救治保障能力建设,健全救治会诊、转诊等机制。孕产妇和新生儿按规定参加基本医疗保险、大病保险,并按规定享受相关待遇,符合条件的可享受医疗救助补助政策。对早产儿进行专案管理,在贫困地区开展新生儿安全等项目。(卫生健康委牵头,发展改革委、财政部、医保局按职责分工负责)

6. 全面开展新生儿疾病筛查,加强筛查阳性病例的随访、确诊、治疗和干预,提高确诊病例治疗率,逐步扩大新生儿疾病筛查病种范围。继续开展先天性结构畸形和遗传代谢病救助项目，聚焦严重多发、可筛可治、技术成熟、预后良好、费用可控的出生缺陷重点病种，开展筛查、诊断、治疗和贫困救助全程服务试点。建立新生儿及儿童致残性疾病和出生缺陷筛查、诊断、干预一体化工作机制。（卫生健康委牵头，财政部、中国残联按职责分工负责）

7. 做实 0~6 岁儿童健康管理，规范开展新生儿访视，指导家长做好新生儿喂养、护理和疾病预防。实施婴幼儿喂养策略，创新爱婴医院管理，将贫困地区儿童营养改善项目覆盖到所有贫困县。引导儿童科学均衡饮食，加强体育锻炼，实现儿童肥胖综合预防和干预。加强托幼机构卫生保健业务指导和监督工作。（卫生健康委牵头，发展改革委、教育部按职责分工负责）

8. 加强儿童早期发展服务，结合实施基本公共卫生服务项目，推动儿童早期发展均等化，促进儿童早期发展服务进农村、进社区、进家庭，探索适宜农村儿童早期发展的服务内容和模式。提高婴幼儿照护的可及性。完善残疾儿童康复救助制度。加强残疾人专业康复机构、康复医疗机构和基层医疗康复设施、人才队伍建设，健全衔接协作机制，不断提高康复保障水平。（卫生健康委牵头，发展改革委、教育部、财政部、全国妇联、中国残联按职责分工负责）

9. 以贫困地区为重点，逐步扩大农村妇女“两癌”筛查项目覆盖面，继续实施预防艾滋病、梅毒和乙肝母婴传播项目，尽快实现消除艾滋病母婴传播的目标。以肺炎、腹泻、贫血、哮喘、龋齿、视力不良、心理行为问题等为重点，推广儿童疾病综合管理适宜技术。（卫生健康委牵头，财政部、全国妇联按职责分工负责）

10. 在提供妇幼保健服务的医疗机构积极推广应用中医药适宜技术和方法，开展中成药合理使用和培训。扩大中医药在孕育调养、产后康复等方面应用。充分发挥中医药在儿童医疗保健服务中的作用。加强妇女儿童疾病诊疗中西医临床协作，提高疑难病、急危重症诊疗水平。（中医药局牵头，卫生健康委按职责负责）

（八）中小学健康促进行动。

中小学生处于成长发育的关键阶段。加强中小学健康促进，增强青少年体质，是促进中小学生健康成长和全面发展的需要。根据 2014 年中国学生体质与健康调研结果，我国 7~18 岁城市男生和女生的肥胖检出率分别为 11.1% 和 5.8%，农村男生和女生的肥胖检出率分别为 7.7% 和 4.5%。2018 年全国儿童青少年总体近视率为 53.6%。其中，6 岁儿童为 14.5%，小学生为 36.0%，初中生为 71.6%，高中生为 81.0%。中小学生肥胖、近视等健康问题突出。

此外，随着成长发育，中小学生自我意识逐渐增强，认知、情感、意志、个性发展逐渐成熟，人生观、世界观、价值观逐渐形成。因此，在此期间有效保护、积极促进其身心健康成长意义重大。

行动目标：

到 2022 年和 2030 年，国家学生体质健康标准达标优良率分别达到 50% 及以上和

60%及以上；全国儿童青少年总体近视率力争每年降低0.5个百分点以上和新发近视率明显下降；小学生近视率下降到38%以下；符合要求的中小学体育与健康课程开课率达到100%；中小学生每天校内体育活动时间不少于1小时；学校眼保健操普及率达到100%；寄宿制中小学校或600名学生以上的非寄宿制中小学校配备专职卫生专业技术人员、600名学生以下的非寄宿制中小学校配备专兼职保健教师或卫生专业技术人员的比例分别达到70%及以上和90%及以上；未配齐卫生专业技术人员的学校应由当地政府统一建立基层医疗卫生机构包片制度，实现中小学校全覆盖；配备专兼职心理健康工作人员的中小学校比例分别达到80%以上和90%以上；将学生体质健康情况纳入对学校绩效考核，与学校负责人奖惩挂钩，将高中体育科目纳入高中学业水平测试或高考综合评价体系；鼓励高校探索在特殊类型招生中增设体育科目测试。

提倡中小学生每天在校外接触自然光时间1小时以上；小学生、初中生、高中生每天睡眠时间分别不少于10、9、8个小时；中小学生非学习目的使用电子屏幕产品单次不宜超过15分钟，每天累计不宜超过1小时；学校鼓励引导学生达到《国家学生体质健康标准》良好及以上水平。

——个人：

1. 科学运动。保证充足的体育活动，减少久坐和视屏（观看电视，使用电脑、手机等）时间。课间休息，要离开座位适量活动。每天累计至少1小时中等强度及以上的运动，培养终身运动的习惯。

2. 注意用眼卫生。主动学习掌握科学用眼护眼等健康知识，养成健康用眼习惯。保持正确读写姿势。握笔的指尖离笔尖一寸、胸部离桌子一拳，书本离眼一尺，保持读写坐姿端正。读写要在采光良好、照明充足的环境中进行。白天学习时，充分利用自然光线照明，避免光线直射在桌面上。晚上学习时，同时打开台灯和房间大灯。读写连续用眼时间不宜超过40分钟。自觉减少电子屏幕产品使用。避免不良用眼行为，不在走路、吃饭、躺卧时，晃动的车厢内，光线暗弱或阳光直射下看书或使用电子屏幕产品。自我感觉视力发生明显变化时，及时告知家长和教师，尽早到眼科医疗机构检查和治疗。

3. 保持健康体重。学会选择食物和合理搭配食物的生活技能。每天吃早餐，合理选择零食，在两餐之间可选择适量水果、坚果或酸奶等食物作为零食。足量饮水，首选白开水，少喝或不喝含糖饮料。自我监测身高、体重等生长发育指标，及早发现、科学判断是否出现超重、肥胖等健康问题。

4. 了解传染病防控知识，增强体质，预防传染病，特别是预防常见呼吸道传染病。

5. 掌握科学的应对方法，促进心理健康。保持积极向上的健康心理状态，积极参加文体活动和社会实践。了解不良情绪对健康的影响，掌握调控情绪的基本方法。正确认识心理问题，学会积极暗示，适当宣泄，可以通过深呼吸或找朋友倾诉、写日记、画画、踢球等方式，将心中郁积的不良情绪如痛苦、委屈、愤怒等发泄出去，可向父母、老师、朋友等寻求帮助，还可主动接受心理辅导（心理咨询与治疗等）。

6. 合理、安全使用网络，增强对互联网信息的辨别力，主动控制上网时间，抵制网络成瘾。

7. 保证充足的睡眠，不熬夜。科学用耳、注意保护听力。早晚刷牙、饭后漱口，采用正确的刷牙方法，每次刷牙不少于2分钟。发生龋齿及时提醒家长陪同就医。不吸烟，拒吸二手烟，帮助家长戒烟。增强自身安全防范意识，掌握伤害防范的知识与技能，预防交通伤害、校园暴力伤害、溺水、性骚扰性侵害等。远离不安全性行为。不以任何理由尝试毒品。

——家庭：

1. 通过亲子读书、参与讲座等多种方式给予孩子健康知识，以身作则，带动和帮助孩子形成良好健康行为，合理饮食，规律作息，每天锻炼。

2. 注重教养方式方法，既不溺爱孩子，也不粗暴对待孩子。做孩子的倾听者，帮助孩子正确面对问题、处理问题，关注孩子的心理健康。

3. 保障孩子睡眠时间，确保小学生每天睡眠10个小时、初中生9个小时、高中生8个小时，减少孩子近距离用眼和看电子屏幕时间。

4. 营造良好的家庭体育运动氛围，积极引导孩子进行户外活动或体育锻炼，确保孩子每天在校外接触自然光的时间达到1小时以上。鼓励支持孩子参加校外多种形式的体育活动，督促孩子认真完成寒暑假体育作业，使其掌握1~2项体育运动技能，引导孩子养成终身锻炼习惯。

5. 建议家长陪伴孩子时尽量减少使用电子屏幕产品。有意识地控制孩子特别是学龄前儿童使用电子屏幕产品，非学习目的的电子屏幕产品使用单次不宜超过15分钟，每天累计不宜超过1小时，使用电子屏幕产品学习30~40分钟后，建议休息远眺放松10分钟，年龄越小，连续使用电子屏幕产品的时间应越短。

6. 切实减轻孩子家庭和校外学业负担，不要盲目参加课外培训、跟风报班，建议根据孩子兴趣爱好合理选择。

7. 保障营养质量。鼓励孩子不挑食、不偏食，根据孩子身体发育情况均衡膳食，避免高糖、高盐、高油等食品的摄入。

8. 随时关注孩子健康状况，发现孩子出现疾病早期征象时，及时咨询专业人员或带其到医疗机构检查。

——学校：

1. 严格依据国家课程方案和课程标准组织安排教学活动，小学一二年级不布置书面家庭作业，三至六年级书面家庭作业完成时间不得超过60分钟，初中不得超过90分钟，高中阶段也要合理安排作业时间。

2. 全面推进义务教育学校免试就近入学全覆盖。坚决控制义务教育阶段校内统一考试次数，小学一二年级每学期不得超过1次，其他年级每学期不得超过2次。

3. 改善教学设施和条件，为学生提供符合健康要求的学习环境。加快消除“大班额”现象。每月调整学生座位，每学期对学生课桌椅高度进行个性化调整，使其适应学生生长发育变化。

4. 中小学校要严格组织全体学生每天上下午各做1次眼保健操。教师要教会学生掌握正确的执笔姿势，督促学生读写时坐姿端正，监督并随时纠正学生不良读写姿势。教师发现学生出现看不清黑板、经常揉眼睛等迹象时，要了解其视力情况。

5. 强化体育课和课外锻炼，确保中小学生在校时每天1小时以上体育活动时间。严格落实国家体育与健康课程标准，确保小学一二年级每周4课时，三至六年级和初中每周3课时，高中阶段每周2课时。中小学校每天安排30分钟大课间体育活动。有序组织和督促学生在课间时到室外活动或远眺，防止学生持续疲劳用眼。

6. 根据学校教育的不同阶段，设置相应的体育与健康教育课程，向学生教授健康行为与生活方式、疾病防控、心理健康、生长发育与青春期保健、安全应急与避险等知识，提高学生健康素养，积极利用多种形式对学生和家长开展健康教育。培训培养健康教育教师，开发和拓展健康教育课程资源。

7. 指导学生科学规范使用电子屏幕产品，养成信息化环境下良好的学习和用眼卫生习惯。严禁学生将个人手机、平板电脑等电子屏幕产品带入课堂，带入学校的要进行统一保管。使用电子屏幕产品开展教学时长原则上不超过教学总时长的30%，原则上采用纸质作业。

8. 加强医务室（卫生室、校医院、保健室等）力量，按标准配备校医和必要的设备。加强中小学校重点传染病防治知识宣传和防控工作，严格落实学校入学体检和因病缺勤病因追查及登记制度，减少学校流行性感冒、结核病等传染病聚集性疫情发生。严格落实学生健康体检制度，提醒身体健康状况有问题的学生到医疗机构检查。加强对学生营养管理和营养指导，开展针对学生的营养健康教育，中小学校食堂禁止提供高糖食品，校园内限制销售含糖饮料并避免售卖高盐、高糖及高脂食品，培养健康的饮食行为习惯。

9. 中小学校配备专兼职心理健康工作人员。关心留守儿童、流动儿童心理健康，为学生提供及时的心理干预。

——政府：

1. 研究修订《学校卫生工作条例》和《中小学健康教育指导纲要》等，制定《学校食品安全和营养健康管理规定》等，进一步健全学校体育卫生发展制度和体系。制定健康学校标准，开展健康学校建设。深化学校体育、健康教育教学改革，全国中小学普遍开设体育与健康教育课程。根据学生的成长规律和特点，分阶段确定健康教育内容并纳入评价范围，做到教学计划、教学材料、课时、师资“四到位”，逐步覆盖所有学生。（教育部牵头，卫生健康委等按职责分工负责）

2. 加强现有中小学卫生保健机构建设，按照标准和要求强化人员和设备配备。保障师生在校用餐食品安全和营养健康，加强义务教育学校食堂建设。坚决治理规范校外培训机构,每年对校外培训机构教室采光照明、课桌椅配备、电子屏幕产品等达标情况开展全覆盖专项检查。(教育部牵头,卫生健康委按职责负责)

3. 全面加强全国儿童青少年视力健康及其相关危险因素监测网络、数据收集与信息化建设。组建全国儿童青少年近视防治和视力健康专家队伍,科学指导儿童青少年近视防治和视力健康管理工作。按照采光和照明国家有关标准要求,对学校、托幼机构和校外培训机构教室(教学场所)以“双随机”方式进行抽检、记录并公布。建立基层医疗卫生机构包片联系中小学校制度。(卫生健康委牵头,教育部按职责负责)

4. 积极引导支持社会力量开展各类儿童青少年体育活动,有针对性地开展各类冬(夏)令营、训练营和体育赛事等,吸引儿童青少年广泛参加体育运动。(发展改革委、教育部、体育总局、共青团中央按职责分工负责)

5. 实施网络游戏总量调控,控制新增网络游戏上网运营数量,鼓励研发传播集知识性、教育性、原创性、技能性、趣味性于一体的优秀网络游戏作品,探索符合国情的适龄提示制度,采取措施限制未成年人使用时间。(中央网信办、工业和信息化部、国家新闻出版署按职责分工负责)

6. 完善学生健康体检制度和学生体质健康监测制度。把学校体育工作和学生体质健康状况纳入对地方政府、教育行政部门和学校的考核评价体系,与学校负责人奖惩挂钩。把学生健康知识、急救知识,特别是心肺复苏纳入考试内容,把健康知识、急救知识的掌握程度和体质健康测试情况作为学校学生评优评先、毕业考核和升学的重要指标,将高中体育科目纳入高中学业水平测试或高考综合评价体系,鼓励高校探索在特殊类型招生中增设体育科目测试。(教育部牵头,卫生健康委按职责负责)

(九)职业健康保护行动。

我国是世界上劳动人口最多的国家,2017 年我国就业人口 7.76 亿人,占总人口的 55.8%,多数劳动者职业生涯超过其生命周期的二分之一。工作场所接触各类危害因素引发的职业健康问题依然严重,职业病防治形势严峻、复杂,新的职业健康危害因素不断出现,疾病和工作压力导致的生理、心理等问题已成为亟待应对的职业健康新挑战。实施职业健康保护行动,强化政府监管职责,督促用人单位落实主体责任,提升职业健康工作水平,有效预防和控制职业病危害,切实保障劳动者职业健康权益,对维护全体劳动者身体健康、促进经济社会持续健康发展至关重要。

行动目标:

到 2022 年和 2030 年,劳动工时制度得到全面落实;工伤保险参保人数稳步提升,并于 2030 年实现工伤保险法定人群参保全覆盖;接尘工龄不足 5 年的劳动者新发尘肺病报告例数占年度报告总例数的比例实现明显下降并持续下降;辖区职业健康检查和职业病诊断服务覆盖率分别达到 80% 及以上和 90% 及以上;重点行业的用人单位职业病危害项目申报率达到 90% 及以上;工作场所职业病危害因素检测率达到 85% 及以上,接触职业病危害的劳动者在岗期间职业健康检查率达到 90% 及以上;职业病诊断机构报告率达到95%及以上。

提倡重点行业劳动者对本岗位主要危害及防护知识知晓率达到90%及以上并持续保持；鼓励各用人单位做好员工健康管理、评选“健康达人”，其中国家机关、学校、医疗卫生机构、国有企业等用人单位应支持员工率先树立健康形象，并给予奖励；对从事长时间、高强度重复用力、快速移动等作业方式以及视屏作业的人员，采取推广先进工艺技术、调整作息时间等措施，预防和控制过度疲劳和工作相关肌肉骨骼系统疾病的发生；采取综合措施降低或消除工作压力。

——劳动者个人：

1. 倡导健康工作方式。积极传播职业健康先进理念和文化。国家机关、学校、医疗卫生机构、国有企业等单位的员工率先树立健康形象，争做“健康达人”。

2. 树立健康意识。积极参加职业健康培训，学习和掌握与职业健康相关的各项制度、标准，了解工作场所存在的危害因素，掌握职业病危害防护知识、岗位操作规程、个人防护用品的正确佩戴和使用方法。

3. 强化法律意识，知法、懂法。遵守职业病防治法律、法规、规章。接触职业病危害的劳动者，定期参加职业健康检查；罹患职业病的劳动者，建议及时诊断、治疗，保护自己的合法权益。

4. 加强劳动过程防护。劳动者在生产环境中长期接触粉尘、化学危害因素、放射性危害因素、物理危害因素、生物危害因素等可能引起相关职业病。建议接触职业病危害因素的劳动者注意各类危害的防护，严格按照操作规程进行作业，并自觉、正确地佩戴个人职业病防护用品。

5. 提升应急处置能力。学习掌握现场急救知识和急性危害的应急处置方法，能够做到正确地自救、互救。

6. 加强防暑降温措施。建议高温作业、高温天气作业等劳动者注意预防中暑。可佩戴隔热面罩和穿着隔热、通风性能良好的防热服，注意使用空调等防暑降温设施进行降温。建议适量补充水、含食盐和水溶性维生素等防暑降温饮料。

7. 长时间伏案低头工作或长期前倾坐姿职业人群的健康保护。应注意通过伸展活动等方式缓解肌肉紧张，避免颈椎病、肩周炎和腰背痛的发生。在伏案工作时，需注意保持正确坐姿，上身挺直；调整椅子的高低，使双脚刚好合适地平踩在地面上。长时间使用电脑的，工作时电脑的仰角应与使用者的视线相对，不宜过分低头或抬头，建议每隔1~2小时休息一段时间，向远处眺望，活动腰部和颈部，做眼保健操和工间操。

8. 教师、交通警察、医生、护士等以站姿作业为主的职业人群的健康保护。站立时，建议两腿重心交替使用，防止静脉曲张，建议通过适当走动等方式保持腰部、膝盖放松，促进血液循环；长时间用嗓的，注意补充水分，常备润喉片，预防咽喉炎。

9. 驾驶员等长时间固定体位作业职业人群的健康保护。建议合理安排作业时间，做到规律饮食，定时定量；保持正确的作业姿势，将座位调整至适当的位置，确保腰椎受力适度，并注意减少震动，避免颈椎病、肩周炎、骨质增生、坐骨神经痛等疾病的发生；作业期间注意间歇性休息，减少憋尿，严禁疲劳作业。

——用人单位：

1. 鼓励用人单位为劳动者提供整洁卫生、绿色环保、舒适优美和人性化的工作环境，采取综合预防措施，尽可能减少各类危害因素对劳动者健康的影响，切实保护劳动者的健康权益。倡导用人单位评选“健康达人”，并给予奖励。

2. 鼓励用人单位在适宜场所设置健康小贴士，为单位职工提供免费测量血压、体重、腰围等健康指标的场所和设施，一般情况下，开会时间超过 2 小时安排休息 10~15 分钟。鼓励建立保护劳动者健康的相关制度，如：工间操制度、健身制度、无烟单位制度等。根据用人单位的职工人数和职业健康风险程度，依据有关标准设置医务室、紧急救援站、有毒气体防护站，配备急救箱等装备。

3. 新建、扩建、改建建设项目和技术改造、技术引进项目可能产生职业病危害的，建设单位应当依法依规履行建设项目职业病防护措施“三同时”（即建设项目的职业病防护设施与主体工程同时设计、同时施工、同时投入生产和使用）制度。鼓励用人单位优先采用有利于防治职业病和保护员工健康的新技术、新工艺、新设备、新材料，不得生产、经营、进口和使用国家明令禁止使用的可能产生职业病危害的设备或材料。对长时间、高强度、重复用力、快速移动等作业方式，采取先进工艺技术、调整作息时间等措施，预防和控制过度疲劳和相关疾病发生。采取综合措施降低或消除工作压力，预防和控制其可能产生的不良健康影响。

4. 产生职业病危害的用人单位应加强职业病危害项目申报、日常监测、定期检测与评价，在醒目位置设置公告栏，公布工作场所职业病危害因素检测结果和职业病危害事故应急救援措施等内容，对产生严重职业病危害的作业岗位，应当在其醒目位置，设置警示标识和中文警示说明。

5. 产生职业病危害的用人单位应建立职业病防治管理责任制，健全岗位责任体系，做到责任到位、投入到位、监管到位、防护到位、应急救援到位。用人单位应当根据存在的危害因素，设置或者指定职业卫生管理机构，配备专兼职的职业卫生管理人员，开展职业病防治、职业健康指导和管理工作。

6. 用人单位应建立完善的职业健康监护制度，依法组织劳动者进行职业健康检查，配合开展职业病诊断与鉴定等工作。对女职工定期进行妇科疾病及乳腺疾病的查治。

7. 用人单位应规范劳动用工管理，依法与劳动者签订劳动合同，合同中应明确劳动保护、劳动条件和职业病危害防护、女职工劳动保护及女职工禁忌劳动岗位等内容。用人单位应当保证劳动者休息时间，依法安排劳动者休假，落实女职工产假、产前检查及哺乳时间，杜绝违法加班；要依法按时足额缴纳工伤保险费。鼓励用人单位组建健康指导人员队伍，开展职工健康指导和管理工作。

——政府：

1. 研究修订《中华人民共和国职业病防治法》等法律法规，制修订职业病防治部门规章。梳理、分析、评估现有职业健康标准，以防尘、防毒、防噪声、防辐射为重点，以强制性标准为核心，研究制定、修订出台更严格、有效的国家职业健康标准和措施，完善职业病防治法规标准体系。加强对新型职业危害的研究识别、评价与控制，组织开展相关调查，研究制定规范标准，提出防范措施，适时纳入法定管理，以应对产业转型、技术进步可能产生的职业健康新问题。（卫生健康委牵头，科技部、司法部、市场监管总局按职责分工负责）

2. 研发、推广有利于保护劳动者健康的新技术、新工艺、新设备和新材料。以职业性尘肺病、噪声聋、化学中毒为重点，在矿山、建材、金属冶炼、化工等行业领域开展专项治理。严格源头控制，引导职业病危害严重的用人单位进行技术改造和转型升级。推动各行业协会制订并实施职业健康守则。（卫生健康委牵头，发展改革委、科技部、工业和信息化部、国务院国资委按职责分工负责）

3. 完善职业病防治技术支撑体系，按照区域覆盖、合理配置的原则，加强职业病防治机构建设，做到布局合理、功能健全。设区的市至少有 1 家医疗卫生机构承担本辖区内职业病诊断工作，县级行政区域原则上至少有 1 家医疗卫生机构承担本辖区职业健康检查工作。充分发挥各类职业病防治机构在职业健康检查、职业病诊断和治疗康复、职业病危害监测评价、职业健康风险评估等方面的作用，健全分工协作、上下联动的工作机制。加强专业人才队伍建设，鼓励高等院校扩大职业卫生及相关专业招生规模。推动企业职业健康管理队伍建设，提升企业职业健康管理能力。（卫生健康委牵头，发展改革委、教育部、财政部、人力资源社会保障部按职责分工负责）

4. 加强职业健康监管体系建设，健全职业健康监管执法队伍，重点加强县（区）、乡镇（街道）等基层执法力量，加强执法装备建设。加大用人单位监管力度，督促用人单位切实落实职业病防治主体责任。（卫生健康委牵头，发展改革委、财政部按职责分工负责）

5. 以农民工尘肺病为切入点，进一步加强对劳务派遣用工单位职业病防治工作的监督检查，优化职业病诊断程序和服务流程，提高服务质量。对加入工伤保险的尘肺病患者，加大保障力度；对未参加工伤保险的，按规定通过医疗保险、医疗救助等保障其医疗保障合法权益。加强部门间信息共享利用，及时交流用人单位职业病危害、劳动者职业健康和工伤保险等信息数据。（卫生健康委牵头，发展改革委、民政部、人力资源社会保障部、医保局按职责分工负责）

6. 改进职业病危害项目申报工作，建立统一、高效的监督执法信息管理机制。建立完善工作场所职业病危害因素检测、监测和职业病报告网络。适时开展工作场所职业病危害因素监测和职业病专项调查，系统收集相关信息。开展“互联网 + 职业健康”信息化建设，建立职业卫生和放射卫生大数据平台，利用信息化提高监管效率。（卫生健康委牵头，发展改革委、财政部按职责分工负责）

7. 将“健康企业”建设作为健康城市建设的重要内容,逐步拓宽丰富职业健康范围,积极研究将工作压力、肌肉骨骼疾病等新职业病危害纳入保护范围。推进企业依法履行职业病防治等相关法定责任和义务,营造企业健康文化,履行企业社会责任,有效保障劳动者的健康和福祉。(卫生健康委牵头,人力资源社会保障部、国务院国资委、全国总工会、全国妇联按职责分工负责)

(十)老年健康促进行动。

我国是世界上老年人口最多的国家。截至2018年底,我国60岁及以上老年人口约2.49亿,占总人口的17.9%;65岁及以上人口约1.67亿,占总人口的11.9%。我国老年人整体健康状况不容乐观,近1.8亿老年人患有慢性病,患有一种及以上慢性病的比例高达75%。失能、部分失能老年人约4 000万。开展老年健康促进行动,对于提高老年人的健康水平、改善老年人生活质量、实现健康老龄化具有重要意义。

行动目标:

到2022年和2030年,65~74岁老年人失能发生率有所下降;65岁及以上人群老年期痴呆患病率增速下降;二级以上综合性医院设老年医学科比例分别达到50%及以上和90%及以上;三级中医医院设置康复科比例分别达到75%和90%;养老机构以不同形式为入住老年人提供医疗卫生服务比例、医疗机构为老年人提供挂号就医等便利服务绿色通道比例分别达到100%;加强社区日间照料中心等社区养老机构建设,为居家养老提供依托;逐步建立支持家庭养老的政策体系,支持成年子女和老年父母共同生活,推动夯实居家社区养老服务基础。

提倡老年人知晓健康核心信息;老年人参加定期体检,经常监测呼吸、脉搏、血压、大小便情况,接受家庭医生团队的健康指导;鼓励和支持老年大学、老年活动中心、基层老年协会、有资质的社会组织等为老年人组织开展健康活动;鼓励和支持社会力量参与、兴办居家养老服务机构。

——个人和家庭:

1. 改善营养状况。主动学习老年人膳食知识,精心设计膳食,选择营养食品,保证食物摄入量充足,吃足量的鱼、虾、瘦肉、鸡蛋、牛奶、大豆及豆制品,多晒太阳,适量运动,有意识地预防营养缺乏,延缓肌肉衰减和骨质疏松。老年人的体重指数(BMI)在全人群正常值偏高的一侧为宜,消瘦的老年人可采用多种方法增加食欲和进食量,吃好三餐,合理加餐。消化能力明显降低的老年人宜制作细软食物,少量多餐。

2. 加强体育锻炼。选择与自身体质和健康状况相适应的运动方式,量力而行地进行体育锻炼。在重视有氧运动的同时,重视肌肉力量练习和柔韧性锻炼,适当进行平衡能力锻炼,强健骨骼肌肉系统,预防跌倒。参加运动期间,建议根据身体健康状况及时调整运动量。

3. 参加定期体检。经常监测呼吸、脉搏、血压、大小便情况,发现异常情况及时做好记录,必要时就诊。积极配合家庭医生团队完成健康状况评估、体格检查、辅助检查,了解自身脑、心、肺、胃、肝、肾等主要器官的功能情况，接受家庭医生团队的健康指导。

4. 做好慢病管理。患有慢性病的老年人应树立战胜疾病的信心，配合医生积极治疗，主动向医生咨询慢性病自我管理的知识、技能，并在医生指导下，做好自我管理，延缓病情进展，减少并发症，学习并运用老年人中医饮食调养，改善生活质量。

5. 促进精神健康。了解老年是生命的一个过程，坦然面对老年生活身体和环境的变化。多运动、多用脑、多参与社会交往，通过健康的生活方式延缓衰老、预防精神障碍和心理行为问题。老年人及其家属要了解老年期痴呆等疾病的有关知识，发现可疑症状及时到专业机构检查，做到早发现、早诊断、早治疗。一旦确诊老年人患有精神疾病，家属应注重对患者的关爱和照护，帮助患者积极遵循治疗训练方案。对认知退化严重的老年人，要照顾好其饮食起居，防止走失。

6. 注意安全用药。老年人共病发病率高，且药物代谢、转化、排泄能力下降，容易发生药物不良反应。生病及时就医，在医生指导下用药。主动监测用药情况，记录用药后主观感受和不良反应，复诊时及时向医生反馈。

7. 注重家庭支持。提倡家庭成员学习了解老年人健康维护的相关知识和技能，照顾好其饮食起居，关心关爱老年人心理、身体和行为变化情况，及早发现异常情况，及时安排就诊，并使家居环境保证足够的照明亮度，地面采取防滑措施并保持干燥，在水池旁、马桶旁、浴室安装扶手，预防老年人跌倒。

——社会：

1. 全社会进一步关注和关爱老年人，构建尊老、孝老的社区环境，鼓励老年大学、老年活动中心、基层老年协会、有资质的社会组织等宣传心理健康知识，组织开展有益身心的活动；培训专兼职社会工作者和心理工作者。引入社会力量，为有需要的老年人提供心理辅导、情绪疏解、悲伤抚慰等心理健康服务。

2. 支持社会组织为居家、社区、机构的失能、部分失能老人提供照护和精神慰藉服务。鼓励和支持社会力量参与、兴办居家养老服务。

3. 鼓励和支持科研机构与高新技术企业深度合作，充分运用互联网、物联网、大数据等信息技术手段，开展大型队列研究，研究判定与预测老年健康的指标、标准与方法，研发可穿戴老年人健康支持技术和设备。

4. 鼓励健康服务相关企业结合老年人身心特点，大力开展健康养生、健康体检、咨询管理、体质测定、体育健身、运动康复、健康旅游等多样化服务。

——政府：

1. 开展老年健身、老年保健、老年疾病防治与康复等内容的教育活动。积极宣传适宜老年人的中医养生保健方法。加强老年人自救互救卫生应急技能训练。推广老年期常见疾病的防治适宜技术，开展预防老年人跌倒等干预和健康指导。（卫生健康委牵头，民政部、文化和旅游部、体育总局、中医药局等按职责分工负责）

2. 实施老年人心理健康预防和干预计划，为贫困、空巢、失能、失智、计划生育特殊家庭和高龄独居老年人提供日常关怀和心理支持服务。加强对老年严重精神障碍患者的社区管理和康复治疗，鼓励老年人积极参与社会活动，促进老年人心理健康。（卫生健康委牵头，中医药局按职责负责）

3. 建立和完善老年健康服务体系。优化老年医疗卫生资源配置，鼓励以城市二级医院转型、新建等多种方式，合理布局，积极发展老年医院、康复医院、护理院等医疗机构。推动二级以上综合医院开设老年医学科，增加老年病床位数量，提高老年人医疗卫生服务的可及性。（发展改革委、卫生健康委按职责分工负责）

4. 强化基层医疗卫生服务网络功能，发挥家庭医生（团队）作用，为老年人提供综合、连续、协同、规范的基本医疗和公共卫生服务。为65岁及以上老年人免费建立健康档案，每年免费提供健康体检。为老年人提供家庭医生签约服务。研究制定上门巡诊、家庭病床的服务标准和操作规范。（民政部、卫生健康委、医保局、中医药局按职责分工负责）

5. 扩大中医药健康管理服务项目的覆盖广度和服务深度，根据老年人不同体质和健康状态提供更多中医养生保健、疾病防治等健康指导。推动中医医院与老年护理院、康复疗养机构等开展合作，推动二级以上中医医院开设老年医学科，增加老年服务资源，提供老年健康服务。（中医药局牵头，卫生健康委按职责负责）

6. 完善医养结合政策，推进医疗卫生与养老服务融合发展，推动发展中医药特色医养结合服务。鼓励养老机构与周边的医疗卫生机构开展多种形式的合作，推动医疗卫生服务延伸至社区、家庭。支持社会力量开办非营利性医养结合服务机构。（卫生健康委牵头，民政部、中医药局按职责分工负责）

7. 全面推进老年医学学科基础研究，提高我国老年医学的科研水平。推行多学科协作诊疗，重视老年综合征和老年综合评估。大力推进老年医学研究中心及创新基地建设，促进医研企共同开展创新性和集成性研究，打造高水平的技术创新与成果转化基地。（科技部、卫生健康委按职责分工负责）

8. 支持高等院校和职业院校开设老年医学相关专业或课程，以老年医学、康复、护理、营养、心理和社会工作等为重点，加快培养适应现代老年医学理念的复合型多层次人才。将老年医学、康复、护理人才作为急需紧缺人才纳入卫生人员培训规划，加强专业技能培训。（教育部、卫生健康委按职责分工负责）

9. 加快提出推开长期护理保险制度试点的指导意见。抓紧研究完善照护服务标准体系，建立健全长期照护等级认定标准、项目内涵、服务标准以及质量评价等行业规范和体制机制。（医保局牵头，卫生健康委按职责负责）

10. 逐步建立完善支持家庭养老的政策体系，支持成年子女与老年父母共同生活。从老年人实际需求出发，强化家庭养老功能，从社区层面整合资源，加强社区日间照料中心等居家养老服务机构、场所和相关服务队伍建设，鼓励为老年人提供上门服务，为居家养老提供依托。弘扬敬老、养老、助老的社会风尚。（民政部牵头，文化和旅游部、卫

生健康委按职责分工负责）

11. 优化老年人住、行、医、养等环境，营造安全、便利、舒适、无障碍的老年宜居环境。推进老年人社区和居家适老化改造，支持适老住宅建设。（民政部、住房城乡建设部、交通运输部、卫生健康委按职责分工负责）

12. 鼓励专业技术领域人才延长工作年限，各地制定老年人力资源开发利用专项规划，鼓励引导老年人为社会做更多贡献。发挥老年人优良品行传帮带作用，支持老党员、老专家、老军人、老劳模、老干部开展关心教育下一代活动。鼓励老年人参加志愿服务，繁荣老年文化，做到“老有所为”。（中央组织部、民政部、人力资源社会保障部、退役军人部按职责分工负责）

（十一）心脑血管疾病防治行动。

心脑血管疾病具有高患病率、高致残率、高复发率和高死亡率的特点，带来了沉重的社会及经济负担。目前全国现有高血压患者 2.7 亿、脑卒中患者 1 300 万、冠心病患者 1 100 万。高血压、血脂异常、糖尿病，以及肥胖、吸烟、缺乏体力活动、不健康饮食习惯等是心脑血管疾病主要的且可以改变的危险因素。中国 18 岁及以上居民高血压患病率为 25.2%，血脂异常达到 40.4%，均呈现上升趋势。对这些危险因素采取干预措施不仅能够预防或推迟心脑血管疾病的发生，而且能够和药物治疗协同作用预防心脑血管疾病的复发。

行动目标：

到 2022 年和 2030 年，心脑血管疾病死亡率分别下降到 209.7/10 万及以下和 190.7/10 万及以下；30 岁及以上居民高血压知晓率分别不低于 55% 和 65%；高血压患者规范管理率分别不低于 60% 和 70%；高血压治疗率、控制率持续提高；所有二级及以上医院卒中中心均开展静脉溶栓技术；35 岁及以上居民年度血脂检测率不低于 27% 和 35%；乡镇卫生院、社区卫生服务中心提供 6 类以上中医非药物疗法的比例达到 100%，村卫生室提供 4 类以上中医非药物疗法的比例分别达到 70% 和 80%；鼓励开展群众性应急救护培训，取得培训证书的人员比例分别提高到 1% 及以上和 3% 及以上。

提倡居民定期进行健康体检；18 岁及以上成人定期自我监测血压，血压正常高值人群和其他高危人群经常测量血压；40 岁以下血脂正常人群每 2~5 年检测 1 次血脂，40 岁及以上人群至少每年检测 1 次血脂，心脑血管疾病高危人群每 6 个月检测 1 次血脂。

——个人：

1. 知晓个人血压。18 岁及以上成人定期自我监测血压，关注血压变化，控制高血压危险因素。超重或肥胖、高盐饮食、吸烟、长期饮酒、长期精神紧张、体力活动不足者等是高血压的高危人群。建议血压为正常高值者（120~139mmHg/80~89mmHg）及早注意控制以上危险因素。建议血压正常者至少每年测量 1 次血压，高危人群经常测量血压，并接受医务人员的健康指导。

2. 自我血压管理。在未使用降压药物的情况下，非同日3次测量收缩压≥140mmHg和(或)舒张压≥90mmHg，可诊断为高血压。高血压患者要学会自我健康管理，认真遵医嘱服药，经常测量血压和复诊。

3. 注重合理膳食。建议高血压高危人群及患者注意膳食盐的摄入，每日食盐摄入量不超过5g，并戒酒，减少摄入富含油脂和高糖的食物，限量食用烹调油。

4. 酌情量力运动。建议心脑血管疾病高危人群(具有心脑血管既往病史或血压异常、血脂异常，或根据世界卫生组织发布的《心血管风险评估和管理指南》判断10年心脑血管疾病患病风险≥20%)及患者的运动形式根据个人健康和体质确定，考虑进行心脑血管风险评估，全方位考虑运动限度，以大肌肉群参与的有氧耐力运动为主，如健走、慢跑、游泳、太极拳等运动，活动量一般应达到中等强度。

5. 关注并定期进行血脂检测。40岁以下血脂正常人群，每2~5年检测1次血脂；40岁及以上人群至少每年检测1次血脂。心脑血管疾病高危人群每6个月检测1次血脂。

6. 防范脑卒中发生。脑卒中发病率、死亡率的上升与血压升高关系密切，血压越高，脑卒中风险越高。血脂异常与缺血性脑卒中发病率之间存在明显相关性。房颤是引发缺血性脑卒中的重要病因。降低血压，控制血脂，保持健康体重，可降低脑卒中风险。建议房颤患者遵医嘱采用抗凝治疗。

7. 学习掌握心脑血管疾病发病初期正确的自救措施及紧急就医指导。急性心肌梗死疼痛的部位(心前区、胸骨后、剑突下、左肩等)与心绞痛相同，但持续时间较长，程度重，并可伴有恶心、呕吐、出汗等症状，应让病人绝对卧床休息，松解领口，保持室内安静和空气流通。有条件者可立即吸氧，舌下含服硝酸甘油1片，同时立即呼叫急救中心，切忌乘公共汽车或扶病人步行去医院。早期脑卒中发病的特点是突然一侧肢体无力或者麻木，突然说话不清或听不懂别人讲话，突然视物旋转、站立不能，一过性视力障碍、眼前发黑，视物模糊，出现难以忍受的头痛，症状逐渐加重或呈持续性，伴有恶心、呕吐。出现这种情况时，应将患者放平，仰卧位，不要枕枕头，头偏向一侧，注意给病人保暖。同时，立即拨打急救电话，尽量快速到达医院。抓住4小时的黄金抢救时间窗，接受静脉溶栓治疗，可大幅降低致死率和致残率。

——社会和政府：

1. 鼓励、支持红十字会等社会组织和急救中心等医疗机构开展群众性应急救护培训，普及全民应急救护知识，使公众掌握基本必备的心肺复苏等应急自救互救知识与技能。到2022年和2030年取得急救培训证书的人员分别达到1%和3%，按照师生1∶50的比例对中小学教职人员进行急救员公益培训。完善公共场所急救设施设备配备标准，在学校、机关、企事业单位和机场、车站、港口客运站、大型商场、电影院等人员密集场所配备急救药品、器材和设施，配备自动体外除颤器(AED)。每5万人配置1辆救护车，缩短急救反应时间，院前医疗急救机构电话10秒接听率100%，提高救护车接

报后5分钟内的发车率。(卫生健康委牵头,教育部、财政部、中国红十字会总会等按职责分工负责)

2. 全面实施35岁以上人群首诊测血压制度。基层医疗卫生机构为辖区35岁及以上常住居民中原发性高血压患者提供规范的健康管理服务。乡镇卫生院和社区卫生服务中心应配备血脂检测仪器,扩大心脑血管疾病高危人群筛查干预覆盖面,在医院就诊人群中开展心脑血管疾病机会性筛查。增加高血压检出的设备与场所。(卫生健康委牵头,财政部等按职责分工负责)

3. 推进"三高"(高血压、高血糖、高血脂)共管,开展超重肥胖、血压血糖增高、血脂异常等高危人群的患病风险评估和干预指导,做好高血压、糖尿病、血脂异常的规范化管理。(卫生健康委、中医药局按职责分工负责)

4. 所有市(地)、县依托现有资源建设胸痛中心,形成急性胸痛协同救治网络。继续推进医院卒中中心建设。强化培训、质量控制和督导考核,推广普及适宜技术。(卫生健康委牵头,发展改革委等按职责分工负责)

5. 强化脑卒中、胸痛诊疗相关院前急救设备设施配备,推进完善并发布脑卒中、胸痛"急救地图"。建设医院急诊脑卒中、胸痛绿色通道,实现院前急救与院内急诊的互联互通和有效衔接,提高救治效率。二级及以上医院卒中中心具备开展静脉溶栓的能力,脑卒中筛查与防治基地医院和三级医院卒中中心具备开展动脉取栓的能力。加强卒中中心与基层医疗卫生机构的协作联动,提高基层医疗卫生机构溶栓知识知晓率和应对能力。(卫生健康委牵头,发展改革委、财政部按职责分工负责)

(十二)癌症防治行动。

癌症严重危害群众健康。《2017年中国肿瘤登记年报》显示,我国每年新发癌症病例约380万,死亡人数约229万,发病率及死亡率呈现逐年上升趋势。随着我国人口老龄化和工业化、城镇化进程不断加快,加之慢性感染、不健康生活方式的广泛流行和环境污染、职业暴露等因素的逐渐累积,我国癌症防控形势仍将十分严峻。国际经验表明,采取积极预防、早期筛查、规范治疗等措施,对于降低癌症的发病率和死亡率具有显著效果。

行动目标:

到2022年和2030年,总体癌症5年生存率分别不低于43.3%和46.6%;癌症防治核心知识知晓率分别不低于70%和80%;高发地区重点癌种早诊率达到55%及以上并持续提高;基本实现癌症高危人群定期参加防癌体检。

——个人:

1. 尽早关注癌症预防。癌症的发生是一个多因素、多阶段、复杂渐进的过程,建议每个人尽早学习掌握《癌症防治核心信息及知识要点》,积极预防癌症发生。

2. 践行健康生活方式,戒烟限酒、平衡膳食、科学运动、心情舒畅可以有效降低癌症发生。如:戒烟可降低患肺癌的风险,合理饮食可减少结肠癌、乳腺癌、食管癌、肝癌和胃癌的发生。

3. 减少致癌相关感染。癌症是不传染的，但一些与癌症发生密切相关的细菌（如幽门螺杆菌）、病毒（如人乳头瘤病毒、肝炎病毒、EB 病毒等）则是会传染的。通过保持个人卫生和健康生活方式、接种疫苗（如肝炎病毒疫苗、人乳头瘤病毒疫苗）可以避免感染相关的细菌和病毒，从而预防癌症的发生。

4. 定期防癌体检。规范的防癌体检是发现癌症和癌前病变的重要途径。目前的技术手段可以早期发现大部分的常见癌症，如使用胃肠镜可以发现消化道癌，采用醋酸染色肉眼观察 / 碘染色肉眼观察（VIA/VILI）、宫颈脱落细胞学检查或高危型人乳头瘤病毒（HPV）DNA 检测，可以发现宫颈癌，胸部低剂量螺旋 CT 可以发现肺癌，超声结合钼靶可以发现乳腺癌。建议高危人群选择专业的体检机构进行定期防癌体检，根据个体年龄、既往检查结果等选择合适的体检间隔时间。

5. 密切关注癌症危险信号。如：身体浅表部位出现的异常肿块；体表黑痣和疣等在短期内色泽加深或迅速增大；身体出现哽咽感、疼痛等异常感觉；皮肤或黏膜出现经久不愈的溃疡；持续性消化不良和食欲减退；大便习惯及性状改变或带血；持久性声音嘶哑、干咳、痰中带血；听力异常，流鼻血，头痛；阴道异常出血，特别是接触性出血；无痛性血尿，排尿不畅；不明原因的发热、乏力、进行性体重减轻等。出现上述症状时建议及时就医。

6. 接受规范治疗。癌症患者要到正规医院进行规范化治疗，不要轻信偏方或虚假广告，以免贻误治疗时机。

7. 重视康复治疗。要正视癌症，积极调整身体免疫力，保持良好心理状态，达到病情长期稳定。疼痛是癌症患者最常见、最主要的症状，可以在医生帮助下通过科学的止痛方法积极处理疼痛。

8. 合理膳食营养。癌症患者的食物摄入可参考《恶性肿瘤患者膳食指导》。保持每天适量的谷类食物、豆制品、蔬菜和水果摄入。在胃肠道功能正常的情况下，注意粗细搭配，适当多吃鱼、禽肉、蛋类，减少红肉摄入，对于胃肠道损伤患者，推荐制作软烂细碎的动物性食品。在抗肿瘤治疗期和康复期膳食摄入不足，且在经膳食指导仍不能满足目标需要量时，可积极接受肠内、肠外营养支持治疗。不吃霉变食物，限制烧烤（火烧、炭烧）、腌制和煎炸的动物性食物的摄入。

——社会和政府：

1. 对发病率高、筛查手段和技术方案比较成熟的胃癌、食管癌、结直肠癌、肺癌、宫颈癌、乳腺癌等重点癌症，制定筛查与早诊早治指南。各地根据本地区癌症流行状况，创造条件普遍开展癌症机会性筛查。（卫生健康委牵头，财政部按职责负责）

2. 制定工作场所防癌抗癌指南，开展工作场所致癌职业病危害因素的定期检测、评价和个体防护管理工作。（卫生健康委牵头，全国总工会按职责负责）

3. 制定并推广应用常见癌症诊疗规范和临床路径，创新中医药与现代技术相结合的中医癌症诊疗模式，提高临床疗效。做好患者康复指导、疼痛管理、长期护理、营养和心理支持，提高癌症患者生存质量。重视对癌症晚期患者的管理，推进安宁疗护试点工作。（卫生健康委、中医药局牵头，科技部、民政部按职责分工负责）

4. 开展癌症筛查、诊断、手术、化疗、放疗、介入等诊疗技术人员培训。推进诊疗新技术应用及管理。通过疑难病症诊治能力提升工程，加强中西部地区及基层能力，提高癌症防治同质化水平。（卫生健康委牵头，发展改革委、财政部按职责分工负责）

5. 促进基本医疗保险、大病保险、医疗救助、应急救助、商业健康保险及慈善救助等制度间的互补联动和有效衔接，形成保障合力，切实降低癌症患者就医负担。（民政部、卫生健康委、医保局、银保监会按职责分工负责）

6. 建立完善抗癌药物临床综合评价体系，针对临床急需的抗癌药物，加快审评审批流程。完善医保目录动态调整机制，按规定将符合条件的抗癌药物纳入医保目录。（财政部、卫生健康委、医保局、药监局按职责分工负责）

7. 加强农村贫困人口癌症筛查，继续开展农村贫困人口大病专项救治，针对农村特困人员和低保对象开展食管癌、胃癌、结肠癌、直肠癌、宫颈癌、乳腺癌和肺癌等重点癌症的集中救治。（卫生健康委牵头，民政部、医保局、国务院扶贫办按职责分工负责）

8. 健全死因监测和肿瘤登记报告制度，所有县区开展死因监测和肿瘤登记工作，定期发布国家和省级肿瘤登记报告。搭建国家癌症大数据平台，建成覆盖全国的癌症病例登记系统，开展癌症临床数据分析研究，为癌症诊治提供决策支持。（卫生健康委牵头，发展改革委按职责负责）

9. 在国家科技计划中进一步针对目前癌症防治攻关中亟需解决的薄弱环节加强科技创新部署。在科技创新 2030 重大项目中，强化癌症防治的基础前沿研究、诊治技术和应用示范的全链条部署。充分发挥国家临床医学研究中心及其协同网络在临床研究、成果转化、推广应用方面的引领示范带动作用，持续提升我国癌症防治的整体科技水平。（科技部、卫生健康委等按职责分工负责）

（十三）慢性呼吸系统疾病防治行动。

慢性呼吸系统疾病是以慢性阻塞性肺疾病（以下简称慢阻肺）、哮喘等为代表的一系列疾病。我国 40 岁及以上人群慢阻肺患病率为 13.6%，总患病人数近 1 亿。慢阻肺具有高患病率、高致残率、高病死率和高疾病负担的特点，患病周期长、反复急性加重、有多种合并症，严重影响中老年患者的预后和生活质量。我国哮喘患者超过 3 000 万人，因病程长、反复发作，导致误工误学，影响儿童生长发育和患者生活质量。慢阻肺最重要的危险因素是吸烟、室内外空气污染物以及职业性粉尘和化学物质的吸入。哮喘的主要危险因素包括遗传性易感因素、环境过敏原的暴露、空气污染、病毒感染等。通过积极控制相关危险因素，可以有效预防慢性呼吸系统疾病的发生发展，显著提高患者预后和生活质量。

行动目标：

到2022年和2030年，70岁及以下人群慢性呼吸系统疾病死亡率下降到9/10万及以下和8.1/10万及以下；40岁及以上居民慢阻肺知晓率分别达到15%及以上和30%及以上。40岁及以上人群或慢性呼吸系统疾病高危人群每年检查肺功能1次。

——个人：

1. 关注疾病早期发现。呼吸困难、慢性咳嗽和(或)咳痰是慢阻肺最常见的症状，40岁及以上人群，长期吸烟、职业粉尘或化学物质暴露等危险因素接触者，有活动后气短或呼吸困难、慢性咳嗽咳痰、反复下呼吸道感染等症状者，建议每年进行1次肺功能检测，确认是否已患慢阻肺。哮喘主要表现为反复发作的喘息、气急、胸闷或咳嗽，常在夜间及凌晨发作或加重，建议尽快到医院确诊。

2. 注意危险因素防护。减少烟草暴露，吸烟者尽可能戒烟。加强职业防护，避免与有毒、有害气体及化学物质接触，减少生物燃料(木材、动物粪便、农作物残梗、煤炭等)燃烧所致的室内空气污染，避免大量油烟刺激，室外空气污染严重天气减少外出或做好戴口罩等防护措施。提倡家庭中进行湿式清扫。

3. 注意预防感冒。感冒是慢阻肺、哮喘等慢性呼吸系统疾病急性发作的主要诱因。建议慢性呼吸系统疾病患者和老年人等高危人群主动接种流感疫苗和肺炎球菌疫苗。

4. 加强生活方式干预。建议哮喘和慢阻肺患者注重膳食营养，多吃蔬菜、水果，进行中等量的体力活动，如太极拳、八段锦、走步等，也可以进行腹式呼吸，呼吸操等锻炼，在专业人员指导下积极参与康复治疗。建议积极了解医疗机构提供的“三伏贴”等中医药特色服务。

5. 哮喘患者避免接触过敏原和各种诱发因素。宠物毛发、皮屑是哮喘发病和病情加重的危险因素，建议有哮喘患者的家庭尽量避免饲养宠物。母乳喂养可降低婴幼儿哮喘发病风险。

——社会和政府：

1. 将肺功能检查纳入40岁及以上人群常规体检内容。推行高危人群首诊测量肺功能，发现疑似慢阻肺患者及时提供转诊服务。推动各地为社区卫生服务中心和乡镇卫生院配备肺功能检查仪等设备，做好基层专业人员培训。(卫生健康委牵头，发展改革委、财政部按职责分工负责)

2. 研究将慢阻肺患者健康管理纳入国家基本公共卫生服务项目，落实分级诊疗制度，为慢阻肺高危人群和患者提供筛查干预、诊断、治疗、随访管理、功能康复等全程防治管理服务，提高基层慢阻肺的早诊早治率和规范化管理率。(卫生健康委牵头，财政部按职责负责)

3. 着力提升基层慢性呼吸系统疾病防治能力和水平，加强基层医疗机构相关诊治设备(雾化吸入设施、氧疗设备、无创呼吸机等)和长期治疗管理用药的配备。(卫生健康委牵头，发展改革委、财政部按职责分工负责)

4. 加强科技攻关和成果转化，运用临床综合评价、鼓励相关企业部门研发等措施，提高新型疫苗、诊断技术、治疗药物的可及性，降低患者经济负担。（科技部、卫生健康委、医保局按职责分工负责）

（十四）糖尿病防治行动。

糖尿病是一种常见的内分泌代谢疾病。我国18岁以上人群糖尿病患病率从2002年的4.2%迅速上升至2012年的9.7%，据估算，目前我国糖尿病患者超过9 700万，糖尿病前期人群约1.5亿。糖尿病并发症累及血管、眼、肾、足等多个器官，致残、致死率高，严重影响患者健康，给个人、家庭和社会带来沉重的负担。2型糖尿病是我国最常见的糖尿病类型。肥胖是2型糖尿病的重要危险因素，糖尿病前期人群接受适当的生活方式干预可延迟或预防糖尿病的发生。

行动目标：

到2022年和2030年，18岁及以上居民糖尿病知晓率分别达到50%及以上和60%及以上；糖尿病患者规范管理率分别达到60%及以上和70%及以上；糖尿病治疗率、糖尿病控制率、糖尿病并发症筛查率持续提高。

提倡40岁及以上人群每年至少检测1次空腹血糖，糖尿病前期人群每6个月检测1次空腹或餐后2小时血糖。

——个人：

1. 全面了解糖尿病知识，关注个人血糖水平。健康人40岁开始每年检测1次空腹血糖。具备以下因素之一，即为糖尿病高危人群：超重与肥胖、高血压、血脂异常、糖尿病家族史、妊娠糖尿病史、巨大儿（出生体重≥4kg）生育史。6.1mmol/L≤空腹血糖（FBG）<7.0mmol/L，或7.8mmol/L≤糖负荷2小时血糖（2hPG）<11.1mmol/L，则为糖调节受损，也称糖尿病前期，属于糖尿病的极高危人群。

2. 糖尿病前期人群可通过饮食控制和科学运动降低发病风险，建议每半年检测1次空腹血糖或餐后2小时血糖。同时密切关注其他心脑血管危险因素，并给予适当的干预措施。建议超重或肥胖者使体重指数（BMI）达到或接近24kg/m^2，或体重至少下降7%，每日饮食总热量至少减少400~500kcal，饱和脂肪酸摄入占总脂肪酸摄入的30%以下，中等强度体力活动至少保持在150分钟/周。

3. 糖尿病患者加强健康管理。如出现糖尿病典型症状（“三多一少”即多饮、多食、多尿、体重减轻）且随机血糖≥11.1mmol/L，或空腹血糖≥7.0mmol/L，或糖负荷2小时血糖≥11.1mmol/L，可诊断为糖尿病。建议糖尿病患者定期监测血糖和血脂，控制饮食，科学运动，戒烟限酒，遵医嘱用药，定期进行并发症检查。

4. 注重膳食营养。糖尿病患者的饮食可参照《中国糖尿病膳食指南》，做到：合理饮食，主食定量（摄入量因人而异），建议选择低血糖生成指数（GI）食物，全谷物、杂豆类占主食摄入量的三分之一；建议餐餐有蔬菜，两餐之间适量选择低GI水果；每周不超过4个鸡蛋或每两天1个鸡蛋，不弃蛋黄；奶类豆类天天有，零食加餐可选择少许坚果；

烹调注意少油少盐；推荐饮用白开水，不饮酒；进餐定时定量，控制进餐速度，细嚼慢咽。进餐顺序宜为先吃蔬菜、再吃肉类、最后吃主食。

5. 科学运动。糖尿病患者要遵守合适的运动促进健康指导方法并及时作出必要的调整。每周至少有 5 天，每天半小时以上的中等量运动，适合糖尿病患者的运动有走步、游泳、太极拳、广场舞等。运动时需防止低血糖和跌倒摔伤。不建议老年患者参加剧烈运动。血糖控制极差且伴有急性并发症或严重慢性并发症时，不宜采取运动疗法。

——社会和政府：

1. 承担国家公共卫生服务项目的基层医疗卫生机构应为辖区内 35 岁及以上常住居民中 2 型糖尿病患者提供规范的健康管理服务，对 2 型糖尿病高危人群进行针对性的健康教育。（卫生健康委牵头，财政部按职责负责）

2. 落实糖尿病分级诊疗服务技术规范，鼓励医疗机构为糖尿病患者开展饮食控制指导和运动促进健康指导，对患者开展自我血糖监测和健康管理进行指导。（卫生健康委牵头，体育总局、中医药局按职责分工负责）

3. 促进基层糖尿病及并发症筛查标准化，提高医务人员对糖尿病及其并发症的早期发现、规范化诊疗和治疗能力。及早干预治疗糖尿病视网膜病变、糖尿病伴肾脏损害、糖尿病足等并发症，延缓并发症进展，降低致残率和致死率。（卫生健康委牵头，财政部按职责负责）

4. 依托区域全民健康信息平台，推进“互联网＋公共卫生”服务，充分利用信息技术丰富糖尿病健康管理手段，创新健康服务模式，提高管理效果。（卫生健康委牵头，发展改革委、财政部按职责分工负责）

（十五）传染病及地方病防控行动。

近年来，我国传染病疫情总体形势稳中有降，但防控形势依然严峻。性传播成为艾滋病的主要传播途径，疫情逐步由易感染艾滋病危险行为人群向一般人群传播，波及范围广，影响因素复杂，干预难度大；现有慢性乙肝患者约 2 800 万人，慢性丙肝患者约 450 万，每年新发结核病患者约 90 万例。包虫病等重点寄生虫病仍然严重威胁流行地区居民的健康。地方病流行区域广、受威胁人口多，40% 的县有 1 种地方病，22% 的县有 3 种以上的地方病。地方病重点地区与贫困地区高度重合，全国 832 个国家级贫困县中，831 个县有碘缺乏病，584 个县有饮水型氟中毒、饮茶型地氟病、大骨节病、克山病等，因病致贫、返贫现象突出。加大传染病及地方病防治工作力度是维护人民健康的迫切需要，也是健康扶贫的重要举措。

行动目标：

到 2022 年和 2030 年，艾滋病全人群感染率分别控制在 0.15% 以下和 0.2% 以下；5 岁以下儿童乙型肝炎病毒表面抗原流行率分别控制在 1% 和 0.5% 以下；肺结核发病率下降到 55/10 万以下，并呈持续下降趋势；以乡（镇、街道）为单位，适龄儿童免疫规划疫苗接种率保持在 90% 以上；法定传染病报告率保持在 95% 以上；到 2020 年消除疟疾并持续保持；到2022年有效控制和消除血吸虫病危害，到2030年消除血吸虫病；到2022年70%以上的流行县人群包虫病患病率在1%以下，到2030年所有流行县人群包虫病患病率在1%以下；到2020年持续消除碘缺乏危害；到2022年基本消除燃煤污染型氟砷中毒、大骨节病和克山病危害，有效控制饮水型氟砷中毒、饮茶型地氟病和水源性高碘危害；到2030年保持控制和消除重点地方病，地方病不再成为危害人民健康的重点问题。

提倡负责任和安全的性行为，鼓励使用安全套；咳嗽、打喷嚏时用胳膊或纸巾遮掩口鼻，正确、文明吐痰；充分认识疫苗对预防疾病的重要作用，积极接种疫苗。

——个人：

1. 提高自我防范意识。主动了解艾滋病、乙肝、丙肝的危害、防治知识和相关政策，抵制卖淫嫖娼、聚众淫乱、吸食毒品等违法犯罪行为，避免和减少易感染艾滋病、乙肝、丙肝的危险行为，不共用针头和针具、剃须刀和牙刷，忠诚于性伴侣，提倡负责任和安全的性行为，鼓励使用安全套。积极参与防治宣传活动，发生易感染危险行为后主动检测，不歧视感染者和患者。

2. 充分认识疫苗对于预防疾病的重要作用。接种乙肝疫苗是预防乙肝最安全有效的措施，医务人员、经常接触血液的人员、托幼机构工作人员、乙肝病毒表面抗原携带者的家庭成员、男性同性恋或有多个性伴侣者和静脉内注射毒品者等，建议接种乙肝疫苗。乙肝病毒表面抗原携带者母亲生育的婴儿，建议在出生24小时内（越早越好）接受乙肝免疫球蛋白和乙肝疫苗联合免疫，阻断母婴传播。注意饮食和饮水卫生，可预防甲肝和戊肝病毒感染。

3. 养成良好的卫生习惯。咳嗽、打喷嚏时用胳膊或纸巾遮掩口鼻，正确、文明吐痰。出现咳嗽、咳痰2周以上，或痰中带血等可疑症状时要及时到结核病定点医疗机构就诊。结核病患者要遵医嘱，坚持规律、全程、按时服药，坚持规范治疗后大多数可以治愈。家中有传染性肺结核患者时应采取适当的隔离措施。传染期肺结核患者应尽量避免去公共场所，外出时必须佩戴口罩，避免乘坐密闭交通工具。与传染性肺结核患者接触，或出入有较高传染风险的场所（如医院、结核科门诊等）时，建议佩戴医用防护口罩。

4. 儿童、老年人、慢性病患者的免疫力低、抵抗力弱，是流感的高危人群，建议在流感流行季节前在医生的指导下接种流感疫苗。

5. 饲养者应为犬、猫接种兽用狂犬病疫苗，带犬外出时，要使用犬链或给犬戴上笼嘴，防止咬伤他人。被犬、猫抓伤或咬伤后，应当立即冲洗伤口，并在医生的指导下尽快注射抗狂犬病免疫球蛋白（或血清）和人用狂犬病疫苗。

6. 接触禽畜后要洗手。不与病畜、病禽接触。不加工、不食用病死禽畜，或未经卫生检疫合格的禽畜肉。动物源性传染病病区内不吃生的或未煮熟煮透的禽畜肉，不食用野生动物。发现病死禽畜要及时向畜牧部门报告，并按照要求妥善处理。

7. 讲究个人卫生，做好防护。包虫病流行区居民要做到饭前洗手，家犬定期驱虫，犬粪深埋或焚烧进行无害化处理，染病牲畜内脏深埋不随意丢弃，防止其他动物进食；屠宰人员不随意丢弃牲畜内脏、不用生鲜内脏喂犬。血吸虫病流行区居民避免接触疫水，渔船民下水前做好防护措施；肝吸虫病流行区居民不生食或半生食鱼类、螺类和肉类，不用未经无害化处理的粪便喂鱼和施肥。钩虫病流行区居民避免赤足下水下田，加强防护。黑热病流行区居民使用药浸或长效蚊帐，安装纱门纱窗，减少人蛉接触，防止被叮咬。

8. 远离疾病。建议大骨节病病区居民尽量购买商品粮，不食用自产粮。建议克山病病区居民养成平衡膳食习惯，碘缺乏地区居民食用碘盐，牧区居民饮用低氟砖茶。建议饮水型氟砷中毒地区居民饮用改水后的合格水，做好自家管道维护；燃煤污染型氟砷中毒地区居民要尽量使用清洁能源或改良炉灶。

——社会和政府：

1. 动员社会各界参与艾滋病防治工作，支持社会团体、企业、基金会、有关组织和志愿者开展艾滋病防治宣传、感染者扶贫救助等公益活动，鼓励和支持对易感艾滋病危险行为人群开展动员检测和综合干预、感染者关怀救助等工作。（卫生健康委牵头，中央宣传部、民政部、财政部、中医药局、全国总工会、共青团中央、全国妇联、中国红十字会总会、全国工商联等按职责分工负责）

2. 落实血站血液艾滋病病毒、乙肝病毒、丙肝病毒核酸检测全覆盖，落实预防艾滋病、梅毒和乙肝母婴传播措施全覆盖，落实感染者救治救助政策。综合提高预防艾滋病宣传教育的针对性，提高综合干预的实效性，提高检测咨询的可及性和随访服务的规范性。（卫生健康委牵头，中央宣传部、中央政法委、中央网信办、发展改革委、教育部、工业和信息化部、公安部、民政部、司法部、财政部、交通运输部、农业农村部、文化和旅游部、海关总署、广电总局、药监局等按职责分工负责）

3. 全面实施病毒性肝炎各项防治措施，控制病毒性肝炎及其相关肝癌、肝硬化死亡上升趋势。鼓励有条件的地区对医务人员、经常接触血液的人员、托幼机构工作人员、乙型肝炎病毒表面抗原携带者家庭成员等高风险人群开展乙型肝炎疫苗接种，为食品生产经营从业人员、托幼机构工作人员、集体生活人员等易传播甲型肝炎病毒的重点人群接种甲型肝炎疫苗。（卫生健康委牵头，市场监管总局、药监局按职责负责）

4. 加大重点地区以及学生、老年人、贫困人口等重点人群的筛查力度，强化耐药筛查工作，及时发现结核病患者。实施结核病规范化治疗，提高诊疗水平。加强基层医疗卫生机构结核病患者全疗程健康管理服务。落实结核病救治保障政策。（卫生健康委牵头，教育部、医保局、国务院扶贫办按职责分工负责）

5. 持续开展流感监测和疫情研判，掌握流感病毒活动水平及流行动态，及时发布预警信息。鼓励有条件地区为60岁及以上户籍老人、托幼机构幼儿、在校中小学生和中等专业学校学生免费接种流感疫苗。保障流感疫苗供应。（卫生健康委牵头，教育部、工业和信息化部、药监局按职责分工负责）

6. 开展寄生虫病综合防控工作，加强环境卫生治理，降低农村寄生虫病流行区域人群感染率。在血吸虫病流行区坚持以控制传染源为主的防治策略，强化传染源管控关键措施，落实有螺环境禁牧，在血吸虫病流行区推广、建设无害化厕所和船舶粪便收容器，统筹综合治理阻断措施，压缩钉螺面积，结合河长制湖长制工作严控涉河湖畜禽养殖污染。（卫生健康委牵头，自然资源部、水利部、农业农村部、林草局按职责分工负责）

7. 完善犬只登记管理，加强对宠物饲养者责任约束，提升兽用狂犬病疫苗注射覆盖率。在包虫病流行区域，全面推行家犬拴养，定期开展犬驱虫，做好犬粪深埋、焚烧等无害化处理。开展包虫病人群筛查，对患者给予药物或手术治疗。逐步实行牲畜定点屠宰，加强对屠宰场（点）屠宰家畜的检验检疫，做好病变脏器的无害化处理。（公安部、住房城乡建设部、农业农村部、卫生健康委按职责分工负责）

8. 对饮水型氟砷中毒高发地区，完成改水工程建设；对居住分散、改水成本高的，可结合脱贫攻坚进行搬迁。对饮茶型地氟病高发地区，支持地方政府采取定点生产、财政补贴等措施，降低低氟砖茶价格，推广低氟砖茶。对燃煤型氟砷中毒高发地区，在有条件的地方推广清洁能源，不燃用高氟（砷）的煤，引导群众进行改炉改灶并使用改良炉灶。（国家民委、生态环境部、水利部、卫生健康委、市场监管总局等按职责分工负责）

9. 对大骨节病高发地区，制定针对病区 2~6 岁儿童的专项营养及换粮政策，确保儿童食用非病区粮食。在尊重群众意愿的基础上，将仍有新发病例的病区村进行整体搬迁。（发展改革委、农业农村部、粮食和储备局、国务院扶贫办按职责分工负责）

10. 做好大骨节病、氟骨症等重症患者的救治帮扶，对于符合农村贫困人口条件的患者，按照健康扶贫有关政策要求，加强综合防治和分类救治。对大骨节病、氟骨症等患者进行残疾评定，将符合条件的纳入残疾保障范围和最低生活保障范围。（卫生健康委牵头，民政部、医保局、国务院扶贫办等按职责分工负责）

四、保障措施

（一）加强组织领导。健康中国行动推进委员会（以下简称推进委员会）负责《健康中国行动》的组织实施，统筹政府、社会、个人参与健康中国行动，协调全局性工作，指导各地根据本地实际情况研究制定具体行动方案，研究确定年度工作重点并协调落实，组织开展行动监测评估和考核评价，下设专项行动工作组负责推动落实有关任务。各相关部门通力合作、各负其责。各省（区、市）要将落实本行动纳入重要议事日程，健全领导体制和工作机制，针对本地区威胁居民健康的主要健康问题，研究制定具体行动方案，分阶段、分步骤组织实施，确保各项工作目标如期实现。推动将健康融入所有政策，巩固提升卫生城镇创建，推进健康城市、健康村镇建设，并建成一批示范市（乡村），开展全民运动健身模范市（县）评选，有效整合资源，形成工作合力，确保行动实效。（卫生健康委牵头，教育部、体育总局等按职责分工负责，各省级人民政府分别负责）

（二）开展监测评估。监测评估工作由推进委员会统筹领导，各专项行动工作组负责具体组织实施。在推进委员会的领导下，各专项行动工作组围绕行动提出的目标指标和行动举措，健全指标体系，制定监测评估工作方案。以现有统计数据为基础，完善监测评估体系，依托互联网和大数据，发挥第三方组织作用，对主要倡导性指标和预期性指标、重点任务的实施进度和效果进行年度监测评估。各专项行动工作组根据监测情况每年形成各专项行动实施进展专题报告，推进委员会办公室发挥第三方组织作用，形成总体监测评估报告，经推进委员会同意后上报国务院并通报各有关部门和各省（区、市）党委、政府。在监测评估基础上，适时发布监测评估报告。各省（区、市）按要求开展本地区监测评估。（卫生健康委牵头，财政部、统计局等按职责分工负责，各省级人民政府分别负责）

（三）建立绩效考核评价机制。把《健康中国行动》实施情况作为健康中国建设国家总体考核评价的重要内容，强化各地党委、政府和各有关部门的落实责任。建立督导制度，每年开展一次专项督导。针对主要指标和重要任务，制定考核评价办法，强化对约束性指标的年度考核。建立考核问责机制，对各地区、各部门、各单位等的落实情况进行考核评价，把考评结果作为对各地区、各相关部门绩效考核的重要依据。对考评结果好的地区和部门，予以通报表扬并按照有关规定给予适当奖励；对进度滞后、工作不力的地区和部门，及时约谈并督促整改。各相关责任部门每半年向推进委员会报告工作进展。充分调动社会组织、企业的积极性，发挥行业协（学）会作用，做好专项调查，探索建立第三方考核评价机制。（中央组织部、财政部、卫生健康委等按职责分工负责，各省级人民政府分别负责）

（四）健全支撑体系。在推进委员会的领导下，从相关领域遴选专家，成立国家专家咨询委员会，各省（区、市）成立省级专家咨询委员会，为行动实施提供技术支撑，及时提出行动调整建议，并完善相关指南和技术规范。医疗保障制度要坚持保基本原则，合理确定基本医保待遇标准，使保障水平与经济社会发展水平相适应。从治疗方案标准、评估指标明确的慢性病入手，开展特殊慢性病按人头付费，鼓励医疗机构做好健康管理。促进“互联网+医疗健康”发展，创新服务模式。加大政府投入力度，强化支持引导，确保行动落实到位。依托社会力量依法成立健康中国行动基金会，为行动重点工作实施提供支持。鼓励金融机构创新产品和服务，推动形成资金来源多元化的保障机制。针对行动实施中的关键技术，结合国家科技重大专项、重点研发计划，加强科技攻关，对各项行动给予支持；同步开展卫生技术评估，不断增强行动的科学性、有效性和经济性。完善相关法律法规体系，以法治保障健康中国建设任务落实和目标实现。（卫生健康委牵头，发展改革委、科技部、民政部、财政部、人民银行、医保局、银保监会、证监会等按职责分工负责，各省级人民政府分别负责）

（五）加强宣传引导。设立健康中国行动专题网站，大力宣传实施行动、促进全民健康的重大意义、目标任务和重大举措。各有关责任部门要根据本行动要求，编制群众喜闻乐见的解读材料和文艺作品，并以有效方式引导群众了解和掌握，推动个人践行健康生活方式。设立健康形象大使，评选一批“健康达人”，发挥形象大使和“健康达人”的示范引领作用。加强正面宣传、科学引导和典型报道，增强社会的普遍认知，营造良好的社会氛围。高度重视医疗卫生机构和医务人员在行动实施中的重要作用，完善培养培训、服务标准、绩效考核等制度，鼓励引导广大医务人员践行“大卫生、大健康”理念，做好健康促进与教育工作。（卫生健康委牵头，中央宣传部、中央网信办、广电总局、全国总工会、共青团中央、全国妇联等按职责分工负责）

出处:《健康中国行动(2019—2030年)》

健康中国行动组织实施和考核方案

国办发〔2019〕32号

为贯彻落实《“健康中国2030”规划纲要》和《国务院关于实施健康中国行动的意见》，完善健康中国建设推进协调机制，保障健康中国行动有效实施，制定本方案。

一、建立健全组织架构

（一）成立健康中国行动推进委员会。依托全国爱国卫生运动委员会，国家层面成立健康中国行动推进委员会（以下简称推进委员会），制定印发《健康中国行动（2019—2030年）》（以下简称《健康中国行动》），统筹推进组织实施、监测和考核相关工作。

推进委员会主任由国务院分管领导同志担任，副主任由国家卫生健康委主要负责同志、国务院分管副秘书长以及教育、体育等相关部门负责同志担任，秘书长由国务院分管副秘书长、国家卫生健康委负责同志担任，委员由相关部门负责同志、专家、全国人大代表、全国政协委员和社会知名人士等担任。推进委员会办公室设在国家卫生健康委。

推进委员会设立专家咨询委员会，由推进委员会聘请相关领域专家组成，负责为健康中国行动推进实施提供技术支持。

推进委员会下设各专项行动工作组，负责专项行动的具体实施和监测工作。

各省（区、市）可参照国家层面的组织架构，组建或明确推进《健康中国行动》实施的议事协调机构，根据《健康中国行动》要求和本地实际情况研究制定具体行动方案并组织实施。

（二）工作机制。推进委员会根据工作需要定期或不定期召开会议，包括全体会议、主任办公会议和办公室会议。

推进委员会负责研究确定年度工作重点，并协调推进各地区各部门工作落实，及时处理需要跨部门协调解决的问题；建立指标体系，并组织监测和考核；深入开展调查研究，对健康教育和重大疾病预防、治疗、康复、健康促进等提出指导性意见；根据疾病谱变化及医学进步等情况，研究适时调整指标、行动内容；推动成立基金会，形成健康中国建设资金来源多元化的保障机制；运用健康频道、网站、微信、微博、移动客户端以及短视频等媒体方式，加强健康科普和信息传播。

各有关部门要积极研究实施健康中国战略的重大问题，及时制定并落实《健康中国行动》的具体政策措施；提出年度任务建议并按照部署抓好工作落实；做好《健康中国行动》的宣传解读；认真落实全体会议、主任办公会议确定的工作任务和议定事项；互通信息，互相支持，密切配合，形成合力，共同推进健康中国建设各项工作。

二、加强监测评估

（一）监测主体。监测评估工作由推进委员会统筹领导，各专项行动工作组负责具体组织实施，专家咨询委员会提供技术支撑。各省（区、市）按要求制定本地区监测评估办法。

（二）监测内容。以现有统计数据为基础，完善统计监测体系，依托互联网和大数据，对主要指标、重点任务的实施进度进行年度监测。监测主要内容包括：各专项行动主要指标（包括结果性指标、个人和社会倡导性指标、政府工作性指标）的年度完成情况，专项行动目标实现情况，个人、社会和政府各项任务的落实情况。

（三）结果运用。各专项行动工作组根据监测情况每年形成各专项行动实施进展专题报告。推进委员会办公室组织形成总体监测评估报告，经推进委员会同意后上报国务院并通报各省（区、市）党委、政府和各有关部门，适时发布监测评估报告。

三、做好考核工作

（一）考核主体。考核工作由推进委员会统筹领导，推进委员会办公室负责具体组织实施，专家咨询委员会提供技术支撑。各省（区、市）党委和政府结合本地区实际，制定针对下一级党委和政府的考核办法，并细化落实到具体地方和单位。

（二）考核内容。围绕健康中国建设主要目标任务要求，同时兼顾数据的可获得性，建立相对稳定的考核指标框架（见附件）。各省（区、市）在对下一级进行考核时，可根据本地实际情况对考核指标进行调整完善。

2019 年和 2020 年进行试考核，通过两年的探索实践，逐步固定考核指标。要坚持科学考核，注意方式方法，力戒形式主义、官僚主义，不增加基层负担。

（三）结果运用。将主要健康指标纳入各级党委、政府绩效考核指标，综合考核结果经推进委员会审定后通报，作为各省（区、市）、各相关部门党政领导班子和领导干部综合考核评价、干部奖惩使用的重要参考。

附件：健康中国行动考核指标框架

附件

健康中国行动考核指标框架

考核依据	序号	指标	基期水平	2022 年全国目标值
《"健康中国2030"规划纲要》	1	人均预期寿命（岁）	76.7	77.7
	2	婴儿死亡率（‰）	6.8	≤7.5
	3	5 岁以下儿童死亡率（‰）	9.1	≤9.5
	4	孕产妇死亡率（1/10 万）	19.6	≤18
	5	城乡居民达到《国民体质测定标准》合格以上的人数比例（%）	2014 年为 89.6	≥90.86
	6	居民健康素养水平（%）	14.18	≥22
	7	经常参加体育锻炼人数比例（%）	2014 年为 33.9	≥37
	8	重大慢性病过早死亡率（%）	2015 年为 18.5	≤15.9
	9	每千常住人口执业（助理）医师数（人）	2.44	2.6
	10	个人卫生支出占卫生总费用的比重（%）	28.8	27.5
《健康中国行动》和相关规划文件	11	建立并完善健康科普专家库和资源库，构建健康科普知识发布和传播机制	——	实现
	12	建立医疗机构和医务人员开展健康教育和健康促进的绩效考核机制	——	实现
	13	产前筛查率（%）	61.1	≥70
	14	新生儿遗传代谢性疾病筛查率（%）	97.5	≥98
	15	农村适龄妇女宫颈癌和乳腺癌筛查覆盖率（%）	52.6	≥80
	16	国家学生体质健康标准达标优良率（%）	31.8	≥50
	17	符合要求的中小学体育与健康课程开课率（%）	——	100
	18	中小学生每天校内体育活动时间（小时）	——	≥1
	19	寄宿制中小学校或 600 名学生以上的非寄宿制中小学校配备专职卫生专业技术人员、600 名学生以下的非寄宿制中小学校配备专兼职保健教师或卫生专业技术人员的比例（%）	——	≥70
	20	配备专兼职心理健康工作人员的中小学校比例（%）	——	≥80

续表

考核依据	序号	指标	基期水平	2022 年全国目标值
《健康中国行动》和相关规划文件	21	接尘工龄不足 5 年的劳动者新发尘肺病报告例数占年度报告总例数比例（%）	—	下降
	22	二级以上综合性医院设老年医学科比例（%）	—	≥50
	23	高血压患者规范管理率（%）	2015 年为 50	≥60
	24	糖尿病患者规范管理率（%）	2015 年为 50	≥60
	25	乡镇卫生院、社区卫生服务中心提供中医非药物疗法的比例（%），村卫生室提供中医非药物疗法的比例（%）	—	100，70
	26	以乡（镇、街道）为单位适龄儿童免疫规划疫苗接种率（%）	90	>90

注：未写明年份的基期水平值均为 2017 年数值。

出处：国务院办公厅关于印发健康中国行动组织实施和考核方案的通知（国办发〔2019〕32 号）

关于加强健康促进与教育的指导意见

国卫宣传发〔2016〕62 号

各省、自治区、直辖市卫生计生委、党委宣传部、教育厅（委、局）、财政厅（局）、环境保护厅（局）、工商局、新闻出版广电局、体育局、中医药局、科协，新疆生产建设兵团卫生局、党委宣传部、教育局、财政局、环境保护局、工商局、新闻出版广电局、体育局、科协：

加强健康促进与教育，提高人民健康素养，是提高全民健康水平最根本、最经济、最有效的措施之一。当前，由于工业化、城镇化、人口老龄化以及疾病谱、生态环境、生活方式不断变化，我国仍然面临多重疾病威胁并存、多种健康影响因素交织的复杂局面。为贯彻落实全国卫生与健康大会精神，全面提升人民群众健康水平，依据《中共中央 国务院关于深化医药卫生体制改革的意见》（中发〔2009〕6 号）和《“健康中国 2030”规划纲要》《“十三五”卫生与健康规划》《“十三五”期间深化医药卫生体制改革规划》，现就加强健康促进与教育工作提出如下意见。

一、总体要求

(一) 指导思想。全面贯彻党的十八大和十八届二中、三中、四中、五中全会精神,深入学习贯彻习近平总书记系列重要讲话精神,按照"五位一体"总体布局和"四个全面"战略布局要求,牢固树立新发展理念,认真落实党中央、国务院决策部署,坚持"以基层为重点,以改革创新为动力,预防为主,中西医并重,把健康融入所有政策,人民共建共享"的卫生与健康工作方针,以满足人民群众健康需求为导向,以提高人群健康素养水平为抓手,以健康促进与教育体系建设为支撑,着力创造健康支持性环境,倡导健康生活方式,努力实现以治病为中心向以健康为中心的转变,促进全民健康和健康公平,推进健康中国建设。

(二) 基本原则。

坚持以人为本。以人的健康为中心,根据群众需求提供健康促进与教育服务,引导群众树立正确健康观,形成健康的行为和生活方式,提升全民健康素养。强化个人健康意识和责任,培育人人参与、人人建设、人人共享的健康新生态。

坚持政府主导。始终把人民健康放在优先发展的战略地位,强化各级政府在健康促进与教育工作中的主导作用,将居民健康水平作为政府目标管理的优先指标,加强组织领导和部门协作,共同维护群众健康权益。

坚持大健康理念。注重预防为主、关口前移,关注生命全周期、健康全过程,推进把健康融入所有政策,实施医疗卫生、体育健身、环境保护、食品药品安全、心理干预等综合治理,有效应对各类健康影响因素。

坚持全社会参与。充分发挥社会各方面力量的优势与作用,调动企事业单位、社会组织、群众参与健康促进与教育工作的积极性、主动性和创造性,建立健全多层次、多元化的工作格局,使健康促进成为全社会的共识和自觉行动。

(三) 主要目标。到2020年,健康的生活方式和行为基本普及并实现对贫困地区的全覆盖,人民群众维护和促进自身健康的意识和能力有较大提升,全国居民健康素养水平达到20%,重大慢性病过早死亡率比2015年降低10%,减少残疾和失能的发生。健康促进与教育工作体系进一步完善,"把健康融入所有政策"策略有效实施,健康促进县(区)、学校、机关、企业、医院和健康家庭建设取得明显成效,影响健康的主要危险因素得到有效控制,有利于健康的生产生活环境初步形成,促进"十三五"卫生与健康规划目标的实现,不断增进人民群众健康福祉。

二、推进"把健康融入所有政策"

(四) 宣传和倡导"把健康融入所有政策"。充分认识社会、经济、环境、生活方式和行为等因素对人群健康的深刻影响,广泛宣传公共政策对公众健康的重要影响作用,坚持"把健康融入所有政策"的策略。地方各级政府要建立"把健康融入所有政策"的长效机制,构建"政府主导、多部门协作、全社会参与"的工作格局。

(五) 开展跨部门健康行动。各地区各部门要把保障人民健康作为经济社会政策的重要目标，全面建立健康影响评价评估制度，系统评估各项经济社会发展规划和政策、重大工程项目对健康的影响。各地要针对威胁当地居民健康的主要问题，研究制订综合防治策略和干预措施，开展跨部门健康行动。地方各级政府要加大对健康服务业的扶持力度，研究制订相关行业标准，建立健全监管机制，规范健康产业市场，提高健康管理服务质量。

三、创造健康支持性环境

（六）加强农村地区健康促进与教育工作。针对农村人口健康需求，广泛宣传居民健康素养基本知识和技能，提升农村人口健康意识，形成良好卫生习惯和健康生活方式。做好农村地区重点慢性病、传染病、地方病的预防与控制，加大妇幼健康工作力度，在贫困地区全面实施免费孕前优生健康检查、农村妇女增补叶酸预防神经管缺陷、农村妇女“两癌”（乳腺癌和宫颈癌）筛查、儿童营养改善、新生儿疾病筛查等项目。全面推进健康村镇建设，持续开展环境卫生整洁行动，实施贫困地区农村人居环境改善扶贫行动和人畜分离工程，加快农村卫生厕所建设进程，实施农村饮水安全巩固提升工程，推进农村垃圾污水治理，有效提升人居环境质量，建设健康、宜居、美丽家园。

（七）加强学校健康促进与教育工作。将健康教育纳入国民教育体系，把健康教育作为所有教育阶段素质教育的重要内容。以中小学为重点，建立学校健康教育推进机制。加强学校健康教育师资队伍建设。构建相关学科教学与教育活动相结合、课堂教育与课外实践相结合、经常性宣传教育与集中式宣传教育相结合的健康教育模式。改善学校卫生环境，加强控烟宣传和无烟环境创建，做好学生常见病的预防与控制工作。确保学生饮食安全和供餐营养，实施贫困地区农村义务教育学生营养改善计划。开展学生体质监测。重视学校体育教育，促进学校、家庭和社会多方配合，确保学生校内每天体育活动时间不少于 1 小时。实施好青少年体育活动促进计划，促进校园足球等多种运动项目健康发展，让主动锻炼、阳光生活在青少年中蔚然成风。

（八）加强机关和企事业单位健康促进与教育工作。在各类机关和企事业单位中开展工作场所健康促进，提高干部职工健康意识，倡导健康生活方式。加强无烟机关建设，改善机关和企事业单位卫生环境和体育锻炼设施，推行工间健身制度，倡导每天健身 1 小时。举办健康知识讲座，开展符合单位特点的健身和竞赛活动，定期组织职工体检。加强安全生产工作，推进职业病危害源头治理，建立健全安全生产、职业病预防相关政策，强化安全生产和职业健康体系，督促企业完善安全生产和职业病防治制度，为职工提供必要的劳动保护措施，预防和控制职业损害和职业病发生。要积极组织协调，发挥国有企业在健康促进工作中的示范作用。

（九）加强医疗卫生机构健康促进与教育工作。将各级各类医疗卫生机构作为健康促进与教育的重要阵地，坚持预防为主，推进防治结合，实现以治病为中心向以健康为中心转变，推动健康管理关口前移，发挥专业优势大力开展健康促进与教育服务。各级各类医疗卫生机构要加强医患沟通和科普宣传，围绕健康维护、慢性病和传染病防治、妇幼健康、心理健康、合理膳食、老年保健等重要内容，开展健康教育和行为干预，普及合理用药和科学就医知识，提高群众防病就医能力。要改善医院诊疗和卫生环境，创建医疗卫生机构无烟环境，在医院设置戒烟门诊，提供戒烟咨询和戒烟服务。

（十）加强社区和家庭健康促进与教育工作。依托社区，广泛开展“健康家庭行动”“新家庭计划”和“营养进万家”活动。以家庭整体为对象，通过健全健康家庭服务体系、投放健康家庭工具包、创建示范健康家庭、重点家庭健康帮扶等措施，为家庭成员提供有针对性的健康指导服务。提高家庭成员健康意识，倡导家庭健康生活方式。

（十一）营造绿色安全的健康环境。按照绿色发展理念，实行最严格的生态环境保护制度，建立健全环境与健康监测、调查、风险评估制度，重点抓好空气、土壤、水污染的防治，加快推进国土绿化，治理和修复土壤特别是耕地污染，全面加强水源涵养和水质保护，综合整治大气污染特别是雾霾问题，全面整治工业污染，切实解决影响人民群众健康的突出环境问题。将健康列为社会治理的重要目标，统筹区域建设与人的健康协调发展，全面推进卫生城市和健康城市、健康促进县（区）建设，形成健康社区、健康村镇、健康单位、健康学校、健康家庭等建设广泛开展的良好局面。贯彻食品安全法，完善食品安全体系，加强食品安全监管，建立食用农产品全程追溯协作机制，加强检验检测能力建设，提升食品药品安全保障水平。牢固树立安全发展理念，健全公共安全体系，促进道路交通安全，推进突发事件卫生应急监测预警和紧急医学救援能力建设，提升防灾减灾能力，努力减少公共安全事件对人民生命健康的威胁。健全口岸公共卫生体系，主动预防、控制、应对境外突发公共事件。

四、培养自主自律的健康行为

（十二）倡导健康生活方式。深入开展全民健康素养促进行动、全民健康生活方式行动、国民营养行动计划等专项行动，实施全民科学素质行动计划，推进全民健康科技工作，大力普及健康知识与技能，引导群众建立合理膳食、适量运动、戒烟限酒和心理平衡的健康生活方式，倡导“每个人是自己健康第一责任人”的理念，不断提升人民群众健康素养。针对妇女、儿童、老年人、残疾人、流动人口、贫困人口等重点人群，开展符合其特点的健康促进及健康素养传播活动。面向社会宣传倡导积极老龄化、健康老龄化的理念，面向老年人及其家庭开展知识普及和健康促进，结合老年人健康特点，开发老年人积极参与社会，提高老年人群健康素养。全面推进控烟履约，加大控烟力度，运用价格、税收、法律等手段提高控烟成效。深入开展控烟宣传教育，全面推进公共场所禁烟工作，积极推进无烟环境建设，强化公共场所控烟监督执法。到2020年，15岁及以上人群烟草使用流行率比2015年下降3个百分点。强化戒烟服务。加强限酒健康教育，控制酒精过度使用，减少酗酒。以青少年、育龄妇女、流动人群及性传播风险高危行为人群为重点，开展性道德、性健康、性安全的宣传教育和干预。大力普及有关毒品滥用的危害、应对措施和治疗途径等相关知识。

（十三）积极推进全民健身。加强全民健身宣传教育，普及科学健身知识和方法，让体育健身成为群众生活的重要内容。广泛开展全民健身运动，推动全民健身和全民健康深度融合，创新全民健身体制机制。完善全民健身公共服务体系，统筹建设全民健身公共设施，加强健身步道、全民健身中心、体育公园等场地设施建设。推行公共体育设施免费或低收费开放，确保公共体育场地设施和符合开放条件的企事业单位体育场地设施全部向社会开放。加强全民健身科学研究，推进运动处方库建设，发布《中国人体育健身活动指南》，积极开展国民体质监测和全民健身活动状况调查。建立“体医结合”健康服务模式，构建科学合理的运动指导体系，提供个性化的科学健身指导服务，提高全民健身科学化水平。到 2020 年，经常参加体育锻炼人数达到 4.35 亿。

（十四）高度重视心理健康问题。加强心理健康服务体系建设和规范化管理。加大心理健康问题基础性研究，做好心理健康知识和心理疾病科普工作，提升人民群众心理健康素养。规范发展心理治疗、心理咨询等心理健康服务，加强心理健康专业人才培养。强化对常见精神障碍和心理行为问题的干预，加大对重点人群和特殊职业人群心理问题早期发现和及时干预力度。重点加强严重精神障碍患者报告登记和救治救助管理。全面推进精神障碍社区康复服务，鼓励和引导社会力量提供心理健康服务和精神障碍社区康复服务。提高突发事件心理危机的干预能力和水平。

（十五）大力弘扬中医药健康文化。总结中华民族对生命、健康的认识和理解，深入挖掘中医药文化内涵，推动中医药健康养生文化创造性转化和创新性发展，使之与现代健康理念相融相通。充分利用现有资源，建设中医药文化宣传教育基地及中医药健康文化传播体验中心，打造宣传、展示、体验中医药知识及服务的平台。实施中医药健康文化素养提升工程，开展“中医中药中国行——中医药健康文化推进行动”，实现“2020 年人民群众中医药健康文化素养提升 10%”的目标。推动中医药文化进校园，促进中小学生养成良好的健康意识和生活习惯。

五、营造健康社会氛围

（十六）广泛开展健康知识和技能传播。各地要鼓励和引导各类媒体办好健康类栏目和节目，制作、播放健康公益广告，加大公益宣传力度，不断增加健康科普报道数量，多用人民群众听得到、听得懂、听得进的途径和方法普及健康知识和技能，让健康知识植入人心。建立居民健康素养基本知识和技能传播资源库，构建数字化的健康传播平台。创新健康教育的方式和载体，充分利用互联网、移动客户端等新媒体以及云计算、大数据、物联网等信息技术传播健康知识，提高健康教育的针对性、精准性和实效性，打造权威健康科普平台。要对健康教育加以规范，报纸杂志、广播电视、图书网络等都要把好关，不能给虚假健康教育活动提供传播渠道和平台。

（十七）做好健康信息发布和舆情引导。国家和省级健康教育专业机构要针对影响群众健康的主要因素和问题，建立健全健康知识和技能核心信息发布制度，完善信息发布平台。加强对媒体健康传播活动的监管，开展舆情监测，正确引导社会舆论和公众科学理性应对健康风险因素。有关部门要加大对医疗保健类广告的监督和管理力度,坚决打击虚假医药广告,严厉惩处不实和牟利性误导宣传行为。

(十八)培育"弘扬健康文化、人人关注健康"的社会氛围。积极培育和践行社会主义核心价值观,推进以良好的身体素质、精神风貌、生活环境和社会氛围为主要特征的健康文化建设,在全社会形成积极向上的精神追求和健康文明的生活方式。充分发挥工会、共青团、妇联、科协等群众团体的桥梁纽带作用和宣传动员优势,传播健康文化,动员全社会广泛参与健康促进行动。调动各类社会组织和个人的积极性,发挥健康促进志愿者作用,注重培育和发展根植于民间的、自下而上的健康促进力量。

六、加强健康促进与教育体系建设

(十九)逐步建立全面覆盖、分工明确、功能完善、运转高效的健康促进与教育体系。建立健全以健康教育专业机构为龙头,以基层医疗卫生机构、医院、专业公共卫生机构为基础,以国家健康医疗开放大学为平台,以学校、机关、社区、企事业单位健康教育职能部门为延伸的健康促进与教育体系。加快推进各级健康教育专业机构建设,充实人员力量,改善工作条件,建立信息化平台,提升服务能力。推进12320卫生热线建设。进一步加强基层卫生计生机构、医院、专业公共卫生机构及学校、机关、社区、企事业单位健康教育场所建设。

(二十)加强健康促进与教育人才队伍建设。鼓励高等学校根据需求,培养健康促进与教育相关专业人才。加强对健康促进与教育工作人员的培训和继续教育,优化健康教育专业机构人员结构。进一步完善职称晋升制度,健全激励机制,保障健康促进与教育专业人员待遇,推进健康促进与教育人才的合理流动和有效配置。

七、落实保障措施

(二十一)加强组织领导。各级地方政府要将提高人民群众健康水平作为执政施政的重要目标,将卫生与健康事业发展作为贯彻落实"四个全面"战略布局,完善社会治理的重要内容,推进健康中国建设,实施"把健康融入所有政策"策略,切实将居民健康状况作为政府决策的必需条件和考核的重要指标。要明确各部门在促进人民群众健康中的责任和义务,建立多部门协作机制。

(二十二)加大投入力度。将健康促进与教育工作纳入经济和社会发展规划,加强健康促进与教育基础设施建设。将必要的健康促进与教育经费纳入政府财政预算,按规定保障健康教育专业机构和健康促进工作网络的人员经费、发展建设和业务经费。确保健康教育专业机构的工作力量满足工作需要。广泛吸引各类社会资金,鼓励企业、慈善机构、基金会、商业保险机构等参与健康促进与教育事业发展。加大对农村建档立卡贫困人口健康促进与教育工作的投入力度。

(二十三)强化监督考核。将健康促进与教育纳入政府目标考核内容,细化考核目标,明确工作责任,定期组织对健康促进与教育工作开展情况进行考核评估。注重总结推广典型经验，对在健康促进与教育工作中作出突出贡献的集体和个人给予适当奖励。对于工作落实不力的，要通报批评，责令整改。

国家卫生计生委　中宣部
教育部　财政部
环境保护部　工商总局
新闻出版广电总局　体育总局
国家中医药局　中国科协
2016年11月16日

出处：关于加强健康促进与教育的指导意见（国卫宣传发〔2016〕62号）

国务院关于深入开展爱国卫生运动的意见

国发〔2020〕15号

各省、自治区、直辖市人民政府，国务院各部委、各直属机构：

爱国卫生运动是我们党把群众路线运用于卫生防病工作的成功实践，是贯彻预防为主方针的伟大创举。党的十八大以来，爱国卫生运动进一步强化党和政府领导，组织发动群众开展了一系列活动，有效改善了城乡环境卫生状况，群众健康素养显著提升，疾病防控取得显著成效。当前，爱国卫生工作仍存在一些薄弱环节，城乡区域发展不平衡不充分的问题仍然突出，工作方式方法比较单一，信息化程度还不高，基层机构和能力弱化。新冠肺炎疫情防控暴露出爱国卫生工作在环境卫生长效管理、群众组织动员和健康素养提升等方面仍存在短板。为深入贯彻习近平总书记关于爱国卫生工作的重要指示精神，落实党中央、国务院决策部署，继承和发扬爱国卫生运动优良传统，充分发挥爱国卫生运动的制度优势、组织优势、文化优势和群众优势，将爱国卫生运动与传染病、慢性病防控等紧密结合，全面改善人居环境，加快形成文明健康、绿色环保的生活方式，有效保障人民群众健康，提出以下意见。

一、总体要求

（一）指导思想。以习近平新时代中国特色社会主义思想为指导，全面贯彻党的十九大和十九届二中、三中、四中、五中全会精神，坚持以人民健康为中心，政府主导、跨部门协作、全社会动员，预防为主、群防群控，丰富工作内涵，创新方式方法，总结推广新冠肺炎疫情防控中的有效经验做法，突出问题和结果导向，强化大数据应用和法治化建设，着力改善人居环境，有效防控传染病和慢性病，提高群众健康素养和全民健康水平，为实现健康中国目标奠定坚实基础。

(二) 总体目标。公共卫生设施不断完善,城乡环境面貌全面改善,文明健康、绿色环保的生活方式广泛普及,卫生城镇覆盖率持续提升,健康城市建设深入推进,健康细胞建设广泛开展,爱祖国、讲卫生、树文明、重健康的浓厚文化氛围普遍形成,爱国卫生运动传统深入全民,从部门到地方、从社会到个人、全方位多层次推进爱国卫生运动的整体联动新格局基本建立,社会健康综合治理能力全面提高。

二、完善公共卫生设施,改善城乡人居环境

(三) 推进城乡环境卫生综合整治。以重点场所、薄弱环节为重点,全面推进城乡环境卫生综合整治,建立健全环境卫生管理长效机制,补齐公共卫生环境短板。推进农贸市场合理布局和标准化建设,规范市场功能分区设置,逐步取消市场活禽交易,维护好市场及周边环境卫生。加强小餐饮店、小作坊等食品生产经营场所环境卫生整治,推进餐饮业"明厨亮灶"。持续抓好城市老旧小区、城中村、城乡结合部、背街小巷、建筑工地等环境卫生管理。推进村庄清洁行动,深入持久开展农村人居环境整治。加强大气、水、土壤污染治理,严格实行污染物排放总量控制,严厉打击违法排污行为。逐步建立环境与健康调查、监测和风险评估制度,定期开展城乡环境卫生状况评价。

(四) 加快垃圾污水治理。加强城市生活垃圾和污水处理设施建设,做好生活垃圾分类投放、分类收集、分类运输、分类处理,逐步实现城市生活垃圾减量化和资源化、无害化处理。通过政策鼓励、宣传教育等,引导群众主动参与垃圾分类。持续推进县域生活垃圾和污水统筹治理,有条件的地方垃圾污水处理设施和服务向农村延伸。因地制宜加强农村生活污水处理设施建设,确保污水不乱排。建立完善农村垃圾收运处置体系,开展垃圾源头减量、就地分类和资源化利用。积极开展农业面源污染治理,推进农药化肥减量增效、农膜回收利用、畜禽粪污和农作物秸秆资源化利用。加快医疗废物处置设施建设,完善医疗废物和污水处理。

(五) 全面推进厕所革命。扎实推进农村户用卫生厕所建设改造,引导农村新建住房配套建设卫生厕所,人口规模较大村庄配套建设公共卫生厕所,强化管理维护,逐步扩大厕所粪污无害化处理和资源化利用覆盖面。推进学校厕所改造建设,提升规范化卫生管理水平,抓好粪污无害化处理。深入推进旅游厕所提档升级,提升管理维护水平。大力开展农贸市场、医疗卫生机构、客运站等重点公共场所厕所环境整治,有效改善厕所环境卫生状况。

(六) 切实保障饮用水安全。依法严格饮用水水源保护区管理。完善水源保护、自来水生产、安全供水全过程监管体系,加强对饮用水水源、水厂供水和用水点的水质监测。推进规模化供水工程建设以及人口分散区域的小型供水工程规范化改造,不断提高农村供水保障水平。加快城市供水设施建设改造,提高供水能力,扩大供水范围。加强城市二次供水规范化管理。

(七) 强化病媒生物防制。健全病媒生物监测网络,加强病媒生物监测,发生传染病疫情时增加监测频率、扩大监测范围,及时掌握病媒生物密度、种属和孳生情况,科学制定防制方案。坚持日常防制和集中防制、专业防制和常规防制相结合,积极开展以环境治理为主、药物防制为辅的病媒生物防制工作。消除病媒生物孳生环境,切断传染病传播途径,有效防控登革热、寨卡病毒病等媒介传染病。强化病媒消杀队伍建设,提升病媒生物防制能力。

三、开展健康知识科普,倡导文明健康、绿色环保的生活方式

(八)培养文明卫生习惯。广泛开展健康科普进村镇、进社区、进机关、进企业、进学校、进家庭活动,宣传公共卫生安全、重大疾病防控及不同季节重点流行疾病防控等卫生健康知识,引导群众践行健康强国理念,推广不随地吐痰、正确规范洗手、室内经常通风、科学佩戴口罩、保持社交距离、注重咳嗽礼仪、推广分餐公筷、看病网上预约等新冠肺炎疫时好习惯,筑牢传染病防控第一道防线。树立良好的饮食风尚,深入开展减油、减盐、减糖行动,革除滥食野生动物陋习,在机关、企事业单位和餐饮行业积极推广分餐制,倡导聚餐使用公勺公筷。将健康教育纳入国民教育体系,作为中小学素质教育的重要内容,以"小手拉大手"促进全社会形成文明卫生习惯。通过设立文明引导员、开展"随手拍"等方式,形成约束有力的社会监督机制,促进文明卫生习惯长效化。及时借鉴推广有关地方经验,通过出台法规规章强化落实个人公共卫生责任。

(九)倡导自主自律健康生活。充分利用爱国卫生月等各类活动,发挥权威专家作用,加大健康生活方式科普力度,引导群众主动学习掌握健康技能,养成戒烟限酒、适量运动、合理膳食、心理平衡的健康生活方式,有效预防高血压、糖尿病等慢性病。针对妇女、儿童青少年、职业人群、老年人等人群及其关注的健康问题,做好精准宣传和健康干预。以多种教育教学形式对学生进行健康干预,科学指导学生有效防控近视、肥胖等。利用人工智能、可穿戴设备等新技术手段,开展参与式健康活动,推广使用家庭健康工具包。加快无烟机关、无烟家庭、无烟医院、无烟学校等无烟环境建设。健全全民健身公共服务体系,完善体育健身设施,实施国家体育锻炼标准,广泛开展全民健身赛事活动,加强科学健身指导服务,营造良好的全民健身氛围。

(十)践行绿色环保生活理念。积极开展生态道德宣传教育,引导群众尊重自然、顺应自然、保护自然,切实增强节约意识、环保意识和生态意识。大力开展节约型机关、绿色家庭、绿色学校、绿色社区创建等行动,倡导简约适度、绿色低碳生活,引导群众争做生态环境的保护者、建设者。倡导珍惜水、电等资源能源,树立爱粮节粮等意识,拒绝"舌尖上的浪费"。完善城市慢行系统,优先发展公共交通,加快构建绿色低碳交通体系,大力倡导绿色出行。倡导使用环保用品,推动塑料产品替代和限制使用,加快推进不可降解塑料袋、一次性餐具等的限制禁止工作,解决过度包装问题。

(十一)促进群众心理健康。加强心理健康科普宣传,传播自尊自信、理性平和、乐观积极的理念和相关知识,引导形成和谐向上的家庭和社会氛围。健全传染病、地震、洪涝灾害等突发公共事件处置中的社会心理健康监测预警机制,强化心理健康促进和

心理疏导、危机干预。建立健全政府、社会组织、专业机构、高等院校和科研院所共同参与的心理健康咨询服务机制，充分发挥“互联网+”作用，为群众提供方便可及的心理健康服务。加强心理健康服务志愿者队伍建设，支持拓展心理健康宣传疏导等志愿服务。

四、加强社会健康管理，协同推进健康中国建设

（十二）大力推进卫生城镇创建。完善国家卫生城镇创建标准，引导各地全面提升公共卫生环境设施建设和管理水平，营造干净整洁舒适的宜居环境。优化国家卫生城镇评审流程，完善长效化动态管理机制，探索建立定期抽查制度。充分利用信息化技术手段开展国家卫生城镇评审工作，切实提升工作效率，减轻基层负担。按照国家有关规定，采取评比、表彰等措施鼓励各地积极主动创建国家卫生城镇，有效破解环境卫生管理难题，打造良好生活环境。

（十三）全面开展健康城市建设。适应经济社会发展和健康中国建设需要，因地制宜开展健康城市建设，打造卫生城市升级版，建成一批健康城市建设样板。修订完善健康城市建设评价指标体系，将健康中国行动相关要求纳入评价范围，探索开展基于大数据的第三方评价，推动健康中国行动落地见效。推动各地把全生命周期健康管理理念贯穿城市规划、建设、管理全过程各环节，健全完善相关法规规章，制订出台并不断完善城市卫生健康、法治、教育、社会保障、交通、食品、药品、体育健身、养老服务等各领域的综合策略和干预措施。加快建设适应城镇化快速发展、城市人口密集集中特点的公共卫生体系，强化健康风险防控，从源头上消除影响健康的各种隐患。建立健康影响评估制度，推动各地系统评估各项经济社会发展规划、政策法规及重大工程项目对健康的影响，全力推动将健康融入所有政策。

（十四）加快健康细胞建设。制订健康村镇、健康社区、健康单位（企业）、健康学校、健康家庭等健康细胞建设标准，引导和规范各地健康细胞建设。鼓励各地根据自身经济发展水平、文化特点等，以整洁宜居的环境、便民优质的服务、和谐文明的文化为主要内容，培育一批健康细胞建设特色样板，发挥辐射带动作用。有针对性采取措施，着力推动全社会健康环境改善、健康服务优化、健康教育普及和健康行为养成，推动公共卫生服务下沉，筑牢健康中国建设的微观基础。

五、创新工作方式方法，提升科学管理水平

（十五）加强法治化保障。推进实施基本医疗卫生与健康促进法、传染病防治法等法律法规，落实相关工作要求。制定出台全国层面的爱国卫生法规，将实践证明行之有效的好经验、好做法凝练提升为法律制度，进一步明确爱国卫生工作的目标任务、工作方法、管理措施和各方责任，指导各地及时修订完善地方爱国卫生法规规章。完善爱国卫生工作相关技术标准，推进工作规范化、标准化。

（十六）强化社会动员。加快爱国卫生与基层治理工作融合，推动形成自上而下行政动员与自下而上主动参与结合、平战结合的群众动员机制。推进村（居）民委员会公共卫生委员会建设和社区网格化管理，以基层爱国卫生工作人员为主，以家庭医生、计

生专干、专业社会工作者、物业服务人员、志愿者等组成的兼职爱国卫生队伍为辅，推动组建居民健康管理互助小组，提高基层公共卫生工作能力水平。依托乡镇人民政府（街道办事处）、村（居）民委员会等基层组织及机关、企事业单位，发挥工会、共青团、妇联等群团组织作用，推广周末大扫除、卫生清洁日活动及制定村规民约、居民公约等有效经验，推动爱国卫生运动融入群众日常生活。通过政府购买服务等方式，支持社会组织、专业社会工作者和志愿者积极参与。

（十七）加强政策研究和技术支撑。深入开展环境卫生治理、社会健康管理等爱国卫生政策理论研究，充分发挥社会组织、专业机构、高等院校和科研院所等作用，加强爱国卫生工作技术指导、政策咨询和宣传引导。建立健全专家咨询制度，开展政策效果分析，推进爱国卫生专业技术开发，建立健全规范化的技术培训制度。加强爱国卫生信息化建设，充分利用大数据、人工智能等新技术开展爱国卫生工作，提高科学决策和精细管理能力。

六、强化组织实施

（十八）加强组织领导。各地要进一步统一思想、提高认识，把爱国卫生工作列入政府重要议事日程，纳入政府绩效考核指标，常抓不懈推动工作落实。各部门要加强工作协调联动，按照职责分工扎实部署推进本领域相关工作。各级爱国卫生运动委员会要把爱国卫生运动与群众性精神文明创建活动有机结合，制订具体工作方案和计划，明确责任分工、细化目标任务，确保各项工作取得实效。要及时总结和推广各地各部门典型经验和做法，建立定期通报机制，对工作突出、成效明显的给予表扬，对作出重要贡献的按照国家有关规定予以表彰，对措施不力、工作滑坡的给予批评并督促整改。

（十九）加强工作保障。各地要进一步强化爱国卫生工作体系建设，在部门设置、职能调整、人员配备、经费投入等方面予以保障，街道（乡镇）、社区（村）、机关、企事业单位要明确专兼职爱国卫生工作人员，推动爱国卫生各项工作落实到城乡基层。加强爱国卫生工作人员能力建设，提高统筹谋划、协调动员、科学管理等能力水平。

（二十）加强宣传引导。充分利用各类媒体特别是互联网、移动客户端等新媒体，全方位、多层次宣传爱国卫生运动，提升宣传效果，凝聚全社会共识，引导群众关心关注、积极参与。畅通监督渠道，主动接受社会和群众监督，及时回应社会关切，认真解决群众反映的问题，不断提高群众满意度和获得感，营造良好的社会氛围。

（二十一）加强国际合作。积极参与全球卫生治理，围绕全球公共卫生面临的问题和挑战，开展多层面国际交流合作，推动构建人类卫生健康共同体。加强与有关国际组织、世界各国的沟通交流与合作，学习借鉴健康城市、控烟等领域工作理念和经验做法，讲好爱国卫生运动的中国故事，不断促进爱国卫生运动深入开展。

国务院

2020 年 11 月 14 日

出处：国务院关于深入开展爱国卫生运动的意见（国发〔2020〕15 号）

全国爱卫会关于印发《国家卫生城镇评审管理办法》和《国家卫生城市和国家卫生县标准》《国家卫生乡镇标准》的通知

全爱卫发〔2021〕6号

各省、自治区、直辖市及新疆生产建设兵团爱卫会：

为深入贯彻习近平总书记关于爱国卫生工作的重要指示批示精神，落实国务院《关于深入开展爱国卫生运动的意见》要求，进一步完善国家卫生城镇创建标准，简化优化评审程序，提高创建管理精细化、规范化、科学化水平，全国爱卫会在原国家卫生城镇评审管理办法和相关标准的基础上，研究制订了《国家卫生城镇评审管理办法》《国家卫生城市和国家卫生县标准》《国家卫生乡镇标准》。现印发给你们，请遵照执行。以上管理办法和标准于2022年1月1日起施行，《全国爱卫会关于印发国家卫生乡镇（县城）标准及其考核命名和监督管理办法的通知》（全爱卫发〔2010〕6号）、《全国爱卫会关于做好下放国家卫生乡镇（县城）评审工作的指导意见（试行）》（全爱卫发〔2014〕2号）、《全国爱卫会关于印发国家卫生城市标准（2014版）的通知》（全爱卫发〔2014〕3号）、《全国爱卫会关于印发国家卫生城市评审与管理办法的通知》（全爱卫发〔2015〕4号）同时废止。

同时，为做好新旧管理办法和标准衔接，新一周期国家卫生城镇创建工作从2022年开始，2022年需复审的国家卫生城市、国家卫生乡镇（县城）推迟到2023年按照本文件精神开展。

附件：1. 国家卫生城镇评审管理办法

2. 国家卫生城市和国家卫生县标准

3. 国家卫生乡镇标准

全国爱国卫生运动委员会

2021年12月3日

（信息公开形式：主动公开）

附件 1

国家卫生城镇评审管理办法

第一章 总 则

第一条 为进一步规范国家卫生城市、国家卫生县和国家卫生乡镇(以下统称国家卫生城镇)评审程序,确保评审和管理工作公开、公平、公正,提高国家卫生城镇创建管理水平,保障创建工作质量,特制定本办法。

第二条 国家卫生城市由全国爱国卫生运动委员会(以下简称全国爱卫会)组织评审,具体工作由全国爱卫会办公室(以下简称全国爱卫办)承担,申报范围包括地级及以上市、地区、自治州、盟和直辖市所辖区(以下简称城市);国家卫生县和国家卫生乡镇由全国爱卫会委托各省、自治区、直辖市及新疆生产建设兵团爱国卫生运动委员会(以下简称省级爱卫会)组织评审,全国爱卫办组织抽查,国家卫生县申报范围包括县级市、县、自治县、旗、自治旗、林区、特区(以下简称县),国家卫生乡镇申报范围为县(市)建成区之外的乡镇。

第三条 国家卫生城镇创建范围原则上为该地所划定的建成区。鼓励推进全域创建,促进城乡一体化发展。

第四条 国家卫生城镇评审每 3 年为一个周期,原则上第三年第四季度集中命名。

第二章 申 报

第五条 国家卫生城镇申报遵循自愿的原则,每个周期内各城市仅限申报一次。

第六条 城市符合现行国家卫生城市标准要求的,可向所在省级爱卫会提出申请,通过省级审核的,由省级爱卫会于次年 3 月以推荐报告形式(包括专家考核鉴定意见等)向全国爱卫办推荐,并提交审核过的申请城市申报资料。

申报城市资料包括:市人民政府创建国家卫生城市工作汇报、工作计划及实施方案;城市相关基础资料,包括建成区范围、地理位置、人口、经济和社会发展情况,所含区、街道、乡镇、社区、村的名单,城市规划图和交通图等;爱国卫生工作法规或规范性文件,爱卫办机构和人员组成等;相关文件和数据(截止到省级爱卫会推荐时间的前一年度年底)。

第七条 国家卫生县和国家卫生乡镇申报程序和时限由省级爱卫会确定。申报县和乡镇符合标准的,可向省级爱卫会提出申请,并提交申报资料和市级推荐报告(含专家考核鉴定意见等)。

申报资料包括:县或乡镇创建工作汇报、工作计划、实施方案;相关基础资料,包括建成区范围、地理位置、人口、经济和社会发展情况,所含街道、乡镇、社区、村的名单,辖区规划图和交通图；相关文件和数据。

第三章 评 审

第八条 国家卫生城市评审包括线上评估、现场评估、社会公示等程序。

第九条 线上评估。全国爱卫办组织爱卫会相关成员单位和专家根据爱国卫生信息管理系统中申报材料、数据和相关部门统计数据对申报城市进行评估。

第十条 现场评估。由全国爱卫办组织评审组开展现场评估，评审组成员包括行政管理人员和专家。评审组通过听取情况介绍、查阅有关文件资料、现场随机抽查、暗访等方式，全面评估申报城市工作完成和数据真实情况。评估重点是申报城市日常卫生管理、健康教育和健康促进、重点场所卫生、食品和生活饮用水安全、生态环境、规划建设、公共卫生设施建设和管理、疾病防控与医疗卫生服务等，并听取当地群众意见建议。评审期间，评审组要通过访谈、网络调查等形式开展群众满意度调查。评审组在现场评估结束后向各申报城市反馈评审意见并提出整改要求，各申报城市要在一个月内将整改结果通过省级爱卫会反馈至全国爱卫办。

第十一条 社会公示。全国爱卫办对各申报城市线上评估和现场评估分数汇总后，结合各城市整改情况报告，提出拟命名的国家卫生城市建议名单，并将拟命名国家卫生城市建议名单在国家卫生健康委网站和申报城市当地主要媒体上进行为期 1 周的公示，广泛听取社会各界意见。对有争议的城市，由全国爱卫办组织或委托省级爱卫会调查核实并提出建议。

第十二条 国家卫生县和国家卫生乡镇由省级爱卫会参照国家卫生城市评审程序制订具体实施办法进行评审，并于每周期第 3 年 4 月底前向全国爱卫办提出拟命名国家卫生县和国家卫生乡镇名单。全国爱卫办按照一定比例予以抽查，抽查原则上以暗访为主，抽查不达标准的县、乡镇将不予命名，并对其所在省份的省级爱卫会予以通报；抽查中 1/3 以上不达标的省份将被暂停下一评审周期申报国家卫生县和国家卫生乡镇。

第十三条 国家卫生城市评审过程中，实行申报地方（以省为单位）专家回避制度。

第十四条 建立全国评审专家库，并实行动态监督管理。

第四章 命 名

第十五条 全国爱卫办根据评审结果，将拟命名国家卫生城镇有关材料报全国爱卫会全体会议审定，或经联络员会议审核并报请全国爱卫会主任同意后，对符合标准的城市、县和乡镇分别予以“国家卫生城市（区）”“国家卫生县（市）”“国家卫生镇（乡）”命名。

第五章 复 审

第十六条 国家卫生城镇自命名后每 3 年为一个复审周期。国家卫生城市复审采取线上评估和现场评估形式，其中现场评估采用明查或者暗访，明查和暗访的比例原则上为1∶2，具体评估方式随机确定。国家卫生县和国家卫生乡镇复审由各省级爱卫会参照国家卫生城市复审要求自行制订。

第十七条 全国爱卫办建立每季度定期抽查制度。在一个复审周期内，每季度随机抽查一定数量的国家卫生城市开展复审工作，3年实现全覆盖。省级爱卫会组织对国家卫生县和国家卫生乡镇进行复审，并于第3年9月底前将复审意见报送全国爱卫办，全国爱卫办每年对一定比例的国家卫生县和国家卫生乡镇进行抽查，并定期通报抽查结果。

第十八条 复审结果。

（一）国家卫生城市。每个复审周期结束后，全国爱卫会根据全国爱卫办复审结果对符合标准的国家卫生城市予以重新确认命名，其中复审成绩在本周期内排名前10的城市，下一周期予以免审。对于复审成绩达不到标准的，给予该城市通报，并继续纳入抽查范围，在该周期内适时再次复审，如达到标准则予以确认命名，仍未达到标准的将撤销国家卫生城市称号。

（二）国家卫生县和国家卫生乡镇。全国爱卫会根据全国爱卫办抽查和省级爱卫会复审结果，对国家卫生县和国家卫生乡镇予以重新确认命名、暂缓命名或撤销称号。全国爱卫办对抽查中不达标准的县和乡镇将直接撤销命名。

第十九条 已命名的国家卫生城镇，确因自然灾害等特殊原因需推迟复审的，应及时通过省级爱卫会向全国爱卫办提出申请，原则上可延期1年。

第六章 职责和要求

第二十条 省级爱卫会负责辖区内国家卫生城镇的日常监督管理，建立健全社会监督制度，公布监督电话或邮箱等接受群众反映意见，并于每年12月底前，向全国爱卫办提交本省份国家卫生城镇创建及巩固情况书面报告。省级爱卫会要建立完善省级专家库和管理工作制度。

第二十一条 省级爱卫会应当认真做好辖区内新申报国家卫生城市的推荐，组织做好新申报国家卫生县和国家卫生乡镇的评审、推荐和已命名的国家卫生县和国家卫生乡镇复审工作。

第二十二条 省级爱卫会负责本辖区其他卫生创建工作，推进城乡一体化建设。具体管理办法和标准由各地自行制订。

第二十三条 国家卫生城镇应当加强自身管理，发挥典型示范作用。已经命名的国家卫生城镇应在辖区醒目位置设置国家卫生城市（区）、国家卫生县（市）或国家卫生镇（乡）标识，畅通爱国卫生建议与投诉渠道，接受社会监督。

第二十四条 国家卫生城镇创建工作不得搞形式主义和弄虚作假，不得阻碍群众反映问题，不得干预评审工作。现场评估期间，只准备工作汇报，其他材料均放置在接受评审的职能部门及属地单位备查，不得层层复印资料、编辑烦琐创卫台账等。申报地方应认真贯彻落实中央八项规定精神和相关廉政纪律要求，不得安排与评审无关的活动，不得向评审组赠送任何钱物。违反本条规定的，视情节严重程度进行批评直至终止本周期评审工作。

第二十五条　评审组要严格按照标准和程序开展评审工作，不受外界干扰，实事求是作出结论，对评审结论负责。评审组成员要严格遵守评审纪律，保守工作秘密，不得擅自透露评审情况；要坚持廉洁自律，不得借助成员身份谋求私利；不得收受钱物，不得参加与评审无关的活动。评审组成员每次参加评审均须签订评审工作责任书和回避声明等。在国家卫生城镇评审工作中，违反本条规定的，全国爱卫办或省级爱卫会将取消其评审专家资格并通知其所属单位，涉嫌违纪违法的，将转交有关部门依纪依法进行处理。

第七章　监督管理

第二十六条　全国爱卫办定期对国家卫生城镇复审抽查结果予以通报。对于巩固国家卫生城镇工作成效显著的地方予以表扬；对于工作不力、创建成效下滑的，予以通报。

第二十七条　全国爱卫办在国家卫生城市创建评审中，对评审平均得分前 3 名的省份予以表扬；对一个周期内 30% 以上新申报城市未通过评审的省份予以通报，并暂停该省份下一周期申报国家卫生城市。

第二十八条　在一个复审周期中，全国爱卫办在国家卫生城市复审和国家卫生县、国家卫生乡镇抽查中，对复审成绩前 10 名的城市和平均得分前 3 名的省份予以表扬；对复审成绩后 5 名的城市和有 1 个及以上城市、县或乡镇复审不合格的省份予以通报；对有 1/3 以上不达标（包括城市、县和乡镇）的省份，将暂停该省份下一评审周期申报国家卫生城镇。

第二十九条　国家卫生城镇发生因防控措施不力导致的甲乙类传染病暴发疫情或重大的环境污染、生态破坏、食品安全、生活饮用水安全、职业病危害、实验室生物安全等事故之一的，全国爱卫办将视情予以通报，性质特别严重的，撤销其称号。

第三十条　省级爱卫会在复查国家卫生县和国家卫生乡镇时，认为没有达到国家标准的，可向全国爱卫办申请取消其命名。

第三十一条　已经被命名的国家卫生城镇，经自查认为没有达到标准的，可通过省级爱卫会向全国爱卫办申请自愿撤销命名。

第八章　附　则

第三十二条　本办法由全国爱卫办制定并负责解释。

第三十三条　本办法自 2022 年 1 月 1 日起实施。《全国爱卫会关于做好下放国家卫生乡镇(县城)评审工作的指导意见(试行)》(全爱卫发〔2014〕2号)、《全国爱卫会关于印发国家卫生城市评审与管理办法的通知》(全爱卫发〔2015〕4号)同时废止。

附件2

国家卫生城市和国家卫生县标准

本标准适用于创建国家卫生城市(包括地级及以上市、地区、自治州、盟和直辖市所辖区)和国家卫生县(包括县级市、县、自治县、旗、自治旗、林区、特区)的地方。标准中未作说明的均指建成区。

一、爱国卫生组织管理

(一) 将爱国卫生工作纳入辖区各级党委和政府重要议事日程,列入经济社会发展规划,纳入政府绩效考核指标。具有立法权的地方需有本地爱国卫生法规,其他地方需有爱国卫生规范性文件。

(二) 辖区内各级爱卫会组织健全,成员单位分工明确、职责落实。爱卫会办公室机构、职能、人员、经费等有保障。街道(乡镇)、社区(村)、机关、企事业单位要明确专兼职爱国卫生工作人员,村(居)民委员会要健全下属公共卫生委员会,推动落实好爱国卫生工作。

(三) 爱国卫生工作年度有计划、有部署、有检查、有总结。开展基层卫生创建活动,鼓励辖区范围内的县和乡镇积极开展国家卫生县和国家卫生乡镇创建,逐步推进全域创建。广泛开展城乡群众性爱国卫生活动,各部门、各单位和广大群众积极参与。

(四) 探索建立健康影响评估制度,推动将健康融入所有政策,把全生命周期健康管理理念贯穿城市规划、建设和管理全过程各环节。将应对突发公共卫生事件纳入国土空间规划和城市建设规划,并逐步建设完善相关设施。

(五) 畅通爱国卫生建议和投诉渠道,认真核实和解决群众反映的问题。群众对卫生状况满意。

二、健康教育和健康促进

(六) 辖区内健康教育网络健全,利用健康科普专家库、资源库和报纸、电视、网络等主要媒体,广泛开展健康教育和健康促进活动,提升居民健康素养水平,倡导文明健康、绿色环保生活方式。大力普及中医养生保健知识和方法。各主要媒体设有健康教育栏目。车站、机场、港口、广场和公园等公共场所设立的电子屏幕和公益广告等应当具有健康教育内容。

(七) 辖区内积极开展健康县区、健康乡镇和健康村、健康社区、健康企业、健康机关、健康学校、健康促进医院、健康家庭等健康细胞建设。建设健康步道、健康主题公园等,推广"三减三健"等慢性病防控措施。

(八) 统筹建设全民健身场地设施,构建更高水平的全民健身公共服务体系,满足人民群众经常性的体育锻炼需求。广泛开展全民健身活动,增进广大群众积极参加体育锻炼的意识,倡导居民维持健康体重。机关、企事业单位等落实工作场所工间操制度。

(九) 深入开展控烟宣传活动,辖区内禁止在大众传播媒介或者公共场所、公共交通工具、户外发布烟草广告,依法规范烟草促销、赞助等行为。全面推进无烟党政机关、无烟医疗卫生机构、无烟学校、无烟家庭等无烟环境建设并取得显著成效,积极推进控烟立法执法,逐步实现室内公共场所、工作场所和公共交通工具全面禁烟。

三、市容环境卫生

(十) 主次干道和街巷路面平整,道路照明及景观照明设施整洁、完好,运行正常。垃圾桶(箱)等垃圾分类收集容器配置齐全,分类标志统一规范,满足当地垃圾分类要求。无乱搭乱建、乱堆乱摆、乱停乱放、乱贴乱画、乱扔乱倒等现象,无卫生死角,基本消除易涝积水点。主次干道和街巷路面及时进行保洁,保洁质量符合相关标准要求。河道、湖泊等水面清洁、岸坡整洁,无垃圾杂物。建筑工地(含待建、拆迁、在建等工地)管理到位,卫生整洁,规范围挡,无扬尘、噪声污染,建筑垃圾规范运输处理,无乱倒垃圾和乱搭乱建现象。

(十一) 建筑物外立面上的广告设施和招牌的高度、大小符合规定标准,不遮盖建筑物外观轮廓,不影响建筑物本身和相邻建筑物采光、通风,不造成光污染。建筑玻璃幕墙的可见光反射比及其对周边建筑和交通的影响符合现行国家标准有关规定。

(十二) 加强绿化工作,提高建成区绿化覆盖率和公园绿地面积,强化绿地管理。

(十三) 生活垃圾转运站等环卫设施、再生资源回收基础设施符合相关标准要求,数量充足,布局合理,管理规范。生活垃圾分类收集运输体系和废旧物资循环利用体系完善,生活垃圾、粪便分类收集运输容器、车辆等设备设施实现密闭化、规范化,生活垃圾、粪便及时清运。

(十四) 推行生活垃圾分类和减量化、资源化。因地制宜加快建立生活垃圾分类投放、分类收集、分类运输、分类处理系统,实现生活垃圾分类有效覆盖。加强城市生活垃圾回收利用和无害化处理。建有港口的城市,应建立完善船舶污染物"船—港—城""收集—接收—转运—处置"衔接和协作制度。

(十五) 积极推进厕所革命,公共厕所设置符合相关标准要求,数量充足,干净整洁,实现卫生厕所全覆盖。主次干道、车站、医疗机构、机场、港口、旅游景点、集贸市场、商场等公共场所的公厕设施不低于二类标准。生活污水有效收集处理。

(十六) 建成区和城乡结合部农产品市场布局合理,建设管理符合规范要求,科学设置经营区域,实行生熟分开、干湿分离;兼营零售业务的农产品批发市场,应当做到批发与零售业务分区域或分时段经营。农产品批发市场、零售市场设施设备应符合卫生防疫和食品安全要求,应配备卫生管理和保洁人员,落实定期休市和清洗消毒制度,环卫设施齐全、干净整洁。市场活禽销售区域应相对独立设置,实行隔离宰杀,对废弃物实施规范处理,逐步实现市场无活禽交易。农产品冷链物流设施要结合实际预留消杀防疫空间。临时便民市场采取有效管理措施，保障周边市容环境卫生、交通秩序和群众正常生活秩序。流动商贩管理规范。无使用厚度小于0.025毫米的超薄塑料购物袋现象。

（十七）建成区和城乡结合部饲养畜禽和野生动物需符合有关法律法规要求，居民文明规范饲养宠物，畜禽粪污得到有效处置；各类集贸市场、花鸟宠物市场及动物交易市场无非法交易和宰杀野生动物现象。

（十八）社区和单位建有卫生管理组织和相关制度，卫生状况良好，环卫设施完善，推行垃圾分类，垃圾及时清运，公共厕所符合卫生要求；道路平坦，绿化美化，无乱搭乱建、乱堆乱摆、乱停乱放、乱贴乱画、乱扔乱倒现象。

（十九）城乡结合部建有配套生活污水处理、排放设施和充足的垃圾收集站（点）、再生资源回收站（点）、公共厕所等设施；卫生清扫保洁及时，日常管理规范，垃圾及时清运，普及卫生户厕；道路硬化平整，主要道路配备路灯；无乱搭乱建、乱堆乱摆、乱停乱放、乱贴乱画、乱扔乱倒现象。

（二十）加强铁路沿线两侧环境卫生整治，铁路两侧500米范围内无露天堆放的彩钢瓦、塑料薄膜、防尘网等轻飘物品，铁路沿线安全保护区内无倾倒垃圾、排污等现象。

四、生态环境

（二十一）近3年辖区内未发生重大环境污染和生态破坏事故。

（二十二）加强大气污染治理，环境空气质量良好或持续改善。无烟囱排黑烟现象，无秸秆、垃圾露天焚烧现象。排放油烟的餐饮单位安装油烟净化装置并保持正常使用。

（二十三）区域环境噪声控制良好，声功能区夜间环境质量达标。

（二十四）各级水环境功能区全部达到要求，未划定功能区的水质不低于五类。无乱排污水现象，无黑臭水体。

（二十五）集中式饮用水水源地水质达标。辖区内重点河湖主要控制断面生态流量达标。

（二十六）辖区内应建有符合条件的医疗废物集中处理设施，各类医疗废物处置能力应满足辖区内医疗卫生机构的处置需求。辖区内医疗卫生机构依法分类收集医疗废物，医疗废物统一由有资质的医疗废物处置单位处置。对确不具备医疗废物集中处置条件的地区，医疗机构应当使用符合条件的设施自行处置。医疗污水收集、处理、消毒和排放符合国家及地方有关要求。

五、重点场所卫生

（二十七）公共场所实行卫生监督量化分级管理，公共场所卫生信誉度等级应向社会公示，并使用统一标识。卫生许可证件齐全有效，卫生管理规范，直接为顾客服务的人员取得有效健康合格证明。

（二十八）小浴室、小美容美发店、小歌舞厅、小旅店等经营资格合法，室内外环境整洁，卫生管理、硬件设施符合相应国家标准要求。

（二十九）学校、幼儿园和托育机构的教室、食堂（含饮用水设施）、宿舍、厕所等教学和生活环境符合相关国家卫生标准或规定。学校按照规定设立校医院或卫生室，校医或专（兼）职保健教师配备比率达标，配备专兼职心理健康工作人员。学校传染病防控工作机制健全并严格执行。

（三十）中小学体育与健康课程开课率达标。中小学生每天校内体育活动时间充足。学校眼保健操普及率达标。中小学生近视率、肥胖率逐年下降。近 3 年辖区内无重大学校食物中毒事件。

（三十一）辖区内存在职业病目录所列职业病危害因素的企业职业病危害项目及时申报。对接触职业病危害的劳动者依法进行职业健康检查。近 3 年辖区内未发生重大职业病危害事故。

（三十二）旅客列车车厢、轮船客舱、飞机客舱和商场、超市等公共场所卫生检测结果符合国家相关标准要求。

六、食品和生活饮用水安全

（三十三）近 3 年辖区内未发生重大食品安全和饮用水安全事故，依法报告食品安全和饮用水安全事故信息。

（三十四）加强小餐饮店、小食品店、小作坊管理，无固定经营场所的食品摊贩实行统一管理，规定区域、限定品种经营。无制售“三无”食品、假冒食品、劣质食品、过期食品等现象。

（三十五）积极推行明厨亮灶和食品生产经营风险分级管理。从事接触直接入口食品工作的食品生产经营人员取得有效的健康合格证明。落实清洗消毒制度，防蝇防鼠等设施健全。食品生产经营单位严格执行国家相关标准。

（三十六）辖区内积极推广分餐制和公筷制，大力倡导“光盘行动”。辖区内无贩卖、制售、食用野生动物现象。

（三十七）市政供水、自备供水、居民小区供水管理规范，供水单位有卫生许可证。二次供水符合国家相关标准要求。开展水质监测工作，采样点选择、检验项目和频率符合相关要求。

七、疾病防控与医疗卫生服务

（三十八）建立与经济社会发展、财政状况和实现健康目标相适应的卫生健康事业投入机制。个人卫生支出占卫生总费用的比重持续降低。

（三十九）强化重大传染病防控措施，建立重大新发突发传染病疫情联防联控机制，按照相关要求制定传染病预防控制预案，落实“四早”要求，压实“四方责任”，甲、乙类法定传染病发病情况稳定。二级以上综合性医院设置公共卫生科和感染性疾病科，发热门诊、肠道门诊、预检分诊符合有关规定。近 3 年辖区内未发生重大实验室生物安全事故。

（四十）多措并举降低孕产妇死亡率、婴儿死亡率和 5 岁以下儿童死亡率，持续提升人均预期寿命。按照国家免疫规划和当地预防接种工作计划，定期为适龄人群提供预防接种服务。提升妇幼健康服务能力,促进妇女儿童全面健康发展。推进医养结合服务。

(四十一)重大慢性病过早死亡率呈下降趋势。健全重大事件处置中的社会心理健康监测预警机制,强化心理健康促进和心理疏导、危机干预。严重精神障碍患者管理规范。

(四十二)医疗卫生服务体系健全,机构建设符合国家标准要求,千人口的床位数、执业(助理)医师数、注册护士数、公共卫生人员数、药师(药士)数和万人口全科医生数等指标符合所在地区域卫生规划要求。

(四十三)推动机场、地铁站、火车站、公路(水路)客运站等交通枢纽以及学校、景区、机关单位、商场超市等重点行业、重点场所配置和使用自动体外心脏除颤仪(AED)等医疗急救设备和药品。对公安、消防、安保、交通和教育等重点行业人群开展急救知识与技能培训,引导全社会逐步提高全民急救能力。

(四十四)构建和谐医患关系,医疗卫生人员具备安全的工作条件,执业环境逐步改善。辖区内无重特大刑事伤医案件。临床用血来自自愿无偿献血。无无证行医、非法采供血和非法医疗广告。

(四十五)建立政府组织和全社会参与的病媒生物预防控制机制。掌握辖区病媒生物孳生地情况、密度变化和侵害状况。湖泊、河流、沟渠、景观水体、小型积水、垃圾、厕所等各类孳生环境得到有效治理,鼠、蚊、蝇、蟑螂的密度达标。重点行业和单位防蝇和防鼠设施合格。

国家卫生城市和国家卫生县数据评价指标

序号	评价指标	目标值	备注
1	国家卫生县或国家卫生乡镇	≥1个	申报国家卫生城市的统计国家卫生县;申报国家卫生县的统计国家卫生乡镇
2	群众对卫生状况满意率	≥90%	
3	居民健康素养水平	≥23%或持续提升	
4	建有全民健身场地设施的社区比例	100%	
5	经常参加体育锻炼人数的比例	>38.5%	
6	人均体育场地面积	>2.2平方米	
7	每千人口社会体育指导员数	≥2.16名	
8	15岁以上人群吸烟率	<20%	
9	无烟党政机关、无烟医疗卫生机构、无烟学校建成比例	≥90%	
10	全面控烟法律法规规定	有	国家卫生县出台规范性文件或被市级全面控烟法律法规规定覆盖

续表

序号	评价指标	目标值	备注
11	道路装灯率	100%	
12	主次干道每日保洁时间	≥16 小时	
13	街巷路面每日保洁时间	≥12 小时	
14	道路机械化清扫率	≥80%	本指标适用于城市
15	城市管理信息化覆盖率	≥90%	
16	建成区绿化覆盖率	≥38%	
17	人均公园绿地面积	≥9 平方米	
18	城市生活垃圾回收利用率	>35%	
19	城市生活垃圾无害化处理率	100%	
20	窨井盖完好率	≥98%	本指标适用于城市
21	主城区回收网点覆盖率	100%	
22	城市生活污水集中收集率	≥75% 或持续提高	本指标适用于城市，县采用城市生活污水处理率，目标值为 95%
23	环境空气质量指数（AQI）不超过 100 的天数	≥320 天或持续改善	县目标值为≥300 天或持续改善
24	环境空气主要污染物年均值	达到国家《环境空气质量标准》二级标准	
25	区域环境噪声控制平均值	≤55 分贝	
26	声功能区环境质量夜间达标率	≥75%	
27	集中式饮用水水源地水质达标率	100%	
28	医疗废物无害化处置率	100%	
29	学校校医或专（兼）职保健教师配备比例	>70%	
30	中小学体育与健康课程开课率	100%	
31	中小学生每天校内体育活动时间	≥1 小时	
32	学校眼保健操普及率	100%	
33	中小学生近视率	逐年下降	
34	中小学生肥胖率	逐年下降	
35	存在职业病目录所列职业病危害因素的企业职业病危害项目申报率	>90%	
36	食品生产经营风险分级管理率	≥90%	
37	个人卫生支出占卫生总费用的比重	≤25% 或持续降低	
38	甲、乙类法定传染病报告发病率	不高于近 5 年平均水平	

续表

序号	评价指标	目标值	备注
39	婴儿死亡率	≤5.6‰或持续降低	
40	5岁以下儿童死亡率	≤7.8‰或持续降低	
41	孕产妇死亡率	≤18/10万或持续降低	
42	人均预期寿命	≥78.3岁或逐年提高	
43	以街道(乡、镇)为单位适龄儿童免疫规划疫苗接种率	≥90%	
44	居住满3个月以上的适龄儿童建卡、建证率	≥95%	
45	辖区内3岁以下儿童系统管理率	≥90%	
46	0~6岁儿童眼保健和视力检查率	≥90%	
47	重大慢性病过早死亡率	呈下降趋势	
48	严重精神障碍患者规范管理率	≥85%	
49	每千常住人口医疗卫生机构床位数	符合所在地区域卫生规划要求	
50	每千常住人口执业(助理)医师数		
51	每千常住人口注册护士数		
52	每千常住人口公共卫生人员数		
53	每千常住人口药师(药士)数		
54	每万常住人口全科医生数		
55	建成区鼠、蚊、蝇、蟑螂的密度	达到国家病媒生物密度控制水平标准C级要求	
56	重点行业和单位防蝇和防鼠设施合格率	≥95%	

注:评价指标和目标值根据社会经济发展状况适时调整。

附件3

国家卫生乡镇标准

本标准适用于创建国家卫生乡镇(县市建成区之外的乡镇)的地方。标准中未作说明的均指建成区。

一、爱国卫生组织管理

(一)将爱国卫生工作纳入乡镇党委和政府重要议事日程,列入目标管理,制定爱国卫生工作计划。

（二）爱卫会组织健全，成员单位分工明确、职责落实。有承担爱卫会工作的机构，职能、人员、经费等有保障。机关、企事业单位明确专兼职爱国卫生工作人员，村（居）民委员会要健全下属公共卫生委员会，推动落实好爱国卫生工作。

（三）爱国卫生工作年度有计划、有部署、有检查、有总结。开展卫生村、卫生单位等创建活动。广泛开展群众性爱国卫生活动，各部门、各单位和广大群众积极参与。

（四）推动将健康融入所有政策，把全生命周期健康管理理念贯穿地方规划、建设和管理全过程各环节。将应对突发公共卫生事件纳入国土空间规划，并逐步建设完善相关设施。

（五）畅通爱国卫生建议和投诉渠道，认真核实和解决群众反映的问题。群众对卫生状况满意。

二、健康教育和健康促进

（六）辖区健康教育网络健全，利用健康科普资源库、相关媒体和乡镇卫生院或相关医疗卫生机构的健康科普专业资源，广泛开展健康教育和健康促进活动，提升居民健康素养，倡导文明健康、绿色环保生活方式。大力普及中医养生保健的知识和方法。车站、广场和公园等公共场所设立的电子屏幕和公益广告等应当具有健康教育内容。积极开展健康村、健康社区、健康企业、健康机关、健康学校、健康促进医院、健康家庭等健康细胞建设，大力推进健康乡镇建设。建设健康步道、健康主题公园等，推广“三减三健”等慢性病防控措施。

（七）社区、村建有健身场地设施，广泛开展全民健身活动，倡导居民经常参加体育锻炼，维持健康体重。机关、企事业单位等落实工作场所工间操制度。

（八）深入开展控烟宣传活动，辖区内禁止在大众传播媒介或者公共场所、公共交通工具、户外发布烟草广告，依法规范烟草促销、赞助等行为。全面推进无烟党政机关、无烟医疗卫生机构、无烟学校、无烟家庭等无烟环境建设并取得显著成效，逐步实现室内公共场所、工作场所和公共交通工具全面禁烟。

三、市容环境卫生

（九）主次干道和街巷路面平整，道路照明及景观照明设施整洁、完好，运行正常。垃圾桶（箱）等垃圾分类收集容器配置齐全，分类标志统一规范，满足当地垃圾分类要求。无乱搭乱建、乱堆乱摆、乱停乱放、乱贴乱画、乱扔乱倒等现象，无卫生死角，基本消除易涝积水点。主次干道和街巷路面及时进行保洁，保洁质量符合相关标准要求。河道、湖泊等水面清洁、岸坡整洁，无垃圾杂物。建筑工地（含待建、拆迁、在建等工地）管理到位，卫生整洁，规范围挡，无扬尘、噪声污染，建筑垃圾规范运输处理，无乱倒垃圾和乱搭乱建现象。

（十）建筑物外立面上的广告设施和招牌的高度、大小符合规定标准，不遮盖建筑物外观轮廓，不影响建筑物本身和相邻建筑物采光、通风，不造成光污染。

（十一）提高绿化覆盖率和公园绿地面积，强化绿地管理。

（十二）生活垃圾转运站等环卫设施、再生资源回收基础设施符合相关标准要求，数量充足，布局合理，管理规范。生活垃圾分类收集运输体系和废旧物资循环利用体系完善，生活垃圾、粪便分类收集运输容器、车辆等设备设施实现密闭化、规范化，生活垃圾、粪便及时清运。

（十三）推行生活垃圾分类和减量化、资源化。因地制宜加快建立生活垃圾分类投放、分类收集、分类运输、分类处理系统，提高生活垃圾分类覆盖率。加强乡镇生活垃圾回收利用和无害化处理。

（十四）积极推进厕所革命，提高卫生厕所普及率。公共厕所设置符合相关标准要求，数量充足，干净整洁。主次干道、车站、医疗机构、旅游景点、集贸市场、商场等公共场所的公厕设施不低于二类标准。生活污水有效收集处理。

（十五）农产品市场布局合理，管理规范，科学设置经营区域，实行生熟分开、干湿分离；兼营零售业务的农产品批发市场，应当做到批发与零售业务分区域或分时段经营。农产品批发市场、零售市场设施设备应符合卫生防疫和食品安全要求，应配备卫生管理和保洁人员，落实定期休市和清洗消毒制度，环卫设施齐全、干净整洁。市场活禽销售区域应相对独立设置，实行隔离宰杀，对废弃物实施规范处理，逐步实现市场无活禽交易。临时便民市场采取有效管理措施，保障周边市容环境卫生、交通秩序和群众正常生活秩序。流动商贩管理规范。无使用厚度小于0.025毫米的超薄塑料购物袋现象。

（十六）饲养畜禽和野生动物需符合有关法律法规要求，畜禽粪污得到有效处置。各类集贸市场、花鸟宠物市场及动物交易市场无非法交易和宰杀野生动物现象。

（十七）社区、村和单位建有卫生管理组织和相关制度，卫生状况良好，环卫设施完善，推行垃圾分类，垃圾及时清运，公共厕所符合卫生要求；道路平坦，绿化美化，无乱搭乱建、乱堆乱摆、乱停乱放、乱贴乱画、乱扔乱倒现象。

（十八）镇辖村建有配套生活污水处理、排放设施和充足的垃圾收集站（点）、再生资源回收站（点）、公共厕所等设施，卫生清扫保洁及时，日常管理规范，垃圾及时清运，普及卫生户厕；道路硬化平整，主要道路配备路灯；无乱搭乱建、乱堆乱摆、乱停乱放、乱贴乱画、乱扔乱倒现象。

（十九）加强铁路沿线两侧环境卫生整治，铁路两侧500米范围内无露天堆放的彩钢瓦、塑料薄膜、防尘网等轻飘物品，铁路沿线安全保护区内无倾倒垃圾、排污等现象。

四、生态环境

（二十）近3年辖区内未发生重大环境污染和生态破坏事故。建立环境保护工作机制，无烟囱排黑烟、乱排污水现象，无秸秆、垃圾露天焚烧现象，无黑臭水体。排放油烟的餐饮单位安装油烟净化装置并保持正常使用。各级水环境功能区全部达到要求，未划定功能区的水质不低于五类。

（二十一）区域环境噪声控制良好，声功能区夜间环境质量达标。

（二十二）集中式饮用水水源地水质达标。辖区内重点河湖主要控制断面生态流量达标。

(二十三) 辖区内医疗卫生机构依法分类收集医疗废物,医疗废物统一由有资质的医疗废物处置单位处置。对确不具备医疗废物集中处置条件的地区,医疗机构应当使用符合条件的设施自行处置。医疗污水收集、处理、消毒和排放符合国家及地方有关要求。

五、重点场所卫生

(二十四) 公共场所实行卫生监督量化分级管理,公共场所卫生信誉度等级应向社会公示,并使用统一标识。卫生许可证件齐全有效,卫生管理规范,直接为顾客服务的人员取得有效健康合格证明。

(二十五) 小浴室、小美容美发店、小歌舞厅、小旅店等经营资格合法,室内外环境整洁,卫生管理、硬件设施符合相应国家标准要求。

(二十六) 学校、幼儿园和托育机构的教室、食堂(含饮用水设施)、宿舍、厕所等教学和生活环境符合相关国家卫生标准或规定。学校按照规定设立校医院或卫生室,校医或专(兼)职保健教师配备比率达标,配备专兼职心理健康工作人员。学校传染病防控工作机制健全并严格执行。

(二十七) 中小学体育与健康课程开课率达标。中小学生每天校内体育活动时间充足。学校眼保健操普及率达标。中小学生近视率、肥胖率逐年下降。近3年辖区内无重大学校食物中毒事件。

(二十八) 辖区内存在职业病目录所列职业病危害因素的企业职业病危害项目及时申报。对接触职业病危害的劳动者依法进行职业健康检查。近3年辖区内未发生重大职业病危害事故。

(二十九) 商场、超市等公共场所卫生检测结果符合国家相关标准要求。

六、食品和生活饮用水安全

(三十) 近3年辖区内未发生重大食品安全和饮用水安全事故,依法报告食品安全和饮用水安全事故信息。

(三十一) 加强小餐饮店、小食品店、小作坊管理,无固定经营场所的食品摊贩实行统一管理,规定区域、限定品种经营。无制售"三无"食品、假冒食品、劣质食品、过期食品等现象。

(三十二) 积极推行明厨亮灶和食品生产经营风险分级管理。从事接触直接入口食品工作的食品生产经营人员取得有效的健康合格证明。落实清洗消毒制度,防蝇防鼠等设施健全。食品生产企业严格执行国家相关标准。

(三十三) 辖区内积极推广分餐制和公筷制,大力倡导"光盘行动"。辖区内无贩卖、制售、食用野生动物现象。

(三十四) 市政供水、自备供水、居民小区供水管理规范,供水单位有卫生许可证。二次供水符合国家相关标准要求。开展水质监测工作,采样点选择、检验项目和频率符合相关要求。饮用水水质达标率与当地县城接近或基本相当。

七、疾病防控与医疗卫生服务

(三十五)医疗卫生机构发热门诊(诊室)、肠道门诊、预检分诊符合有关规定。

(三十六)按照国家免疫规划和当地预防接种工作计划,定期为适龄人群提供预防接种服务。多措并举促进妇女儿童全面健康发展。积极推进医养结合服务。

(三十七)健全重大事件处置中的社会心理健康监测预警机制,强化心理健康促进和心理疏导、危机干预。严重精神障碍患者管理规范。加强教育等重点行业人群急救知识与技能培训,引导全社会逐步提高全民急救能力。

(三十八)构建和谐医患关系,医疗卫生人员具备安全的工作条件,执业环境逐步改善。辖区内无重特大刑事伤医案件。无无证行医、非法采供血和非法医疗广告。

(三十九)建立政府组织和全社会参与的病媒生物预防控制机制。湖泊、河流、沟渠、景观水体、小型积水、垃圾、厕所等各类孳生环境得到有效治理,建成区鼠、蚊、蝇、蟑螂的密度达标。重点行业和单位防蝇和防鼠设施合格。

国家卫生乡镇数据评价指标

序号	评价指标	目标值	备注
1	群众对卫生状况满意率	≥90%	
2	建有全民健身场地设施的社区比例	100%	
3	经常参加体育锻炼人数的比例	>38.5%	
4	道路装灯率	100%	
5	主次干道每日保洁时间	≥16小时	
6	街巷路面每日保洁时间	≥12小时	
7	乡镇下水道管网覆盖率	>70%	
8	乡镇生活垃圾无害化处理率	80%	
9	农村卫生厕所普及率	达到或高于全省平均水平	
10	集中式饮用水水源地水质达标率	100%	
11	学校校医或专(兼)职保健教师配备比例	>70%	
12	中小学体育与健康课程开课率	100%	
13	中小学生每天校内体育活动时间	≥1小时	
14	学校眼保健操普及率	100%	
15	中小学生近视率	逐年下降	
16	中小学生肥胖率	逐年下降	
17	存在职业病目录所列职业病危害因素的企业职业病危害项目申报率	>90%	
18	适龄儿童免疫规划疫苗接种率	≥90%	

续表

序号	评价指标	目标值	备注
19	居住满3个月以上的适龄儿童建卡、建证率	≥95%	
20	辖区内3岁以下儿童系统管理率	≥90%	
21	0-6岁儿童眼保健和视力检查率	≥90%	
22	严重精神障碍患者规范管理率	≥85%	
23	建成区鼠、蚊、蝇、蟑螂的密度	达到国家病媒生物密度控制水平标准C级要求	
24	重点行业和单位防蝇和防鼠设施合格率	≥95%	

注：评价指标和目标值根据社会经济发展状况适时调整。

出处：全国爱卫会关于印发《国家卫生城镇评审管理办法》和《国家卫生城市和国家卫生县标准》《国家卫生乡镇标准》的通知（全爱卫发〔2021〕6号）

全国爱卫会关于印发《关于开展健康城市健康村镇建设的指导意见》的通知

全爱卫发〔2016〕5号

各省、自治区、直辖市人民政府，国务院各有关部门：

《关于开展健康城市健康村镇建设的指导意见》已由全国爱卫会全体会议审议通过，并经国务院同意，现印发给你们，请认真贯彻落实。

建设健康城市和健康村镇是新时期爱国卫生运动的重要载体，也是建设健康中国的重要抓手，各地、各部门要高度重视，切实加强组织领导，结合工作实际，抓好组织实施，把健康中国的目标转化为健康城市健康村镇的指标，以爱国卫生工作的新成效加快健康中国的建设进程。

全国爱国卫生运动委员会

2016年7月18日

关于开展健康城市健康村镇建设的指导意见

健康城市是卫生城市的升级版，通过完善城市的规划、建设和管理，改进自然环境、社会环境和健康服务，全面普及健康生活方式，满足居民健康需求，实现城市建设与人的健康协调发展。健康村镇是在卫生村镇建设的基础上,通过完善村镇基础设施条件,改善人居环境卫生面貌,健全健康服务体系,提升群众文明卫生素质,实现村镇群众生产、生活环境与人的健康协调发展。建设健康城市和健康村镇,是新时期爱国卫生运动的重要载体,是推进以人为核心的新型城镇化的重要目标,是推进健康中国建设、全面建成小康社会的重要内容。根据《国务院关于进一步加强新时期爱国卫生工作的意见》(国发〔2014〕66号)部署,经国务院同意,全国爱国卫生运动委员会决定在全国开展健康城市和健康村镇建设,现提出如下意见:

一、总体要求

(一) 指导思想。深入贯彻党的十八大和十八届三中、四中、五中全会精神,牢固树立并切实贯彻创新、协调、绿色、开放、共享的发展理念,以保障和促进人的健康为宗旨,将健康融入所有政策,通过建设健康城市、健康村镇,营造健康环境、构建健康社会、优化健康服务、发展健康文化,提高人群健康水平,促进经济社会可持续发展,推进健康中国建设,为全面建成小康社会作出贡献。

(二) 基本原则。坚持以人为本,健康优先。坚持以人的健康为中心,针对当地居民的主要健康问题和健康需求,制定有利于健康的公共政策,将健康相关内容纳入城乡规划、建设和管理的各项政策之中,促进健康服务的公平、可及。

坚持政府主导,共建共享。发挥政府的组织优势,促进部门协作,鼓励、组织和引导机关、企事业单位、社区、家庭和居民参与健康城市、健康村镇建设活动,提高全社会的参与度,使健康福祉惠及广大群众。

坚持城乡统筹,典型示范。推进城乡公共资源均衡配置,促进基础设施和公共服务向农村地区、薄弱环节倾斜,缩小城乡差距,逐步实现城乡健康服务均等化。通过培育和推广典型经验,强化示范引领,扩大健康城市、健康村镇覆盖面,提升建设水平。

坚持问题导向,创新发展。找准城乡发展中影响健康的重点难点问题,科学施策,综合治理。因地制宜,积极探索,不断创新建设的策略、方法、模式,循序渐进推动健康城市、健康村镇持续发展。

(三) 工作目标。通过建设环境宜居、社会和谐、人群健康、服务便捷、富有活力的健康城市、健康村镇,实现城乡建设与人的健康协调发展。到2017年,建立健全健康城市和健康村镇建设管理机制,形成一套科学、有效、可行的指标和评价体系,推动各省(区、市)开展建设试点,基本形成可推广的建设模式。到2020年,建成一批健康城市健康村镇建设的示范市和示范村镇,以典型示范带动全国健康城市和健康村镇建设广泛深入开展,为建设健康中国奠定坚实基础。

二、重点建设领域

(一) 营造健康环境。以满足人民群众日益增长的健康需求为出发点,根据资源环境承载能力,构建科学合理的城市布局,统筹城乡污水处理厂、垃圾无害化处理场、公共厕所等环境卫生基础设施的规划、设计和建设,做到科学合理、兼顾长远。推进主要污染物减排，推行清洁生产和发展循环经济。加强饮用水水源地保护，深入推进水生态环境治理和土壤污染防治，创新环境治理理念和方式，形成政府、企业、公众共治的环境治理体系，实现大气、水、土壤等环境质量总体改善。大力发展绿色建筑和低碳、便捷、安全的交通体系，提高节能水平。加大环境卫生综合治理力度，开展生活垃圾源头减量和分类收集处理，清除病媒生物孳生地，着力解决城乡环境脏乱差问题，创造整洁有序、健康宜居的环境。

（二）构建健康社会。保障城乡居民在教育、住房、就业、安全等方面的基本需求，不断提高人民群众生活水平。建立更加公平更可持续的社会保障制度，扩大社会保障覆盖范围，基本养老、基本医疗保险保障人群实现基本覆盖，逐步缩小城乡、区域、群体之间的社会保障待遇差别。建立健全基本公共服务体系，促进基本公共服务均等化，努力实现基本公共服务城镇常住人口全覆盖。统筹城市和农村养老资源，促进基本养老服务均衡发展。建设以居家为基础、社区为依托、机构为补充的多层次养老服务体系。着力保障特殊困难老人的养老服务需求，确保人人享有基本养老服务。建立覆盖全过程的农产品和食品药品监管制度，保障饮食用药安全。健全社会救助体系，支持慈善事业发展，逐步拓展社会福利保障范围，保障老年人、残疾人、孤儿等特殊群体有尊严地生活和平等参与社会发展。

（三）优化健康服务。建立健全基本医疗卫生服务体系，实现人人享有基本医疗卫生服务。深化医药卫生体制改革，建立现代医院管理制度和分级诊疗制度，加强基层卫生人才特别是全科医师队伍建设，补足医疗卫生服务的短板。加强疾病预防控制体系建设，提高疾病监测和干预能力，积极防治传染病、寄生虫病、慢性病、职业病、地方病和精神疾病等重大疾病。完善突发事件卫生应急机制，提高卫生应急能力，加强传染病监测预警，及时处置传染病疫情。加强口岸卫生检疫能力建设，严防外来重大传染病传入。提升中医医疗服务能力，发展中医养生保健服务，探索中医药与养老、旅游、文化等产业协同发展新业态。

（四）培育健康人群。强化妇幼健康和计划生育服务工作，实施综合干预措施，提高出生人口素质和妇女儿童健康水平。倡导社会性别平等，完善各项配套措施，实施好全面两孩政策，促进人口长期均衡发展。开展全民健身活动，提高群众身体素质。完善全民健身公共服务体系，加强全民健身场地设施建设，建设健康步道、健康广场、健康主题公园等支持性环境。保障中小学体育课时，大力开展青少年课外体育活动，加强青少年体育技能培训。加强健康教育和健康促进，普及健康素养知识与技能，定期开展健康素养监测调查，评价干预效果。引导居民建立合理膳食、适量运动、戒烟限酒和心理平衡的健康生活方式，增强群众维护和促进自身健康的能力。

（五）发展健康文化。充分利用各种大众传播媒介，开展多角度、多层次、全方位的健康知识宣传，在全社会倡导正确的健康理念。着力提高全民健康意识，移风易俗，改变陈规陋习和不健康的生活方式，把健康科学知识转变为群众能够理解接受、易于养成践行的良好行为习惯。加强中医药科普宣传,传播中医药健康文化,提升群众中医养生保健素养。大力倡导健康文化,鼓励和支持健康文化产业发展,创作出更多群众喜闻乐见的健康文化作品,不断满足人民群众日益增长的多层次健康文化需求。健全市民公约、村规民约等社会规范,宣传社会主义核心价值观,倡导公序良俗,让健康理念深入人心。

三、健康城市建设的重点任务

(一)开展健康"细胞"工程建设。以健康社区、健康单位和健康家庭为重点,以整洁宜居的环境、便民优质的服务、和谐文明的文化为主要内容,推进健康"细胞"工程建设,向家庭和个人就近提供生理、心理和社会等服务,倡导团结和睦的人际关系,提高家庭健康水平。以学校、企业、机关和事业单位等为重点,完善控烟措施,落实健康体检、职业健康检查、职业防护、安全管理等制度,营造相互尊重、和谐包容的单位文化,创造有益于健康的环境。

(二)建立健康管理工作模式。加强防治结合,建立健全全人群、全生命周期的健康管理组织体系。加快推进健康服务信息化建设,实现医疗服务、公共卫生和医疗保障等信息互联共享,以大数据支撑群体疾病预测和个体化服务。发挥中医预防保健优势,推动医疗服务从注重疾病治疗转向注重健康维护,发展治未病、中医特色康复等服务,探索开展中医特色健康管理。推进全民预防保健服务,对居民的健康危害因素及健康状况进行全面的监测、分析、评估、预测,通过疾病预防和治疗,实现有病早治、未病先防。

(三)完善环境卫生基础设施。加强城市污水和垃圾处理设施建设,逐步实现城市污水"全收集、全处理",城市医疗废物集中处置,城市生活垃圾处理减量化、资源化和无害化。加快城市公厕建设,形成布局合理、数量充足、设施完善、管理规范的城市公厕服务体系。推广降尘、低尘清扫作业方式,扩大机械化清扫保洁作业范围,提升城市市政公用设施建设和管理水平。

(四)加强饮用水安全管理。严格饮用水水源保护,依法清理饮用水水源保护区内违法建筑和排污口,开展饮用水水源地规范化建设,定期进行安全评估。从水源到水龙头全过程监管饮用水安全,定期监测、检测和评估当地饮用水源、供水单位出厂水和用户水龙头水质等饮水安全状况,并按时向社会公布。城市水环境质量和水功能区水质达标率达到国家要求,切实落实消毒卫生措施,加强饮用水卫生监测、检测,提升饮用水水质,确保水质卫生安全。

(五)改善环境质量。加强大气污染综合防治,坚持源头管控,减少污染物排放,狠抓细颗粒物、可吸入颗粒物和臭氧综合治理。整治工业废气,加快重点行业脱硫、脱硝、除尘改造工程建设。积极发展城市公共交通,加强机动车环保管理,提升燃油品质,强化移动源污染防治。加强大气环境监测,定期公开城市环境空气质量情况。以改善水环境质量为核心,分流域、分区域、分阶段科学治理,推进水污染防治、水生态保护和水资源管理。保护和改善土壤环境,加强土壤污染风险管控,探索实施建设用地准入管理，防范人居环境风险。大力实施绿化美化亮化工程，推进生态园林建设，强化湿地等自然资源保护，营造良好生态环境。

（六）完善公共安全保障体系。强化治安防控、交通和消防管理，健全公共安全管理机制，完善应急体系，推进紧急医学救援网络建设，提高突发公共事件处置能力。落实安全生产责任制，防控职业危害风险，提高劳动者职业健康和安全水平。完善农产品质量安全监管体系，强化食品药品安全管理，防范食品药品安全事件发生。提高全民安全意识和应急自救能力，减少伤害特别是对青少年的伤害发生。

四、健康村镇建设的重点任务

（一）改善农村基础设施条件。完善道路、环卫、电力、通信、消防等基础设施，全面实施"硬化、绿化、亮化、美化、净化"，推进广播电视、通信等村村通和宽带普及。大力发展农村客运。全面推进农村垃圾治理，加大村镇垃圾清运设备和中转设施建设力度，乡镇应当建有垃圾转运站，普及密闭运输车辆，改造或停用露天垃圾池等敞开式垃圾收集场所、设施，因地制宜推进生活垃圾简单分类和资源化利用。采取城市管网延伸、集中处理和分散处理等多种方式，加快农村生活污水治理。

（二）加强农村改水改厕。加快实施农村饮水安全巩固提升工程，加强水源保护，突出工程管护机制建设，辅以新建改建措施，进一步提高农村饮水集中供水率、自来水普及率、供水保证率和水质达标率。推进城乡统筹区域供水，将城市供水管网和服务向农村延伸。加快农村无害化卫生厕所改造，农村新建住房要配套建设无害化卫生厕所。乡镇政府所在地、中小学、乡镇卫生院、集贸市场、公路沿线等区域要建设无害化卫生公厕。鼓励建设四格式生态厕所，提高粪便无害化处理和资源化利用水平。坚持集中连片、整村推进，统筹实施改水改厕、污水处理等项目，让农村居民喝上干净水、用上卫生厕所。

（三）深入开展环境卫生整洁行动。全面开展农村环境卫生综合整治，清理乱堆乱放，拆除违章建筑，疏浚坑塘河道。建立村庄保洁制度，通过购买服务等方式聘请保洁员。加强农业面源污染治理，强化畜禽养殖污染物的综合利用，防治畜禽养殖污染，加强病死畜禽无害化处理。推广生物有机肥、高效低毒低残留农药，禁止秸秆焚烧，引导开展秸秆综合利用工作，规范收集、处置农药包装物、农膜等废弃物。加强规范种植和绿色养殖，提升农产品质量安全水平，规范农产品流通市场。深入开展美丽宜居乡村建设，保护自然景观，加强绿化美化，建设有历史记忆、农村特点、地域特色、民族风格的美丽宜居村镇。深入推进卫生村镇创建活动，健全卫生管理长效机制，以乡带村，以村带户，有效破解农村卫生管理难题。

（四）加强农村医疗卫生服务。全面实施居民大病保险制度，完善医疗救助制度。强化农村疾病预防控制、妇幼保健等公共卫生工作，全面落实重大和基本公共卫生服务项目，重点控制严重危害农村居民的重大疾病。按照常住人口规模和服务半径科学布局基本医疗服务资源，每个行政村应当设置 1 个村卫生室，每个乡镇办好 1 所标准化建设的乡镇卫生院，方便农村居民就地就近看病就医。强化乡镇卫生院基本医疗卫生服务能力，提升急诊抢救、二级以下常规手术、正常分娩、高危孕产妇筛查、儿科等医疗服务能力，加强全科医学建设，在乡镇卫生院设立中医综合服务区（中医馆），在村卫生室全面推广中医药服务。加强乡村医生队伍建设，保证村卫生室正常运转，筑牢农村卫生服务体系网底。

（五）提高群众文明卫生素质。广泛开展健康教育活动，普及疾病防治和卫生保健知识，破除迷信，倡导科学文明健康的生活方式，引导和帮助农村居民养成良好的卫生习惯，依托农村社区综合服务设施拓展医疗卫生、健康教育和环境整治服务功能。健全完善乡村文化活动室、图书室、文化广场等场所，组织开展丰富多彩、健康向上的群众文化生活，积极发展乡村特色文化。建设农村体育健身场所和设施，培养农村文体骨干和体育健身志愿者，带动开展简便易行的群众性健身活动。

五、强化组织实施

（一）加强组织领导。各省（区、市）要将健康城市、健康村镇建设列入政府重要议事日程，加强统筹规划，明确部门职责和任务，扎实推进建设工作。各级爱国卫生运动委员会要充分发挥组织协调作用，建立健全政府主导、部门协作、社会参与的工作机制，确保各项任务措施落实到位。各有关部门在制定公共政策时，要充分考虑和评估对健康的影响，探索建立公共政策健康影响评价机制。

（二）制定发展规划。各地区要结合实际，研究制定健康城市和健康村镇发展规划。要通过开展健康影响因素评价、居民健康状况调查等方式，对本地城乡建设和居民健康状况进行分析评估，明确主要健康问题和影响健康的主要因素，确定有针对性的干预策略和可行的阶段性目标，制定相应实施方案，确定阶段性评价指标和部门职责分工，分阶段、分步骤完成工作目标。

（三）开展社会动员。各地区要大力开展群众性爱国卫生运动，加强健康城市、健康村镇理念宣传，提高群众知晓率和支持率，推动社会力量积极参与、支持健康城市、健康村镇建设。保障财政对医疗卫生事业的基本投入，引导和支持社会资本参与项目建设，充分发挥社会组织和志愿者作用，形成各方力量有序参与健康城市、健康村镇建设的良好格局。

（四）加强效果评价和督导检查。全国爱国卫生运动委员会办公室要会同有关部门借鉴国际经验，建立适合我国国情的健康城市、健康村镇建设指标和评价体系，组织第三方专业机构进行健康城市建设效果评价，指导地方进行健康村镇建设效果评价；要加强督导检查，开展典型经验交流，总结推广健康城市、健康村镇建设的有效模式。各省（区、市）爱国卫生运动委员会及其办公室要加强对本行政区域内健康城市、健康村镇建设工作的指导和检查，组织开展对健康村镇建设情况的评估。

出处：全国爱卫会关于印发《关于开展健康城市健康村镇建设的指导意见》的通知（全爱卫发〔2016〕5号）

关于推进健康企业建设的通知

全爱卫办发〔2019〕3号

各省、自治区、直辖市及新疆生产建设兵团爱卫办、卫生健康委、工信委（经信委、厅）、生态环境厅（局）、工会、团委、妇联，中国疾病预防控制中心：

为贯彻党的十九大和十九届二中、三中全会及全国卫生与健康大会精神，落实《中华人民共和国职业病防治法》《"健康中国2030"规划纲要》《关于实施健康中国行动的意见》《关于开展健康城市健康村镇建设的指导意见》等要求，深入开展健康城市健康村镇建设，促进健康"细胞"建设广泛开展，我们组织制定了《健康企业建设规范（试行）》，现印发给你们，请结合实际参照执行。同时，就做好有关工作提出如下要求：

一、加强组织领导

健康企业建设坚持党委政府领导、部门统筹协调、企业负责、专业机构指导、全员共建共享的指导方针，按照属地化管理、自愿参与的原则，面向全国各级各类企业开展，具体管理办法由各省级爱卫会结合本地实际研究制订。地方各级爱卫会要充分发挥政府议事协调机构的统筹协调作用，把健康企业建设纳入健康城市健康村镇建设的总体部署，确定推进本地健康企业建设的具体工作举措，明确有关部门职责分工，加强协调配合，形成工作合力。各级爱卫会办公室具体承担好部门协调、信息沟通、指导检查等工作。卫生健康部门负责做好卫生与健康服务技术指导，开展职业病防治和职业健康有关工作，加强健康教育和健康知识普及。工业和信息化部门要发挥行业管理作用，促进企业积极参与。生态环境部门负责监督管理影响劳动者健康的生态环境问题。工会要积极配合有关部门，宣传健康企业理念，倡导劳动者积极参与，维护劳动者相关权益，促进健康文化，和谐劳动关系。共青团、妇联要维护好团员、青年和妇女等劳动者的健康权益。

二、强化技术支撑

各地要充分发挥专业技术机构和专家作用，为健康企业建设的政策制定、标准研制、师资培训、考核评估、经验总结等提供专业技术支撑。全国爱卫办委托中国疾病预防控制中心职业卫生与中毒控制所作为全国健康企业建设技术指导单位。各地要结合实际，委托符合条件的专业技术机构承担健康企业建设的技术指导工作，参照《健康企业建设规范（试行）》要求，定期对建设效果进行评估，不断完善健康企业建设的举措。

三、广泛宣传动员

各地爱卫办要会同有关部门，充分利用电视、报纸等传统媒体和微博、微信等新媒体，加强对健康企业建设工作的政策宣传，对健康企业建设的好做法、好经验进行总结和报道，推动全社会关心、关注、支持健康企业建设。全国爱卫办将会同有关部门，对各地健康企业建设的示范典型进行经验推广和交流，带动全国健康企业建设工作全面深入开展。

附件：健康企业建设规范（试行）

全国爱卫办　国家卫生健康委　工业和信息化部
生态环境部　全国总工会　共青团中央　全国妇联
2019年10月21日

（信息公开形式：主动公开）

健康企业建设规范（试行）

健康企业是健康"细胞"的重要组成之一，通过不断完善企业管理制度，有效改善企业环境，提升健康管理和服务水平，打造企业健康文化，满足企业员工健康需求，实现企业建设与人的健康协调发展。健康企业建设坚持党委政府领导、部门统筹协调、企业负责、专业机构指导、全员共建共享的指导方针，按照属地化管理、自愿参与的原则，面向全国各级各类企业开展。

第一章　建立健全管理制度

第一条　企业成立健康企业建设工作领导小组。制定健康企业工作计划，明确部门职责并设专兼职人员负责健康企业建设工作。鼓励企业设立健康企业建设专项工作经费，专款专用。

第二条　结合企业性质、作业内容、劳动者健康需求和健康影响因素等，建立完善与劳动者健康相关的各项规章制度，如劳动用工制度、职业病防治制度、建设项目职业病防护设施"三同时"管理制度、定期体检制度、健康促进与教育制度等。保障各项法律法规、标准规范的贯彻执行。

第三条　规范企业劳动用工管理，依法与劳动者签订劳动合同，明确劳动条件、劳动保护和职业病危害防护措施等内容，按时足额缴纳工伤保险保费。鼓励企业为员工投保大病保险。

第四条　完善政府、工会、企业共同参与的协商协调机制，构建和谐劳动关系。采取多种措施，发动员工积极参与健康企业建设。

第二章　建设健康环境

第五条　完善企业基础设施，按照有关标准和要求，为劳动者提供布局合理、设施完善、整洁卫生、绿色环保、舒适优美和人性化的工作生产环境，无卫生死角。

第六条　废气、废水、固体废物排放和贮存、运输、处理符合国家、地方相关标准和要求。

第七条 开展病媒生物防制,鼠、蚊、蝇、蟑螂等病媒生物密度得到有效控制,符合国家卫生标准和要求。

第八条 工作及作业环境、设备设施应当符合工效学要求和健康需求。工作场所采光、照明、通风、保温、隔热、隔声、污染物控制等方面符合国家、地方相关标准和要求。

第九条 全面开展控烟工作,打造无烟环境。积极推动室内工作场所及公共场所等全面禁烟,设置显著标识,企业内无烟草广告和促销。

第十条 加强水质卫生管理,确保生活饮用水安全。

第十一条 企业内部设置的食堂应当符合《食品安全法》相关规定要求,达到食品安全管理等级B级以上;未设置食堂的,就餐场所不能与存在职业性有害因素的工作场所相毗邻,并应当设置足够数量的洗手设施。

第十二条 厕所设置布局合理、管理规范、干净整洁。

第十三条 落实建设项目职业病防护设施“三同时”(同时设计、同时施工、同时投入生产和使用)制度,做好职业病危害预评价、职业病防护设施设计及竣工验收、职业病危害控制效果评价。

第三章 提供健康管理与服务

第十四条 鼓励依据有关标准设立医务室、紧急救援站等,配备急救箱等设备。企业要为员工提供免费测量血压、体重、腰围等健康指标的场所和设施。

第十五条 建立企业全员健康管理服务体系,建立健康检查制度,制定员工年度健康检查计划,建立员工健康档案。设立健康指导人员或委托属地医疗卫生机构开展员工健康评估。

第十六条 根据健康评估结果,实施人群分类健康管理和指导,降低职业病及肥胖、高血压、糖尿病、高脂血症等慢性病患病风险。

第十七条 制订防控传染病、食源性疾病等健康危害事件的应急预案,采取切实可行措施,防止疾病传播流行。

第十八条 鼓励设立心理健康辅导室。制订并实施员工心理援助计划,提供心理评估、心理咨询、教育培训等服务。

第十九条 组织开展适合不同工作场所或工作方式特点的健身活动。完善员工健身场地及设施,开展工间操、眼保健操等工作期间劳逸结合的健康运动。

第二十条 落实《女职工劳动保护特别规定》,加强对怀孕和哺乳期女职工的关爱和照顾。积极开展婚前、孕前和孕期保健,避免孕前、孕期、哺乳期妇女接触有毒有害物质和放射线。将妇科和乳腺检查项目纳入女职工健康检查。企业应当根据女职工的需要按规定建立女职工卫生室、孕妇休息室、哺乳室、母婴室等设施。

第二十一条　企业主要负责人和职业卫生管理人员应当遵守职业病防治法律、法规,依法组织本单位的职业病防治工作。建立健全职业卫生管理制度、操作规程、职业卫生档案和工作场所职业病危害因素监测及评价制度,实施工作场所职业病危害因素日常监测和定期检测、评价。

第二十二条　对存在或者产生职业病危害的工作场所设置警示标识和中文警示说明。对产生严重职业病危害的工作岗位,应当设置职业病危害告知卡。对可能导致急性职业损伤的有毒、有害工作场所,应当设置报警装置,配置现场急救用品、冲洗设备、应急撤离通道和必要的泄险区。建立、健全职业病危害事故应急救援预案。

第二十三条　建立完善职业健康监护制度,对从事接触职业病危害作业的劳动者进行上岗前、在岗期间和离岗时的职业健康检查。规范建立职业健康监护档案并定期评估,配合做好职业病诊断与鉴定工作。妥善安置有职业禁忌、职业相关健康损害和患有职业病的员工,保护其合法权益。依法依规安排职业病病人进行治疗、康复和定期检查。对从事接触职业病危害的作业的劳动者,给予适当岗位津贴。

第二十四条　优先采用有利于防治职业病和保护劳动者健康的新技术、新工艺、新设备、新材料,逐步替代职业病危害严重的技术、工艺、设备、材料。

第二十五条　企业主要负责人、职业卫生管理人员接受职业卫生培训。对劳动者进行上岗前的职业卫生培训和在岗期间的定期职业卫生培训,普及职业卫生知识,增强职业病防范意识和能力。

第四章　营造健康文化

第二十六条　通过多种传播方式,广泛开展健康知识普及,倡导企业员工主动践行合理膳食、适量运动、戒烟限酒等健康生活方式。积极传播健康先进理念和文化,鼓励员工率先树立健康形象,鼓励评选"健康达人",并给予奖励。

第二十七条　定期组织开展传染病、慢性病和职业病防治及心理健康等内容的健康教育活动,提高员工健康素养。

第二十八条　定期对食堂管理和从业人员开展营养、平衡膳食和食品安全相关培训。

第二十九条　关爱员工身心健康,构建和谐、平等、信任、宽容的人文环境。采取积极有效措施预防和制止工作场所暴力、歧视和性骚扰等。

第三十条　切实履行社会责任,积极参与无偿献血等社会公益活动。

出处:关于推进健康企业建设的通知(全爱卫办发〔2019〕3号)

关于开展健康影响评价评估制度建设试点工作的通知

全爱卫办函〔2021〕8号

各省、自治区、直辖市及新疆生产建设兵团爱卫办、推进健康中国行动议事协调机构：

为贯彻落实健康中国战略，加快推进健康中国行动，全国爱卫办、健康中国行动推进办决定在健康城市建设中开展健康影响评价评估制度建设试点工作。现就有关事项通知如下：

一、主要目标

一是通过在部分省、市先行试点，推动形成省、市级公共政策健康影响评价评估的政策体系、工作规范、实现路径和运行保障机制。

二是探索将重大工程项目的健康影响评价评估纳入环境影响评价，逐步完善实施路径、技术评价方法。

三是总结试点经验和工作模式，完善相关政策措施，逐步探索在全国建立健康影响评价评估制度。

二、试点范围及条件

（一）试点范围。选择1个省份和每个省份（含新疆生产建设兵团）的1个地市作为国家试点。

（二）试点条件。一是具有开展试点工作的意愿和一定的技术支撑条件。二是能够为试点工作提供政策、人员和经费保障。三是优先考虑有健康影响评价评估工作基础的。

各地根据实际情况，可自行开展省级试点工作。鼓励非国家试点地区参照国家试点要求开展本地健康影响评价评估工作。

三、评价评估对象

政府及其所属部门对拟订的政策和重大工程项目进行健康影响评价评估。具体包括以下两类：

（一）公共政策。由政府及其所属部门拟订的行政规范性文件，即以地市级及以上人民政府名义和以地市级及以上人民政府所属工作部门（不含卫生健康部门）名义，依照法定权限、程序制定并公开发布，涉及公民、法人和其他组织权利义务，在本行政区域或者其管理范围内具有普遍约束力，在一定时期内反复适用的公文。鼓励对县级人民政府和所属工作部门的规范性文件开展健康影响评价评估。

地市级及以上人民政府内设机构、地市级及以上人民政府所属工作部门内设机构发布的公文,以及转发上级政府或部门的文件,不属于本通知评价的对象。

(二) 重大工程和项目。列入经济社会发展规划由政府投资的重大工程和项目,具体范围由各地自行确定。

四、试点内容

(一) 建立公共政策健康影响评价评估制度。明确健康影响评价评估的责任主体、执行机构及运行机制,制订管理流程,对政府及其所属部门拟订的重大行政规范性文件实施健康影响评价评估。

(二) 将工程项目纳入环境健康影响评价。探索在重大工程项目环境影响评价中开展健康影响评价评估并单独成章节,明确管理机制和工作流程。

(三) 逐步探索推进评价评估工作。试点地区要分阶段、分步骤探索推进评价评估工作,自 2022 年 1 月起,对部分重大行政规范性文件和重大工程项目进行评价评估,并不断提高评价评估比例,2023 年起实现对所有重大行政规范性文件和重大工程项目进行评价评估。

五、组织保障

(一) 加强组织领导。全国爱卫办、健康中国行动推进办负责统筹推进全国健康影响评价评估试点工作,举办试点工作培训,组织开展试点工作交流,适时总结推广有效工作经验和模式,完善相关政策措施。健康影响评价评估试点工作管理办公室设在中国健康教育中心,负责对试点工作提供技术支持和指导,定期评估试点工作进展和成效。

各试点地区党委、政府要高度重视试点工作,强化组织领导,将健康影响评价评估制度建设纳入健康城市建设总体规划,建立完善党委领导、政府主导、省市联动、部门合力、专技结合的工作机制,推动健康影响评价评估制度建设和工作顺利开展。各级爱卫会、推进健康中国行动议事协调机构要主动承担试点推进工作,试点和健康影响评价评估日常工作原则上由当地爱卫办承担,也可由政府另行指定部门负责。要制定完善试点工作实施方案,保障有关工作经费,确定阶段性目标任务,逐步建立完善健康影响评价评估制度。

以政府名义发布的行政规范性文件,由爱卫办或政府指定的部门组织实施健康影响评价评估。以政府所属部门名义发布的行政规范性文件,由政策制订部门组织实施健康影响评价评估,并将评价评估结果报爱卫办或政府指定部门备案,政府所属部门应明确专人负责本部门健康影响评价评估工作。各地在重大项目环境影响评价工作中纳入健康影响评价评估内容的,相关工作按照现有流程开展,结果报爱卫办或政府指定部门备案。

(二) 稳妥有序推进。各省份遴选推荐不少于 1 个试点城市,并指导备选城市结合本地实际制订试点工作方案,于 2021 年 8 月 10 日前将试点城市名单和工作方案报全国爱卫办；有意愿开展全域试点的省份，可单独制订试点工作方案报送全国爱卫办。全国爱卫办、健康中国行动推进办会同健康影响评价评估试点工作管理办公室组织专家审核确定并发布试点城市名单。各地试点方案制订可参照本通知要求和中国健康教育中心编著的《健康影响评价实施操作手册》等。

（三）强化能力建设。各地要深入研究试点工作，积极探索健康影响评价评估专业体系建设和发展的工作模式，包括学科建设、人员培养、机构建设、岗位设置、运行机制、业务培训等。要充分发挥专业机构、科研院所和相关社会力量的作用，有效提升工作能力。

（四）加强工作进展评估。试点地区省、市要定期对试点工作进展情况进行自评估。全国爱卫办、健康中国行动推进办依据国家要求和试点地区工作方案对实施进展及效果进行年度评估。

全国爱卫办　健康中国行动推进办

2021年7月20日

出处：关于开展健康影响评价评估制度建设试点工作的通知（全爱卫办函〔2021〕8号）

教育部办公厅关于实施全国健康学校建设计划的通知

教体艺厅函〔2022〕15号

各省、自治区、直辖市教育厅（教委），新疆生产建设兵团教育局，部属各高等学校、部省合建各高等学校：

为贯彻落实《中国教育现代化2035》《国务院关于实施健康中国行动的意见》（国发〔2019〕13号）精神，根据《教育部等五部门关于全面加强和改进新时代学校卫生与健康教育工作的意见》（教体艺〔2021〕7号）和健康中国行动中小学健康促进专项行动要求，我部决定实施全国健康学校建设计划。现就有关事项通知如下。

一、总体要求

（一）指导思想

以习近平新时代中国特色社会主义思想为指导，全面贯彻党的教育方针，落实立德树人根本任务，践行健康第一的教育理念，聚焦教育强国和健康中国建设，将健康素养融入德智体美劳各方面，将健康促进贯穿学校教育教学、管理服务全过程，将健康教育渗透学生学习实践生活诸环节，把新冠肺炎疫情防控成果转化为健康治理政策、学校健康管理制度和师生健康行为规范。以儿童青少年健康成长为目标，主动适应健康中国建设关于以人民健康为中心、把健康融入所有政策的基本要求，推进健康教育更加注重面向人人、服务全面发展、奠基终身健康、做到知行合一、实现共建共享，以健康促进为主线改进学校治理体系，深化学校教育改革，加快学校健康促进能力建设，逐步形成中国特色健康学校建设模式和青少年健康促进机制，系统提升学生综合素质、健康素养和健康水平。

（二）工作目标

“十四五”期间，重点支持一批有条件的学校建成全国健康学校，大幅提高学校立德树人质量和健康促进水平，德智体美劳全面培养的教育体系更加完善，学校健康教育体系和卫生健康服务体系更加高效，学生身心健康水平和健康素养明显提高，学校卫生健康工作规范化、制度化、信息化和现代化水平明显提升。

二、组织实施

经各地遴选推荐，教育部确认、公布一批全国健康学校建设名单，经两年建设验收合格后认定为全国健康学校。具体实施步骤如下：

（一）遴选申报阶段（2022 年 4 月）

各省级教育行政部门统筹规划本地健康学校建设，按照《全国健康学校建设基本条件》（见附件 2）组织区域内各级各类学校申报全国健康学校建设单位。各地将全国健康学校建设申报表和汇总表（见附件 3、附件 4），于 2022 年 4 月 30 日前报送我部。报送方式：书面寄至北京大学儿童青少年卫生研究所（地址：北京海淀区学院路 38 号；邮编：1000191；联系人：陈婷；联系电话：18811155693），电子版发送至 casnhp_xxws@163.com。

（二）条件审核阶段（2022 年 5—6 月）

教育部根据全国健康学校建设基本条件，审核各地遴选推荐的全国健康学校建设单位，在教育部政府门户网站公示无异议后公布。

（三）自主创建阶段（2022 年 7 月—2024 年 7 月）

各省级教育行政部门要加强质量管理，统筹多种资源支持健康学校建设。教育部组建全国健康学校建设专家委员会，组织专家动态监测健康学校建设过程，确保建设秩序、进度和质量。

（四）验收认定阶段（2024 年 8—12 月）

各省级教育行政部门开展本地区健康学校建设成果验收，将验收情况提交全国健康学校建设专家委员会复核，教育部将符合条件的全国健康学校建设单位认定为全国健康学校并予以公布。

三、工作要求

（一）加强组织领导

健康学校建设实行“政府主导、部门协作、学校实施、专业指导、社会参与”的运行机制。各地教育行政部门要高度重视，把实施健康学校建设计划作为推进本地区教育现代化，深化教育领域改革，支持学校创新发展，促进青少年健康成长、全面发展的一项长期任务，精心组织实施，务求实效。各地教育行政部门要会同本地区有关部门建立沟通协调机制，研究解决实际问题，确保实现健康学校建设计划目标。

（二）统筹经费支持

各地教育行政部门要加大对健康学校建设的支持力度，为健康学校建设创造有利条件。鼓励社会资金、公益机构支持健康学校建设。

（三）提供资源服务

建设期间，各地教育行政部门组建健康学校建设专家指导组，统筹建设优质健康教育资源，组织学校间协作交流和共建共享，加强管理人员、校医和教师培训，开展相关课题研究。

（四）鼓励探索创新

鼓励各地教育行政部门结合实际推进健康学校建设，开展教师教学能力、学生健康素养、学校健康管理能力和健康学校建设成果展示，带动各级各类学校参照全国健康学校建设要求，自主开展健康学校建设，发挥辐射带动作用。

联系人及电话：朱红松，010—66097180。

附件：1. 全国健康学校建设目标任务

2. 全国健康学校建设基本条件

3. 全国健康学校建设申报表

4. 全国健康学校建设申报汇总表

教育部办公厅

2022 年 4 月 13 日

附件 1

全国健康学校建设目标任务

一、落实立德树人根本任务

树立健康第一的教育理念，以促进学生全面发展为目标，健全德智体美劳全面培养的教育体系，全面实施素质教育，鼓励学校在德育、智育、体育、美育、劳动教育各领域创新发展，办出特色，为学生健康成长营造五育并举、五育融合、五育协调的育人环境，提升学生健康素养和综合素质。将学生健康水平作为评价学校德智体美劳全面培养体系建设、办学质量、教师教学绩效和学生素质发展的关键指标，促进学生身心健康素质、思想道德素质和科学文化素质协调发展，支持学生高效学习、幸福生活、健康成长。

二、健全学校健康治理体系

以促进学生健康为主线，将促进学生健康作为学校办学基本任务，融入学校发展规划、重大改革和建设项目。创新体制机制模式，健全学校健康治理体系。全面落实国家“双减”政策和作业、考试、读物、手机、营养、睡眠、体质、心理健康、预防沉迷网络游戏等专项管理规定，营造有利于学生学习、生活和健康成长的政策环境。学校要成立健康学校建设领导小组，制定实施学生健康促进行动计划和健康学校建设实施方案，编制发布学生健康促进年度报告。鼓励学校创新学生健康促进模式，形成“人人促健康，师生享健康”的健康促进格局。

三、提升全体学生健康素养

以提升学生健康水平为导向，教育引导学生树立健康观念、获取健康知识、掌握健康技能，养成良好卫生习惯，形成健康生活方式，尊崇健康文化风尚，走好健康成长之路。将健康素养纳入学生综合素质评价，健全学生健康素养动态监测机制。建立学生健康素养评价制度，有效应用信息系统管理学生健康素养，严格写实记录、公示审核、形成档案等评价程序。学校每年实行学生健康素养测评，结果向学生及家长反馈。定期开展学生健康素养展示活动。

四、完善学校健康教育体系

以提高健康教育质量为主要任务，建立健全健康教育内容体系，鼓励共建共享学校健康教育资源库，建设健康教育教师教学工具库。健全以课堂教学为主渠道、以主题教育为重要载体、以日常教育为基础的学校健康教育推进新机制。探索在物理、化学、生物等学科渗透健康观念、知识和技能，形成“健康教育课程、课程健康教育”融合新格局。建设校本健康教育精品课、示范课、共享课，积极参与本地区和全国健康教育教学成果交流展示活动。开展“互联网+健康教育”，形成线上线下健康教育并举新机制。配齐配强体育教师、健康教育教师和卫生专业技术人员。鼓励学校培养健康教育教学名师、科研骨干、学科带头人。

五、建立健康监测评价机制

以解决制约学生健康的影响因素和重点问题为基础，建立学生健康监测预警机制和数据库，科学、规范、有效管理应用学生健康信息。动态监测、研判与干预学生视力、学生睡眠时间、体质、心理、营养发育等健康状况，常态化开展疾病、环境、健康因素监测，全面开展学生常见病、传染病、慢病行为危险因素及健康影响因素监测、预防与干预评价。每年开展学生体质健康测试、学生健康体检、学生健康素养测评，实现学生健康信息数据融通应用。建立健全学生健康电子档案，加强学生健康管理，开展健康评价，为学生制定针对性健康指导方案、发放个性化健康处方。

六、增强校园健康服务能力

以维护学生生命健康安全为目的，建立健全学校卫生健康服务体系。统筹建设规范化的校医院或卫生室（保健室）、心理咨询室、体育与健康教研室、健康教育体验室、健康教育校长（名师）工作室等学生健康促进场所，提供必要的手机保管装置。建强用好学校健康促进管理信息系统。坚持人、物、环境同防，坚持多病共防，健全校园疾病预防体系。有效实施学校突发公共卫生事件管理制度,做到早发现、早报告、早隔离、早治疗。健全常态化疫情防控和突发应急处置结合新机制,全面提升学校应急管理能力。

七、营造学生健康成长环境

以增进学生福祉为中心,实行学生健康清单管理制度,着力以执行"健康促进清单"营造有利于学生健康的环境,着力以消除"健康不利清单"化解不利于学生健康的因素。营造和谐、友善、轻松、愉快的校园文化氛围,优化营造学校及其周边清洁、安全、安稳的学习与生活环境。全面开展校园爱国卫生运动。加强质量认证管理,高水平推进学校教育卫生设施、教学环境、设备等符合国家规范、标准。生活服务设施设备齐全,按实际需要设置符合标准的食堂、卫生厕所、开水房、浴室等用房,促进学校食堂"明厨亮灶"全覆盖。按标准配备AED(自动体外除颤器)等急救设备设施,面向师生普及急救知识技能。健全学校、家庭、医院、社会协同促进学生健康长效机制。鼓励学校宣传、展示和交流健康促进典型经验,示范带动健康家庭、健康社区等健康细胞建设。

附件2

全国健康学校建设基本条件

一、基础条件

1. 独立设置的全日制中小学校、职业院校和普通高等学校,有三届以上毕业生。中小学本学段各年级完整,每个年级原则上不少于5个平行班。校园占地面积原则上不少于80亩。特殊类型学校可适当放宽条件。

2. 办学条件良好,教育教学、体育锻炼、管理服务场地场所、设施设备和仪器等符合国家规定标准,达标适用、数量够用、质量好用,特别是食堂、卫生厕所、浴室、开水房、手机保管装置等生活服务设施,符合安全、清洁、无风险要求。

3. 数字校园基础设施、软硬件建设和管理能力能够满足教育、教学、管理和服务的实际需要。

4. 近三年学校未发生集体食物中毒、饮用水污染事故、传染病暴发流行、致使学生残疾或死亡以及其他严重安全事故或重大舆情等事件。

二、治理能力

5. 全面贯彻党的教育方针,深入落实立德树人根本任务,办学方向正确,育人宗旨明确,发展思路清晰,科学制定并有效实施学校发展规划。

6. 学校治理体系健全,建立教学、预算、学籍、资产和风险管理等制度体系。领导班子及其成员忠诚干净担当,结构合理,团结和谐,具有较强的决策、组织、执行能力和开拓创新能力,善于整合社会资源。

7. 办学行为规范，遵守法律法规和文件规定，近三年各项办学活动特别是财务管理、学生管理、师德师风、资产管理、安全生产管理等工作未发生违规违纪问题。

三、教育教学

8. 全面实施素质教育，建立德智体美劳全面培养的教育体系和教育教学质量保障体系。校风、师风、学风、校园文化良好。上好体育与健康课，健康教育内容全面，教育教学质量高，育人特色突出。

9. 教师队伍基础较好，科任教师特别是体育、健康教育、保健教师、校医数量足够、结构合理、素质优良，教育理念先进，教育方式科学，勇于开拓创新，教书育人成果显著。

10. 学生综合素质良好，建立学生综合素质评价机制，有效应用评价结果，引导学生健康成长、全面发展。

四、健康促进

11. 践行健康第一的教育理念，将健康纳入学校发展总体规划，健康促进工作有人管、有经费、有制度、有成效。落实作业、考试、读物、手机、营养、睡眠、体质、心理健康，预防沉迷网络游戏等专项管理规定，确保学生学习、生活和身心健康。

12. 健康教育基础良好，按要求配备体育与健康教育教师、校医等卫生专业技术人员，教育方法有效，特色鲜明，学生健康素养高。

13. 卫生服务工作扎实，建有校医院或校医室（卫生室、保健室）、心理咨询室等。重视学生健康监测、疾病预防、干预治疗。开展新时代校园爱国卫生运动，推进无烟学校建设。有效开展疫情防控、食品安全、负面舆情等突发事件应急处置和保障机制建设。与社区协作开展健康促进工作。

五、预期效益

14. 以增强学校健康促进能力为切入点，形成学校办学治校的新体制、新机制和新格局，促进学校德智体美劳全面培养的育人体系更加完善，带动学校在深化改革中全面提升学校办学实力、育人成果和办学效益。

15. 以提升学生身心健康水平为突破口，建成更加完善的学校健康治理体系、健康教育体系、健康服务体系，大幅提升学生健康素养和综合素质，促进学生全面发展。

16. 创新健康中国健康细胞有效模式，带动学校改革发展，引领健康家庭、健康社区建设，为当地经济、社会、文化建设作出教育贡献。

出处：教育部办公厅关于实施全国健康学校建设计划的通知（教体艺厅函〔2022〕15号）

国家发展改革委等部门关于全面巩固疫情防控重大成果　推动城乡医疗卫生和环境保护工作补短板强弱项的通知

发改环资〔2023〕224号

各省、自治区、直辖市发展改革委、文明办、生态环境厅(局)、住房和城乡建设厅(委、管委、局)、农业农村(农牧)厅(局、委)、卫生健康委、市场监管局(厅、委)、疾控主管部门,北京市城市管理委、天津市城市管理委、上海市绿化市容局、重庆市城市管理局:

以习近平同志为核心的党中央始终坚持人民至上、生命至上,团结带领全党全国各族人民同心抗疫,以强烈的历史担当和强大的战略定力,因时因势优化调整防控政策措施,高效统筹疫情防控和经济社会发展,取得疫情防控重大决定性胜利,创造了人类文明史上人口大国成功走出疫情大流行的奇迹。当前全国疫情防控形势总体向好,平稳进入"乙类乙管"防控阶段,但全球疫情仍在流行,病毒还在不断变异,同时疫情防控过程中也暴露出城乡医疗卫生和环境保护工作还存在一些短板弱项。各地区各部门要坚持以习近平新时代中国特色社会主义思想为指导,全面贯彻党的二十大精神,深入贯彻习近平生态文明思想,认真落实党中央、国务院决策部署,更好统筹疫情防控和经济社会发展,抓紧补短板、强弱项,推动城乡医疗卫生和环境保护工作取得更大进展,加快建设健康中国和美丽中国。

一、坚决巩固住来之不易的疫情防控重大成果

(一)加强疫情监测和常态化预警处置能力。毫不放松落实"乙类乙管"措施,加强疫情监测和预警能力建设,健全疫情监测体系和信息报告制度,提高监测预警准确性和敏感性,切实提高早发现、早预警、早处置的能力;切实提高动态追踪国内外病毒变异情况,掌握人群感染发病水平和变化趋势,科学研判和预测疫情规模、强度、流行时间,评估可能对医疗资源和社会运行带来的影响的能力。完善传染病疫情和突发公共卫生事件分级应急响应机制。

(二)抓紧补齐重点环节防控设施短板。围绕加强"一老一小"等重点人群健康服务,抓好养老机构、医疗机构、学校等重点机构和商场、超市、农贸市场等大型场所人员的健康监测设施和能力建设。创新包保联系服务方式,优化防控措施,积极推进偏远山区、牧区、林区、海岛防疫能力提升。根据病毒变异和疫苗保护情况,科学谋划和完善疫苗接种工作机制,促进老年人接种率持续提升。

(三)健全医疗卫生服务网络设施。抓好常态化分级分层分流医疗卫生体系建设,建强以公立医疗机构为主体的三级医疗卫生服务网络。推进国家区域医疗中心建设,强化城市医疗集团网格化布局管理机制,推动优质医疗资源扩容下沉和区域均衡布局。支持县级医

院能力建设，提高县域医疗卫生服务整体水平。推进远程医疗进一步向乡、村延伸，完善乡村医疗服务体系。加强智慧医院建设，提升信息化水平。加强中医医院建设，促进中医药特色发展。推进国家紧急医学救援基地、国家重大传染病防控救治基地、国家区域公共卫生中心建设，提升我国公共卫生突发事件紧急医学救援水平和重大传染病防治能力。

（四）加强医疗物资资源统筹调配能力建设。完善物资储备制度和目录，优化应急医疗物资储备品种、规模、结构。建设遍及城乡的现代医药流通网络，强化供需对接，切实解决好基层一线能力、药品、设备等方面的短板弱项，保障群众就医用药需求。提升动态监测医疗资源使用情况能力建设，巩固完善人员、物资统筹调配机制，保障医疗服务平稳有序。

二、深入开展爱国卫生运动

（五）全面改善城乡环境卫生。各地要根据季节特点和传染病防控形势，及时深入开展城乡环境卫生整治，筑牢疫情防控的环境基础。要持续抓好背街小巷、老旧小区、城中村、城乡结合部等重点区域和建筑工地、农贸市场、小餐饮店等重点场所环境卫生治理，常态化开展清脏治乱大扫除，进一步完善环境卫生设施和长效管理机制，努力提升薄弱环节环境卫生面貌。实施农村人居环境整治提升行动，因地制宜巩固农村厕所革命成果，深入开展村庄清洁和绿化行动，实现村庄公共空间及庭院房屋、村庄周边干净整洁，持续建设宜居宜业和美乡村。

（六）强化重点公共场所卫生管理机制。完善机场、车站、公交、地铁、商场、超市、宾馆饭店、写字楼等人员密集场所的卫生设施，对垃圾收集点、公厕等地点进行常态化清扫保洁。进一步完善街道社区、乡村的环境卫生设施及保洁制度，充分发挥物业、居（村）委会等的作用，定时清理垃圾和废弃物，消除卫生死角。广泛开展病媒孳生地清理，以地下室、地下车库、民防工程等地下积水环境和人群集中活动场所为重点，定期疏通沟渠、清理杂物、翻缸倒罐，降低病媒生物密度，有效防控传染病传播。完善农贸市场卫生设施。切实加强农贸市场执法检查，依法全面禁止和严厉打击非法野生动物交易行为。

（七）加强社会健康综合治理。强化基层爱国卫生工作网络建设，加快爱国卫生运动与基层治理工作融合，推动村、社区、企业、机关、家庭等健康细胞建设，培育打造一批建设样板。完善城市健康公约、社区居民公约、村规民约，推广周末大扫除、卫生清洁日活动，推动爱国卫生运动融入群众日常生活。鼓励在基层综治中心或城乡社区综合服务设施设置心理咨询室或社会工作室。以基层爱国卫生工作人员为主，以家庭医生、社会工作者、物业服务人员、志愿者等为辅，推动组建居民健康管理互助小组，提高基层公共卫生工作能力水平。充分发挥卫生健康相关行业学会、协会和群团组织以及其他社会组织作用，指导、组织健康促进和健康科普工作。开展“爱卫新征程 健康中国行”等主题实践活动，推动爱国卫生运动走深走实。

三、加快完善环境基础设施

（八）补齐生活污水收集处理设施短板。加快城镇老旧城区、城中村、城乡结合部等区域生活污水收集管网建设，推进混错漏接、老旧破损管网更新修复，因地制宜实施雨污分流改造。科学确定污水处理厂的工艺、布局、规模及服务范围,推进城市、县城处理设施提标改造,提升建制镇处理设施建设和运营水平,推动处理能力向乡村延伸。积极推进污水资源化利用,开展污水处理减污降碳协同增效行动,建设污水处理绿色低碳标杆厂。合理压减污泥填埋规模,支持建设污泥集中焚烧设施,鼓励污泥处理达标后资源化利用。加强污水收集、处理、消毒等关键环节运行管理,提升监测能力,确保出水水质达标。推广实施"厂—网—河(湖)"一体化专业化运行维护。到2025年,新增和改造污水收集管网4.5万公里,基本消除城市黑臭水体,农村生活污水治理率提高到40%。

(九)提升生活垃圾分类和处理能力。加快完善垃圾分类设施体系,合理布局建设收集点、收集站、中转压缩站等设施,健全收集运输网络。加快补齐县级地区生活垃圾焚烧处理能力短板,鼓励按照村收集、镇转运、县处理或就近处理等模式,推动设施覆盖范围向建制镇和乡村延伸。统筹推进生活垃圾分类网点与废旧物资回收网点"两网融合",提高可回收物资源化利用水平。协同推进农村有机生活垃圾、厕所粪污、农业生产有机废弃物资源化处理利用。强化设施二次环境污染防治能力建设,加快建设焚烧飞灰处置设施,完善垃圾渗滤液处理设施。

(十)加快医废危废等处置能力建设。加快健全医疗废物收集转运体系,支持现有医疗废物集中处置设施提标改造,深化医疗废物处置特许经营模式改革,确保医疗废物应收尽收和应处尽处。规范医疗机构医疗污水处理,督促按规定配备处理设施,实现应建尽建,加强运维管理,严禁排放未经消毒处理、不达标的医疗污水。强化危险废物源头管控和收集转运等过程监管,科学布局建设与产废情况总体匹配的危险废物集中处置设施,规范处置利用,提升危险废物环境监管和风险防范能力。健全全过程环境防控体系,持续加强新污染物治理。

四、大力倡导绿色健康生活方式

(十一)提升全民绿色健康意识。科普文明健康知识,针对春夏季传染病特点,加强新冠病毒感染、霍乱、手足口病、登革热等传染病防治的宣传教育,提升群众自我保护意识和防病能力。深化绿色环保主题宣传,围绕全国节能宣传周、全国低碳日、全国爱国卫生月等持续开展宣传活动。把绿色健康教育作为学校、家庭、社会教育的重要内容,大力选树和宣传群众身边的榜样模范,推出一批人民群众喜闻乐见的生态文化作品,引导全社会牢固树立生态道德和生态文明行为准则。推进文明城市和文明村镇创建,深入开展节约型机关、绿色家庭、绿色学校、绿色社区、绿色出行、绿色商场、绿色建筑等绿色生活创建行动,推动构建绿色低碳生活全民行动体系。

(十二)倡导绿色健康生活习惯。引导群众树牢自身健康第一责任人理念,把近年来养成的住家常通风,个人勤洗手、戴口罩等好习惯坚持下去,慎终如始做好家庭和个人防护,筑牢个人卫生健康第一道防线。树立良好的饮食风尚,深入开展减油、减盐、减糖行动,抵制违法食用野生动物。加大健康步道等健身场所建设力度,鼓励发展群众自发性健身组织,广泛开展各类健身赛事活动,提高人民身体素养和健康水平。大力实施全面节约战略，深入开展全民节能、节水、节材、节粮，推广文明餐桌、"光盘行动"，不断增强全民节约意识。加大文明健康行为监督，通过推广文明健康引导员、"曝光台""随手拍"等方式，加快形成约束有力的社会监督和舆论监督环境，引导广大人民群众养成文明健康绿色环保生活习惯。

五、保障措施

（十三）加强组织领导。各地区各相关部门要进一步统一思想、提高认识，把全面巩固疫情防控重大成果、提升城乡医疗卫生和环境保护水平纳入重要议事日程。各地区要压实"四方责任"，盯紧关键环节，制定具体工作方案和计划，明确责任分工、细化目标任务，确保各项工作取得实效。中央文明办、国家发展改革委、生态环境部、住房和城乡建设部、农业农村部、国家卫生健康委、市场监管总局、国家疾控局等部门要加强工作协调联动，按照职责分工扎实部署推进本领域相关工作。

（十四）加大政策支持。充分发挥中央预算内投资引导带动作用，各地按照尽力而为、量力而行的原则，加大资金投入，鼓励引导社会资本投入，参与各地公共卫生设施、环境基础设施建设。将符合条件的补短板强弱项重点项目优先纳入地方政府专项债券支持范围，加大政策性金融支持力度。各地要加强项目组织协调，开通绿色审批通道，强化土地、环评、资金等各类要素保障，推动项目尽快建成投运。在原有基础上，酌情修改健全污水垃圾、医废、危废收费制度，创新收缴方式，并有效提升收缴率。加快完善公共卫生设施、环境基础设施财税政策，大力发展绿色金融。

（十五）持续动员和组织全社会广泛参与。充分利用报纸、电视以及互联网、移动客户端等新媒体，全覆盖、多层次宣传开展爱国卫生运动、提升城乡环境卫生水平的重要意义，凝聚全社会共识。深入开展爱国卫生运动进机关、进单位、进企业、进学校、进社区、进乡村活动，组织动员广大人民群众积极参加爱国卫生实践活动，全面开展居家环境、社区环境整治，形成人人动手、人人参与的良好氛围。讲好中国抗疫故事，激励全党全国各族人民坚定必胜信心，在新时代新征程上共同努力，建设好人与自然和谐共生的美丽中国。

国家发展改革委
中央文明办
生态环境部
住房和城乡建设部
农业农村部
国家卫生健康委
市场监管总局
国家疾控局
2023年2月28日

出处：国家发展改革委等部门关于全面巩固疫情防控重大成果 推动城乡医疗卫生和环境保护工作补短板强弱项的通知（发改环资〔2023〕224号）

“十四五”国民健康规划(节选)

四、全方位干预健康问题和影响因素

(一) 普及健康生活方式。

加强健康促进与教育。完善国家健康科普专家库和资源库,构建全媒体健康科普知识发布和传播机制,鼓励医疗机构和医务人员开展健康促进与健康教育。深入开展健康知识宣传普及,提升居民健康素养。开展健康县区建设,国家和省级健康县区比例不低于40%。进一步推进健康促进医院建设,二级以上医院中健康促进医院比例不低于50%。持续推进中小学健康促进专项行动,深化学校健康教育改革,切实保证学校健康教育时间,提升健康教育教学效果。

推行健康生活方式。全面实施全民健康生活方式行动,推进“三减三健”(减盐、减油、减糖,健康口腔、健康体重、健康骨骼)等专项行动。实施国民营养计划和合理膳食行动,倡导树立珍惜食物的意识和养成平衡膳食的习惯,推进食品营养标准体系建设,健全居民营养监测制度,强化重点区域、重点人群营养干预。开展控烟行动,大力推进无烟环境建设,持续推进控烟立法,综合运用价格、税收、法律等手段提高控烟成效,强化戒烟服务。加强限酒健康教育,控制酒精过度使用,减少酗酒。

开展全民健身运动。深化体卫融合,举办全民健身主题示范活动,倡导主动健康理念,普及运动促进健康知识。构建更高水平的全民健身公共服务体系,推进公共体育场馆和学校体育场馆开放共享,提高健身步道等便民健身场所覆盖面。保障学校体育课和课外锻炼时间。落实国民体质监测制度,推动国民体质监测站点与医疗卫生机构合作,在有条件的社区医疗卫生机构设立科学健身门诊。针对特殊人群开展体育健身指导,加强非医疗健康干预,建立完善运动处方库,推进处方应用。

(六) 深入开展爱国卫生运动。

全面推进卫生城镇和健康城镇建设。深入推进国家卫生城镇创建,优化评审流程,引导推进全域创建和城乡均衡发展。总结推广健康城市试点的有效经验,打造一批健康城市样板,创造健康支持性环境。广泛开展健康县区、健康乡镇和健康细胞(健康村、健康社区、健康企业、健康机关、健康学校、健康促进医院、健康家庭等)建设,培育一批健康细胞建设特色样板。

十、强化组织实施

(一) 加强组织领导。

加强党对卫生健康工作的领导,强化政府责任,健全部门协作机制,及时细化完善政策措施,完善国民健康政策,推动各项任务落实。加快建立健康影响评价评估制度,推动经济社会发展规划中突出健康目标指标、公共政策制定实施中向健康倾斜、公共资源配置上优先满足健康发展需要。

出处：国务院办公厅关于印发“十四五”国民健康规划的通知（国办发〔2022〕11号）

“十四五”全民健康信息化规划（节选）

三、主要任务

（六）拓展基层信息化保障服务体系

通过手机等移动终端，开展健康教育，提高居民健康素养，加强医患在线交流，密切医患关系。

出处：关于印发“十四五”全民健康信息化规划的通知（国卫规划发〔2022〕30号）

“十四五”卫生健康人才发展规划（节选）

三、加强卫生健康人才队伍建设

（一）提高质量，加强卫生技术人才队伍建设。

鼓励创新医师服务模式，协同提供健康教育、疾病预防、诊断治疗、康复护理、安宁疗护等连续医疗服务。鼓励医师积极开展面向患者及公众的健康科普。

鼓励护士在健康教育、疾病预防、医疗护理、康复促进、健康管理等方面发挥作用，建立城市医院和基层医疗卫生机构、接续性医疗机构护理人才的交流与培训机制。

出处：国家卫生健康委关于印发“十四五”卫生健康人才发展规划的通知（国卫人发〔2022〕27号）

“十四五”卫生健康标准化工作规划(节选)

国卫法规发〔2022〕2号

四、重点领域

（十二）以标准化推动爱国卫生运动深入开展。

加强公共卫生环境基础设施标准化建设，以推进城乡环境卫生整治为目标，加快环境场所类、环境介质类标准制定，完善环境健康调查监测标准、环境健康风险评估标准。制定卫生有害生物防制技术标准，强化病媒生物预防控制，支持病媒生物风险评估、绿色防制、美丽乡村建设等工作急需相关技术标准。研制与传染病传播风险控制相关消毒标准，为指导相关场所在传染病流行期间开展精准消毒提供科学依据。开展健康促进标准化研究，适时制定健康促进技术标准，加强健康教育，普及健康知识，引导良好行为和生活方式。

出处：国家卫生健康委关于印发“十四五”卫生健康标准化工作规划的通知（国卫法规发〔2022〕2号）

“十四五”残疾人保障和发展规划(节选)

三、重点任务

（三）健全残疾人关爱服务体系，提升残疾人康复、教育、文化、体育等公共服务质量。

1. 加强残疾人健康服务。全面推进残疾人家庭医生签约服务，支持保障签约医生为残疾人提供基本医疗、公共卫生和健康管理等个性化服务。加强和改善残疾人医疗服务，为残疾人提供就医便利，维护残疾人平等就医权利。加强残疾人心理健康服务。关注残疾妇女健康，开展生殖健康服务。将残疾人健康状况、卫生服务需求与利用等纳入国家卫生服务调查，加强残疾人健康状况评估。

出处：国务院关于印发“十四五”残疾人保障和发展规划的通知（国发〔2021〕10号）

国家基本公共服务标准（2023年版）（节选）

四、病有所医

10. 公共卫生服务

（33）健康教育与健康素养促进

服务对象：城乡居民。

服务内容：提供健康教育、健康咨询、健康科普等服务。每年发布全国居民健康素养水平和中医药健康文化素养水平数据。

服务标准：按照《国家基本公共卫生服务规范（第三版）》执行。

支出责任：中央财政和地方财政共同承担支出责任。

牵头负责单位：国家卫生健康委、国家中医药局、国家疾控局。

出处：国家发展改革委等部门关于印发《国家基本公共服务标准（2023年版）》的通知（发改社会〔2023〕1072号）

二、健康生活方式

关于开展倡导文明健康绿色环保生活方式活动的意见（节选）

一、充分认识活动的重要意义

在抗击新冠肺炎疫情的人民战争中，全国各地认真贯彻落实习近平总书记“大力开展健康知识普及，提倡文明健康、绿色环保的生活方式”的重要指示精神，深入开展爱国卫生运动和健康中国行动，有效改善城乡环境卫生状况，提升群众防病意识和健康素养，形成了全民参与健康治理、群防群控传染病的良好社会局面，为全面战胜疫情营造了有利的环境基础和社会氛围。但目前一些不良卫生习惯和不健康生活方式仍较普遍，已成为影响人群健康和传染病传播的潜在风险。广泛开展倡导文明健康、绿色环保生活方式活动，是进一步贯彻落实习近平总书记关于坚持预防为主，深入开展爱国卫生运动重要指示，推动全社会践行健康强国理念，从源头上降低传染病传播风险的具体举措，是实施健康中国战略、乡村振兴战略和推进生态文明建设的重要抓手。各地要始终把人民群众生命安全和身体健康放在第一位，通过活动开展，进一步动员广大人民群众增强社会责任意识，切实履行自己健康第一责任，将疫情期间形成的好做法、好习惯、好经验长期坚持下去。同时，以开展活动为契机，动员全社会积极参与爱国卫生运动和健康中国行动，推动爱国卫生工作重点从环境卫生治理向全面社会健康管理转变，打造爱国卫生运动新格局，为实现健康中国目标奠定坚实基础。

二、活动主要内容

(一) 讲文明。树立文明卫生意识，养成勤洗手、常通风、不随地吐痰、不乱扔垃圾、公共场所不吸烟、定期开展卫生大扫除、保持社交距离、注重咳嗽礼仪、科学佩戴口罩等良好习惯，倡导餐桌文明，推广分餐公筷。

(二) 铸健康。培养自主自律的生活方式，注重合理膳食，食物多样搭配，少油少盐少糖，拒食野生动物。坚持适量运动，保持健康体重。及早戒烟，远离二手烟，少饮酒不酗酒。重视心理健康，保持平和心态，及时调节负面情绪，积极乐观热爱生活。生活规律，充足睡眠。看病网上预约，定期体检，及时就医。

(三) 守绿色。动员群众尊重自然、顺应自然、保护自然，倡导低碳、循环、可持续的生产生活方式，自觉践行绿色生活。倡导群众增强主人翁意识，主动参与社区和房前屋后绿化美化净化，打造绿色整洁人居环境。

(四) 重环保。推行垃圾分类，绿色低碳出行。切实增强节约意识、环保意识和生态意识。引导群众争做生态环境的保护者、建设者。践行简约适度生活，树立爱粮节粮等意识，拒绝“舌尖上的浪费”。保护野生动物，拒绝购买野生动物制品。倡导群众更多使用环保用品，减少一次性餐具和塑料产品使用。

三、推进措施

各地要结合本地实际和特色，采用切实可行的综合性措施，利用2年左右的时间，多维度、全方位推动形成文明健康、绿色环保生活方式，全面提升群众健康素养水平，从源头降低传染病传播风险，筑牢传染病防控屏障。

(一) 加强法治建设和社会监督。鼓励有条件的地区制定出台相关法律法规或规范性文件，督促居民践行文明卫生习惯。通过制定城市健康公约、社区居民公约、村规民约等方式，将文明健康、绿色环保生活方式全面融入群众日常生活。充分利用健康宣传员、文明引导员、“光荣榜”“曝光台”“随手拍”等，引导人民群众向文明行为学习，及时主动劝导、制止不文明行为，加快形成约束有力的社会监管和舆论监督氛围。

(二) 强化支持性环境建设。加快推进城乡垃圾、污水、厕所等环境卫生基础设施建设，全面提升公共卫生条件。进一步完善公共厕所、农贸市场、车站、高速服务区、学校、旅游景区、餐饮单位、医疗机构等重点场所的洗手设施建设，配备必要的清洁用品。构建绿色低碳交通体系，规范公交专用道、非机动车道、人行步道设置，加快发展社区公交、公共自行车等,保障绿色出行。进一步加大健康步道、健康公园等健身场所建设,为公众提供方便可及的活动场所。加快建设无烟机关、无烟医疗卫生机构、无烟家庭、无烟学校等,营造良好无烟环境。

(三) 加大健康科普力度。健全完善全媒体协同、线上线下联动、全社会广泛参与的健康科普工作机制。深入开展健康科普进校园、进企业、进社区、进村庄、进家庭活动,加大健康中国行动政策宣讲和传染病防治知识、健康知识与技能的宣传力度,引导群众牢固树立"每个人是自己健康第一责任人"理念,提高自我健康管理能力,提升传染病防控意识和能力。强化学校教育,将文明健康、绿色环保生活方式作为中小学健康教育的重要内容,引导学生从小养成良好习惯,并通过"小手拉大手",带动家庭成员摒弃不文明行为,养成良好生活方式。

(四) 发挥示范引领作用。将文明健康、绿色环保生活方式作为卫生城镇创建,文明城市、村镇、单位创建和健康城市建设的重要内容予以推进,同时充分发挥国家卫生城镇、全国文明城市、村镇、单位和健康城市的示范作用,辐射引领周边地区,区域联动推动活动落实。要将活动开展作为培育健康人群、营造健康文化的重要抓手,全面推进健康村镇、健康社区、健康企业、健康家庭等健康细胞建设。各级党员干部、教师、医生要发挥模范作用,带动更多群众践行文明健康、绿色环保生活方式。

四、组织实施

(四) 广泛宣传引导。要加强媒体联动,全方位、多角度、立体式开展倡导文明健康、绿色环保生活方式活动的宣传。要充分利用报纸、电视、电台、网络及新媒体平台,通过开设媒体专栏、网络公开课、微博话题等方式广泛宣传活动开展的重要意义和主要内容,及时报道活动开展情况。要通过编制形式新颖、内容活泼的宣传材料和文化产品,加强典型报道等,有效引导群众了解掌握并践行文明健康、绿色环保生活方式。

全国爱卫会办公室、中央文明委办公室、健康中国行动推进委员会办公室要会同各成员单位,加强对各地的指导。各省级爱卫办、文明办、推进健康中国行动议事协调机构要总结提炼各地活动开展情况,及时将有关情况报送全国爱卫会办公室。

附件

活动宣传核心要点

1. 普及健康知识,增强防病意识;
2. 维护公共卫生,净化美化环境;
3. 勤洗手常通风,不乱吐不乱扔;
4. 保持社交距离,注重咳嗽礼仪;
5. 科学佩戴口罩,看病网上预约;
6. 推广分餐公筷,拒食野生动物;

7. 食物多样搭配，拒绝餐饮浪费；

8. 提倡戒烟限酒，坚持适量运动；

9. 保持平和心态，积极乐观自律；

10. 推行垃圾分类，绿色低碳出行。

出处：关于开展倡导文明健康绿色环保生活方式活动的意见（全爱卫发〔2021〕4号）

全民健康生活方式行动方案（2017—2025年）

国卫办疾控发〔2017〕16号

为贯彻落实全国卫生与健康大会精神，根据国民经济和社会发展第十三个五年规划中“倡导健康生活方式”精神要求，依据《“健康中国2030”规划纲要》和《“十三五”卫生与健康规划》，在全民健康生活方式行动第一阶段工作基础上，制定本方案。

一、指导思想和原则

全面贯彻党的十八大及十八届三中、四中、五中、六中全会精神和习近平总书记系列重要讲话精神，落实党中央、国务院决策部署，落实全国卫生与健康大会精神，坚持以人民为中心的发展思想，以满足人民群众健康需求和解决主要健康问题为导向，坚持政府主导、部门协作、动员社会、全民参与，以“和谐我生活，健康中国人”为主题，开展涵盖合理膳食、适量运动、控烟限酒、心理健康等内容的专项行动，积极营造健康支持性环境，科学传播健康知识，广泛传授健康技能，深入倡导全民健康文明的生活方式，提升个人健康意识和行为能力，推动疾病治疗向健康管理转变，为全面推进健康中国建设提供有力支撑。

二、行动目标

全国开展行动的县（区）覆盖率到2020年达到90%，2025年达到95%，积极推广健康支持性环境建设，大力培训健康生活方式指导员，要求开展行动的县（区）结合当地情况，深入开展“三减三健”（减盐、减油、减糖、健康口腔、健康体重、健康骨骼）、适量运动、控烟限酒和心理健康等4个专项行动。实现到2020年，全国居民健康素养水平达到20%，2025年达到25%，形成全社会共同行动，推广践行健康生活方式的良好氛围。

三、行动策略

（一）政府主导，部门协作，创造健康支持性环境。

各地区将推进全民健康生活方式行动作为健康中国建设重要内容，坚持政府主导、部门协作，将健康融入所有政策，紧密结合国家卫生城市、健康城市、慢性病综合防控示范区和健康促进县(区)等建设工作，依托国家基本公共卫生服务均等化项目、全民健身活动、全民健康素养促进行动、健康中国行活动等平台，开展健康支持性环境建设。卫生计生部门要大力宣传健康生活方式核心信息，推广健康支持性工具，建设无烟环境，培育健康生活方式指导员队伍，开展健康生活方式指导员“五进”活动(进家庭、进社区、进单位、进学校、进医院)。体育部门要健全群众身边的体育健身组织，建设群众身边的体育健身设施，丰富群众身边的体育健身活动，支持群众身边的体育赛事，提供群众身边的健身指导，弘扬群众身边的健康文化，携手卫生计生等相关部门培养运动康复医生、健康指导师等相关人才，推进国民体质监测与医疗体检有机结合，推进体育健身设施与医疗康复设施有机结合，推进全民健身和全民健康深度融合。各级工会、共青团、妇联组织要充分发挥宣传阵地作用，通过组织群众乐于参与的活动推广健康生活方式，积极创造有益于健康的环境。

(二) 动员社会，激活市场，倡导践行健康生活方式。

广泛动员社会各界，激发市场活力，在规范合作的基础上，鼓励、引导、支持各类公益慈善组织、行业学(协)会、社会团体、商业保险机构、企业等择优竞争，积极参与全民健康生活方式行动。针对人民群众健康生活需求，建设健康生活方式体验及践行相关设施，开发和推广健康促进适宜技术和健康支持工具，利用大数据、云计算、智能硬件、手机 APP 等信息技术，创新健康管理模式，提高健康生活方式相关服务可及性。在全社会营造良好的健康服务消费环境，帮助群众体验健康生活方式带来的益处和乐趣，提升健康产品和服务供给的百姓获得感，增强群众维护自身健康的能力。

(三) 多措并举，全民参与，塑造自主自律的健康行为。

倡导“每个人是自己健康第一责任人”的理念。鼓励个人、家庭使用控油壶、限盐勺、体质指数速算尺等健康支持工具，促使群众主动减盐减油减糖，合理膳食。引导群众积极参加健身操(舞)、健步走、太极拳(剑)、骑行、跳绳、踢毽等简便易行的健身活动，发挥中医治未病优势，大力推广传统养生健身法。深入开展控烟限酒教育，促使群众主动寻求戒烟咨询和服务，减少酒精滥用行为。强调培养自尊、自信、自强、自立的心理品质，提升自我情绪调适能力，保持良好心态。扶持建立居民健康自我管理组织，构建自我为主、人际互助、社会支持、政府指导的健康管理模式。

(四) 科学宣传，广泛教育，营造健康社会氛围。

每年围绕一个健康宣传主题，结合 9 月 1 日全民健康生活方式日等各类健康主题日，广泛宣传健康科普知识。充分发挥工会、共青团、妇联等群众团体的桥梁纽带作用和宣传动员优势，以百姓关注、专业准确、通俗易懂的核心信息为主体，采取日常宣传和集中宣传相结合、主题宣传与科普宣教互辅佐、传统媒体与新媒体共推进的形式，策划打造全民健康生活方式行动品牌，积极传播健康生活方式核心信息，努力营造促进健康生活方式的舆论环境。

四、专项行动

各地结合工作实际，针对重点人群和重点场所，组织实施"三减三健"、适量运动、控烟限酒和心理健康等专项行动。

（一）"三减三健"专项行动。

确定重点人群，减盐、减油、减糖行动以餐饮从业人员、儿童青少年、家庭主厨为主，健康口腔行动以儿童青少年和老年人为主，健康体重行动以职业人群和儿童青少年为主，健康骨骼行动以中青年和老年人为主。传播核心信息，提高群众对少盐少油低糖饮食与健康关系认知，帮助群众掌握口腔健康知识与保健技能，倡导天天运动、维持能量平衡、保持健康体重的生活理念，增强群众对骨质疏松的警惕意识和自我管理能力。

通过开展培训、竞赛、评选等活动，引导餐饮企业、集体食堂积极采取控制食盐、油脂和添加糖使用量的措施，减少含糖饮料供应。配合学校及托幼机构健康教育课程设计，完善充实健康饮食、口腔卫生保健、健康体重等相关知识与技能培训内容，开展健康教育主题活动，鼓励减少含糖饮料和高糖食品的摄入。通过开展"减盐控油在厨房，美味家庭促健康""聪明识别添加糖""健康牙齿、一生相伴""健康骨骼、健康人生"等社区活动，组织群众知识竞赛、健骨运动操比赛等，传授选择健康食品和健康烹饪技巧、口腔保健方法和预防骨质疏松的健康习惯。在职业场所开展健步走、减重比赛等体重控制及骨质疏松预防活动，协助提供个性化健康指导与服务。对基层医务人员和健康生活方式指导员开展相关核心信息培训，提高社区健康指导能力，有条件的县（区）建立骨质疏松健康管理基地（门诊）。

（二）"适量运动"专项行动。

促进体医融合，积极推进在公共卫生机构设立科学健身指导部门，积极倡导通过科学健身运动预防和促进疾病康复的知识和方法，在街道、乡镇开展健康促进服务试点，建立"体医融合"的健康服务模式。积极推进社会"运动处方"专业体系建设，开展家庭医生开具运动处方工作试点，提倡开展个性化的科学健身指导服务体系，提倡社会各单位将健康指标与工作效率相结合的评价机制。鼓励媒体和社会机构宣传体医融合、科学健身的文化观念，在大众中广泛普及科学健身知识，提高全民健身科学化水平。

（三）"控烟限酒"专项行动。

创建无烟环境，禁止公共场所吸烟，开展无烟卫生计生机构、无烟机关、无烟学校、无烟企业等创建活动，发挥领导干部、卫生计生系统带头作用。以青少年、女性等为重点，发挥医生、教师、公务员、媒体人员的示范力量，围绕减少烟草烟雾危害、推广科学戒烟方法等主题，开展中国烟草控制大众传播、"送烟＝送危害""戒烟大赛"等宣传教育活动，倡导公众养成健康、文明的"无烟"生活方式。推广 12320 和 4008085531 戒烟热线咨询，开展戒烟门诊服务，营造"不吸烟、不敬烟、不送烟"的社会氛围。倡导成年人理性饮酒，广泛宣传过量饮酒的健康危害，以及对家庭、社会可能造成的酒驾、暴力犯罪等负面影响。以儿童青少年为重点人群，在学校广泛开展专项教育活动，宣传饮酒对未成年人体格和智力发育等方面的影响，引导未成年人远离酒精，并向家庭辐射传播酒精危害相关知识。

（四）“心理健康”专项行动。

广泛开展心理健康科普宣传，传播心理健康知识，提升全民心理健康素养。引导公民有意识地营造积极心态，调适情绪困扰与心理压力。开展心理健康“四进”活动。“一进单位”，用人单位为员工提供健康宣传、心理评估、教育培训、咨询辅导等服务。“二进学校”，广泛开展“培育积极的心理品质，培养良好的行为习惯”的学生心理健康促进活动。“三进医院”，在诊疗服务中加强人文关怀，普及心理咨询和心理治疗技术，积极发展多学科心理和躯体疾病联络会诊制度，与高等院校、社会心理服务机构建立双向转诊机制。“四进基层”，在专业机构指导下，基层医疗卫生机构为社区居民逐步提供心理评估和心理咨询服务，依托城乡社区综合服务设施或基层综治中心建立心理咨询（辅导）室或社会工作站，对社区居民开展心理健康知识宣传和服务。

五、保障措施

（一）加强组织领导。

各地要坚持政府主导、部门协作、动员社会、全民参与的工作机制，统筹协调，综合各方力量，依托各个工作平台，共同制定因地制宜的行动实施方案，做好科学指导、组织实施、信息上报和评估工作。

（二）整合工作资源。

将全民健康生活方式行动具体内容与健康城市、慢性病综合防控示范区、全民健康素养行动等工作统筹规划，有效整合资源，确保行动实效。加强对活动实施的组织保障和经费支持，积极推动社会参与，吸引社会资本共同开展活动。

（三）加强队伍能力建设。

定期开展项目培训，提高行动工作队伍的组织、管理、实施和评估等能力。加强国内外交流与合作，学习和借鉴国内外健康促进的成功经验，引进健康生活方式相关先进理念和技术，不断完善和丰富行动内涵，促进行动可持续发展。

（四）强化督导与评估。

省级行动办组织辖区各级行动办每年开展2次工作信息逐级审核上报。国家行动办定期汇总通报全国进展情况，同时结合其他调查及监测数据，掌握目标进展，制订评估方案，定期组织评估。定期开展督导检查和技术指导，总结推广好的措施和方法，年度推选30~50个行动开展典型示范区县和20~30个行动参与先进单位，在全国范围宣传推广。全民健康生活方式行动网站提供工作信息上报和技术资料下载。

出处：关于印发全民健康生活方式行动方案（2017—2025年）的通知（国卫办疾控发〔2017〕16号）

中国公民健康素养——基本知识与技能(2024年版)

一、基本知识和理念

1. 健康不仅仅是没有疾病或虚弱,而是身体、心理和社会适应的良好状态。预防是促进健康最有效、最经济的手段。

2. 公民的身心健康受法律保护,每个人都有维护自身健康和不损害他人健康的责任。

3. 主动学习健康知识,践行文明健康生活方式,维护和促进自身健康。

4. 环境与健康息息相关,保护环境,促进健康。

5. 无偿献血,助人利己。

6. 每个人都应当关爱、帮助、不歧视病残人员。

7. 定期进行健康体检。

8. 血压、体温、呼吸和心率是人体的四大生命体征。

9. 传染源、传播途径和易感人群是传染病流行的三个环节,防控传染病人人有责。

10. 儿童出生后应按照免疫程序接种疫苗,成年人也可通过接种疫苗达到预防疾病的效果。

11. 艾滋病、乙肝和丙肝通过血液、性接触和母婴三种途径传播,日常生活和工作接触不会传播。

12. 出现咳嗽、咳痰2周以上,或痰中带血,应及时检查是否得了肺结核;坚持规范治疗,大部分肺结核患者能够治愈。

13. 家养犬、猫应接种兽用狂犬病疫苗;人被犬、猫抓伤、咬伤后,应立即冲洗、消毒伤口,并尽早注射狂犬病人免疫球蛋白(或血清或单克隆抗体)和人用狂犬病疫苗。

14. 蚊子、苍蝇、老鼠、蟑螂等会传播多种疾病。

15. 不加工、不食用病死禽畜。不猎捕、不买卖、不接触、不食用野生动物。

16. 关注血压变化,控制高血压危险因素,高血压患者要做好自我健康管理。

17. 关注血糖变化,控制糖尿病危险因素,糖尿病患者要做好自我健康管理。

18. 关注肺功能,控制慢阻肺危险因素,慢阻肺患者要做好自我健康管理。

19. 积极参加癌症筛查,及早发现癌症和癌前病变。

20. 预防骨质疏松症,促进骨骼健康。

21. 关爱老年人,预防老年人跌倒,识别老年期痴呆。

22. 关爱青少年和女性生殖健康,选择安全、适宜的避孕措施,预防和减少非意愿妊娠，保护生育能力。

23. 劳动者依法享有职业健康保护的权利；劳动者要了解工作岗位和工作环境中存在的危害因素（如粉尘、噪声、有毒有害气体等），遵守操作规程，做好个人防护，避免职业健康损害。

24. 保健食品不是药品，正确选用保健食品。

二、健康生活方式与行为

25. 体重关联多种疾病，要吃动平衡，保持健康体重，避免超重与肥胖。

26. 膳食应以谷类为主，多吃蔬菜、水果和薯类，注意荤素、粗细搭配，不偏食，不挑食。

27. 膳食要清淡，要少盐、少油、少糖，食用合格碘盐。

28. 提倡每天食用奶类、大豆类及其制品，适量食用坚果。

29. 生、熟食品要分开存放和加工，生吃蔬菜水果要洗净，不吃变质、超过保质期的食品。

30. 珍惜食物不浪费，提倡公筷分餐讲卫生。

31. 注意饮水卫生，每天足量饮水，不喝或少喝含糖饮料。

32. 科学健身，贵在坚持。健康成年人每周应进行150~300分钟中等强度或75~150分钟高强度有氧运动，每周应进行2~3次抗阻训练。

33. 不吸烟（含电子烟），吸烟和二手烟暴露会导致多种疾病。电子烟含有多种有害物质，会对健康产生危害。

34. 烟草依赖是一种慢性成瘾性疾病。戒烟越早越好。任何年龄戒烟均可获益，戒烟时可寻求专业戒烟服务。

35. 少饮酒，不酗酒。

36. 重视和维护心理健康，遇到心理问题时应主动寻求帮助。

37. 每个人都可能出现焦虑和抑郁情绪，正确认识焦虑症和抑郁症。

38. 通过亲子交流、玩耍促进儿童早期发展。发现心理行为发育问题应及时就医。

39. 劳逸结合，起居有常，保证充足睡眠。

40. 讲究个人卫生，养成良好的卫生习惯，科学使用消毒产品，积极预防传染病。

41. 保护口腔健康，早晚刷牙，饭后漱口。

42. 科学就医，及时就诊，遵医嘱治疗，理性对待诊疗结果。

43. 合理用药，能口服不肌注，能肌注不输液，遵医嘱使用抗微生物药物。

44. 遵医嘱使用麻醉药品和精神药品等易成瘾性药物，预防药物依赖。

45. 拒绝毒品。

46. 农村使用卫生厕所，管理好禽畜粪便。

47. 戴头盔、系安全带；不超速、不酒驾、不分心驾驶、不疲劳驾驶；儿童使用安全座椅，减少道路交通伤害。

48. 加强看护和教育，预防儿童溺水，科学救助溺水人员。

49. 冬季取暖注意通风，谨防一氧化碳中毒。

50. 主动接受婚前和孕前保健，适龄生育，孕期遵医嘱规范接受产前检查和妊娠风险筛查评估，住院分娩。

51. 孩子出生后应尽早开始母乳喂养，满 6 个月时合理添加辅食。

52. 青少年要培养健康的行为生活方式，每天应坚持户外运动 2 小时以上，应较好掌握 1 项以上的运动技能，预防近视、超重与肥胖，避免网络成瘾和过早性行为。

三、基本技能

53. 关注健康信息，能够正确获取、理解、甄别、应用健康信息。

54. 会阅读食品标签，合理选择预包装食品。

55. 会识别常见危险标识，远离危险环境。

56. 科学管理家庭常用药物，会阅读药品标签和说明书。

57. 会测量脉搏、体重、体温和血压。

58. 需要紧急医疗救助时，会拨打 120 急救电话。

59. 妥善存放和正确使用农药，谨防儿童接触。

60. 遇到呼吸、心搏骤停的伤病员，会进行心肺复苏，学习使用自动体外除颤器（AED）。

61. 发生创伤出血时，会进行止血、包扎；对怀疑骨折的伤员不要随意搬动。

62. 会处理烧烫伤，会用腹部冲击法排出气道异物。

63. 抢救触电者时，要首先切断电源，不要直接接触触电者。

64. 发生建筑火灾时，拨打火警电话 119，会自救逃生。

65. 发生滑坡、崩塌、泥石流等地质灾害和地震时，选择正确避险方式，会自救互救。

66. 发生洪涝灾害时，选择正确避险方式，会自救互救。

出处：国家卫生健康委办公厅关于印发中国公民健康素养——基本知识与技能（2024 年版）的通知（国卫办宣传函〔2024〕191 号）

食品安全标准与监测评估“十四五”规划（节选）

三、“十四五”时期主要任务

（三）实施国民营养计划，落实合理膳食行动。

2. 创新营养科普信息表达形式，针对性拓展传播渠道，建立免费共享的营养科普平台,定向、精准地将科普信息普及到全民。

专栏 2 营养服务能力提升项目
创新开展营养科普渠道。

3. 组织实施对健康中国合理膳食行动指标的监测评估,开展居民营养健康知识知晓率调查,积极推进健康中国合理膳食行动和全民健康生活方式行动,推动国民营养计划实施情况纳入政府绩效考核。

(四)健全支撑与保障,夯实发展基础。

5. 务实开展食品安全标准宣贯、食源性疾病防控、营养健康等科普宣传和风险交流。加强风险交流和科普宣传工作机制和专家人才队伍建设,广泛吸纳多行业、多专业领域人才,支持日常科普宣传和舆情处置相关风险交流。

开发科学易懂的风险交流和科普宣传材料,建立食品安全科普宣传和风险交流资料库,充分发挥权威媒体平台作用,提高科学性和权威性。

做好食品安全宣传周、全民营养周等重要时间节点的科普宣传。分重点区域、场所、时段、人群等,结合主要健康危害因素,充分利用信息化、新媒体等手段,推进风险交流和科普宣传深入基层。

出处:国家卫生健康委关于印发食品安全标准与监测评估"十四五"规划的通知(国卫食品发〔2022〕28号)

餐饮食品营养标识指南

第一条 根据《健康中国行动(2019—2030年)》和《国民营养计划(2017—2030年)》的要求,为指导和规范餐饮食品营养标识,制定本指南。

第二条 本指南适用于餐饮食品的营养信息标识。

第三条 鼓励各类餐饮服务经营者和单位食堂按照本指南对所有餐饮食品进行营养标识。

第四条 餐饮食品营养标识应当标示基本标示内容,鼓励标示可选择标示内容。

第五条 基本标示内容。

包括能量、脂肪、钠含量和相当于钠的食盐量,1毫克(mg)钠相当于2.5毫克(mg)食盐。

第六条　可选择标示内容。

(一) 包括蛋白质、碳水化合物、糖、维生素及矿物质等。

(二) 鼓励在标示能量和营养素含量的同时标示出其占营养素参考值(NRV)的百分比,NRV 数值参照《食品安全国家标准 预包装食品营养标签通则》(GB 28050)中相关规定。

(三) 鼓励在菜单上声明“成年人每日能量需要量为 2 000kcal”和“成年人每日食盐摄入量不超过 5g(相当于钠摄入量不超过 2 000mg)”。

第七条　标示要求。

(一) 餐饮食品营养标识应当真实、客观、清晰、醒目。

(二) 能量值和营养素含量值应当以每份和(或)每 100 克(g)和(或)每 100 毫升(mL)餐饮食品中的含量值标示,鼓励标明每份餐饮食品的质量或体积。能量和营养素的名称、标示顺序和表达单位见附录 1。

(三) 餐饮食品营养标识格式见附录 2。各类餐饮服务经营者和单位食堂应当根据餐饮食品特点选择使用其中一种格式进行标示。

(四) 餐饮食品营养标识内容可标示在菜单、官方网站、官方公众号、外卖平台等载体上。

(五) 自助取用和展示用的餐饮食品,可在餐饮食品旁标示营养信息。

(六) 通过网络餐饮交易第三方平台等无接触供餐方式提供的餐饮食品,可在常用餐饮容器(如餐盒)上标示营养信息。

第八条　能量值和营养素含量值的计算。

(一) 根据餐饮食品原料、烹调油及调味品的用量,参考《中国食物成分表》及其他权威数据库中相同或相似食物的成分数据,计算出其中的能量值及营养素含量值。

(二) 计算的过程及结果应当科学、完整、真实,以备核实和溯源。

第九条　本指南的有关术语:

餐饮食品:各类餐饮服务经营者和单位食堂制作并提供给用餐人员的食品,不包括上述单位提供的预包装食品。

菜单:显示餐饮食品信息(包括但不限于品种名称、计量、价格等)的说明物,包括纸质版、电子版等多种形式。

餐饮食品营养标识:展示餐饮食品有关营养成分信息的说明,包括文字、图像、图形等形式。

第十条　本指南由国家卫生健康委负责解释。

第十一条　本指南自发布之日起施行。

出处:关于印发《餐饮食品营养标识指南》等 3 项指南的通知(国卫办食品函〔2020〕975 号)

营养健康食堂建设指南(节选)

第三条 建设营养健康食堂,应当达到以下基本要求:

(四)开展形式多样的营养健康知识宣传活动,营造营养健康氛围。

第四条 建设营养健康食堂的组织管理要求。

(二)应当围绕合理膳食和减盐、减油、减糖("三减")制定工作计划及实施方案,明确营养健康食堂工作的组织管理、人员培训和考核、营养健康教育、配餐和烹饪、供餐服务等具体事宜,并开展自查。

第五条 人员培训和考核。

(一)营养指导人员应当具备为不同人群提供营养配餐和管理的能力,指导采购、配料、加工和营养标示,制定食谱和菜品目录,开展营养健康教育,指导服务员帮助用餐人员合理选餐。

第六条 营养健康教育。

(一)应当采取多种形式宣传合理膳食、"三减"、营养相关慢性病防治、传染病防控、节约粮食等政策和科普知识,营造营养健康的就餐氛围。包括:

在显著位置张贴、悬挂、摆放材料或播放视频;

宣传《中国居民膳食指南》和中国居民平衡膳食宝塔,宣传能量和脂肪等的一日及三餐摄入量建议;

在食堂或附近场所提供可以自由取阅的宣传材料,如小册子、折页、单页等。

(二)应当以食堂为主体组织举办膳食营养相关宣传活动,包括营养健康专题讲座、知识问答和厨艺大赛等形式,每年度不少于2次。

(三)鼓励主动推送营养健康知识,征求用餐人员的意见和建议等。

出处:关于印发《餐饮食品营养标识指南》等3项指南的通知(国卫办食品函〔2020〕975号)

营养健康餐厅建设指南(节选)

第三条 建设营养健康餐厅,应当达到以下基本要求:

（四）开展形式多样的营养健康知识宣传活动，营造营养健康氛围。

第五条　人员培训和考核。

（一）营养指导人员应当具备为不同人群提供营养配餐和管理的能力，指导采购、配料、加工和营养标示，制定菜单和菜品制作标准，开展营养健康教育，指导服务员帮助消费者合理选餐。

第六条　营造营养健康环境。

（一）应当建立专门的途径宣传营养健康、传染病防控和文明用餐等知识，充分利用菜单、餐具包装、订餐卡等进行宣传。

（二）应当在就餐场所显著位置宣传《中国居民膳食指南》和中国居民平衡膳食宝塔。

（三）鼓励有可取阅的营养和膳食指导相关宣传资料，并适时更新。

（四）鼓励开展营养健康主题科普宣教活动，并进行宣传。

出处：关于印发《餐饮食品营养标识指南》等3项指南的通知（国卫办食品函〔2020〕975号）

市场监管总局　教育部　公安部关于开展面向未成年人无底线营销食品专项治理工作的通知

国市监稽发〔2022〕10号

各省、自治区、直辖市和新疆生产建设兵团市场监管局（厅、委）、教育厅（教委、教育局）、公安厅（局）：

近期，一些包装或内容含有色情暗示、宣传违背社会风尚的食品，面向未成年人销售，有些甚至成为“网红零食”，引发社会各界高度关注。为深入贯彻落实《未成年人保护法》和《国务院未成年人保护工作领导小组关于加强未成年人保护工作的意见》有关要求，保护未成年人身心健康，全面治理校园及周边、网络平台等面向未成年人无底线营销色情低俗食品现象，现就有关工作通知如下：

一、全面落实主体责任

（一）压实食品生产经营者食品安全主体责任。食品生产经营者要严格执行相关规范要求，加强生产经营过程控制和标签标识管理，主动监测上市产品质量安全状况，对存在的隐患及时采取风险控制措施。校园及周边的食品经营者要进行全面自查，严格落实进货查验责任和义务，严禁采购、贮存和销售包装或标签标识具有色情、暴力、不良诱导形式或内容危害未成年人身心健康的食品。凡发现存在宣传违反公序良俗、损害未成年人身心健康的食品，经营者要立刻下架。

（二）压实电子商务平台管理责任。电子商务平台要依法依规落实入网经营者资质核验、登记等义务，加强对平台内经营者身份信息的管理、公示，全面落实不需要登记的经营者自我声明公示。以无底线营销用语及行为为监测审查重点，开展全面自查，及时清理包装、标签标识违法违规以及违反公序良俗的相关宣传用语和违法广告，对平台内经营者违反法律法规的行为要及时采取警示、暂停或终止服务等措施，并将处理情况向所在地县级市场监管部门报告。

二、严厉查处违法违规行为

市场监管部门要充分发挥市场监管“工具箱”作用，综合运用登记注册、日常监管、执法稽查、信用监管等手段实施联合惩戒，重点加强校园及校园周边等区域食品安全日常监管和抽检监测，严厉查处以下违法违规行为：

1. 未经许可从事食品生产，生产经营不符合食品安全标准和标签标识不合法的食品；

2. 对商品性能、功能作虚假或者引人误解的商业宣传；

3. 发布恶搞、低俗以及含有色情、软色情内容等违反公序良俗，损害未成年人身心健康的广告；

4. 为“三无产品”等法律、行政法规严禁生产、销售的产品设计、制作、代理、发布广告；

5. 生产经营侵犯注册商标专用权的商品；

6. 电子商务平台经营者不履行法定核验登记义务、对违法情形未采取必要处置措施或未向主管部门报告。

违法情形符合《市场监督管理严重违法失信名单管理办法》规定的一律列入严重违法失信名单，涉嫌犯罪的一律移交公安机关查处。

公安机关要及时梳理违法犯罪线索，依法严厉打击生产经营有毒有害食品、传播淫秽物品等危害未成年人身心健康的违法犯罪行为，及时受理行政部门移送的涉嫌犯罪案件。

三、加强对青少年的宣传教育和思想引导

各地教育部门和学校要认真贯彻落实《学校食品安全与营养健康管理规定》《校园食品安全守护行动方案（2020—2022 年）》《教育部等五部门关于全面加强和改进新时代学校卫生与健康教育工作的意见》《教育部办公厅 市场监管总局办公厅 国家卫生健康委办公厅关于加强学校食堂卫生安全与营养健康管理工作的通知》等文件对学校食品安全与营养健康相关部署，面向全体学生加强教育引导，自觉抵制无底线营销对青少年健康成长的不良影响，养成文明健康、绿色环保生活方式。

市场监管部门和公安部门要积极配合教育部门做好学生教育引导，持续加大对学生食品安全与营养健康知识的宣传教育力度，倡导学生养成健康的饮食习惯和消费理念，增强未成年人自觉识别、抵制“无底线营销”食品的能力，形成社会共治良好局面，彻底杜绝以食品名义宣传软色情、低俗信息等有违公序良俗的擦边球行为。

四、确保治理工作取得实效

各地各部门要高度重视，提高政治站位，深刻认识专项治理工作的重要性和迫切性，把开展治理工作列入工作重点，因地制宜制定具体工作方案，明确专人负责，务求取得实效。市场监管、教育、公安部门要积极配合、通力协作、形成合力，持续加大宣传力度，适时联合公布治理行动成果，曝光典型案例。通过查办一批违法案件、曝光一批典型案例、严惩一批违法分子，形成有效震慑。

市场监管总局

教育部

公安部

2022年1月19日

出处：市场监管总局 教育部 公安部关于开展面向未成年人无底线营销食品专项治理工作的通知（国市监稽发〔2022〕10号）

国民营养计划（2017—2030年）（节选）

一、总体要求

（三）主要目标。

到2020年，营养健康信息化水平逐步提升；重点人群营养不良状况明显改善，吃动平衡的健康生活方式进一步普及，居民营养健康素养得到明显提高。实现以下目标：

——居民营养健康知识知晓率在现有基础上提高10%。

到2030年，居民营养健康素养进一步提高，营养健康状况显著改善。实现以下目标：

——居民营养健康知识知晓率在2020年的基础上继续提高10%。

——全国人均每日食盐摄入量降低20%，居民超重、肥胖的增长速度明显放缓。

二、完善实施策略

（七）普及营养健康知识。

提升营养健康科普信息供给和传播能力。围绕国民营养、食品安全科普宣教需求，结合地方食物资源和饮食习惯，结合传统食养理念，编写适合于不同地区、不同人群的居民膳食指南等营养、食品安全科普宣传资料，使科普工作更好落地。创新科普信息的表达形式，拓展传播渠道，建立免费共享的国家营养、食品安全科普平台。采用多种传播方式和渠道，定向、精准地将科普信息传播到目标人群。加强营养、食品安全科普队伍建设。发挥媒体的积极作用，坚决反对伪科学，依法打击和处置各种形式的谣言，及时发现和纠正错误营养宣传，避免营养信息误导。

推动营养健康科普宣教活动常态化。以全民营养周、全国食品安全宣传周、“5·20”全国学生营养日、“5·15”全国碘缺乏病防治日等为契机，大力开展科普宣教活动，带动宣教活动常态化。推动将国民营养、食品安全知识知晓率纳入健康城市和健康村镇考核指标。建立营养、食品安全科普示范工作场所，如营养、食品安全科普小屋等。定期开展科普宣传的效果评价，及时指导调整宣传内容和方式，增强宣传工作的针对性和有效性。开展舆情监测，回应社会关注，合理引导舆论，为公众解疑释惑。

四、加强组织实施

（三）广泛宣传动员。要组织专业机构、行业学会、协会以及新闻媒体等开展多渠道、多形式的主题宣传活动，增强全社会对国民营养计划的普遍认知，争取各方支持，促进全民参与。

出处：国务院办公厅关于印发国民营养计划（2017—2030年）的通知（国办发〔2017〕60号）

关于构建更高水平的全民健身公共服务体系的意见

构建更高水平的全民健身公共服务体系，是加快体育强国建设的重要基石，是顺应人民对高品质生活期待的内在要求，是推动全体人民共同富裕取得更为明显的实质性进展的重要内容。为贯彻落实党中央、国务院有关决策部署，增强人民体质，提高全民健康水平，现就构建更高水平的全民健身公共服务体系提出如下意见。

一、总体要求

（一）指导思想。以习近平新时代中国特色社会主义思想为指导，全面贯彻党的十九大和十九届历次全会精神，坚持以人民为中心，贯彻新发展理念，以增强人民体质、提高全民健康水平为根本目的，深入实施全民健身国家战略，全面推进健康中国建设，进一步发挥政府作用，激发社会力量积极性，优化资源布局，扩大服务供给，构建统筹城乡、公平可及、服务便利、运行高效、保障有力的更高水平的全民健身公共服务体系。

（二）工作原则

——覆盖全民，公益导向。健全促进全民健身制度性举措，扩大公益性和基础性服务供给，提高参与度，增强可及性，推动全民健身公共服务体系覆盖全民、服务全民、造福全民。

——科学布局，统筹城乡。以需求为导向配置全民健身公共服务资源，引导优质资源向基层延伸。对接国家重大战略，促进全民健身公共服务城乡区域协调发展。

——创新驱动，绿色发展。强化资源集约利用和科技支撑，推动体制机制改革和供给方式创新。打造绿色便捷的全民健身新载体，促进全民健身与生态文明建设相结合。

——政府引导，多方参与。发挥政府保基本、兜底线的作用，推进基本公共服务均等化，尽力而为、量力而行。激发社会力量积极性，推动共建共治共享，形成全民健身发展长效机制。

（三）主要目标。到 2025 年，更高水平的全民健身公共服务体系基本建立，人均体育场地面积达到 2.6 平方米，经常参加体育锻炼人数比例达到 38.5%，政府提供的全民健身基本公共服务体系更加完善、标准更加健全、品质明显提升，社会力量提供的普惠性公共服务实现付费可享有、价格可承受、质量有保障、安全有监管，群众健身热情进一步提高。到 2035 年，与社会主义现代化国家相适应的全民健身公共服务体系全面建立，经常参加体育锻炼人数比例达到 45% 以上，体育健身和运动休闲成为普遍生活方式，人民身体素养和健康水平居于世界前列。

二、完善支持社会力量发展全民健身的体制机制

（四）健全全民健身组织网络。积极稳妥推进体育协会与体育行政部门脱钩。体育行政部门要加强对体育社会组织的政策引导和监督管理。全国性单项体育协会要加强对会员单位的联系和服务，完善相关标准规范。支持全国性单项体育协会积极发展单位会员，探索发展个人会员。将运动项目的推广普及作为对单项体育协会的主要评价指标。支持党政机关、企事业单位、学校常态化制度化组织健身活动。鼓励发展在社区内活动的群众自发性健身组织。

（五）夯实社区全民健身基础。将全民健身公共服务纳入社区服务体系，培育一批融入社区的基层体育俱乐部和运动协会。在社区内活动的符合条件的基层体育组织可依法向县级民政部门申请登记。在社区设立健身活动站点，引导体育社会组织下沉社区组织健身赛事活动。实施社区健身设施夜间“点亮工程”。

（六）推动更多竞技体育成果全民共享。推动体育系统管理的训练中心、基地、体校的健身设施以及运动康复等服务向社会开放。促进国家队训练方法、日常食谱、康复技巧等实行市场化开发和成果转化。建立国家队、省队运动员进校园、进社区制度，现役国家队、省队运动员每年要在中小学校或社区开展一定时间的健身指导服务。建立面向全社会的体育运动水平等级制度，健全服务全民健身的教练员、裁判员评价体系。建立高水平运动队帮扶基层体育社会组织的机制。

三、推动全民健身公共服务城乡区域均衡发展

（七）按人口要素统筹资源布局。加大全民健身公共服务资源向基础薄弱区域和群众身边倾斜力度，与常住人口总量、结构、流动趋势相衔接。完善农村全民健身公共服务网络，逐步实现城乡服务内容和标准统一衔接。鼓励有条件的城市群和都市圈编制统一的全民健身规划，促进区域内健身步道、沿河步道、城市绿道互联互通，健身设施共建共享。

（八）优化城市全民健身功能布局。超大特大城市中心城区要推广功能复合、立体开发的集约紧凑型健身设施发展模式。大中城市要加强多中心、多层级、多节点的全民健身资源布局，打造现代时尚的健身场景。县城城镇化要同步规划、同步建设健身设施。老城区要结合城市更新行动，鼓励运用市场机制盘活存量低效用地，增加开敞式健身设施。新建城区要结合城市留白增绿，科学规划社区全民健身中心，建设与生产生活空间相互融合、与绿环绿廊绿楔相互嵌套的健身设施。

（九）构建对接国家重大战略的空间布局。结合落实京津冀协同发展、长江经济带发展、粤港澳大湾区建设、推进海南全面深化改革开放、长三角一体化发展、黄河流域生态保护和高质量发展等重大战略，以及推进成渝地区双城经济圈建设，完善健身设施布局。研究推动在河北崇礼、吉林长白山（非红线区）、黑龙江亚布力、新疆阿勒泰等地建设冰雪丝路带。支持京张体育文化旅游带建设。支持新疆、吉林共同创建中国冰雪经济高质量发展试验区。沿太行山和京杭大运河、西安至成都、青藏公路打造“三纵”，沿丝绸之路、318 国道、长江、黄河沿线打造“四横”，构建户外运动“三纵四横”的空间布局。

四、打造绿色便捷的全民健身新载体

（十）打造群众身边的体育生态圈。实施全民健身设施补短板工程，建设全民健身中心、公共体育场、社会足球场等健身设施，加强乡镇、街道健身场地器材配备，构建多层级健身设施网络和城镇社区 15 分钟健身圈。新建居住区要按室内人均建筑面积不低于 0.1 平方米或室外人均用地不低于 0.3 平方米的标准配建公共健身设施，纳入施工图纸审查，验收未达标不得交付使用。支持社会力量建设“百姓健身房”，鼓励有条件的企事业单位利用自有资源建设共享健身空间。建设国家全民健身信息服务平台。

（十一）拓展全民健身新空间。制定国家步道体系建设总体方案和建设指南。支持依法利用林业生产用地建设森林步道、登山步道等健身设施。推进体育公园建设，推动体育公园向公众免费开放。在现有郊野公园、城市公园中因地制宜配建一定比例的健身设施。在符合相关法律法规、不破坏生态、不妨碍行洪和供水安全的前提下，支持利用山地森林、河流峡谷、草地荒漠等地貌，建设特色体育公园，在河道湖泊沿岸、滩地等地建设健身步道，并设立必要预警设施和标识。

（十二）完善户外运动配套设施。加强冰雪、山地等户外运动营地及登山道、徒步道、骑行道等设施建设。加强户外运动目的地与交通干线之间的连接，完善停车、供电、供水、环卫、通信、标识、应急救援等配套设施。公共户外运动空间可配套建设智能化淋

浴、更衣、储物等设施。支持建设符合环保和安全等要求的气膜结构健身馆等新型健身场地设施。

（十三）推进健身设施绿色低碳转型。开展公共体育场馆开放服务提升行动，推广绿色建材和可再生能源使用，实施节能降本改造，加快运用5G等新一代信息技术改进场馆管理和赛事服务。制定绿色体育场馆运营评价通用规范。控制大型综合体育场馆的规模和数量，鼓励有条件的地方建设高品质专项运动场馆。体育场馆建设要与城市风貌、城市文脉、城市精神相适应。户外运动设施不能逾越生态保护红线，不能破坏自然生态系统，充分利用自然环境打造运动场景。

（十四）推动健身场地全面开放共享。事业单位和国有企业要带头开放可用于健身的空间，做到能开尽开。已建成且有条件的学校要进行“一场两门、早晚两开”体育设施安全隔离改造；新建学校规划设计的体育设施要符合开放条件。鼓励学校体育设施对社会开放实行免费和低收费政策。支持第三方对区域内学校体育设施开放进行统一运营。鼓励私营企业向社会开放自有健身设施。

五、构建多层次多样化的赛事活动体系

（十五）支持社会力量举办赛事。公开全国综合性运动会和单项体育赛事目录及承接标准，引入社会资本参与承办赛事。优化体育赛事使用道路、空域、水域、无线电等行政审批流程。修订《大型群众性活动安全管理条例》，推动体育赛事活动安保服务社会化、市场化、专业化发展。

（十六）培育赛事活动品牌。建立分学段、跨区域的四级青少年体育赛事体系。建立足球、篮球、排球业余竞赛体系。加快发展以自主品牌为主的体育赛事体系，培育形成具有世界影响力的职业联赛。支持打造群众性特色体育赛事，引导举办城市体育联赛。鼓励群众自发性健身组织举办广场舞、健步走、棋牌等健身活动。

（十七）推动户外运动发展。编制户外运动产业发展规划。开展自然资源向户外运动开放试点，制定在可利用的水域、空域、森林、草原等自然区域内允许开展的户外运动活动目录。推动户外运动装备器材便利化运输。鼓励户外运动装备制造企业向服务业延伸发展。

（十八）加强赛事安全管理。落实赛事举办方安全主体责任，严格赛事安全监管责任，责任履行不到位的，依照有关规定严肃追责问责。配足配齐安保力量，强化安保措施，确保各类赛事活动安全顺利举办。建立户外运动安全分级管控体系，分类制定办赛安全标准。制定政府有偿救援标准。支持保险和商业救援服务发展，培育民间公益救援力量。加强户外安全知识教育，引导群众科学认识身心状况、理性评估竞技能力、积极应对参赛风险。

六、夯实广泛参与全民健身运动的群众基础

（十九）落实全龄友好理念。建立适合未成年人使用的设施器材标准，培养未成年人参与体育项目兴趣。推动公共体育场馆向青少年免费或低收费开放。为老年人使用场地设施和器材提供必要帮扶,解决老年人运用体育智能技术困难问题。营造无障碍体育环境,为残疾人参与全民健身运动提供便利。

(二十)培养终身运动者。实施青少年体育活动促进计划,让每个青少年较好掌握1项以上运动技能,培育运动项目人口。开齐开足上好体育课,鼓励基础教育阶段学校每天开设1节体育课。支持体校、体育俱乐部进入学校、青少年宫开设公益性课后体育兴趣班。支持学校、青少年宫和社会力量合作创建公益性体育俱乐部。

(二十一)提高职工参与度。按职业类型制定健身指导方案。发挥领导干部带动作用,组织开展各类健身活动。鼓励机关、企事业单位配备健身房和健身器材。发挥工会作用,鼓励工会每年组织各类健身活动,并将此纳入工会考核内容。鼓励按照《基层工会经费收支管理办法》规定,使用工会经费为职工购买健身服务。

七、提高全民健身标准化科学化水平

(二十二)完善全民健身公共服务标准体系。制定全民健身基本公共服务国家标准并动态更新。健全全民健身场地设施、器材装备等标准。修订镇域、城市公共体育设施规划标准。研究制定城市公共体育场、体育馆、游泳馆建设标准。加强运动技能、赛事活动、体育教育培训等体育服务领域标准制定修订。建立健全全民健身公共服务统计监测制度。

(二十三)提高健身运动专业化水平。修订《社会体育指导员管理办法》,发展公益社会体育指导员队伍,指导其依法开展健身志愿服务活动。推动持有职业资格证书的社会体育指导员与教练员职业发展贯通,完善群众体育教练员职称评审标准。深入实施《国家体育锻炼标准》。完善《全民健身指南》。

(二十四)深化体卫融合。制定实施运动促进健康行动计划。建立体卫融合重点实验室。鼓励有条件的医疗机构加强以体育运动康复为特色的专科能力建设。推动国民体质监测站点与医疗卫生机构合作,推广常见慢性病运动干预项目和方法,倡导"运动是良医"理念。

八、营造人人参与体育锻炼的社会氛围

(二十五)普及全民健身文化。将全民健身理念和知识融入义务教育教材。打造一批科学健身传播平台,加大全民健身公益广告创作和投放力度。发挥体育明星正能量,弘扬中华体育精神。实施体育文化创作精品工程。加强体育非物质文化遗产保护。

(二十六)强化全民健身激励。向国家体育锻炼标准和体育运动水平等级标准达标者颁发证书。鼓励有条件的地方发放体育消费券。建立第三方评估机制,定期发布全民健身城市活力指数。

(二十七)开展全民健身国际交流。以2022年北京冬奥会、冬残奥会等国际赛事为契机,加强全民健身领域国际交流合作。与共建"一带一路"国家搭建合作平台,共同举办群众性体育赛事。加强中华传统体育活动国际交流,支持中华传统体育项目走出去。

九、保障措施

(二十八) 加强组织领导。加强党对全民健身工作的领导,发挥国务院全民健身工作部际联席会议作用,着力构建更高水平的全民健身公共服务体系。县级以上政府要将全民健身公共服务体系建设纳入经济社会发展规划,作为一项重要民生实事定期专题研究。

(二十九) 注重因地制宜。各地要实事求是提出发展目标,因地制宜选择全民健身发展路径,既坚持一定标准,又防止好高骛远,做到各项指标和政策贴近实际、务实管用。开展全民健身公共服务体系建设重点推进城市创建工作。

(三十) 完善支撑条件。支持体育院校加强体育管理、社会体育、休闲体育等相关专业建设。加强冰雪运动等紧缺领域教练员培养。中央财政统筹利用一般公共预算和政府性基金预算等渠道,发挥中央预算内投资的引导和撬动作用。地方财政综合运用中央对地方有关转移支付资金和自有财力,完善支持政策。制定政府购买全民健身公共服务的办法及实施细则。积极吸引社会力量参与,支持有意愿的房地产企业以及健康养老、文化旅游等社会资本投资全民健身。

(三十一) 强化法治保障。加快修订《中华人民共和国体育法》。研究修订《全民健身条例》。研究制定体育市场管理条例、公共体育设施管理办法。完善地方体育行政执法工作机制,将适当事项纳入同级综合执法范畴。健全体育仲裁、监管和信息公开等制度。

(三十二) 加强督促落实。国家发展改革委、体育总局牵头对本意见实施情况进行跟踪监测,重大问题及时向党中央、国务院请示报告。各地要根据本意见要求,建立工作落实机制,及时分解任务分工,确保各项任务落到实处、见到实效。

出处:中共中央办公厅 国务院办公厅印发《关于构建更高水平的全民健身公共服务体系的意见》(国务院公报2022年第10号)

关于印发《全民健身基本公共服务标准(2021年版)》的通知

各省、自治区、直辖市、计划单列市、新疆生产建设兵团体育行政部门、发展改革委、财政厅(局)、卫生健康委、应急管理厅(局):

按照《国家基本公共服务标准(2021年版)》及有关政策要求,体育总局、国家发展改革委、财政部、国家卫生健康委、应急管理部研究制定了《全民健身基本公共服务标准(2021年版)》(以下简称《标准》),现印发给你们,并就有关事项通知如下。

一、提高思想认识。《标准》明确了现阶段我国全民健身基本公共服务的主要项目,从"公共体育设施开放""全民健身服务"两个方面划定了各级政府应当予以保障的全民健身基本公共服务范围及底线,是国家基本公共服务标准体系建设的重要组成部分。《标准》对满足人民群众的基本体育健身需求,推动构建更高水平的全民健身公共服务体系,增强人民体质、增进人民健康,推进体育强国和健康中国建设具有重要意义。各级体育、发展改革、财政、卫健、应急等部门要进一步提高对这项工作的思想认识,加强协同配合,强化责任担当,切实做好《标准》达标工作。

二、抓好督促落实。省级体育行政部门要会同有关部门结合地方实际抓紧明确本地区《标准》的实施措施、工作步骤和时间安排,切实保障人民群众的基本公共服务权益。在达到《标准》要求的前提下,可结合本地区群众需求、人口规模和经济社会发展实际,研究制定本地区全民健身公共服务标准和服务目录,多措并举推动构建更高水平的全民健身公共服务体系。全民健身公共服务项目、内容、数量等超出《标准》范围的,要加强事前论证和风险评估,确保符合国家法律法规和制度规定,符合本地区人民群众的迫切需要,并控制在财政可承受范围以内。

三、加强监督评估。体育总局将会同有关部门对各地落实《标准》情况进行跟踪监测和评估,根据国家有关规定及各地落实情况定期对《标准》进行调整,引导推动各地因地制宜地推行本地区实施标准。各地体育行政部门要配合地方发展改革等部门,做好对《标准》整体实施情况的联合检查和效果评估。对工作中取得的成果和经验、存在的困难和问题,要加强研判分析,及时报告体育总局。

附件:全民健身基本公共服务标准(2021年版)

体育总局
国家发展改革委
财政部
国家卫生健康委
应急管理部
2021年12月28日

附件

全民健身基本公共服务标准（2021 年版）

项目名称	服务对象	服务内容	服务标准
公共体育设施开放	城乡居民	有条件的公共体育设施免费或低收费开放	1. 每周免费或低收费开放时间不少于 35 小时，全年免费或低收费开放时间不少于 330 天；公休日、国家法定节假日、学校寒暑假期间，每天免费或低收费开放时间不少于 8 小时；全民健身日全面免费向社会开放。 2. 体育场、体育馆、游泳馆、全民健身中心、体育公园、农民体育健身工程等公共体育设施所属户外公共区域及户外健身器材每天免费开放时间不少于 12 小时。 3. 公共体育设施低收费价格一般不高于当地市场价格的 70%。低收费开放时应为老年人、残疾人、学生、军人、消防救援人员和公益性群众体育赛事活动提供更优惠服务，收费标准一般不超过半价。 4. 免费或低收费开放应覆盖晨晚练等城乡居民健身高峰时段，不得全部安排在用餐高峰等城乡居民健身需求较低的时段。 5. 公共体育设施应符合应急、疏散、消防、安全、卫生防疫等相关法律法规标准。
全民健身服务	城乡居民	提供科学健身指导、群众健身活动和比赛、科学健身知识等服务，免费提供公园、绿地等公共场所全民健身器材	1. 每千人有 1.91 名社会体育指导员提供服务。 2. 提供全民健身场地设施、群众体育赛事活动、健身组织、健身指导等信息咨询服务，群众可通过即时通信工具、手机客户端、官方网站、电话等多种渠道获取科学健身知识、预定场馆、参加培训和赛事活动等服务。 3. 县（市、区）打造 2 种以上不同类型的符合当地实际的群众健身活动或比赛，每种群众健身活动或比赛每年举办 1 次以上；有条件的行政村每年举办 1 次以上群众健身活动或比赛。所举办的群众健身活动或比赛应严格按照相关法律法规标准制定办赛指南和参赛指引，并建立健全专项应急预案和安全保障措施。 4. 公园、绿地等公共场所全民健身器材全年免费供公众使用。所配置的健身器材应符合国家相关标准和关于健身器材配建管理工作的规定。

出处：关于印发《全民健身基本公共服务标准（2021 年版）》的通知

全民健身计划(2021—2025年)(节选)

"十三五"时期,在党中央、国务院坚强领导下,全民健身国家战略深入实施,全民健身公共服务水平显著提升,全民健身场地设施逐步增多,人民群众通过健身促进健康的热情日益高涨,经常参加体育锻炼人数比例达到37.2%,健康中国和体育强国建设迈出新步伐。同时,全民健身区域发展不平衡、公共服务供给不充分等问题仍然存在。为促进全民健身更高水平发展,更好满足人民群众的健身和健康需求,依据《全民健身条例》,制定本计划。

一、总体要求

(一) 指导思想。以习近平新时代中国特色社会主义思想为指导,贯彻落实党的十九大和十九届二中、三中、四中、五中全会精神,坚持以人民为中心,坚持新发展理念,深入实施健康中国战略和全民健身国家战略,加快体育强国建设,构建更高水平的全民健身公共服务体系,充分发挥全民健身在提高人民健康水平、促进人的全面发展、推动经济社会发展、展示国家文化软实力等方面的综合价值与多元功能。

(二) 发展目标。到2025年,全民健身公共服务体系更加完善,人民群众体育健身更加便利,健身热情进一步提高,各运动项目参与人数持续提升,经常参加体育锻炼人数比例达到38.5%,县(市、区)、乡镇(街道)、行政村(社区)三级公共健身设施和社区15分钟健身圈实现全覆盖,每千人拥有社会体育指导员2.16名,带动全国体育产业总规模达到5万亿元。

二、主要任务

(三) 加大全民健身场地设施供给。制定国家步道体系建设总体方案和体育公园建设指导意见,督导各地制定健身设施建设补短板五年行动计划,实施全民健身设施补短板工程。盘活城市空闲土地,用好公益性建设用地,支持以租赁方式供地,倡导土地复合利用,充分挖掘存量建设用地潜力,规划建设贴近社区、方便可达的场地设施。新建或改扩建2 000个以上体育公园、全民健身中心、公共体育场馆等健身场地设施,补齐5 000个以上乡镇(街道)全民健身场地器材,配建一批群众滑冰场,数字化升级改造1 000个以上公共体育场馆。

开展公共体育场馆开放服务提升行动,控制大型场馆数量,建立健全场馆运营管理机制,改造完善场馆硬件设施,做好场馆应急避难(险)功能转换预案,提升场馆使用效益。加强对公共体育场馆开放使用的评估督导,优化场馆免费或低收费开放绩效管理方式,加大场馆向青少年、老年人、残疾人开放的绩效考核力度。做好在新冠肺炎疫情防控常态化条件下学校体育场馆向社会开放工作。

（四）广泛开展全民健身赛事活动。开展全国运动会群众赛事活动，举办全民健身大会、全国社区运动会。持续开展全国新年登高、纪念毛泽东同志“发展体育运动，增强人民体质”题词、全民健身日、“行走大运河”全民健身健步走、中国农民丰收节、群众冬季运动推广普及等主题活动。巩固拓展“三亿人参与冰雪运动”成果，大力发展“三大球”运动，推动县域足球推广普及。制定运动项目办赛指南和参赛指引，举办运动项目业余联赛，普及运动项目文化，发展运动项目人口。支持举办各类残疾人体育赛事，开展残健融合体育健身活动。支持各地利用自身资源优势培育全民健身赛事活动品牌，鼓励京津冀、长三角、粤港澳大湾区、成渝地区双城经济圈等区域联合打造全民健身赛事活动品牌，促进区域间全民健身协同发展。

（五）提升科学健身指导服务水平。落实国民体质监测、国家体育锻炼标准和全民健身活动状况调查制度。开设线上科学健身大讲堂。鼓励体育明星等体育专业技术人才参加健身科普活动。征集推广体育科普作品，促进科学健身知识、方法的研究和普及。制定面向大众的体育运动水平等级标准及评定体系。深化社会体育指导员管理制度改革，适当降低准入门槛，扩大队伍规模，提高指导服务率和科学健身指导服务水平。弘扬全民健身志愿服务精神，开展线上线下志愿服务，推出具有地方特色的全民健身志愿服务项目，打造全民健身志愿服务品牌。

（六）激发体育社会组织活力。完善以各级体育总会为枢纽，各级各类单项、行业和人群体育协会为支撑，基层体育组织为主体的全民健身组织网络。重点加强基层体育组织建设，鼓励体育总会向乡镇（街道）延伸、各类体育社会组织下沉行政村（社区）。加大政府购买体育社会组织服务力度，引导体育社会组织参与承接政府购买全民健身公共服务。对队伍稳定、组织活跃、专业素养高的“三大球”、乒乓球、羽毛球、骑行、跑步等自发性全民健身社会组织给予场地、教练、培训、等级评定等支持。将运动项目推广普及作为单项体育协会的主要评价指标。

（七）促进重点人群健身活动开展。实施青少年体育活动促进计划，推进青少年体育“健康包”工程，开展针对青少年近视、肥胖等问题的体育干预，合理调整适合未成年人使用的设施器材标准，在配备公共体育设施的社区、公园、绿地等公共场所，配备适合学龄前儿童大动作发展和身体锻炼的设备设施。提高健身设施适老化程度，研究推广适合老年人的体育健身休闲项目，组织开展适合老年人的赛事活动。完善公共健身设施无障碍环境，开展残疾人康复健身活动。推动农民、妇女等人群健身活动开展。

（九）推进全民健身融合发展。深化体教融合。完善学校体育教学模式，保障学生每天校内、校外各1个小时体育活动时间。整合各级各类青少年体育赛事，健全分学段、跨区域的青少年体育赛事体系。加大体育传统特色学校、各级各类体校和高校高水平运动队建设力度，大力培养体育教师和教练员队伍。规范青少年体育社会组织建设，鼓励支持青少年体育俱乐部发展。

推动体卫融合。探索建立体育和卫生健康等部门协同、全社会共同参与的运动促进健康模式。推动体卫融合服务机构向基层覆盖延伸,支持在社区医疗卫生机构中设立科学健身门诊。推进体卫融合理论、科技和实践创新,推广常见慢性病运动干预项目和方法。推广体卫融合发展典型经验。

促进体旅融合。通过普及推广冰雪、山地户外、航空、水上、马拉松、自行车、汽车摩托车等户外运动项目,建设完善相关设施,拓展体育旅游产品和服务供给。打造一批有影响力的体育旅游精品线路、精品赛事和示范基地,引导国家体育旅游示范区建设,助力乡村振兴。

出处:国务院关于印发全民健身计划(2021—2025年)的通知(国发〔2021〕11号)

国务院办公厅关于加强全民健身场地设施建设发展群众体育的意见

国办发〔2020〕36号

各省、自治区、直辖市人民政府,国务院各部委、各直属机构:

加强全民健身场地设施(以下简称健身设施)建设,发展群众体育,是各级人民政府的重要公共服务职能,是贯彻全民健身国家战略、实施健康中国行动的必然要求。为推进健身设施建设,推动群众体育蓬勃开展,提升全民健身公共服务水平,经国务院同意,现提出以下意见。

一、总体要求

以习近平新时代中国特色社会主义思想为指导,深入贯彻党的十九大和十九届二中、三中、四中全会精神,完善健身设施建设顶层设计,增加健身设施有效供给,补齐群众身边的健身设施短板,大力开展群众体育活动,统筹推进新冠肺炎疫情防控和全民健身促进工作。争取到2025年,有效解决制约健身设施规划建设的瓶颈问题,相关部门联动工作机制更加健全高效,健身设施配置更加合理,健身环境明显改善,形成群众普遍参加体育健身的良好氛围。

二、完善顶层设计

(一)摸清底数短板。各地区要抓紧启动本地区健身设施现状调查,评估健身设施布局和开放使用情况,对照相关标准规范和群众需求,摸清健身设施建设短板。与此同时,要系统梳理可用于建设健身设施的城市空闲地、边角地、公园绿地、城市路桥附属用地、厂房、建筑屋顶等空间资源,以及可复合利用的城市文化娱乐、养老、教育、商业等其他设施资源,制定并向社会公布可用于建设健身设施的非体育用地、非体育建筑目录或指引。

(二)制定行动计划。各地区要结合相关规划,于1年内编制健身设施建设补短板五年行动计划,明确各年度目标任务,聚焦群众就近健身需要,优先规划建设贴近社区、方便可达的全民健身中心、多功能运动场、体育公园、健身步道、健身广场、小型足球场等健身设施,并统筹考虑增加应急避难(险)功能设置。对确有必要建设的大型体育场馆,要从严审批、合理布局,兼顾社区使用。

(三)规范审核程序。各地区在组织编制涉及健身设施建设的相关规划时,要就有关健身设施建设的内容征求同级体育主管部门意见;在审查审批建设工程设计方案时,要按照国家关于健身设施规划建设的标准规范严格把关。对于已建成交付和新建改建的健身设施,要严格用途管理,防止挪作他用。

三、挖掘存量建设用地潜力

(四)盘活城市空闲土地。各地区在不影响相关规划实施及交通、市容、安全等前提下,可应社会主体申请,提供城市空闲土地建设健身设施,并可依法按照兼容用途、依据地方关于临时建设的办法进行管理。

(五)用好城市公益性建设用地。鼓励依法依规利用城市公益性建设用地建设健身设施,并统筹考虑应急避难(险)需要。在不妨碍防洪、供水安全等前提下,可依法依规在河道湖泊沿岸、滩地建设健身步道等。

(六)支持以租赁方式供地。鼓励各地区在符合城市规划的前提下,以租赁方式向社会力量提供用于建设健身设施的土地,租期不超过20年。以先租后让方式供地的,健身设施建成开放并达到约定条件和年限后,可采取协议方式办理土地出让手续,出让的土地应继续用于健身设施建设运营。对按用途需要采取招标拍卖挂牌方式出让的土地,依照有关规定办理。依法必须以招标拍卖挂牌方式出让国有建设用地使用权的土地实行先租后让、租让结合的,招标拍卖挂牌程序可在租赁供应时实施。

(七)倡导复合用地模式。支持对健身设施和其他公共服务设施进行功能整合。在不改变、不影响建设用地主要用途的前提下,鼓励复合利用土地建设健身设施,通过与具有相容性用途土地产权人达成使用协议的方式促进健身设施项目落地。在养老设施规划建设中,要安排充足的健身空间。

四、提升建设运营水平

(八)简化审批程序。各地区要加大健身设施建设审批领域"放管服"改革力度,协调本地区发展改革、财政、自然资源、生态环境、住房城乡建设、体育、水务、应急管理、园林、城市管理等相关职能部门,简化、优化审批程序,提高健身设施项目审批效率。

(九)鼓励改造建设。各地区要统筹体育和公共卫生、应急避难(险)设施建设,推广公共体育场馆平战两用改造，在公共体育场馆新建或改建过程中预留改造条件，强化其在重大疫情防控、避险避灾方面的功能。有关改造应符合工程建设相关法律法规和技术标准，具体要求由体育总局、住房城乡建设部、国家卫生健康委、应急管理部等部门另行制定。支持建设符合环保和安全等要求的气膜结构健身馆、装配式健身馆。“十四五”期间，在全国新建或改扩建1 000个左右体育公园，打造全民健身新载体。

（十）落实社区配套要求。新建居住小区要按照有关要求和规定配建社区健身设施，并与住宅同步规划、同步建设、同步验收、同步交付，不得挪用或侵占。支持房地产开发企业结合新建小区实际和应急避难（险）需求配建健身馆等设施。社区健身设施未达到规划要求或建设标准的既有居住小区，要紧密结合城镇老旧小区改造，统筹建设社区健身设施。不具备标准健身设施建设条件的，鼓励灵活建设非标准健身设施。

（十一）支持社会参与。社会力量投资建设的室外健身设施在符合相关规划要求的前提下，由各相关方协商依法确定健身设施产权归属，建成后5年内不得擅自改变其产权归属和功能用途。社会力量可申请利用尚未明确用途的城市空闲土地、储备建设用地或者已明确为文化体育用地但尚未完成供地的地块建设临时性室外健身设施，使用时间一般不超过2年，且不能影响土地供应。

（十二）推广委托运营。推进公共体育场馆“改造功能、改革机制”工程。规范委托经营模式，编制和推广政府委托社会力量运营公共体育场馆示范合同文本。鼓励采取公开招标方式筛选运营团队，鼓励将公共体育场馆预订、赛事信息发布、经营服务统计等工作委托社会力量承担，提高运营效率。

（十三）推动设施开放。完善大型体育场馆免费或低收费开放补助政策，支持体育场馆向社会免费或低收费开放。挖掘学校体育场地设施开放潜力，在政策范围内采取必要激励机制，鼓励各地区委托专业机构集中运营本地区符合对外开放条件的学校体育场馆，促进学校体育场馆开放。推动公共体育场馆为学校开展体育活动提供免费或低收费服务。充分挖掘利用现有城市公共体育设施，加强对公共体育场馆开放使用的评估督导，对开放程度低、使用率低、服务对象满意度低的，要求其限期整改。加强对公共场所室外健身器材配建工作的监管，确保健身设施符合应急、疏散和消防安全标准，保障各类健身设施使用安全。

（十四）加强信息化建设。公共体育场馆管理运营方要积极执行场馆信息化建设标准规范，建立完善预约制度，通过即时通信工具、手机客户端、官方网站、电话等多种渠道开放预约并做好信息登记，确保进出馆人员可追溯，并根据疫情防控要求及时调整入馆限额。对开放式室外健身设施，其管理者要进行必要的人流监测，发现人员过度聚集时及时疏导。

五、实施群众体育提升行动

（十五）丰富社区体育赛事活动。体育总局要加强统筹指导和顶层设计，结合开展

“我要上全运”群众体育赛事活动，打造线上与线下比赛相结合、全社会参与、多项目覆盖、多层级联动的“全国社区运动会”，充分发挥社区体育赛事在激发拼搏精神、促进邻里交往、增强社区认同感等方面的积极作用。强化项目推动和综合保障，激发社区组织协办赛事活动的积极性，支持有条件的学校体育俱乐部承办社区体育赛事。通过政府购买服务等方式，引导社会力量承接社区体育赛事活动和培训项目。赛事组织方要严格落实防疫等安全管理要求，制定相关预案。

（十六）推进“互联网+健身”。依托现有平台和资源，委托专业机构开发基于PC端、移动端和第三方平台的国家社区体育活动管理服务系统，集成全国公共健身设施布局、科学健身知识、社会体育指导员情况等内容，实现健身设施查询预订、社会体育指导员咨询、体育培训报名等功能，并作为“全国社区运动会”的总服务保障平台。依托该平台，运用市场化方式打造“全国社区运动会”品牌，鼓励各地区正在开展或拟开展的线上、线下社区赛事活动自愿加入平台，为相关活动提供组织管理、人才技术等方面支撑，提高全民健身公共服务智能化、信息化、数字化水平。

（十七）推动居家健身。按照常态化疫情防控要求，大力推广居家健身和全民健身网络赛事活动，充分发挥全民健身在提升全民健康和免疫水平方面的积极作用。在健康中国行动系列工作中大力推进居家健身促进计划，鼓励各地区与线上运动平台合作开办居家健身课程。鼓励体育明星等体育专业技术人才参加健身直播活动，普及运动健身知识、提供科学健身指导、激发群众健身热情。

（十八）夯实组织人才基础。各地区要加快制定完善社区体育相关标准和制度规范。培育发展社会体育指导员协会、社区体育俱乐部等基层体育组织。加强社会体育指导员队伍建设，优化社会体育指导员等级制度，在组织社区体育活动、指导科学健身方面充分发挥作用。

六、加强组织领导

体育总局要会同有关部门制定落实本意见的工作计划和工作台账，对各省（自治区、直辖市）政府贯彻落实本意见情况进行跟踪评估并做好督促指导。各有关部门要加强沟通协调，抓紧细化健身设施规划、用地、开放运营等政策和标准，完善开展社区体育和居家健身的措施，指导地方做好有关工作。各地区要将健身设施规划建设、开放利用和开展群众体育纳入重点工作安排，建立健全责任明确、分工合理、齐抓共管的工作机制，提出符合本地区实际的具体贯彻落实措施。

国务院办公厅

2020年9月30日

出处：国务院办公厅关于加强全民健身场地设施建设发展群众体育的意见（国办发〔2020〕36号）

关于深化体教融合　促进青少年健康发展的意见

为贯彻落实习近平总书记关于体育强国建设的重要指示和全国教育大会精神，充分发挥党委领导和政府主导作用，深化具有中国特色体教融合发展，推动青少年文化学习和体育锻炼协调发展，促进青少年健康成长、锤炼意志、健全人格，培养德智体美劳全面发展的社会主义建设者和接班人，经国务院同意，现根据“一体化设计、一体化推进”原则提出以下意见：

一、加强学校体育工作

（一）树立健康第一的教育理念，面向全体学生，开齐开足体育课，帮助学生在体育锻炼中享受乐趣、增强体质、健全人格、锤炼意志，实现“文明其精神、野蛮其体魄”。

（二）开展丰富多彩的课余训练、竞赛活动，扩大校内、校际体育比赛覆盖面和参与度，组织冬夏令营等选拔性竞赛活动。通过政府购买服务等形式支持社会力量进入学校，丰富学校体育活动，加强青少年学生军训。

（三）大中小学校在广泛开展校内竞赛活动基础上建设学校代表队，参加区域内乃至全国联赛。对开展情况优异的学校，教育部门会同体育部门在教师、教练员培训等方面予以适当激励。鼓励建设高水平运动队的高校全面建立足球、篮球、排球等集体球类项目队伍，鼓励中学建立足球、篮球、排球学校代表队。

（四）支持大中小学校成立青少年体育俱乐部，制定体育教师在课外辅导和组织竞赛活动中的课时和工作量计算等补贴政策。

（五）健全学校体育相关法律体系，修订《学校体育工作条例》。教育部、体育总局共同制定学校体育标准。教育部门要会同体育、卫生健康部门加强对学校体育教学、课余训练、竞赛、学生体质健康监测的评估、指导和监督。

（六）将体育科目纳入初、高中学业水平考试范围，纳入中考计分科目，科学确定并逐步提高分值，启动体育素养在高校招生中的使用研究。

（七）加快体育高等院校建设，丰富完善体育教育体系建设。加强体育基础理论研究，发挥其在项目开展、科研训练、人才培养等方面的智库作用。体育高等院校、有体育单独招生的普通高等学校加大培养高水平教练员、裁判员力度。建设体育职业学院，加强相关专业建设，遴选建设有关职业技能等级证书，培养中小学校青训教练员。

（八）在体育高等院校建立足球、篮球、排球学院，探索在专科、本科层次设置独立的足球、篮球、排球学院。

二、完善青少年体育赛事体系

（九）义务教育、高中和大学阶段学生体育赛事由教育、体育部门共同组织，拟定赛事计划，统一注册资格。职业化的青少年体育赛事由各单项协会主办、教育部学生体协配合。

（十）教育、体育部门整合学校比赛、U系列比赛等各级各类青少年体育赛事，建立分学段（小学、初中、高中、大学）、跨区域（县、市、省、国家）的四级青少年体育赛事体系，利用课余时间组织校内比赛、周末组织校际比赛、假期组织跨区域及全国性比赛。

（十一）合并全国青年运动会和全国学生运动会，改称全国学生（青年）运动会，由教育部牵头、体育总局配合，组别设置、组织实施、赛制安排等具体事宜由组委会研究确定。

（十二）加快推动体育行业协会与行政机关脱钩，充分发挥单项协会的专业性、权威性，教育部学生体协积极配合，以足球、篮球、排球、冰雪等运动项目为引领，并根据项目特点和改革进展情况积极推进。

（十三）教育、体育部门为在校学生的运动水平等级认证制定统一标准并共同评定。

（十四）对参加世界大学生运动会、世界中学生运动会、世界单项学生赛事、全国运动会、全国学生（青年）运动会、全国单项锦标赛田径、游泳、射击等项目运动员的成绩纳入体育、教育部门双方奖励评估机制。

三、加强体育传统特色学校和高校高水平运动队建设

（十五）按照“一校一品”“一校多品”的学校体育模式，整合原体育传统项目学校和体育特色学校，由教育、体育部门联合评定体育传统特色学校。教育、体育部门共同完善体育传统特色学校的竞赛、师资培训等工作。教育部门支持优秀体育传统特色学校建立高水平运动队，给予相应政策支撑。体育部门对青少年各类集训活动进行开放，接纳在校学生在课余时间参加，推动社会公共体育场馆免费或低收费向学生开放，促进学校体育水平提高。

（十六）充分利用冬夏令营活动，以体育传统特色学校为主要对象，实施体育项目技能培训，并组织力量提供专业体育训练和指导，提高体育传统特色学校运动水平。

（十七）教育、体育部门每两年对体育传统特色学校发展情况进行评估，制定相应工作计划。

（十八）教育、体育部门联合建设高校高水平运动队，进一步规范项目布局、招生规模、入学考试、考核评价等。鼓励高校积极申报设立高水平运动队，合理规划高水平运动队招生项目覆盖面，加大对高水平运动队的招生力度。

（十九）教育部门要完善加强高校高水平运动员文化教育相关政策，通过学分制、延长学制、个性化授课、补课等方式，在不降低学业标准要求、确保教育教学质量的前提下，为优秀运动员完成学业创造条件。

（二十）体育、教育部门推进国家队、省队建设改革与高校高水平运动队建设相衔接，在高水平运动队训练、竞赛、保障等方面给予大力支持，并将其纳入竞技体育后备人才培养序列。按照公开公平公正的程序选拔一定比例的优秀运动员、运动队进入省队、

国家队，由其代表国家承担相应国际比赛任务。

四、深化体校改革

（二十一）推进各级各类体校改革，在突出体校专业特色和体育后备人才培养任务的同时，推动建立青少年体育训练中心，配备复合型教练员保障团队，以适当形式与当地中小学校合作，为其提供场地设施、教学服务、师资力量等。

（二十二）继续贯彻落实《关于进一步加强运动员文化教育和运动员保障工作的指导意见》，将体校义务教育适龄学生的文化教育全部纳入国民教育体系，配齐配足配优文化课教师，加强教育教学管理。鼓励体校与中小学校加强合作，为青少年运动员提供更好教育资源，创造更好的教育条件，不断提高其文化教育水平。

（二十三）确保体校教师在职称评定、继续教育等方面相应享受与当地普通中小学校或中等职业学校教师同等待遇，合理保障工资薪酬。

（二十四）鼓励体校教练员参与体育课教学和课外体育活动，为学生提供专项运动技能培训服务，并按规定领取报酬。

五、规范社会体育组织

（二十五）鼓励青少年体育俱乐部发展，建立衔接有序的社会体育俱乐部竞赛、训练和培训体系，落实相关税收政策，在场地等方面提供政策支持。教育部、体育总局共同制定社会体育俱乐部进入校园的准入标准，由学校自主选择合作俱乐部。同时要加强事中事后监管，改善营商环境，激发市场活力，避免因联合认定俱乐部而可能出现变相行政审批的现象。

（二十六）支持社会体育组织为学校体育活动提供指导，普及体育运动技能。有条件的地方，可以通过政府向社会体育组织购买服务的方式，为缺少体育师资的中小学校提供体育教学和教练服务。

六、大力培养体育教师和教练员队伍

（二十七）落实《学校体育美育兼职教师管理办法》，制定优秀退役运动员进校园担任体育教师和教练员制度，制定体校等体育系统教师、教练员到中小学校任教制度和中小学校文化课教师到体校任教制度。畅通优秀退役运动员、教练员进入学校兼任、担任体育教师的渠道，探索先入职后培训。

（二十八）选派优秀体育教师参加各种体育运动项目技能培训，增强体育教学和课余训练能力。

（二十九）制定在大中小学校设立专兼职教练员岗位制度，明确教练员职称评定、职业发展空间等。

七、强化政策保障

（三十）研究制定有体育特长学生的评价、升学保障等政策，探索灵活学籍等制度，采取综合措施为有体育特长学生创造发展空间，为愿意成为专业运动员的学生提供升学通道，解除后顾之忧。

（三十一）鼓励各地在体育传统特色学校的基础上建立健全“一条龙”人才体系，由小学、初中、高中组成对口升学单位，开展相同项目体育训练，解决体育人才升学断档问题。

（三十二）加强场地设施共享利用，鼓励存量土地和房屋、绿化用地、地下空间、建筑屋顶等兼容建设场地设施。支持场地设施向青少年免费或低收费开放，将开展青少年体育情况纳入大型体育场馆综合评价体系。鼓励利用场地设施创建或引入社会体育组织，提供更多公益性体育活动。

（三十三）严格规范青少年运动员培训、参赛和流动，加强运动员代理人从业管理，坚决执行培训补偿政策，切实保障“谁培养谁受益”。

（三十四）加大对青少年体育赛事、活动的宣传转播力度，营造全社会关注、重视青少年体育的良好氛围。

八、加强组织实施

（三十五）成立由国务院办公厅、教育部、体育总局牵头，中央宣传部、发展改革委、民政部、财政部、人力资源社会保障部、自然资源部、住房城乡建设部、卫生健康委、税务总局、市场监管总局、银保监会、共青团中央等部门参与的青少年体育工作部际联席会议制度，原则上每半年召开一次，研究解决存在的问题，重大事项按程序报国务院决定。

（三十六）压实地方责任。通过统筹资源、加强考核等政策引导，充分调动地方积极性。

（三十七）建立联合督导机制，对体教融合中涉及全民健身、竞技体育的相关政策执行情况要定期评估，对执行不力的要严肃追责。

出处：体育总局 教育部关于印发深化体教融合 促进青少年健康发展意见的通知（体发〔2020〕1号）

“十四五”体育发展规划（节选）

三、落实全民健身国家战略，推进健康中国建设

7. 构建更高水平的全民健身公共服务体系。落实《全民健身计划（2021—2025年）》，构建体制机制更灵活、要素支撑更强大、资源分布更均衡、健身设施更便捷、赛事活动更丰富、体育组织更健全、健身指导更科学、群众参与更广泛的全民健身公共服务体系。进一步提升老年人、职业群体及残疾人等全民健身公共服务水平。健全全民健身网络组织。开展全民运动健身模范市、县（市、区）创建，完善评选指标体系和评选办法。制定全民健身公共服务国家标准，健全全民健身场地设施、器材装备等标准体系，加强

体育运动技能培训、赛事活动组织等体育服务领域标准的制修订工作。

8. 广泛开展全民健身活动。坚持线上线下结合、传统新兴并举,开展群众喜闻乐见、丰富多彩的全民健身赛事活动。举办全运会群众赛事活动和全国社区运动会,丰富全民健身赛事活动供给。持续开展全国新年登高、纪念毛泽东同志"发展体育运动,增强人民体质"题词、全民健身日、奥林匹克日、中国农民丰收节、群众冬季运动推广普及、"行走大运河"全民健身健步走等主题活动,丰富群众节庆体育生活,推动体育生活化。举办运动项目业余联赛,研制并推广体育运动水平等级评定标准,普及项目文化,扩大项目人口。推动县域足球推广普及。鼓励各地利用当地特色和资源优势,培育全民健身品牌赛事活动。

9. 推进全民健身场地设施建设。组织实施全民健身场地设施补短板工程,利用中央资金支持地方重点推进体育公园、全民健身中心、公共体育场、社会足球场、健身步道、户外运动公共服务设施建设,开展"百城千冰"群众滑冰场建设,在农村重点加强乡镇级专项运动场地建设。支持在不妨碍防洪安全前提下利用河滩地等建设公共体育设施。紧密结合美丽宜居乡村、运动休闲特色小镇建设,鼓励创建休闲健身区、功能区和田园景区。持续推动公共体育场馆免费或低收费开放,完善绩效评价及资金补助政策。

10. 推动全民健身与全民健康深度融合。完善全民健身与全民健康深度融合的协同联动机制,细化落实专项行动计划。倡导主动健康意识,推动健康关口前移,建立集科学健身、运动营养、伤病防护、心理调适为一体的运动促进健康新模式。加强运动防护师、运动营养师等人才培养,建立体卫融合重点实验室,完善运动处方库。开展老年人非医疗健康干预,支持社会力量参与新建社区老年人运动与健康服务中心,提供有针对性的运动健身方案或运动指导服务。落实国民体质监测、国家体育锻炼标准和全民健身活动状况调查制度。支持上海开展"运动健康师"试点工作。

11. 提高科学健身指导水平。深化社会体育指导员管理制度改革,充分发挥社会体育指导员在组织社区体育活动、指导科学健身等方面的作用。组建科学健身指导巡讲团,深入机关、企事业单位、学校、社会俱乐部以及群众身边进行科学健身指导。建设科学权威的健身方法库、宣传平台和线上培训平台,为群众提供科学健身知识和方法。大力倡导志愿服务精神,鼓励全民健身志愿服务积极参与新时代文明实践,打造全民健身志愿服务品牌。

12. 推动全民健身智慧化发展。推进"互联网+健身""物联网+健身",大力推广居家健身和全民健身网络赛事活动。创建涵盖全民健身群众组织、场地设施、赛事活动、健身指导、器材装备等内容的数字化全民健身服务平台,创新全民健身公共服务模式。开发国家社区体育活动管理服务系统,推动建立国家、省(区、市)、市三级互联互通的全民健身信息服务平台。试点开展"全民健身运动码",结合体育运动水平等级评定和赛事活动积分评定,构建个人"运动成就"系统。

出处:体育总局关于印发《"十四五"体育发展规划》的通知(体发〔2021〕2号)

农业农村部　体育总局　国家乡村振兴局
关于推进“十四五”农民体育高质量发展的指导意见

农社发〔2022〕3号

各省、自治区、直辖市及计划单列市农业农村（农牧）厅（局、委）、体育局、乡村振兴局，新疆生产建设兵团农业农村局、文化体育广电和旅游局、乡村振兴局：

发展农民体育是全面推进乡村振兴、建设体育强国和健康中国的重要任务。为落实《“十四五”推进农业农村现代化规划》《全民健身计划（2021—2025年）》部署以及“十四五”时期群众体育发展的有关规划要求，统筹推进“十四五”时期农民体育高质量发展，提出以下指导意见。

一、总体要求

（一）指导思想

坚持以习近平新时代中国特色社会主义思想为指导，以习近平总书记关于“三农”工作和体育工作重要论述为根本遵循，围绕全面推进乡村振兴和建设体育强国、健康中国的奋斗目标，着眼农民全面发展、农村全面进步，健全完善农民健身公共服务体系，创新农民体育发展方式，促进农体文体智体融合，不断满足农民群众对美好生活的需要，推动农民体育健身事业高质量发展。

（二）基本原则

坚持党的领导。全面加强党对农民体育工作的统一领导，增强“四个意识”，坚定“四个自信”，做到“两个维护”，深入贯彻落实党和国家关于乡村振兴和体育发展的重大决策部署，为农民体育健身事业提供坚强政治保证。

坚持农民主体。把优先满足农民群众需求、促进农民全面发展作为农民体育工作的出发点和落脚点，优化体育资源配置，加强公共健身设施建设，围绕农民生产生活开展体育健身赛事活动，充分调动农民群众参与体育健身的积极性、主动性、创造性。

坚持改革创新。从农民体育工作实际出发，遵循体育发展内在规律，不断创新组织机制、工作平台、活动载体和普及手段，坚持线上线下相结合，加快转变农民体育发展方式，突出广泛性、多元性，促进城乡体育协调发展。

坚持重心下沉。将农民体育工作重点放在乡镇，基础落在村屯，大力推动全民健身公共服务资源向乡村延伸，赛事从专业体育场馆办进乡村、走进园区，把指导服务送到农家，让广大农民群众参加深接地气的体育健身活动，促进农民体育健身常态化、生活化。

坚持融合发展。围绕拓展农业多种功能、开发乡村多元价值，推进农民体育健身与乡村产业、乡村文化、乡村治理、教育培训、休闲旅游等深度融合，促进农民全面发展、乡村全面振兴。

（三）发展目标

到2025年，农民群众的体育意识、健康意识显著提高，农村青年普遍掌握1~2项运动技能；农村健身场地设施基本健全，人均场地面积接近全国平均水平；农民体育健身赛事模式不断创新，农耕农趣农味特色健身活动更加丰富；有情怀、敢担当、懂体育、爱健身、会组织的高素质农民体育人才队伍不断壮大，农民健身公共服务水平明显提升，乡村社会体育指导员培养培训力度持续加大；政府主导、部门协同、社会参与、群众支持的农民体育工作机制不断完善，农民体协等农民群众身边的体育社会组织不断健全；体育助力乡村产业发展更具活力，农体文体智体深度融合、多元融合格局基本形成。

二、主要任务

（四）广泛开展农民体育健身赛事活动

积极构建农民群众广泛参与的体育健身赛事活动体系，充分利用“中国农民丰收节”“全民健身日”“全国运动会”等重大节庆平台，鼓励开展形式多样的农民群众性文化体育活动，倡导健康文明的生产生活方式。围绕乡村发展、乡村建设和乡村治理，结合农时农事农需，经常性举办具有农耕农趣农味的体育赛事活动，大力开展健康跑（走）、骑行、球类等健身活动。有条件的行政村和农村社区每年举办1次以上健身赛事活动。支持农民自发组织开展村歌、“村晚”、广场舞、趣味运动会等文化体育活动。

（五）加快补齐农村公共健身设施短板

贯彻落实中共中央办公厅、国务院办公厅印发的《关于构建更高水平的全民健身公共服务体系的意见》，将农村公共健身设施建设纳入各地健身设施建设补短板五年行动计划、农村基本公共服务提升工程和村级综合服务设施提升工程。根据各地人口结构、地域特点、运动习惯、实际需求等，因地制宜加快完善农村公共健身设施网络，提高场地设施利用率，注重向160个国家乡村振兴重点帮扶县倾斜。加强乡村综合文化站、村级综合文化中心、文体广场等体育服务功能，加快补齐5 000个以上乡镇（街道）全民健身场地器材，完善行政村健身设施并逐步向具备条件的自然村延伸。

（六）深入挖掘乡村体育文化内涵

加强传统体育项目保护利用和传承，扶持推广武术、龙舟、舞龙舞狮、健身气功等中华传统体育项目，重点挖掘整理列入乡村非物质文化遗产的传统体育项目，总结提炼传统体育项目的文化特征，形成各具特色的精神内核和文化标识。加强乡村体育文化创作及平台建设，打造“一地一品、一村一项”农民文体特色品牌。鼓励开发适合不同人群、不同地域特点的涉农特色运动项目，支持纳入各级综合性运动会比赛或展示。

（七）全面提升农民体育人才培养质量

贯彻落实中共中央办公厅、国务院办公厅印发的《关于加快推进乡村人才振兴的意见》、农业农村部印发的《“十四五”农业农村人才队伍建设发展规划》关于文化体育人才队伍建设要求，将科学健身技能、体育指导管理、乡村体育治理等方面内容纳入农村实用人才带头人培训和高素质农民培育，构建乡村人才培育大格局。加大培养培育力度，从村干部、合作社负责人、企业从业人员中选拔一批农民体育健身骨干，从热心乡村体育的城镇人员中发展一批农民体育积极分子，培养一批有情怀、有担当、高水平的农村社会体育指导员，打造一支懂体育、爱健身、会组织的农民体育工作队伍。

（八）不断创新农民体育宣传工作

打造乡村特色体育健身融媒体产品，充分利用广播电视、平面媒体、互联网、新媒体等传媒方式，构建乡村体育健身全媒体传播格局，推动体育健身知识、赛事活动信息全方位覆盖，科学健身指导多领域拓展。用农民听得懂、看得到、学得会的方法普及健身知识和健身文化，讲好农民体育故事，营造良好社会氛围，增强农民的科学健身和绿色健康意识，激发农民群众体育健身的积极性、主动性、创造性，推动文明乡风建设。

三、具体行动

（九）实施推进融合发展引领行动

探索推广“体育健身 +”新模式，推进体育健身与乡村特色产业、农耕文化传承、农民教育培训深度融合。深化农体融合，挖掘开发农事农艺农技体育健身项目，大力发展乡村特色体育健身产业，打造一批乡村体育旅游精品线路，推动农村一、二、三产业融合发展。深化文体融合，积极研究编创丰富多彩的文体活动，开发乡村体育文创产品，丰富农民精神文化生活。深化智体融合，推进农民体育健身进田间学校、进教材、进课堂，农民教育培训融入体育健身元素，搭建智育体育融合发展平台。

（十）实施农民体育健身活动基地宣介行动

“十四五”期间，遴选 150 个规模适度、作用突出的全国农民体育健身活动基地，总结活动基地辐射带动农民体育健身发展的典型经验并予以宣介推广，推动构建特色鲜明、类型多样、结构合理的农民体育健身基地布局。实现农村实用人才培训基地和农民体育健身活动基地资源要素互通共用，打造农民教育培训与农民体育健身融合发展样板。

（十一）实施最美乡村体育赛事打造行动

围绕推动乡村全面振兴，着力打造农民喜闻乐见、农业特色突出、农村广泛普及的体育健身赛事品牌，提升农民体育健身活动的参与率、知名度、影响力。重点办好全国性的美丽乡村健康跑、农民体育健身大赛、果蔬采收邀请赛及民族传统体育项目等农民体育健身品牌赛事活动。支持各地组织开展农民趣味运动赛事，推动打造 50 项“最美乡村体育赛事”落地见效。

（十二）实施体育健身下乡服务行动

在全国范围内开展“体育健身下乡”活动，坚持面向农村、服务农民，通过组织健身活动、开展体育健身知识培训、赠送体育健身器材等，推动体育健身服务走进农户、融入乡村。充分发挥体育、医疗领域专家的权威效应，以及优秀运动员、教练员和健身达人的引领效应，指导农民科学健身锻炼、掌握体育健身技能。鼓励奥运冠军、世界冠军等体育明星进乡村，提供志愿服务。建立健全乡村体育帮扶工作机制，将赛事活动办到农民身边，将体育器材、健身书籍送到农家，培育一批乡村体育志愿服务品牌。

四、保障措施

（十三）加强组织领导。各级农业农村部门、体育部门和乡村振兴部门要加强对本意见实施的组织、协调和指导，推动各级党委政府把农民体育工作作为促进城乡基本公共服务均等化、全面推进乡村振兴的重要内容，明确任务目标，强化工作举措，做好督促落实。强化对农民体育协会工作的指导，充分发挥农民体育协会在农民体育健身活动组织、骨干人才培养、科学健身指导等方面的积极作用。

（十四）强化统筹协调。各级农业农村部门、体育部门和乡村振兴部门要明确农民体育在“三农”工作、体育工作和巩固拓展脱贫攻坚成果中的功能定位，按照职责分工细化工作举措，形成各司其职、各负其责、齐抓共管、密切合作的协同推进机制。农业农村部门要强化农业广播电视学校和农民体育协会合署合力互融互促作用，推动完善从中央到地方省市县乡五级农民体育工作体系。强化地方主体责任，支持引导社会组织、企业、个人等多元力量参与农民体育健身事业，推动建立健全政府主导、社会参与、群众支持的乡村体育发展长效机制。

（十五）加大投入力度。各级农业农村部门和体育部门要积极协调地方政府进一步扩大农民体育工作经费在全民健身投入中的份额和比重，在实施乡村建设、全民健身设施补短板等工程项目中，统筹考虑农村健身场地和设施建设。体育部门要研究提出体育助力乡村振兴的政策意见，加大彩票公益金支持农民体育健身事业的力度，结合体育总局、财政部、市场监管总局《关于加强公共场所全民健身器材配建管理工作的意见》落实工作，做好“农民体育健身工程”器材维护、更新。加强对农村基层文化体育组织和农民体育赛事活动的支持。乡村振兴部门要广泛动员社会力量助力乡村振兴，积极引导民营企业、社会组织等通过公益捐赠、结对帮扶等多种方式，支持农村体育基础设施建设。

（十六）深化工作研究。着眼于体现农民体育特色、契合农村农民特质，统筹考虑农村区域特点和人口结构，在农耕农趣农味体育赛事活动设计、农民健身设施和服务供给精准化、农民体育工作推进机制创新等方面开展深入研究，为因地制宜、创新推进农民体育工作提供理论支撑。

农业农村部
体育总局
国家乡村振兴局
2022年6月20日

出处：农业农村部 体育总局 国家乡村振兴局关于推进“十四五”农民体育高质量发展的指导意见（农社发〔2022〕3号）

体育强国建设纲要(节选)

二、战略任务

(一) 落实全民健身国家战略,助力健康中国建设。

完善全民健身公共服务体系。充分发挥国务院全民健身工作部际联席会议作用,地方各级政府建立全民健身工作联席会议机制。紧紧围绕便民惠民,抓好全民健身“六个身边”工程建设。积极开展体育强省、全民运动健身模范市、全民运动健身模范县三级联创活动,逐步推动基本公共体育服务在地区、城乡、行业和人群间的均等化。推动全民健身公共服务资源向农村倾斜,重点扶持革命老区、民族地区、边疆地区、贫困地区发展全民健身事业。

统筹建设全民健身场地设施。加强城市绿道、健身步道、自行车道、全民健身中心、体育健身公园、社区文体广场以及足球、冰雪运动等场地设施建设,与住宅、商业、文化、娱乐等建设项目综合开发和改造相结合,合理利用城市空置场所、地下空间、公园绿地、建筑屋顶、权属单位物业附属空间。鼓励社会力量建设小型体育场所,完善公共体育设施免费或低收费开放政策,有序促进各类体育场地设施向社会开放。紧密结合美丽宜居乡村、运动休闲特色小镇建设,鼓励创建休闲健身区、功能区和田园景区,探索发展乡村健身休闲产业和建设运动休闲特色乡村。

广泛开展全民健身活动。坚持以人民健康为中心,制定并实施全民健身计划,普及科学健身知识和健身方法,因时因地因需开展全民健身活动,坚持大健康理念,从注重“治已病”向注重“治未病”转变。推行《国家体育锻炼标准》和《国家学生体质健康标准》,建立面向全民的体育运动水平等级标准和评定体系。大力发展群众喜闻乐见的运动项目,扶持推广各类民族民间民俗传统运动项目。建立群众性竞赛活动体系和激励机制,探索多元主体办赛机制。推进冰雪运动“南展西扩东进”战略,带动“三亿人参与冰雪运动”。

优化全民健身组织网络。发挥全国性体育社会组织示范作用,推进各级体育总会建设,完善覆盖城乡、规范有序、富有活力的全民健身组织网络,带动各级各类单项、行业和人群体育组织开展全民健身活动。组织社会体育指导员广泛开展全民健身指导服务,建立全民健身志愿服务长效机制。

促进重点人群体育活动开展。制定实施青少年、妇女、老年人、农民、职业人群、残疾人等群体的体质健康干预计划。将促进青少年提高身体素养和养成健康生活方式作为学校体育教育的重要内容,把学生体质健康水平纳入政府、教育行政部门、学校的考核体系,全面实施青少年体育活动促进计划。实行工间健身制度,鼓励和支持新建工作场所建设适当的健身活动场地。积极推进冰雪运动进校园、进社区，普及冬奥知识和冰雪运动。推动残疾人康复体育和健身体育广泛开展。

推进全民健身智慧化发展。运用物联网、云计算等新信息技术，促进体育场馆活动预订、赛事信息发布、经营服务统计等整合应用，推进智慧健身路径、智慧健身步道、智慧体育公园建设。鼓励社会力量建设分布于城乡社区、商圈、工业园区的智慧健身中心、智慧健身馆。依托已有资源，提升智慧化全民健身公共服务能力，实现资源整合、数据共享、互联互通，加强分析应用。

出处：国务院办公厅关于印发体育强国建设纲要的通知（国办发〔2019〕40 号）

电子烟管理办法（节选）

第六条　国家和社会加强吸电子烟危害健康的宣传教育，劝阻青少年吸电子烟，禁止中小学生吸电子烟。

第十八条　从事电子烟零售业务，应当依法向烟草专卖行政主管部门申请领取烟草专卖零售许可证或者变更许可范围。

第二十二条　禁止向未成年人出售电子烟产品。电子烟经营者应当在显著位置设置不向未成年人销售电子烟的标志；对难以判明是否是未成年人的，应当要求其出示身份证件。

第二十三条　禁止利用自动售货机等自助售卖方式销售或者变相销售电子烟产品。

出处：国家烟草专卖局公告（2022 年第 1 号）

电子烟警语标识规定

为规范电子烟警语标识，根据《中华人民共和国烟草专卖法》《中华人民共和国产品质量法》《中华人民共和国烟草专卖法实施条例》及《电子烟管理办法》（国家烟草专卖局公告　2022 年第 1 号）、《电子烟》强制性国家标准（GB 41700—2022）等法律法规、规章和规范性文件，制定本规定。

第一条 本规定适用于中华人民共和国境内销售的电子烟及其销售包装。

第二条 电子烟及其销售包装上应标注警语，使用中华人民共和国的规范汉字。

第三条 警语内容分三组。

第一组：吸电子烟有害健康 请勿在禁烟场所吸电子烟

第二组：尽早戒电子烟有益健康 戒电子烟可减少对健康的危害

第三组：劝阻青少年吸电子烟 禁止中小学生吸电子烟

第四条 第一组警语应在正面（主要可见面）固定使用，第二组、第三组警语在背面轮换使用。对于仅有一个主要可见面的，第一组警语应固定使用，第二组、第三组警语在同一面内轮换使用。

在市场流通环节中的同一品牌、同一规格、同一包装、同一条码的电子烟及其销售包装，每年应轮换使用不同警语，使用时不要求电子烟与其销售包装一一对应。

第五条 警语区应位于其所在面下部，面积不应小于其所在面的35.0%。应以分割线（框）将警语区清晰划出。分割线应为不间断的直实线且应闭合或与边框（沿）闭合，分割线（框）的线条宽度应≥1.0mm。警语区面积不包括分割线（框）。警语区不应被遮蔽、抹去、切断，除警语外，其他文字、图案和标识不得进入警语区。

第六条 警语区内应标注“本公司提示”字样，位于第一组警语上部。

第七条 警语区及警语区内文字应明确、清晰和醒目，易于识别，字体采用黑体字，文字方向应与商标文字或图案的正向可视方向或与其垂直方向一致。标注方式应为直接印刷（制）、不可粘贴，并应具有一定的耐久性，确保正常使用条件下保持清晰可辨。

警语区所在面面积≥48.0cm^{2}的，警语区内文字字体高度应≥4.5mm，且文字占警语区面积比例≥13.3%；面积<48.0cm^{2}的，警语区内文字字体高度应≥2.0mm，且文字占警语区面积比例≥28.9%。

第八条 警语区内文字与背景色差值ΔEab≥40，底色可采用原单底色。

第九条 电子烟及其销售包装、内包装、标志和产品说明书中，禁止使用误导性和诱导性语言，如“保健、疗效、安全、环保、低危害、减害、戒烟、替代、高品质、性能提升、过瘾、不伤身”等有关功效用语，“淡味、超淡味、柔和、低焦油、无焦油、低烟碱”等有关品质用语，容易诱导未成年人吸食的调味用语等。

第十条 烟碱成分及其他内容的标注应符合国家有关规定的相关要求。

第十一条 本规定由国家烟草专卖局负责解释。

第十二条 本规定自发布之日起施行。

出处：国家烟草专卖局关于印发电子烟警语标识规定的通知（国烟办〔2022〕64号）

关于倡导无烟家庭建设的通知

国卫规划函〔2020〕438号

各省、自治区、直辖市及新疆生产建设兵团卫生健康委、妇联、计生协：

家庭是每个人的日常生活场所，也是守护家人身心健康的第一道坚固防线。《健康中国行动（2019—2030年）》控烟行动提出创建无烟家庭，劝导家庭成员不吸烟或主动戒烟，教育未成年人不吸烟，让家人免受二手烟危害。为贯彻落实《国务院关于实施健康中国行动的意见》，推进实施控烟行动，现就倡导开展无烟家庭建设有关事项通知如下：

一、深入推进无烟家庭建设

无烟家庭是全社会无烟环境的基础，建设无烟家庭对于营造良好的社会无烟环境和守护家人健康具有重要意义。各级卫生健康委、妇联、计生协要充分认识无烟家庭建设工作的重要性，把无烟家庭建设作为推动公众养成健康生活习惯、践行健康生活方式的有效抓手，作为家庭文明建设的重要内容。切实加强组织领导，按照统一组织、属地管理的原则，结合健康中国行动控烟行动、寻找"最美家庭"活动、"健康中国 母亲行动"等工作，创新开展无烟家庭建设，持续打造健康文明的无烟家庭环境。

二、广泛发动群众积极参与

要广泛动员家庭成员加强自律，做到不吸烟或不在家里吸烟，拒绝烟草给家人带来危害。积极开展"寻找家庭健康守门人""健康教育进家庭"等无烟家庭宣传教育活动，激发全体家庭成员参与无烟家庭建设的热情和创造性。各级卫生健康行政部门要充分利用爱国卫生运动等平台，积极协调相关部门推动属地无烟家庭建设，大力开展健康科普宣传，主动帮助有需要的家庭获取专业戒烟服务。各级妇联要充分发挥妇女在家庭中的监督引导作用，组织动员妇女群众带动创设无烟家庭环境，推动无烟理念融入家庭教育。各级计生协要主动发挥协会基层组织和工作者、会员及志愿者作用，从促进生殖健康和优生优育出发，以保护孕妇和儿童健康为突破口，带动育龄人群家庭踊跃参加，倡导家庭成员相互关爱，养成健康行为习惯，建设健康家庭。

三、全面营造无烟家庭氛围

要依托社区、面向家庭，结合世界无烟日、"三八"妇女节、六一儿童节等，充分利用电视、报纸、网络等传统媒体和短视频、直播等新媒体，科学普及烟草危害知识，大力传播二手烟暴露的严重危害，深入宣传无烟家庭理念，倡导家庭成员不吸烟，勇于拒绝二手烟，营造家庭无烟氛围。充分认识风俗习惯对社会成员集体行为的影响，结合春节、当地传统节庆活动等，广泛宣传"送烟等于送危害""婚丧嫁娶不摆烟""无烟婚礼"等无烟理念，弘扬传承无烟文化，营造无烟家庭氛围。

四、巩固无烟家庭建设成效

要探索建立推进无烟家庭建设的长效机制。以提高公众健康水平为目标，持续宣介无烟生活方式、营造无烟家庭环境。及时总结无烟家庭建设的典型经验和优秀案例，大力宣传推广，并将相关材料报送至国家卫生健康委、全国妇联和中国计生协。国家卫生健康委、全国妇联和中国计生协将在有关媒体进行专题报道，全面倡导、深入推动无烟家庭建设。

国家卫生健康委　全国妇联　中国计生协

2020 年 11 月 17 日

（信息公开形式：主动公开）

附件

无烟家庭建设基本要求

一、无烟家庭概念

本通知所称无烟家庭是指任何人在家中任何时间、任何室内场所都做到不吸烟，包括卧室、客厅、书房、餐厅、厨房、卫生间、私家车等场所的室内环境。

二、无烟家庭基本要求

1. 家中任何室内场所无吸烟现象。

2. 家中无烟具（烟缸、卷烟和电子烟等）。

3. 家庭成员劝导家人或来访客人中的吸烟者不吸烟，支持其戒烟。

4. 家庭成员不敬烟、不劝烟，礼尚往来不送烟。

5. 家庭成员学习、了解烟草危害知识，积极参加控烟宣传活动。

三、营造无烟家庭氛围

可在家门口或家中张贴无烟家庭标识或无烟绘画、提示语等。

国家卫生健康委办公厅

2020 年 11 月 19 日印发

出处：关于倡导无烟家庭建设的通知（国卫规划函〔2020〕438 号）

关于进一步加强无烟医疗卫生机构建设工作的通知(节选)

国卫规划函〔2020〕306号

各省、自治区、直辖市及新疆生产建设兵团卫生健康委、中医药局:

为贯彻落实《国务院关于实施健康中国行动的意见》,推进《健康中国行动(2019—2030年)》控烟行动实施,继续发挥医疗卫生机构及医务人员的示范引领作用,进一步巩固无烟医疗卫生机构建设成果,现将有关事项通知如下:

一、加强组织领导,全面建设无烟医疗卫生机构

建设无烟医疗卫生机构对于树立和维护医疗卫生机构良好健康形象,引领公众养成健康文明的生活方式,维护人民群众健康具有重要意义。各地要充分认识建设无烟医疗卫生机构的重要性和必要性,切实加强组织领导,本着统一组织、属地管理的原则,动员尚未开展的医疗卫生机构尽快启动建设,鼓励已开展的医疗卫生机构保持建设成效,推动无烟医疗卫生机构建设工作全面开展。力争到2022年,全国医疗卫生机构实现全面建成的目标。

二、强化控烟措施,确保各项工作落到实处

各地医疗卫生机构要按照无烟医疗卫生机构建设指南(见附件)要求,完善工作机制,明确职责分工,保障经费投入,将无烟医疗卫生机构建设纳入年度工作计划和日常工作,推动控烟工作经常化、制度化。鼓励把无烟环境建设纳入本单位相关绩效考核,充分调动广大干部职工建设无烟环境的积极性和主动性。要有针对性地开展劝阻技巧、戒烟服务等业务培训。各级医疗卫生机构要建立健全首诊询问吸烟史制度,基层医疗卫生机构要提供戒烟咨询服务,二级及以上医院应当提供简短戒烟干预服务,鼓励将戒烟服务融入慢病管理。要充分发挥中医药特色优势,运用中医药技术方法,推广戒烟干预服务和烟草依赖疾病诊治。同时,要充分结合卫生城镇、文明城市创建以及健康城镇建设,持续推进无烟医疗卫生机构建设。

三、加大宣传力度,营造良好的无烟环境建设氛围

各地可结合世界无烟日以及各种卫生健康日等节点,通过会议培训、讲座、巡展、宣传栏、电子屏等形式,充分利用电视、广播、报纸等传统媒体和微博、微信、短视频平台等新媒体,对无烟医疗卫生机构建设政策要求、烟草危害科普知识、戒烟服务信息等进行广泛宣传,营造全民参与控烟、人人享有健康的良好氛围。要对各医疗卫生机构的好经验、好做法进行总结和报道,挖掘示范典型,进行经验推广和交流。

四、定期开展评估,巩固无烟医疗卫生机构建设成效

各地要加强指导管理,建立健全评估机制,定期对本区域内医疗卫生机构开展无烟

环境情况，适时委托第三方进行评估，并及时通报相关结果。要用好评估分析结果，及时发现工作中存在的问题，有针对性地指导改正，不断补齐工作短板，持续强化无烟医疗卫生机构建设。国家卫生健康委、国家中医药局将适时组织开展国家级调研指导、第三方暗访评估等，并及时通报结果。

自本通知印发之日起，《卫生部　全国爱卫办关于印发〈无烟医疗卫生机构标准（试行）〉的通知》（卫妇社发〔2008〕15号）、《国家卫生计生委办公厅关于进一步加强控烟履约工作的通知》（国卫办宣传发〔2014〕8号）同时废止。

附件：无烟医疗卫生机构建设指南

国家卫生健康委

国家中医药局

2020年7月23日

（信息公开形式：主动公开）

附件

无烟医疗卫生机构建设指南

一、医疗卫生机构范围

本通知所称医疗卫生机构，包括公共卫生机构、各级各类医院、基层医疗卫生机构、其他医疗卫生机构。

二、无烟医疗卫生机构基本要求

1. 制订无烟医疗卫生机构建设管理制度。

2. 室内区域全面禁止吸烟，若有室外吸烟区应当规范设置。

3. 机构范围内禁止销售烟草制品，无烟草广告。

4. 无烟草赞助。

三、无烟医疗卫生机构建设流程

1. 成立领导小组，制订工作制度，明确责任分工。

2. 制订无烟医疗卫生机构建设管理规定。

3. 广泛张贴或摆放禁烟标识，规范设置室外吸烟区。

4. 启动无烟医疗卫生机构建设并通报全体干部职工。

5. 开展控烟宣传教育，定期监督检查，维护无烟环境。

6. 开展自我评估，巩固提升建设成效。

附件：1. 无烟 ×× 领导小组及办公室工作制度模板

2. 无烟 ×× 管理规定模板

3. 禁烟标识张贴及室外吸烟区设置有关要求

附件 1

无烟 ×× 领导小组及办公室工作制度模板

为全面推进无烟 ××(医疗卫生机构名称,下同)建设,切实维护职工身体健康,特成立无烟 ×× 领导小组(以下简称领导小组)。领导小组组长由 ××× 同志(本机构控烟工作分管领导)担任,成员包括 ×××、×××、×××(本机构各职能科室负责同志)。领导小组下设办公室,主任由 ××× 同志(本机构控烟工作部门负责人)担任。具体工作制度如下:

一、主要职责

领导小组统筹协调解决无烟 ×× 建设工作中的重大问题,审定有关规定并推动实施,组织无烟 ×× 建设自评验收等。领导小组办公室承担领导小组日常工作。

二、主要任务分工

(一) 开展控烟监督巡查。负责部门:××。

(二) 开展控烟宣传相关工作。负责部门:××。

(三) 开展劝阻吸烟、戒烟等技能培训。负责部门:××。

(四) 开展无烟 ×× 建设考核奖励和批评教育。负责部门:××。

(五) 开展无烟 ×× 建设效果自评工作。负责部门:××。

……

三、工作规则

领导小组原则上在每年初召开会议,听取领导小组办公室工作进展情况汇报,部署下一步工作。因工作需要可临时召开领导小组会议。

在无烟医疗卫生机构建设期间,领导小组办公室应当每个季度召开 1 次会议,研究部署相关工作。可根据需要,临时召开相关会议。

附件 2

无烟 ×× 管理规定模板

一、××(机构名称,下同)室内全面无烟,即无人吸烟、无烟味、无烟头。室内不得摆放任何烟缸烟具。

二、×× 所有职工应当树立从我做起的意识,争当控烟表率,自觉做到不在禁烟区域吸烟、不敬烟。

三、在 ×× 设立室外吸烟区,吸烟者只能在室外吸烟区范围内吸烟。

四、在建筑物入口处、访客登记处、等候厅、门诊厅、住院部、诊室、病房、会议室、走廊、卫生间、茶水间、食堂、楼梯、电梯、停车场等重点区域张贴醒目的禁烟标识。

五、机构范围内禁止销售烟草制品以及发布各种形式的烟草广告。

六、各部门各科室不得接受烟草赞助。

七、鼓励和帮助吸烟职工戒烟，对主动戒烟并成功戒烟的职工给予表扬。

八、发现职工在室内吸烟或摆放烟缸烟具1次，通报批评所在科室；一年内累计发现3次及以上，取消职工本人和所在科室当年评优资格，并在一定范围内通报。

九、来访者或患者在室内吸烟的，被访者或医生护士有义务阻止。

十、每位职工都有义务对控烟工作进行宣传和监督，对吸烟者耐心劝阻。

十一、各科室设立控烟监督员，负责本科室控烟工作。

十二、领导小组办公室每季度进行控烟工作巡查或抽查，不定期组织开展联合检查，并通报结果。

十三、医务人员掌握控烟知识、方法和技巧，对吸烟者提供简短的劝阻和戒烟指导。

十四、在呼吸科或其他科室设戒烟医生和戒烟咨询电话。

本规定自起施行。

（注：非医疗机构可不设第十三条和第十四条。）

附件3

禁烟标识张贴及室外吸烟区设置有关要求

一、广泛张贴或摆放禁烟标识

所有室内区域应当广泛张贴或摆放醒目的禁烟标识（基础设计模板如下图所示），至少包括建筑物入口处、访客登记处、等候厅、门诊厅、诊室、检查室、病房、会议室、走廊、卫生间、茶水间、食堂、楼梯、电梯、停车场等区域，可根据需要扩大至室外区域。标识要醒目、位置要明显。

二、布置宣传栏及展板

可在建筑物入口处、等候厅、门诊厅、住院部、会议室、厕所、走廊、电梯、楼梯等区域张贴无烟医疗卫生机构管理规定和控烟宣传海报（模板如下图所示），并在等候厅、门诊厅、住院处、食堂等区域摆放展板。

三、室外区域吸烟区设置

鼓励扩大禁烟范围至室外区域。如不能实现室外禁止吸烟，可在室外设置吸烟区。室外吸烟区设置应当满足以下要求：

（一）非封闭的空间，有利于空气流通；

（二）与非吸烟区（包括建筑物）隔离；

（三）远离人员密集区域和行人必经的主要通道；

（四）设置明显的标识和引导标识；

（五）符合消防安全要求；

（六）不奢华。

出处：关于进一步加强无烟医疗卫生机构建设工作的通知（国卫规划函〔2020〕306 号）

国家卫生健康委　教育部关于进一步加强无烟学校建设工作的通知

国卫规划函〔2020〕455 号

各省、自治区、直辖市及新疆生产建设兵团卫生健康委、教育厅（教委、教育局）：

为加快推进《健康中国行动（2019—2030 年）》控烟行动实施，科学引导青少年树牢公民是自己健康第一责任人的意识，全面营造校园无烟环境，筑牢青少年“拒绝第一支烟”的社会环境，现就进一步加强无烟学校建设工作通知如下：

一、切实提高认识，加强组织领导

建设无烟学校，对于营造健康文明育人环境、保护青少年身心健康、促进青少年从小养成良好行为习惯具有重要意义。各级卫生健康、教育部门要进一步提高对建设无烟学校重要性和必要性的认识，把无烟学校建设作为校园精神文明建设的有力抓手。要切实加强组织领导，本着统一组织、属地管理的原则，建立完善本区域内无烟学校建设工作机制，制定实施方案和年度工作计划，推动无烟学校建设工作全面开展。力争到 2022 年底，实现各级各类学校全面建成无烟学校的目标。

二、细化责任分工，确保建设成效

各级卫生健康、教育部门要对本区域内无烟学校建设工作进行部署和安排。各地卫生健康部门要为无烟学校建设提供健康科普知识和技能宣传教育等专业技术支持，帮助引导教职工和学生吸烟者主动戒烟，并提供相应的戒烟服务，推动形成健康向上的无烟校园氛围。各地教育部门要将无烟学校建设作为考评学校卫生健康工作的重要指标。学校要按照无烟学校建设指南（见附件），强化控烟措施，加强各项保障，将履行控烟职责纳入教职工考核和评价体系，将学生吸烟行为作为学生日常行为规范管理的重要内容，确保无烟学校建设工作做实做细。

三、强化宣传教育，维护无烟环境

各级卫生健康部门会同教育部门督促学校利用世界无烟日、儿童节、教师节、新生入学等重要时间节点，通过各种活动、讲座、宣传栏、电子屏等方式，对无烟学校建设进行广泛宣传，形成广大教职工、学生以及家长积极支持无烟学校建设的良好舆论氛围。

学校将吸烟、二手烟及电子烟危害等控烟相关知识纳入学生健康教育课程，通过课堂教学、班会、党团活动、知识竞赛、板报等多种形式，创新开展青少年乐于接受的控烟知识宣传和普及，促进师生养成健康无烟生活方式，共同维护无烟校园环境。

四、加强监督评估，巩固建设成果

各级卫生健康部门会同教育部门建立评估考核机制，定期对本区域内学校开展无烟环境建设的情况进行明查暗访，适时委托第三方进行评估，并及时通报相关结果。要用好评估分析结果，对开展无烟学校建设存在的问题，有针对性地指导整改，对做得好的要总结经验并推广。学校要注重日常巡查和自我管理，加强对吸烟现象的管控，持续强化无烟学校建设成果。国家卫生健康委、教育部将适时组织开展国家级指导检查、第三方暗访评估等，并及时通报结果。

《教育部办公厅 卫生部办公厅关于进一步加强学校控烟工作的意见》(教体艺厅〔2010〕5号）自本通知印发之日起废止。

附件：1. 无烟学校建设指南

2. 无烟学校领导小组及办公室工作制度模板

3. 无烟学校管理规定模板

4. 禁烟标识张贴有关要求

5. 无烟学校宣传海报

国家卫生健康委 教育部

2020年11月26日

出处：国家卫生健康委 教育部关于进一步加强无烟学校建设工作的通知（国卫规划函〔2020〕455号）

烟草专卖许可证管理办法实施细则（节选）

第五十条　烟草专卖零售许可证的持证人不得向未成年人销售烟草制品，对难以判明是否是未成年人的，应当要求其出示身份证件；经营场所显著位置应设置相关禁止销售标志。

持证人向未成年人销售烟草制品或者未在经营场所显著位置设置相关禁止销售标志的，属于《烟草专卖许可证管理办法》第四十四条第十项规定的情形。

第五十一条　公民、法人或者其他组织不得利用自动售货机或者其他自动售货形式，销售或者变相销售烟草制品。

除了取得烟草专卖生产企业许可证或者烟草专卖批发企业许可证的企业依法销售烟草专卖品外，任何公民、法人或者其他组织不得通过信息网络销售烟草专卖品。

第五十二条 任何企业或者个人不得涂改、伪造、变造烟草专卖许可证。不得买卖、出租、出借或者以其他形式非法转让烟草专卖许可证。

涂改、伪造、变造的烟草专卖许可证无效。使用非法转让的烟草专卖许可证的，属于《烟草专卖许可证管理办法》第四十三条规定的情形。

出处：烟草局关于印发烟草专卖许可证管理办法实施细则的通知（国烟法〔2020〕205 号）

关于进一步加强青少年控烟工作的通知

国卫规划函〔2019〕230 号

各省、自治区、直辖市及新疆生产建设兵团卫生健康委、党委宣传部、教育厅（教委、局）、市场监管局（厅、委）、广播电视局（文化体育广电和旅游局）、烟草专卖局、团委、妇联：

为贯彻落实《国务院关于实施健康中国行动的意见》，推进《健康中国行动（2019—2030 年）》控烟行动实施，进一步加强青少年控烟工作，营造青少年远离烟草烟雾的良好环境，现就有关工作通知如下：

一、高度重视青少年控烟重大意义

烟草烟雾对青少年健康危害很大。青少年吸烟会对多个系统特别是呼吸系统和心血管系统产生严重危害。烟草中含有的尼古丁对脑神经有毒害，会造成记忆力减退、精神不振等。尼古丁具有极强的成瘾性，一旦吸烟成瘾，很难戒断。开始吸烟的年龄越早，成年后的吸烟量越大，烟草对其身体造成的危害就越大。

各地要充分认识加强青少年控烟对于整体控烟工作的重大意义，要把青少年控烟工作提升到事关国家未来、民族未来的高度，要以对人民群众特别是下一代高度负责的态度，切实把做好青少年控烟作为当前控烟工作重点，作为实现“2030 年 15 岁以上人群吸烟率降低到 20%”控烟目标的重要举措，筑牢青少年健康成长的安全屏障。

二、抓牢抓实青少年控烟工作

（一）强化青少年控烟宣传引导。要科学引导青少年树立良好的健康观，牢固树立“自己是健康第一责任人”的观念，倡导青少年“拒绝第一支烟”，成为“不吸烟、我健康、我时尚”的一代新人。要加大青少年控烟工作宣传力度，充分利用爱国卫生月、世界无烟日等主题活动，用青少年听得懂、易于接受的形式，开展形式多样的控烟宣传，广泛宣传烟草烟雾危害，促进形成青少年无烟环境。要充分发挥学校教育主渠道作用，将烟草危害和二手烟危害等控烟相关知识纳入中小学生健康教育课程，加快培育青少年无烟文化。要积极动员青少年加入到控烟队伍中来，为保护自身健康主动发挥青少年志愿者作用。（国家卫生健康委牵头，中央宣传部、教育部、共青团中央、全国妇联配合）

（二）严厉查处违法向未成年人销售烟草制品。烟草专卖零售商须在显著位置设置不向未成年人出售烟草制品的标识，不得向未成年人出售烟草制品，对难以判明是否已成年的应当要求其出示身份证件。无烟草专卖零售许可证的实体商家不得销售烟草专卖品，甚至是“茶烟”等花哨个性包装的非法烟草专卖品。任何公民、法人或者其他组织不得通过信息网络零售烟草专卖品，如网络购物平台、外卖平台、社交平台等。各地要切实加强烟草销售市场监管，对违法违规烟草销售行为进行监管及查处，确保商家不向未成年人售烟，未成年人买不到烟。（国家烟草局、市场监管总局分别负责）

（三）加大对违法烟草广告的打击力度。青少年容易受烟草广告引诱而尝试吸烟。任何组织和个人不得在大众传播媒介或者公共场所、公共交通工具、户外发布烟草广告，不得利用互联网发布烟草广告，不得向未成年人发送任何形式的烟草广告。各地要进一步加大对违法烟草广告的打击力度。（市场监管总局、国家烟草局分别负责）

（四）加强影视作品中吸烟镜头的审查。青少年容易产生盲目追星心理，影视作品中明星吸烟镜头极易误导青少年效仿。要加强电影和电视剧播前审查，严格控制影视剧中与剧情无关、与人物形象塑造无关的吸烟镜头，尽量删减在公共场所吸烟的镜头，不得出现未成年人吸烟的镜头。对于有过度展示吸烟镜头的电影、电视剧，不得纳入各种电影、电视剧评优活动。要把烟草镜头作为向中小学生推荐优秀影片的重要评审指标，对于过度展示吸烟镜头的，不得纳入影视剧推荐目录。（中央宣传部、广电总局分别负责）

（五）全面开展电子烟危害宣传和规范管理。近年来，我国电子烟使用率在青少年人群中呈明显上升趋势。电子烟烟液成分及其产生的二手烟（包括气溶胶）均不安全，目前尚无确凿证据表明电子烟可以帮助有效戒烟。各地要主动加强对电子烟危害的宣传教育，不将电子烟作为戒烟方法进行宣传推广，倡导青少年远离电子烟。在地方控烟立法、修法及执法中要积极推动公共场所禁止吸电子烟。要结合中小学校周边综合治理等专项行动，警示各类市场主体不得向未成年人销售电子烟，尤其是通过互联网向未成年人销售电子烟，有效防止青少年误入电子烟迷途。（国家烟草局、市场监管总局、国家卫生健康委牵头，中央宣传部、教育部、共青团中央、全国妇联配合）

（六）全力推进无烟中小学校建设。建设无烟学校，还孩子们一个清新的无烟校园环境，对于青少年身心健康成长至关重要。要加强无烟学校建设，任何人不得在校园禁烟区域及其他未成年人集中活动场所吸烟，严肃查处中小学校园内和校园周边违规销售烟草制品行为。学校要加强管理，在校园醒目位置设置禁烟标识和举报电话，加强日常巡查管理。加强吸烟危害健康宣传教育，促进学生养成良好的无烟行为习惯。（教育部牵头，国家卫生健康委、市场监管总局、国家烟草局配合）

三、建立完善青少年控烟长效机制

（一）卫生健康、宣传、团委、妇联等部门要加强烟草危害特别是电子烟危害宣传教育，引导青少年做自己健康的第一责任人，主动远离烟草危害。

（二）教育部门要加强无烟中小学校建设，强化校园无烟环境，对中小学校园内超市或小卖部售烟、发布烟草广告或变相烟草广告、以烟草品牌或烟草公司命名学校、组织学生参加烟草促销等商业活动进行排查清理，不得把有过度展示吸烟镜头的影视剧推荐给学生观看。

（三）市场监管部门要全面清理烟草广告和变相烟草广告，严肃查处无烟草专卖零售许可证的实体商家违法销售烟草制品，严厉打击网络销售烟草制品。

（四）烟草专卖行政主管部门应当加强烟草行业监管，认真清理查处违法违规销售烟草专卖品、发放烟草专卖零售许可证、发布烟草广告、向未成年售烟等问题。

（五）电影电视剧主管部门要加大对影视剧吸烟镜头的审查，严格控制电影电视剧吸烟镜头，最大程度地降低影视明星吸烟镜头对青少年的影响。对于有过度展示吸烟镜头的影视剧，不得纳入各种评优活动。

各地各部门要履行好部门职责，发挥部门优势，加强沟通协作，切实做到预防为主，关卡前移，合力推进青少年控烟工作。国家卫生健康委将联合各部门开展一次青少年控烟专项行动，加快形成多部门齐抓共管、媒体及公众广泛参与监督的常态化机制，为青少年远离烟草烟雾营造良好的社会环境。

国家卫生健康委 中央宣传部
教育部 市场监管总局
广电总局 国家烟草局
共青团中央 全国妇联
2019年10月29日

（信息公开形式：主动公开）

出处：关于进一步加强青少年控烟工作的通知（国卫规划函〔2019〕230号）

国家市场监督管理总局 国家烟草专卖局
关于禁止向未成年人出售电子烟的通告

2018年第26号

近期，媒体反映部分地区中小学附近的文具店向学生出售电子烟，部分电商平台上也存在“学生电子烟”的售卖批发。为贯彻落实国务院领导同志重要批示精神，保护未成年人免受电子烟的侵害，现就有关事项通告如下：

一、未成年人吸食电子烟存在重大健康安全风险

目前我国还没有正式颁布电子烟的国家标准，市场上在售的各类电子烟产品，在原材料选择、添加剂使用、工艺设计、质量控制等方面随意性较强，电子烟产品质量参差不齐，部分产品可能存在烟油泄漏、劣质电池、不安全成分添加等质量安全隐患。此外，大部分电子烟的核心消费成分是经提纯的烟碱即尼古丁，尼古丁属于剧毒化学品，未成年人呼吸系统尚未发育成型，吸入此类雾化物会对肺部功能产生不良影响，使用不当还可能导致烟碱中毒等多种安全风险。

二、市场主体不得向未成年人销售电子烟

2006年我国签署加入的由世界卫生组织批准发布的《烟草控制框架公约》规定：“禁止生产和销售对未成年人具有吸引力的烟草制品形状的糖果、点心、玩具或任何其他实物”；《未成年人保护法》明确规定：“禁止向未成年人出售烟酒”。电子烟作为卷烟等传统烟草制品的补充，其自身存在较大的安全和健康风险。为加强对未成年人身心健康的社会保护，各类市场主体不得向未成年人出售电子烟。建议电商平台对含有“学生”“未成年人”等字样的电子烟产品下架，对相关店铺（销售者）进行扣分或关店处理；加强对上架电子烟产品名称的审核把关，采取有效措施屏蔽关联关键词，不向未成年人展示电子烟产品。

三、社会各界共同保护未成年人免受电子烟侵害

各级市场监管部门和烟草专卖行政主管部门将进一步加强对电子烟产品的市场监管力度，结合学校周边综合治理等专项行动督促各类市场主体不得向未成年人销售电子烟，并对生产销售“三无”电子烟等各类违法行为依法及时查处；学校、家庭加强对未成年人的教育与保护，强调电子烟对健康的危害；媒体加强未成年人吸烟包括吸食电子烟危害健康的宣传；任何组织和个人对向未成年人销售电子烟的行为应予以劝阻、制止。让我们携起手来，共同为未成年人的健康成长创造良好的社会环境。

特此通告。

国家市场监督管理总局　国家烟草专卖局

2018年8月28日

出处：国家市场监督管理总局 国家烟草专卖局关于禁止向未成年人出售电子烟的通告（2018年第26号）

中华人民共和国境内卷烟包装标识的规定

根据世界卫生组织《烟草控制框架公约》的相关规定和要求，依据《中华人民共和国产品质量法》和《中华人民共和国烟草专卖法》，制定本规定。

第一条 本规定适用于在我国境内生产的所有非出口卷烟和国外进口卷烟以及境内免税商店销售的卷烟条、盒包装和标识。

第二条 卷烟包装体上应使用中华人民共和国的规范汉字印刷警语。警语内容分三组：

第一组：吸烟有害健康 请勿在禁烟场所吸烟

第二组：尽早戒烟有益健康 戒烟可减少对健康的危害

第三组：劝阻青少年吸烟 禁止中小学生吸烟

第三条 第一组警语应在包装体正面警语区内使用。第二、三组警语在包装体背面警语区内轮换使用，在市场流通环节中的同一品牌、同一规格、同一包装、同一条码的卷烟，其条、盒每年应轮流或同时使用两组不同警语标识，使用时不要求条、盒警语一一对应。

第四条 警语区应位于条、盒包装正面和背面，所占面积不应小于其所在面的35%，底色可采用原商标区的单底色。

第五条 盒包装警语区应位于其所在面下部或右侧，条包装警语区应位于其所在面右侧或下部。

第六条 包装体正面警语区内应标注“本公司提示”字样，位于警语上部。

第七条 警语区内文字应明确、清晰和醒目，易于识别，字体采用黑体字。警语字体在条、盒包装上的字体高度应分别不小于7.0毫米和4.5毫米。“本公司提示”在条、盒包装上的字体高度应分别不小于6.5毫米和4.0毫米。警语区内文字与警语区背景色差值 $\Delta Eab \geqslant 40$。

第八条 卷烟包装体应按照国家标准要求标注焦油量、烟碱量及一氧化碳量等烟气成分和释放物的信息，中文字体高度不得小于2.0毫米。

第九条 卷烟包装体上及内附说明中禁止使用误导性语言，如“保健”“疗效”“安全”“环保”“低危害”等卷烟成分的功效说明用语；“淡味”“超淡味”“柔和”等卷烟品质说明用语；“中低焦油”“低焦油”“焦油含量低”等描述用语。

第十条 卷烟条、盒包装的其他标识也应符合国家标准的相关要求。

第十一条 本规定自发布之日起施行，原《中华人民共和国境内卷烟包装标识的规定》（国烟科〔2015〕359号）同时废止。

第十二条　雪茄烟包装标识警语区及其内容按照本规定要求执行。

第十三条　本规定由国家烟草专卖局、国家质量监督检验检疫总局负责解释。

出处：国家烟草专卖局 国家质量监督检验检疫总局关于印发境内卷烟包装标识的规定的通知(2017年1月22日成文)

国家卫生计生委办公厅关于进一步加强控烟履约工作的通知

国卫办宣传发〔2014〕8号

各省、自治区、直辖市卫生计生委(卫生厅局、人口计生委),新疆生产建设兵团卫生局、人口计生委:

世界卫生组织《烟草控制框架公约》(以下简称《公约》)是医药卫生领域第一部具有法律约束力的多边条约。2006年1月9日,《公约》在我国正式生效。加强控烟履约工作是保护公众身体健康的重要措施,也是履行国际承诺、维护我负责任大国形象的迫切需要。近日,中共中央办公厅、国务院办公厅联合印发《关于领导干部带头在公共场所禁烟有关事项的通知》(以下简称《通知》)。为贯彻落实《公约》和《通知》有关要求,我委决定进一步加强控烟履约工作。现将有关要求通知如下:

一、加强组织领导,全面创建无烟卫生计生系统

各地要充分发挥卫生计生系统在控烟履约工作中的带头作用,全面创建无烟卫生计生系统。各级卫生计生行政部门要成立控烟履约领导协调机制,主要负责同志担任负责人,切实加强组织领导。要进一步明确控烟履约工作主管部门及其工作职责,积极推进本地区控烟立法和执法,研究制定控烟履约工作规划,将其纳入常规工作。要按照《无烟卫生计生机构标准》(附件1)及其评分标准(附件2),将各级各类卫生计生机构全面纳入创建工作,不断加强无烟卫生计生机构内涵建设。

二、强化控烟措施,落实各项工作责任

各级各类卫生计生机构工作人员不得在禁止吸烟的室内外场所吸烟,并要有专兼职人员劝阻和制止他人违规吸烟行为;不得在机构内销售和提供烟草制品,全面禁止烟草广告、促销和赞助;按规定张贴禁烟标识。要将创建无烟卫生计生机构工作纳入各单位制度建设,加强相关人员培训和教育,要将控烟宣传教育纳入卫生计生人员岗位继续教育的必修课。给予必要的人员和经费支持,为员工提供戒烟帮助。卫生计生机构在

提供医疗卫生服务过程中，应建立首诊询问吸烟史制度，将其纳入病历考核标准，为吸烟病人提供戒烟指导和服务。

各地要结合创建卫生城市（镇）、文明城市、中央补助地方健康素养促进行动项目、国家基本公共卫生服务项目、婚育新风进万家等工作，推进落实控烟履约工作。

各级各类卫生计生机构在公务活动中严禁吸烟，承办单位不得提供烟草制品，参加人员不吸烟、不敬烟、不劝烟，严禁使用或变相使用公款支付烟草消费开支。

各地要依据《公共场所卫生管理条例实施细则》加强对公共场所禁烟规定执行情况的监督检查。

三、加大宣传教育，推动无烟环境创建工作

各级要结合节假日、世界无烟日等重大活动，积极宣传吸烟危害健康科学知识，重点宣传《中国吸烟危害健康报告》和控烟健康教育核心信息。充分利用传统媒体和新媒体，持续深入开展大众传播活动，建立起稳定的宣传教育队伍，不断创新宣传教育形式和内容，配合宣传部门和主流媒体进行深度宣传报道。帮助和支持其他部门创建无烟机关、无烟学校、无烟单位等，在全社会营造主动参与控烟、自觉远离烟草的社会氛围。要充分发挥12320卫生热线作用，广泛传播健康知识，提供戒烟咨询服务。加强与控烟社会组织合作，推行公共场所全面禁烟。

四、开展督导评估，确保取得实效

各级卫生计生行政部门要定期开展无烟环境监测，自觉接受群众监督和舆论监督，加强督导检查。将无烟卫生计生机构纳入各级卫生计生系统精神文明建设和评优指标，实行一票否决。对于个人和单位违反规定的，取消当年各种评优评先资格。将创建无烟卫生计生系统工作纳入卫生计生机构评审、质量控制、执法监督等工作。对尚未实现全面禁烟的单位，限期整改；对于违反规定在公共场所吸烟的工作人员，要给予批评教育；造成恶劣影响的，要依纪依法严肃处理。

我委将开展国家级督导、交叉督导、第三方暗访评估等，及时通报督导结果。

附件：1. 无烟卫生计生机构标准

2. 无烟卫生计生机构评分标准

国家卫生计生委办公厅

2014年1月26日

附件1

无烟卫生计生机构标准

一、成立控烟领导组织，将无烟机构建设纳入本机构发展规划

（一）本机构有控烟领导小组，职责明确。

（二）各部门有专人负责控烟工作，职责明确。

（三）将控烟工作纳入本机构的工作计划（包括资金保障）。

（四）本机构领导班子成员带头不吸烟，吸烟成员带头戒烟。

二、建立健全控烟考评奖惩制度

（一）本机构有控烟考评奖惩制度。

（二）有控烟考评奖惩标准。

（三）有控烟考评奖惩记录。

三、所属区域有明显的禁烟标识，室内完全禁烟

（一）本机构所有建筑物的入口处有清晰明显的禁止吸烟提示。

（二）机构所属管辖区域的等候厅、会议室、厕所、走廊、电梯、楼梯等区域内有明显的禁烟标识。

（三）机构室内场所无人吸烟、无烟味、无烟蒂，达到完全禁烟。严禁工作人员穿工作服在任何场所吸烟。

（四）合理设置室外吸烟区（远离密集人群和必经通道）。

四、设有控烟监督员和巡查员

（一）机构内设有控烟监督员和巡查员。

（二）对控烟监督员和巡查员进行相关培训，并有培训记录有定期监督、巡查记录。

五、开展多种形式的控烟宣传和教育

（一）有一定数量和种类的控烟宣传材料。

（二）有大众控烟宣传活动。

六、明确规定全体职工负有劝阻吸烟的责任和义务

（一）有对职工进行控烟知识培训（包括劝阻技巧等），并有培训等记录。

（二）有劝阻工作相关制度。

（三）工作人员发现吸烟者及时劝阻。

七、鼓励和帮助吸烟职工戒烟

（一）掌握机构所有员工吸烟情况。

（二）对员工提供戒烟帮助。

八、所属区域内禁止销售烟草制品

机构内无烟草广告，商店、小卖部、食堂不出售烟草制品。

九、医务人员掌握控烟知识、方法和技巧，对吸烟者至少提供简短的劝阻和戒烟指导

（一）医护人员要了解吸烟的危害和戒烟的益处，相关科室的医生要掌握戒烟方法和技巧。

（二）医生对门诊、住院病人需询问吸烟史，对其中的吸烟者进行简短戒烟干预并有记录。

十、医疗机构在相应科室设戒烟医生和戒烟咨询电话

设有戒烟门诊或在相应科室设戒烟医生，并有工作记录。

附件 2

无烟卫生计生机构评分标准

评估标准	分值
一、成立控烟领导组织，将无烟机构建设纳入本机构发展规划　10 分	
(一) 本机构有控烟领导小组，职责明确(2 分)	2
(二) 各部门有专人负责控烟工作，职责明确(2 分)	2
(三) 将控烟工作纳入本机构的工作计划(包括资金保障)(3 分)	3
(四) 本机构领导班子成员不吸烟(3 分，有 1 位成员吸烟扣 1 分)	3
二、建立健全控烟考评奖惩制度　4 分	
(一) 本机构有控烟考评奖惩制度(1 分)	1
(二) 有控烟考评奖惩标准(1 分)	1
(三) 有控烟考评奖惩记录(2 分)	2
三、所属区域有明显的禁烟标识，室内完全禁烟　40 分	
(一) 本机构所有建筑物的入口处有清晰明显的禁止吸烟提示(5 分)	5
(二) 本机构所属管辖区域的等候厅、会议室、厕所、走廊、电梯、楼梯等区域内有明显的禁烟标识(10 分，缺 1 处扣 2 分)	10
(三) 本机构室内场所完全禁止吸烟(21 分，每发现 1 个烟头扣 1 分，发现吸烟者 1 次扣 2 分。每发现 1 个工作人员在室内吸烟扣 5 分，若为医务人员穿工作服吸烟，扣 21 分)	21
(四) 正确设置室外吸烟区(尽量远离密集人群和必经通道)(2 分)，有明显的引导标识(2 分)	4
四、设有控烟监督员和巡查员　8 分	
(一) 机构内设有控烟监督员和巡查员(2 分)	2
(二) 对控烟监督员和巡查员进行相关培训，并有培训记录(2 分)，有定期监督、巡查记录(4 分)	6
五、开展多种形式的控烟宣传和教育　8 分	
(一) 有一定数量和种类的控烟宣传材料(4 分，如院内电视、展板、宣传栏、海报、折页、标语等，至少 2 种，少 1 种扣 2 分)	4
(二) 有大众控烟宣传活动(4 分，如讲座、咨询活动等，至少 2 次，少 1 次扣 2 分)	4
六、明确规定全体职工负有劝阻吸烟的责任和义务　8 分	
(一) 有对职工进行控烟知识培训(包括劝阻技巧等)，并有培训等记录(2 分)	2
(二) 有劝阻工作相关制度(2 分)	2
(三) 工作人员发现吸烟者及时劝阻(4 分，有工作人员在场的吸烟行为未被劝阻，扣 4 分)	4
七、鼓励和帮助吸烟职工戒烟　5 分	
(一) 掌握机构所有员工吸烟情况(2 分)	2
(二) 对员工提供戒烟帮助(3 分)	3

续表

评估标准	分值
八、所属区域内禁止销售烟草制品　5分	
医疗卫生机构内无烟草广告，商店、小卖部不出售烟草制品（5分，发现任何1种，扣5分）	5
九、医务人员掌握控烟知识、方法和技巧，对吸烟者至少提供简短的劝阻和戒烟指导　8分	
（一）医护人员了解吸烟的危害和戒烟的益处（2分）	2
（二）相关科室的医生掌握戒烟方法和技巧（2分）	2
（三）医生询问门诊、住院病人的吸烟史，对其中的吸烟者进行简短戒烟干预并有记录（4分）	4
十、医疗机构在相应科室设戒烟医生和戒烟咨询电话　4分	
设有戒烟门诊或在相应科室设戒烟医生（2分），并有工作记录（2分）	4
总分	100

评分说明：

1. 无烟医疗卫生机构评分表总分为100分，达标标准为80分。
2. 公共卫生机构和卫生行政部门不对第九项和第十项进行评估，总分88分，达标标准为70分。
3. 第一至八项标准中有1项为0分，即视为不达标。

出处：国家卫生计生委办公厅关于进一步加强控烟履约工作的通知（国卫办宣传发〔2014〕8号）

中共中央办公厅　国务院办公厅印发《关于领导干部带头在公共场所禁烟有关事项的通知》

我国《公共场所卫生管理条例实施细则》等对公共场所禁止吸烟作出了明确规定，一些部门和地方也制定了相关规章规定和地方性法规。近年来，通过各方共同努力，公共场所禁烟工作取得积极进展。但也要看到，在公共场所吸烟的现象仍较普遍，特别是少数领导干部在公共场所吸烟，不仅危害公共环境和公众健康，而且损害党政机关和领导干部形象，造成不良影响。为进一步做好公共场所禁烟控烟工作，经中央领导同志同意，现就领导干部带头在公共场所禁烟有关事项通知如下。

一、各级领导干部要充分认识带头在公共场所禁烟的重要意义，模范遵守公共场所禁烟规定，以实际行动作出表率，自觉维护法规制度权威，自觉维护党政机关和领导干部形象。

二、各级领导干部不得在学校、医院、体育场馆、公共文化场馆、公共交通工具等禁止吸烟的公共场所吸烟，在其他有禁止吸烟标识的公共场所要带头不吸烟。同时，要积极做好禁烟控烟宣传教育和引导工作，督促公共场所经营者设置醒目的禁止吸烟警语和标志，及时劝阻和制止他人违规在公共场所吸烟。

三、各级党政机关公务活动中严禁吸烟。公务活动承办单位不得提供烟草制品，公务活动参加人员不得吸烟、敬烟、劝烟。要严格监督管理，严禁使用或变相使用公款支付烟草消费开支。

四、要把各级党政机关建成无烟机关。机关内部禁止销售或提供烟草制品，禁止烟草广告，公共办公场所禁止吸烟，传达室、会议室、楼道、食堂、洗手间等场所要张贴醒目的禁烟标识。各级党政机关要动员本单位职工控烟，鼓励吸烟职工戒烟。卫生、宣传等有关部门和单位要广泛动员各方力量，深入开展形式多样的禁烟控烟宣传教育活动，在全社会形成禁烟控烟的良好氛围。

五、各级领导干部要主动接受群众监督和舆论监督。各级党政机关要加强监督检查，对违反规定在公共场所吸烟的领导干部，要给予批评教育，造成恶劣影响的，要依纪依法严肃处理。

出处：新华社北京 2013 年 12 月 29 日电

国家适应气候变化战略 2035（节选）

第五章　强化经济社会系统适应气候变化能力

第二节　健康与公共卫生

开展气候变化健康风险和适应能力评估。研究制定气候变化健康风险评估方案和指南，建立全面性、经常性评估机制，有效厘清和识别气候变化健康风险及脆弱人群。基于气候变化健康风险评估结果，充分考虑各地区气候特征和脆弱人群健康风险暴露水平，开展医疗卫生系统及重点脆弱人群适应气候变化能力评估，制定适应能力提升计划。

加强气候敏感疾病的监测预警及防控。加强部门联动和数据共享，充分整合利用新技术，完善气候敏感疾病和人兽共患病的监测网络和数据报告系统，加强实时监测、检疫和早期预警，有效提升鼠疫、登革热、乙脑等重点传染病和心血管疾病、呼吸系统疾病等慢性非传染病的监测和预警能力。加强对气候敏感疾病和极端天气气候事件下健康风险的防控规划，制定应急预案、应急救治管理办法，提高卫生应急能力。提高高温热浪等极端天气气候事件环境下作业的劳动防护标准。

增强医疗卫生系统气候韧性。在加快优质医疗资源扩容和区域均衡布局中，充分考虑气候敏感疾病和极端天气气候事件引发的健康风险。建立健全国家公共卫生应急物资与医疗物资储备体系，提升制药与医疗器械生产系统的应急产能储备，保障流动应急医疗设备的研发和配备。推进医疗卫生系统能源资源管理信息化建设。建立针对气候敏感疾病的分级分层急救、治疗、护理与康复网络。建立针对极端天气气候事件的心理健康和精神卫生服务体系。

全面推进气候变化健康适应行动。制定并实施气候变化健康适应行动方案，全面提升气候变化和极端天气气候事件下健康适应水平。开展气候变化健康适应城市、乡村、社区、重点场所（学校、医院、养老机构等）行动试点，总结可推广的适应模式。建立气候变化与健康专家咨询委员会、技术联盟、重点实验室等平台，加强气候变化及极端天气气候事件下健康风险与应对的基础性和应用性研究。通过多种形式开展气候变化和极端天气气候事件健康风险的宣传教育，提供气候变化条件下重点人群的保健与营养指南，提升公众认知水平及适应气候变化能力。

专栏4　气候变化健康适应专项行动

开展气候变化健康适应专项研究：2025年，针对气候变化及高温热浪、洪涝灾害等主要极端天气气候事件，开展健康影响研究，厘清极端天气气候事件的主要健康风险、脆弱地区和脆弱人群特征，建立适应策略、技术和措施等。2035年，针对气候变化和主要极端天气气候事件，开展适应策略和技术基础性、应用性研究，形成气候变化和主要极端天气气候事件适应策略、技术和方案。

研制气候变化和极端天气气候事件健康风险评估指南、标准与适应实施方案：2025年，制定我国气候变化健康风险评估指南、标准与适应实施方案。2035年，制定我国不同地区主要极端天气气候事件如高温热浪、洪涝灾害与极寒天气等健康风险的评估指南、标准与适应实施方案。

开展气候变化和极端天气气候事件健康适应行动示范：2025年，结合我国各地气候、生态环境和人群特征等因素，建立气候变化和极端天气气候事件健康适应的城市、农村、社区、重点场所（学校、医院、养老机构等）行动试点，总结适应模式，编制气候变化健康风险人群的保健与营养指南。2035年，在全国范围内全面推广实施气候变化和极端天气气候事件健康适应的城市、社区、农村、重点场所（学校、医院、养老机构等）行动，各地适应气候变化能力显著提升。

出处：关于印发《国家适应气候变化战略2035》的通知（环气候〔2022〕41号）

三、健康科普

全民科学素质行动规划纲要(2021—2035年)(节选)

三、提升行动

(一)青少年科学素质提升行动。

建立校内外科学教育资源有效衔接机制。实施馆校合作行动,引导中小学充分利用科技馆、博物馆、科普教育基地等科普场所广泛开展各类学习实践活动,组织高校、科研机构、医疗卫生机构、企业等开发开放优质科学教育活动和资源,鼓励科学家、工程师、医疗卫生人员等科技工作者走进校园,开展科学教育和生理卫生、自我保护等安全健康教育活动。

(四)老年人科学素质提升行动。

以提升信息素养和健康素养为重点,提高老年人适应社会发展能力,增强获得感、幸福感、安全感,实现老有所乐、老有所学、老有所为。

加强老年人健康科普服务。依托健康教育系统,推动老年人健康科普进社区、进乡村、进机构、进家庭,开展健康大讲堂、老年健康宣传周等活动,利用广播、电视、报刊、网络等各类媒体,普及合理膳食、食品安全、心理健康、体育锻炼、合理用药、应急处置等知识,提高老年人健康素养。充分利用社区老年人日间照料中心、科普园地、党建园地等阵地为老年人提供健康科普服务。

出处:国务院关于印发全民科学素质行动规划纲要(2021—2035年)的通知(国发〔2021〕9号)

“十四五”国家科学技术普及发展规划(节选)

三、重要任务

(五)抓好公民科学素质提升工作。

以提升信息素养和健康素养为重点，提高老年人适应社会发展能力，增强获得感、幸福感、安全感，实现老有所乐、老有所学、老有所为。开展老年人健康素养促进项目，监测老年人健康素养，开展有针对性的健康教育活动。加强老年人健康科普服务，充分利用社区老年人日间照料中心、科普园地、党建园地等阵地为老年人提供健康科普服务。

出处：科技部 中央宣传部 中国科协关于印发《“十四五”国家科学技术普及发展规划》的通知（国科发才〔2022〕212号）

关于建立健全全媒体健康科普知识发布和传播机制的指导意见

国卫宣传发〔2022〕11号

各省、自治区、直辖市及新疆生产建设兵团卫生健康委、党委宣传部、网信办、科技厅（委、局）、工业和信息化主管部门、广播电视局、中医药局、科协、推进健康中国行动议事协调机构：

为贯彻落实党中央决策部署，推进实施健康中国战略，营造清朗的健康科普环境，依据《基本医疗卫生与健康促进法》《广告法》《科学技术普及法》等法律法规，建立健全全媒体健康科普知识发布和传播机制，增加全社会健康科普知识高质量供给，满足人民群众日益增长的健康需求，提出以下意见。

一、总体要求

以习近平新时代中国特色社会主义思想为指导，深入贯彻党的十九大和十九届历次全会精神，落实新时代党的卫生与健康工作方针，以提高人民健康水平为主旨，以问题和需求为导向，进一步明确健康科普知识发布、传播与监管的主体和职责，规范健康科普知识发布和传播机制，持续提升健康科普知识的质量，丰富健康科普作品的形式，增加优质健康科普作品的数量，推动全媒体健康科普知识发布和传播水平迈上新台阶。

——坚持服务人民。以保护人民生命安全、增进人民身体健康为出发点，以公众健康需求为导向，增加权威健康科普知识供给，扩大健康科普知识的传播覆盖面，为人民群众准确查询和获取健康科普知识提供便利，提升意识与素养。

——坚持科学准确。提升健康信息的质量，发挥健康科普专家的作用，遏制虚假健康信息，净化健康科普知识传播环境。

——坚持公益普惠。健康科普知识的发布与传播应当坚持公益性原则，生产、发布和传播符合目标人群特点、文化水平和阅读习惯的健康科普知识，为人民群众提供内容丰富、形式多样的健康科普知识。

二、推动健康科普知识质量提升

本意见所指健康科普知识是以健康领域的基本理念和知识、健康的生活方式与行为、健康技能和有关政策法规为主要内容，以公众易于理解、接受、参与的方式呈现和传播的信息。本意见所指健康科普知识发布和传播主体，涵盖通讯社、广播电台、电视台、报刊音像出版单位、互联网和移动互联网信息服务单位等（以下简称各主体）。

（一）各主体发布、传播的健康科普知识应当具备下列条件：

1. 坚持正确政治方向、舆论导向、价值取向，符合伦理规范；

2. 内容准确，没有事实、表述和评判上的错误，有可靠的科学证据（遵循循证原则），符合现代医学进展与共识；

3. 主题契合公众关切的健康问题，语言与文字通俗易懂，表现形式易于公众理解、接受、参与；

4. 基本要素齐备，有明确的来源、作者、发布时间、适用人群等；

5. 不得含有破坏国家宗教政策、宣扬封建迷信，煽动民族仇恨、民族歧视，淫秽、色情、暴力等违法信息。

（二）鼓励各主体制作、发布、传播有利于促进公众树立每个人是自己健康第一责任人理念和自觉承担社会健康责任的信息，包括但不限于下列内容：

1. 普及卫生健康相关法规与政策，提升公众维护他人健康的社会责任意识；

2. 普及科学健康观，引导公众正确认识健康，理解生老病死的自然规律，了解医疗技术的局限性，尊重医学和医务人员，共同应对健康问题；

3. 普及合理膳食、适量运动、戒烟限酒、心理平衡等健康知识，推动养成文明健康、绿色环保的生活方式；

4. 普及预防疾病、早期发现、紧急救援、及时就医、合理用药、应急避险等必备技能，自觉维护自身健康；

5. 弘扬中医药文化，普及中医养生保健知识和易于掌握的中医养生保健技术与方法。

三、增加优质健康科普知识供给

卫生健康行政部门应当加大健康科普知识供给力度，支持并鼓励医疗卫生行业与相关从业人员创作和发布更多更优质的健康科普作品；通过各单位推荐，不断吸纳具备较高的专业技术水平和社会影响力、热心健康科普和传播工作的专家进入健康科普专家库，并分批向社会公布名单。充分发挥专家的技术支撑作用，为各主体开展健康科普知识审核发布提供支持。各医疗卫生机构网站应当根据本机构特色设置健康科普专栏，为社区居民提供健康讲座和咨询服务。三级医院应当建设微博微信等新媒体健康科普账号。

宣传、网信、广电部门应当开展健康知识的宣传和普及。鼓励、扶持新闻媒体在条件成熟的情况下开办优质健康科普节目栏目，并推动网络新媒体利用大数据等技术，为公众提供精准化的健康科普知识。

媒体应当开展健康知识的公益宣传，并充分用好融媒体传播手段，有条件的在新媒体端开设健康科普专栏、话题等，为公众提供更实用的健康科普知识。

鼓励全社会积极开展健康科普传播活动，增加健康知识传播频率，扩大健康知识传播范围，满足公众多样化的健康知识需求。

四、落实健康科普知识发布和传播主体责任

各主体主办单位应当履行信息内容管理主体责任，加强自身健康科普知识发布和传播管理，健全健康科普知识生产、审核、发布等管理制度，明确具有相关专业背景的健康科普知识编辑与审核人员，常规性审查本机构发布知识的科学性、准确性和适用性。制作、发布和传播的健康科普信息应经由相应领域的专家进行编写与审核，并符合有关要求。

鼓励中央级媒体开展健康科普活动时优先邀请国家健康科普专家库成员，鼓励省级媒体开展健康科普活动时优先邀请省级以上健康科普专家库成员。鼓励媒体将健康科普专家纳入到健康类节目、栏目和健康公益广告的审核团队，依托专业力量，提升健康科普节目、栏目、公益广告的质量。

涉及互联网用户公众账号信息服务的网站平台对申请注册从事健康科普知识生产的公众账号，应当要求用户在注册时提供其专业背景，以及依照法律、行政法规获得的职业资格或者服务资质等相关材料，并进行必要核验。

五、健全健康科普知识发布与传播监管

各地各部门应当切实履行职能职责，依法依规加强对健康科普知识发布与传播的监督管理。

卫生健康行政部门会同相关部门建立协调联动机制。加强健康科普知识监测与评估，推广科学性强、传播效果好的健康科普作品，并加强虚假健康信息处置力度，通过政务服务便民热线等渠道接受社会各界的监督，对出现较多虚假信息且影响较大的健康科普知识发布和传播主体及时向主管部门进行通报，对于传播范围广、对公众健康危害大的虚假信息，组织专家予以澄清和纠正。

宣传、网信、广电等部门会同卫生健康、中医药等相关部门引导各健康科普知识发布和传播主体加强对发布和传播健康科普知识信息的审核，及时删除虚假健康信息，防止误导群众。

对发布和传播虚假健康信息的违法行为及其责任主体，依法依规予以处理。各健康科普知识发布和传播主体根据自身情况建立舆情反应机制和虚假信息举报制度，稳妥做好舆情处置和受理投诉等工作，并积极配合有关主管部门依法实施监督检查。

鼓励社会各界广泛参与健康科普知识监督，切实加强政府、各健康科普知识发布和传播主体与公众之间的有效交流和沟通，构建健康科普知识发布和传播规范管理的良好环境。

六、组织保障

（一）加强组织领导。各部门要充分认识建立健康科普知识发布和传播机制的重要意义，将其作为推进健康中国行动的重要举措，加强组织领导，统一思想认识，加大协调力度，推动各项任务落实到位。

（二）强化部门协同。各有关部门要建立工作协调机制和信息共享机制，科学设置、细化分解任务清单和工作流程，为构建全媒体健康科普知识发布和传播机制提供保障。

（三）加大经费保障。相关部门为开展健康科普知识监管与指导提供经费支持，确保各项工作落到实处。

（四）加强能力建设。卫生健康行政部门会同相关部门积极推动相关科学研究与技术应用，组织各健康科普知识发布和传播主体开展健康科普知识发布和传播培训，提升健康科普能力。

国家卫生健康委　中央宣传部
中央网信办　科技部
工业和信息化部　广电总局
国家中医药局　中国科协
健康中国行动推进委员会办公室
2022年3月2日

（信息公开形式：主动公开）

出处：关于建立健全全媒体健康科普知识发布和传播机制的指导意见（国卫宣传发〔2022〕11号）

关于新时代进一步加强科学技术普及工作的意见（节选）

（十二）强化基层科普服务。围绕群众的教育、健康、安全等需求，深入开展科普工作，提升基层科普服务能力。依托城乡社区综合服务设施，积极动员学校、医院、科研院所、企业、社会组织等，广泛开展以科技志愿服务为重要手段的基层科普活动。

（二十四）强化老龄工作中的科普。依托老年大学（学校、学习点）、社区学院（学校、学习点）、养老服务机构等，在老年人群中广泛普及卫生健康、网络通信、智能技术、安全应急等老年人关心、需要又相对缺乏的知识技能，提升老年人信息获取、识别、应用等能力。

（三十）合理设置科普工作在文明城市、卫生城镇、园林城市、环保模范城市、生态文明示范区等评选体系中的比重。

出处：中共中央办公厅 国务院办公厅印发《关于新时代进一步加强科学技术普及工作的意见》（国务院公报2022年第26号）

国家新闻出版广电总局进一步加强医疗养生类节目和医药广告播出管理的通知

新广电发〔2016〕156号

各省、自治区、直辖市新闻出版广电局，新疆生产建设兵团新闻出版广电局，中央三台、电影频道节目中心，中国教育电视台：

近年来，各级广播电台电视台开办了形式多样的医疗资讯、医疗养生类节目，积极宣传普及疾病预防、养生保健等科学知识，较好地满足了广大人民群众的医疗健康信息需求。但有的节目利用非专业机构、非专业人士假借普及健康知识的名义非法兜售药品、保健品和医疗服务等，唯利是图，危害群众健康。同时，播放虚假医药广告的问题也比较突出、屡禁不止，既损害人民群众利益，也严重影响了广播电视媒体形象。为此，现就进一步加强医疗养生类节目和医药广告播出管理通知如下：

一、高度重视医疗养生类节目和医药广告播出的管理。医疗养生类节目和医药广告播出，是广播电视宣传的重要组成部分。做好医疗养生类节目和医药广告播出，对于宣传国家医药卫生政策，传播医学科学知识，引导民众增强健康意识、养成健康生活方式，促进医患和谐，为健康中国创造良好氛围、培育厚田沃土，具有十分重要的意义。各级新闻出版广电行政部门和电台电视台等播出机构要深入学习贯彻习近平总书记系列重要讲话特别是在党的新闻舆论工作座谈会、全国卫生与健康大会上的重要讲话精神，切实增强政治意识、大局意识、核心意识、看齐意识，始终坚持媒体属性和正确导向，始终坚持人民的利益高于一切，始终坚持把社会效益放在首位，切实加强医疗养生类节目和医药广告的建设管理，不断提高节目质量和服务水平，努力为加快推进健康中国建设、全面保障人民健康作贡献。

二、严格医疗养生类节目管理。电台电视台开办医疗养生类节目，应认真贯彻执行《国家新闻出版广电总局关于做好养生类节目制作播出工作的通知》（新广电发〔2014〕223号）精神，坚持以宣传普及疾病预防、控制、治疗和养生保健等科学知识为主体内容，坚持真实、科学、权威、实用的原则，不得夸大夸张或虚假宣传、误导受众。

（一）医疗养生类节目只能由电台电视台策划制作，不得由社会公司制作。

（二）严格医疗养生类节目备案管理。中央广播电视机构、全国卫视频道播出医疗养生类节目，报总局备案。其他频道、频率播出医疗养生类节目，一律报所在地省级新闻出版广电行政部门备案。未经备案的医疗养生类节目一律不得播出。

（三）医疗养生类节目聘请医学、营养等专家作为嘉宾的，该嘉宾必须具备国家认定的相应执业资质和相应专业副高以上职称，并在节目中据实提示。医疗养生类节目主持人须取得播音员主持人执业资质，依法持证上岗。

（四）严禁医疗养生类节目以介绍医疗、健康、养生知识等形式直接或间接发布广告、推销商品和服务。严禁直接或间接宣传医疗、药品、医疗器械、保健品、食品、化妆品、美容等企业、产品或服务。严禁节目中间以包括“栏目热线”以及二维码等在内的任何形式，宣传或提示联系电话、联系方式、地址等信息。

三、严格医药广告播出管理。各级电台电视台播出医药广告，要严格遵守《广告法》《广播电视广告播出管理办法》等法律法规和政策规定，严禁播出任何虚假医药广告。严格限制医药广告播出的时长和方式，医疗、药品、医疗器械、保健品、食品、化妆品、美容等企业、产品或服务的广告，不得以任何节目形态变相发布，不得以电视购物短片广告形式播出，且单条广告时长不得超过一分钟。

四、坚决查处各类违法违规行为。各级新闻出版广电行政部门接到本《通知》后，要针对辖区内电台电视台医疗养生类节目和医药广告播出情况，迅速组织开展清理核查工作，发现问题坚决整治，确保取得明显成效。各级电台电视台要按照《通知》要求立即开展自查自纠、认真整改。各级新闻出版广电行政部门要在全面开展清理整治的同时，切实加强监听监看体系建设，建立健全长效监管机制。要积极主动与当地卫生、医药、工商、公安等部门沟通协作，共同形成有效治理的合力。

各省（区、市）贯彻落实本《通知》的情况，请于9月底前报总局传媒机构管理司。中央三台、电影频道节目中心、中国教育电视台请于9月上旬报总局传媒机构管理司。

特此通知。

国家新闻出版广电总局

2016年8月24日

出处：国家新闻出版广电总局关于进一步加强医疗养生类节目和医药广告播出管理的通知（新广电发〔2016〕156号）

健康科普信息生成与传播技术指南(试行)

随着经济社会的发展,人们预防疾病和获取健康知识的需求日益增加。加强健康科普工作,通过各种形式的健康传播活动,将健康领域的科学知识、科学方法、科学精神向公众普及传播,从而提高公众健康素养,是健康教育与健康促进工作的重要内容。为进一步落实医改对健康教育与促进工作提出的要求,推动实现《全民健康素养促进行动规划(2014—2020年)》目标,促进健康科普工作科学、规范、有效地开展,引导公众树立正确的健康观念,养成健康的行为和生活方式,保障公众健康权益,特制定本指南。

一、目的

为各级各类卫生计生机构开展健康科普信息的生成与传播工作提供技术指导,进一步推进卫生计生机构科学、规范、有效地开展健康科普,逐步引导并规范全国健康科普工作广泛、深入、可持续开展。

二、健康科普信息的定义

健康科普信息是指以健康领域的科学技术知识、科学观念、科学方法、科学技能为主要内容,以公众易于理解、接受、参与的方式呈现和传播的信息,通过普及这些信息帮助公众形成健康观念,采取健康行为,掌握健康技能,提高健康素养,从而维护和促进自身健康。

三、健康科普信息生成的原则与流程

(一) 健康科普信息生成原则。

1. 科学性原则。

1.1 内容正确,没有事实、表述和评判上的错误,有可靠的科学证据(遵循循证原则),符合现代医学进展与共识。

1.2 应尽量引用政府、权威的卫生机构或专业机构发布的行业标准、指南和报告,有确切研究方法且有证据支持的文献等。

1.3 属于个人或新颖的观点应有同行专家或机构评议意见,或向公众说明是专家个人观点或新发现。

1.4 不包含任何商业信息,不宣传与健康教育产出和目标相抵触的信息。

2. 适用性原则。

2.1 针对公众关注的健康热点问题。

2.2 健康科普信息的语言与文字适合目标人群的文化水平与阅读能力。

2.3 避免出现在民族、性别、宗教、文化、年龄或种族等方面产生偏见的信息。

(二) 健康科普信息生成流程。

1. 评估受众需求。

1.1 通过访谈、现场调查、文献查阅等方式初步确定目标受众的重要健康问题。

1.2 了解目标人群的健康信息需求(他们想知道什么)。

1.3 掌握目标人群对健康科普信息的知晓程度(他们已经知道什么？不知道什么？)。

1.4 了解健康科普信息中所建议行为的可行性。

1.5 了解影响健康科普信息传播的因素(态度、文化、经济、卫生服务等)。

1.6 了解受众喜欢的信息形式、接受能力、信息传播的时机与场合等。

2. 生成信息。

2.1 信息编写：围绕希望或推荐受众采纳的行为，编制或筛选出受众最需要知道、能激发行为改变的信息，以及为什么这样做、具体怎么做等相关信息。

2.2 信息审核：在健康科普信息编制过程中，应邀请相关领域的专家对信息进行审核。

2.3 信息通俗化：要把复杂信息制作成简单、明确、通俗的信息，使目标人群容易理解与接受。

3. 对信息进行预试验。

3.1 在健康科普信息定稿之前，要在一定数量的目标人群中进行试验性使用，确定信息是否易于被目标人群理解、接受，是否有激励行为改变的作用。

3.2 可以选择小部分的目标人群，通过个人访谈、小组访谈、问卷调查等形式开展预试验。

4. 修改完善信息。根据预试验反馈结果，对信息进行及时的修正和调整。

5. 信息的风险评估。

在信息正式发布之前，应对信息进行风险评估，以确保信息发布后，不会与法律法规、社会规范、伦理道德、权威信息冲突，导致负面社会舆论；不会因信息表达不够科学准确或有歧义，引起社会混乱和公众恐慌或对公众造成健康伤害。根据工作实际，在专家审核以及预试验阶段可结合风险评估的内容，同时，在信息发布之前可再组织相关专家进行论证确认。

四、健康科普信息传播原则与要求

(一) 健康科普信息传播原则。

1. 适用性原则。

1.1 根据目标受众特点，选择合适的传播形式。

1.2 传播形式应服从健康科普信息的内容，并能达到预期的健康传播目标。

2. 可及性原则。

2.1 健康科普信息能够发布或传递到目标受众可接触到的地方(如公告栏、电视、广播、社交与人际网络等)。

2.2 健康科普信息可通过不同渠道形成反复多次地传播和使用，并在一定时间内保持一致性。

3. 经济性原则。

健康科普信息传播要考虑节约原则，在满足信息传播内容和传播效果的前提下，选择经济的传播方式和传播渠道。

(二) 健康科普信息传播的要求。

1. 注明来源。注明信息出处，标明证据来源。

2. 注明作者。注明作者（个人或机构）及 / 或审核者的身份，有无专业资质与经验。

3. 注明时间。注明信息发布、修订的日期。

4. 注明受众。须说明信息的适宜人群或目标人群。

5. 明确目的。须说明出版或发布的信息的目的。如，养生保健类信息须说明其旨在促进健康改善，而不是取代医生的治疗或医嘱。

6. 注明依据。对疗法的有效性或无效性的介绍，须附以科学依据。

五、健康科普信息和传播效果评价

(一) 评价的种类和内容。

1. 形成评价。在健康科普信息开发之前进行，主要是明确受众的主要健康问题，发现信息生成和传播的有利条件和障碍。参见“信息生成流程”的“受众需求评估”部分。

2. 过程评价。主要从以下几个方面进行：

2.1 健康科普信息的内容和形式是否适当。

2.2 所有信息是否及时提供。

2.3 媒体传播的信息是否与真实信息出现偏差。

2.4 向公众和媒体、内部工作人员提供信息的方法是否有效。

2.5 信息是否得到公众的正确理解，有哪些偏差，是否有必要做出更正。

2.6 受众是否对信息的内容、形式、传播的方式满意。

2.7 信息的覆盖面是否达到预期。

3. 效果评价。主要从以下几个方面进行：

3.1 现有信息及传播效果是否能够满足公众 / 媒介对信息的需求。常用指标：传播内容满意度、传播方式满意度等。

3.2 信息的内容和传播是否能够提高受众人群的健康知识水平。常用指标：健康知识合格率、健康知识知晓率等。

3.3 信息是否对受众人群的态度和行为产生影响。常用指标：信念持有率、行为流行率、行为改变率等。

3.4 健康信息传播对事件的处置或政策、舆论、生活质量是否起到促进作用。常用指标：环境、服务、条件的改变；舆论的改变；发病率、患病率、死亡率等。

(二) 评价的方法。

1. 专家咨询。对健康科普信息的专业性、适用人群、传播方式和渠道、传播目标等可进行专业领域的专家咨询。多用于健康科普信息生成阶段。

2. 定量调查。问卷调查快速灵活，封闭式的问题有利于结果分析，可用于健康科普信息生成和传播阶段以及效果的评价。

3. 定性调查。可以采用专题小组访谈和个人访谈等方式，深入了解目标人群对健康科普信息的理解程度、接受程度、语言表达方式是否合理等内容。可用于健康科普信息生成和传播阶段的评价。

4. 舆情监测。主要是通过网络监测和公众反馈等方式，了解公众对传播的健康科普信息或现实生活中某些热点、焦点问题的各种态度、情绪、意见和建议。可用于健康科普信息生成与传播阶段以及效果的评价。

（三）修复与完善

1. 进一步了解公众对健康教育相关内容的认知和进一步的需求信息。

2. 根据总结出的经验和教训，调整健康科普信息的内容和传播形式。

3. 尽可能让健康科普信息覆盖到未受到健康教育的高危人群。

说明：本技术指南适用于各级卫生计生机构，其他社会相关机构可参考使用。

出处：国家卫生计生委办公厅关于印发健康科普信息生成与传播指南（试行）的通知（国卫办宣传函〔2015〕665 号）

国家中医药管理局办公室关于进一步加强对中医养生类节目指导的通知

国中医药办新发〔2015〕2 号

各省、自治区、直辖市中医药管理局，新疆生产建设兵团卫生局，局各直属单位：

为更好地向群众传播科学、准确、权威的中医药文化科普知识，贯彻新闻出版广电总局《关于做好养生类节目制作播出工作的通知》精神，做好中医药科普宣传工作，现将有关事项通知如下。

一、提高对规范中医养生类节目工作重要性的认识

随着生活水平的提高，社会对养生保健关注度日益提升，各级电视台开办了不同类型的养生类节目，向公众传播疾病预防及养生保健等科普知识，深受观众欢迎。但部分养生类节目含有缺乏甚至违反医学常识的养生内容，或是进行虚假宣传，变相推销药品、保健品、器械，严重误导消费者。规范中医养生类节目，对维护人民群众生命财产安

全,树立中医药良好形象意义重大,中医药管理部门要予以高度重视,正确引导广大群众了解中医养生理念与技术。

二、配合相关部门加强对中医养生类节目的指导

各地中医药管理部门要主动向本地区广播、电视等媒体提供中医药文化与科普专家资源,加强与中医养生类节目制作机构的沟通交流,配合新闻出版广电部门,做好中医养生类节目和出版物审核和监管,推动建立中医养生类节目审查机制。中华中医药学会和各地中医药学会可根据中医养生类节目需求,推荐行业内认可的中医药文化与科普专家,并协助进行有关专家资质和节目内容审核,发现问题及时改正。

三、禁止医疗机构变相发布中医医疗广告

做好本地区中医医疗广告审批和监督工作,规范医疗机构行为。严禁医疗机构在中医养生类节目中以介绍养生保健常识、接受患者咨询为名,以推荐自身产品或服务为目的变相发布中医医疗广告。

国家中医药管理局办公室

2015 年 2 月 13 日

出处:国家中医药管理局办公室关于进一步加强对中医养生类节目指导的通知(国中医药办新发〔2015〕2 号)

国家卫生计生委办公厅关于加强健康教育信息服务管理的通知

国卫办宣传函〔2017〕823 号

各省、自治区、直辖市卫生计生委,新疆生产建设兵团卫生局:

随着经济社会的快速发展和物质生活水平的提高,人们获取健康知识的需求日益增加,迫切要求通过提升健康教育信息服务供给力度,向人民群众提供更多更好的服务。为进一步落实全国卫生与健康大会精神及《"健康中国 2030" 规划纲要》,促进健康教育信息服务,规范相关管理工作,现就有关事项通知如下:

一、优化资源配置,加大健康教育信息供给服务力度

(一) 卫生计生行政部门要做好健康教育统筹规划。按照属地化管理原则,各级卫生计生行政部门落实《关于加强健康促进与教育的指导意见》《"十三五" 全国健康促进与教育工作规划》等文件要求,负责整体规划本地健康教育信息服务管理工作。结合

本地健康教育工作水平和居民健康教育需求等实际情况，建立健全健康教育核心信息的发布制度和热点健康问题回应制度，并组织开展相关工作。

鼓励卫生计生机构和人员积极开展各种形式的健康教育工作，探索将健康教育工作纳入绩效考核指标的机制，通过培训交流等方式，提升卫生计生人员开展健康教育信息服务工作的水平。

引导本地区卫生计生相关机构在官方网站或信息平台开设健康教育栏目，搭建健康传播平台。与宣传、教育、新闻出版广电等部门及各相关社会组织、媒体建立合作机制，依据各部门职能，发挥各自优势，共同推进健康教育信息服务工作。联合相关部门全面排查整改各类健康相关虚假信息和隐患问题，净化健康教育信息传播环境。

（二）健康教育机构要大力提升信息服务能力。各地健康教育专业机构要发挥专业技术优势，开展健康教育信息服务管理相关研究。结合本地实际，制定健康教育信息服务管理指南，针对健康教育信息管理全过程开发信息生成、传播、评价工具，编写健康教育信息服务管理教材，并组织培训。

在卫生计生行政部门统一部署下，建立健全健康教育信息服务专家库和资源库。组织卫生计生相关专业机构和人员针对本地区重点健康问题和出现的公共卫生事件，编写健康教育核心信息，制作适合不同人群的健康传播材料，并通过多种渠道发布。

（三）医疗卫生机构要主动提供健康教育信息服务。各医疗卫生机构结合各自学科特点，开发健康教育信息和材料，开展健康教育讲座和咨询等活动，主动将健康教育信息服务纳入诊疗和健康科普工作中。要加强对健康教育信息服务的规范管理和统筹协调，利用本级机构各类宣传平台，做好权威、科学健康信息发布；鼓励本单位专业人员参与其所从事专业领域内的健康教育信息服务工作。

基层医疗机构把健康教育服务放在基本公共卫生服务重要位置，安排专人负责相关工作，保证基本公共卫生服务健康教育经费足额落实，提高服务质量。要坚持绩效考核与健康教育信息服务挂钩的原则，根据经费预算安排，结合健康教育和健康咨询服务的提供情况、居民健康知识知晓率等绩效考核情况，作为核定奖惩的依据。

各医疗卫生机构专业人员要结合自身专业特长，积极参与和支持健康教育工作，向公众传播科学、适用的健康知识，促进健康素养提高和疾病防治。

（四）行业学会协会要动员社会力量推进健康教育工作。

卫生计生部门主管的行业学会、协会应当积极开展健康教育信息服务工作。立足协会工作领域，开发健康教育材料；组织本学会、协会专家，开展多种形式的、面向公众的健康教育活动。结合协会特点，动员更多的社会力量参与健康教育信息服务工作。

卫生计生系统报刊、期刊和网站要进一步加强健康教育信息服务工作力度，根据各自的实际情况，开设健康科普专版专栏，加大健康教育信息服务政策、重点工作报道力度。

二、规范工作行为,提升健康教育信息服务管理水平

(一) 遵守健康教育信息服务原则。各卫生计生机构和人员在提供健康教育信息服务时,应当遵守科学性、准确性和适用性原则。要求信息内容正确,没有事实、表述和评判上的错误,有可靠的科学证据。属于个人或新颖的观点应当有同行专家或机构评议意见,或向公众说明是专家个人观点或新发现。针对公众关注或急需解决的热点、重点问题要及时进行解读或回应。信息的语言与文字要适合目标人群的文化水平与阅读能力。

(二) 规范健康教育信息服务各个环节。信息生成与传播过程包括需求评估、信息生成、预试验、风险评估、信息传播和效果评估等环节。在信息正式发布之前,应当对信息进行风险评估,以确保发布信息后,不与法律法规、社会规范、伦理道德、权威信息冲突,不因信息表达不够科学准确或有歧义,引起社会混乱和公众恐慌或对公众造成健康伤害。

在健康信息传播过程中,要注明信息来源、出处,注明作者或审核者的身份,注明信息发布、修订的日期以及科学依据等。

(三) 加大健康教育信息化建设力度。各卫生计生机构要结合自身实际,加强健康教育信息服务平台建设,实现日常工作、信息服务、专家队伍、传播资料、工作档案、查询统计、综合评价等管理内容的系统整合,提升健康教育信息服务水平。

三、加强信息监管,提升健康教育虚假信息处置力度

(一) 严抓卫生计生系统内监管。建立健全卫生计生机构和人员健康信息服务监管工作机制,对违法违规、违反伦理道德开展健康传播活动的,按照卫生计生部门有关规定,或配合相关部门依法依规予以处理。

卫生计生行政部门要加强对主管的媒体、报刊、图书管理,完善健康信息内容审核制度;对于以健康教育信息服务名义进行广告宣传的,要及时将线索移交给有管辖权的相关部门。加强对非主管的媒体、报刊、图书健康信息服务监测,对发现的健康教育信息服务问题,要及时向有管辖权的部门移交相关线索。

(二) 加强舆情收集与研判。建立健全健康教育信息舆情收集与研判工作机制,同时通过公共卫生 12320 热线、举报电话或电子信箱,接受专业人员和公众对健康相关虚假信息的举报,及时发现传播范围广、对公众健康危害大的虚假信息,组织专家研判,积极应对,尽量降低其对公众的健康危害。

建立健康信息监测结果通报机制,对于科学性强、传播效果好的健康信息,予以推广。对于出现问题较多的健康信息平台及时向监管部门、向社会通报,对于健康传播工作开展较好的信息平台予以表扬和经验推广。

建立健康教育突发事件应急机制,做好系统内组织协调,部门间的多元联动,以及媒体合作,及时快速反应,开展信息发布,回应关切,澄清谣言,确保突发事件健康教育工作科学、有力、有序进行,维护社会稳定。

(三) 深化部门合作。各级卫生计生行政部门要积极与教育、交通、建设等部门合作,做好健康教育信息服务工作;要加强与新闻宣传、互联网监管部门合作,共同制定加强互联网健康教育信息工作管理的制度、规范和指南,建立日常沟通和协作处理工作机制。

积极配合新闻宣传和网络监管等部门打击健康相关谣言。对健康教育信息服务提供者审核把关不严,造成向公众提供的信息不科学、不准确的,或利用健康教育、健康科普名义违法违规行为,及时向有关部门通报,按照国家相关法律法规进行处理。

四、强化组织领导,做好健康教育信息服务管理的组织协调

(一) 加强组织领导。各级卫生计生行政部门要进一步提高对健康教育信息服务管理工作重要性的认识,要把健康教育信息服务管理,纳入卫生计生重点议事日程,切实加强组织领导。成立健康教育信息服务管理领导小组、专家委员会,加强队伍建设,加大经费投入。

建立并完善健康教育信息服务的管理流程和评价体系,建立健全健康教育信息生成、审核、传播、监管和应急处置机制,实现健康教育信息生成与传播的全流程管理。引导卫生计生专业机构和人员,以及本系统外提供健康类信息服务的机构、组织按照国家相关法律法规生成、传播、转载、审核和监管健康教育信息。

(二) 增强能力建设。通过培训、研讨和交流等活动,提升卫生计生机构和人员开展健康教育信息服务的能力。加强健康教育信息服务人员队伍建设,进一步发挥基层计生专干在健康教育信息服务中的作用。

提升与媒体的合作能力。积极利用广播、电视、报纸、网络等媒体,特别是互联网和新媒体的传播优势,开展健康教育信息服务工作。建立多种形式的健康教育信息服务媒体联盟,加强各类健康信息平台的沟通合作及对相关人员的培训和指导,动员媒体围绕重点健康问题按照统一口径开展健康传播工作,形成合力和传播声势,达到健康教育信息传播效果最大化。

(三) 严格督导检查。建立完善健康教育信息服务管理督导检查工作机制,注重对工作谋划、开展、推进和考评的全过程管理。特别是要完善考评机制,抓好对各项重点工作的督导检查,采取多种措施了解实情、注重实效。

国家卫生计生委办公厅
2017年8月21日

(信息公开形式:主动公开)

出处:国家卫生计生委办公厅关于加强健康教育信息服务管理的通知(国卫办宣传函〔2017〕823号)

四、生态环境与人居环境

“十四五”环境健康工作规划

为建设健康环境，保障公众健康，强化环境健康管理，提高国家环境风险防控能力，依据《中华人民共和国环境保护法》《“健康中国 2030”规划纲要》《中共中央 国务院关于深入打好污染防治攻坚战的意见》《中华人民共和国国民经济和社会发展第十四个五年规划和 2035 年远景目标纲要》《“十四五”生态环境保护规划》《健康中国行动(2019—2030 年)》等有关要求，编制本规划。

一、现状与形势

良好的环境是人类健康生存和发展的基础。“十三五”时期，在党中央、国务院的坚强领导下，生态环境部坚持以人民为中心，以将健康风险防控融入生态环境管理为核心，厚基础、强能力、谋发展，环境健康工作取得长足进步。

(一) 取得的进展

制度探索步入新阶段。细化落实《中华人民共和国环境保护法》相关规定，贯彻健康中国战略，以保障公众健康为基本考量，制定环境健康工作办法，发布相关标准规范 13 项，多层次、多类型开展国家环境健康管理试点，探索将健康风险防控与生态环境管理相结合的制度安排，逐步厘清实施路径。

调查研究取得新进展。通过监测、调查、研究和环境综合治理效果评价，初步掌握了重点地区、重点流域和重点行业主要环境问题及其对人群健康影响的变化趋势，筛选出了一些具有高环境健康风险的有毒有害污染物。

工作能力实现新提升。建设 2 个、建成 1 个国家环境保护环境健康重点实验室，21 个省份拥有了省级专业队伍，线上和线下累计业务培训 3 万余人次，建成环境健康大数据综合管理系统，广泛开展国内外交流与合作，以高水平的科技供给支持环境健康工作的高质量发展。

全民共建开创新局面。“居民环境与健康素养水平”纳入健康中国行动监测评估指标体系，印发《中国公民生态环境与健康素养》和《居民生态环境与健康素养提升行动方案(2020—2022 年)》，建立素养监测工作网络，开发传播产品，举办宣传科普活动，持续激发全民参与热情。

（二）面临的问题

在取得进步的同时，环境健康工作还面临一些问题，突出表现在以下几个方面。

对提质发展和健康优先缺乏深层次认识。环境健康工作的规模、布局、结构、质量还不能适应健康优先的发展需要，政府、社会和个人协同推进机制仍需健全。相关制度体系未能与现行生态环境管理政策措施有效衔接，顶层设计有待完善。

支撑生态环境管理的技术储备依然不足。环境健康调查、监测手段难以满足精准化生态环境管理需求，研究成果有效转化落地不足。基础研究、创新能力与发达国家相比仍有较大差距，对于新污染物等新兴环境问题的研究缺乏前瞻性布局。

环境健康风险防范意识和能力有待提升。我国居民环境健康素养水平总体不高，科学知识素养水平低的问题尤为突出，城乡差异大。环境健康科普内容和资源供给不足，宣传手段相对单一，影响传播覆盖面和传播效果。

人才队伍不足的局面没有得到根本改变。在国家环境健康项目带动下，地方人才队伍在数量和质量上虽然有一定增长，但规模偏小、总量不足问题依然突出，数量不多的优质人才资源主要集中在省级及以上机构，基层力量普遍较弱。

（三）机遇和挑战

“十四五”时期是我国全面建成小康社会、实现第一个百年奋斗目标之后，乘势而上开启全面建设社会主义现代化国家新征程、向第二个百年奋斗目标进军的第一个五年，环境健康工作机遇与挑战并存。

从机遇看，习近平生态文明思想为新发展阶段全面加强生态环境保护、深入打好污染防治攻坚战提供了思想指引和行动指南。全力建设健康中国和美丽中国，为落实党中央、国务院提出的“把健康融入所有政策”“强化生态环境与健康管理”的决策部署奠定了坚实基础，为更深层次探索健康优先、绿色发展新路子提供了契机。环境健康工作将在新的起点上追求更高的目标。

从挑战看，我国生态环境保护结构性、根源性、趋势性压力尚未根本缓解，重点区域、重点行业污染问题仍然突出。我国已转向高质量发展阶段，促进经济社会发展全面绿色转型、实现环境质量改善由量变到质变，将激发更多层次、多样化的生态环境管理需求。我国环境健康工作还处于探索阶段，实践经验不足，在支撑精准治污、科学治污、依法治污上还需要下更大的功夫。

“十四五”时期，要继续贯彻新发展理念，以更宽阔的眼界和更高的格局谋划环境健康工作高质量发展，助推人与自然和谐共生的健康中国和美丽中国建设。

二、总体要求

（一）指导思想

以习近平新时代中国特色社会主义思想为指导，全面贯彻党的十九大和十九届历次全会精神，深入贯彻习近平生态文明思想，完整、准确、全面贯彻新发展理念，践行以人民为中心的发展思想，把人民健康放在优先发展的战略地位，巩固提升环境健康工作能力和水平，推进体制机制创新，适应构建现代环境治理体系的时代要求，协同推进健康中国和美丽中国建设。

（二）基本原则

政府主导，协同推进。紧密衔接健康中国、美丽中国需求，调动全社会的积极性和创造性，完善政府主导、部门协作、社会积极参与的环境健康工作格局，加快推动“把健康融入所有政策”落到实处。

预防为主，风险管理。综合运用法律、行政、经济政策和科技等手段，主动管理对健康具有高风险的环境污染因素，有效预防、控制和降低环境健康风险，保障公众健康。

夯实基础，提高能力。围绕环境健康管理亟需解决的关键问题，加强基础研究和技术研发，加强人才队伍建设。在探索中实践、在实践中创新，推动健康风险防控融入生态环境管理。

以点带面，引领示范。充分调动地方的积极性、主动性和创造性，多层次、多类型推进环境健康管理试点，突出示范引领，推动环境健康工作长期深入开展。

（三）主要目标

紧密衔接健康中国和美丽中国建设，为助推生态环境管理科学化、精准化发展培育新动能，提供新动力。到2025年，基本掌握全国重点地区高环境健康风险源分布特征，环境健康风险监测布局初步形成；进一步完善环境健康标准体系，研制一批环境健康风险评估技术规范和模型计算软件；在10~15个地区开展环境健康管理试点，环境健康管理实现多层次、多样化和特色化发展；打造专业化队伍，累计开展业务培训5万人次；营造全社会支持参与环境健康工作的良好氛围，全国居民环境健康素养水平达到20%及以上。

三、主要任务

（一）加强环境健康风险监测评估

1. 识别风险分布状况。充分利用污染源普查、生态环境监测、排污许可、“三线一单”、敏感区分布、人口分布、土地利用、经济结构以及环境健康调查研究等数据资源，研究构建环境健康风险源识别和区域风险评估技术方法、指标体系及数字化模型。筛选高风险源清单，结合污染源、污染物、暴露途径、暴露路径及可能受到潜在污染影响的敏感人群分析，绘制风险分布地图，识别高风险区域及其关键影响因素，提出环境健康风险分区分级管理对策，推动地方生态环境部门加强监管。

2. 监测风险发展趋势。分析环境健康风险监测与评估业务需求，结合现有生态环境监测网络，编制环境健康风险监测体系建设方案，逐步纳入国家生态环境监测体系。选取典型地区，试点探索国家、地方、企业多元参与的业务体系与工作机制，关注与人群暴露直接相关的环境要素中有毒有害污染物的监测，优化监测点位和监测项目设置，加强学校、医院、居民区等敏感区域监测点位布设，及时掌握风险发展规律、研判发展趋势。

3. 丰富风险评估参数。修订中国人群暴露参数，及时反映经济和社会发展对中国人群环境暴露行为模式的影响。根据生态环境管理业务活动涉及的典型暴露场景，细化暴露参数分类，明确使用原则，增强数据的实用性。跟踪国内外农药、高关注物质研究进展，建立有毒有害物质毒性数据库。向社会提供中国人群暴露参数和有毒有害物质毒性数据查询使用服务。

（二）大力提升居民环境健康素养

4. 监测居民环境健康素养水平。修订《公民环境与健康素养测评技术指南（试行）》，完善素养测评题库。制定全国居民环境健康素养监测总体实施方案，建立素养监测工作网络，每个省份建立不少于6个县（市、区）监测点。积极推进信息化建设，逐步建立素养监测数据收集、整理、共享平台和工作机制。监测居民素养水平，把握不同人群素养水平差异、发展趋势和影响因素。按程序发布监测信息，促进监测结果的应用，为评价、完善素养提升行动措施提供科学依据。

5. 倡导绿色健康理念和生活方式。加强宣传动员，把提升居民环境健康素养作为建设健康中国和美丽中国的重要内容，引导县（市、区）政府和相关部门结合日常宣传科普工作制定推进计划，广泛动员单位、社区、社会组织、家庭、个人和媒体参与。重点加大对农村居民的宣传科普力度，结合各地特色挖掘传统生态文化内涵，促进环境和自然资源保护。倡导人们树立“保护生态环境、维护健康人人有责”的基本理念，培养自主自律的绿色健康生活方式，争做文明风尚的培育者、美好生活的创造者。倡导企业增强履行社会责任的荣誉感和使命感，在保护环境、维护公众健康方面发挥更加重要的作用。倡导政府部门强化社会责任，在践行社会主义核心价值观、引领社会良好风尚中率先垂范。

6. 搭建多元互动的宣传科普平台。把握宣传、策划、包装各个环节，充分挖掘现代媒体效能，围绕环境健康相关知识，打造以“美丽中国，健康你我”为主题的科普宣传品牌。创造更多科技界与公众交流的机会，支持各类科学共同体、社会组织、学校、企业、社区和个人等社会力量参与，充分利用各类科普阵地，结合六五环境日、全国低碳日和世界地球日等纪念日，举办竞赛、论坛、讲座、沙龙、展览等多种形式活动，普及传播环境健康知识，展示优秀案例和良好实践。围绕公众关切的热点和焦点问题，积极开展科学家与公众对话，引导公众科学理性认识环境健康风险，提升风险防范意识和能力。

（三）持续探索环境健康管理对策

7. 推动环境健康风险防控。从重点区域、重点流域、重点行业和重点污染物入手，强化源头预防，以对具有高环境健康风险的污染因素主动管理为出发点，鼓励开展将健康风险防控融入生态环境管理制度的探索，在生态环境标准、环境风险分区分级、环境影响评价、生态环境监测、监管执法等领域开展研究，为建立环境健康监测、调查和风险评估制度提供依据。在生态环境管理各项政策制定过程中，充分考虑保障公众健康的需求，总结提炼经过实践检验且行之有效的创新经验，及时推广应用。

8. 深入推进拓展试点工作。生态环境部制定国家环境健康管理试点工作指南，指导各试点地区因地制宜制定试点工作方案。推动更多有条件的地区参与试点工作，支持特色鲜明、转型需求迫切、基础条件较好的地区打造环境健康管理城市，进一步深化上海市、成都市、连云港市、丽水市云和县、日照市五莲县和十堰市武当山特区试点工作。鼓励淮河流域、长江经济带、黄河流域、成渝地区等地，以化工园区为重点探索开展环境健康风险管理工作。

9. 参与儿童友好城市建设。重视环境对儿童的影响并强化儿童参与生态环境保护。鼓励人口超过100万、经济基础实、建设条件成熟的城市，积极参与儿童友好城市建设。探索城市儿童活动空间环境健康风险识别与评估，研究构建城市儿童环境健康友好度评价指标体系。依托各类科普阵地，对儿童进行人与自然、环境健康的相关理念及基本知识的系统性普及，促进儿童自觉养成绿色健康的良好生活习惯。

(四) 增强环境健康技术支撑能力

10. 健全完善标准规范。依据《生态环境健康风险评估技术指南总纲》，针对数据质量评价、不确定性分析等环境健康风险评估的通用技术和方法，制定基础方法类标准规范；针对重点区域、重点行业、建设项目、化学物质、污染地块等防控健康风险的特定生态环境管理需要，制定管理应用类标准规范；研发一套环境健康风险评估软件工具。开展以健康风险防控为约束条件的环境基准研究，为筛选重点管理的有毒有害污染物、制修订相关标准提供依据。探索构建新污染物环境健康风险评估技术标准体系，针对持久性有机污染物、内分泌干扰物、抗生素等新污染物，研究调查监测、危害评估、暴露评估、风险表征等技术方法。

11. 推动科技创新发展。鼓励面向环境健康基础理论需求和关键科学问题部署基础研究任务，促进部门间协作，以及环境科学、环境医学、化学、生物信息等学科的深度融合。聚焦新污染物、噪声、大气细颗粒物与臭氧协同防控，深化对人体健康影响的机理机制研究。引导产学研用一体化发展，遴选一批环境健康领域的创新实用成果，开展技术应用集成化、市场化研究，面向提升污染物溯源和暴露评估的精准化、精细化、智能化需求，突破一批检测、溯源等关键共性技术。研究生态环境保护的健康效益评估方法，为环境决策提供依据。

12. 加强数据资源管理。依托生态环境综合管理信息化平台和生态环境信息资源中心，加强环境健康大数据综合利用，系统整合相关调查、监测数据库，健全收集、录入、传输、储存、交流、查询、反馈、分析、利用和展示功能。加强环境健康信息标准化管理，编制数据资源目录，推进元数据注册服务，研究信息资源开放共享机制。

(五) 打造环境健康专业人才队伍

13. 加强科技人才培养。充分认识高层次人才在环境健康工作中的引领作用，以精准化暴露溯源、测量和风险评估为重点，集聚选拔科技领军人才。推动学术交流与国际合作，培养具有国际视野和国际竞争力的科研团队。重视基层科技人才培养，定期举办业务培训，形成持续的培训制度。

14. 强化科普人才培养。提高环境健康宣教、科普的能力和水平，组建环境健康科学传播专家团队，开展宣教人员业务知识培训。以多元化投资和市场化运作的方式，加大对环境健康科普创作重要选题的资助，培育一批高水平的科普创作人才，开发一批科普产品和培训课程。

15. 组建专业高端智库。成立国家环境健康风险评估专家委员会。在国家生态环境保护重点实验室体系建设中，完善环境健康研究方向布局，支持建设省部级重点实验室。鼓励生态环境系统科研单位与高校、科研院所、企业、社会组织等建立合作关系，围绕学科领域、行业发展和区域创新联合开展重大科学问题研究，研发新方法、新技术、新装备，促进协同创新。

四、保障措施

（一）加强组织领导

本规划是系统推进生态环境部门相关工作发展的指导性文件，由生态环境部组织实施，并对地方推进相关工作提供指导，各地生态环境部门要结合实际推动，分阶段、分步骤组织实施。要在健康中国行动协调工作机制框架下，加强与卫生健康、科技等部门的协作，形成全社会支持参与环境健康工作的合力。

（二）加大政策支持

积极发挥政府主导作用，将环境健康工作纳入生态环境保护的重要议事日程。支持环境健康领域技术创新和产品开发，并在科研资源上予以倾斜。持续加大人才培养力度，逐步增加环境健康素养监测点。鼓励社会投入与国际合作，拓宽资金来源渠道，创新支持方式。

（三）鼓励创新实践

强化环境健康管理试点带动作用，鼓励各地大胆探索创新，积极实践将健康融入生态环境管理的有效做法，为将成功做法上升为制度和政策提供科学依据。对于取得突出成效的地区，生态环境部将结合健康中国推进行动予以宣传推广。

出处：关于印发《“十四五”环境健康工作规划》的通知（环办法规〔2022〕17号）

中共中央 国务院关于深入打好污染防治攻坚战的意见

（2021年11月2日）

良好生态环境是实现中华民族永续发展的内在要求，是增进民生福祉的优先领域，是建设美丽中国的重要基础。党的十八大以来，以习近平同志为核心的党中央全面加强对生态文明建设和生态环境保护的领导，开展了一系列根本性、开创性、长远性工作，推动污染防治的措施之实、力度之大、成效之显著前所未有，污染防治攻坚战阶段性目标任务圆满完成，生态环境明显改善，人民群众获得感显著增强，厚植了全面建成小康社会的绿色底色和质量成色。同时应该看到，我国生态环境保护结构性、根源性、趋势性压力总体上尚未根本缓解，重点区域、重点行业污染问题仍然突出，实现碳达峰、碳中和任务艰巨，生态环境保护任重道远。为进一步加强生态环境保护，深入打好污染防治攻坚战，现提出如下意见。

一、总体要求

（一）指导思想。以习近平新时代中国特色社会主义思想为指导，全面贯彻党的十九大和十九届二中、三中、四中、五中全会精神，深入贯彻习近平生态文明思想，坚持以人民为中心的发展思想，立足新发展阶段，完整、准确、全面贯彻新发展理念，构建新发展格局，以实现减污降碳协同增效为总抓手，以改善生态环境质量为核心，以精准治污、科学治污、依法治污为工作方针，统筹污染治理、生态保护、应对气候变化，保持力度、延伸深度、拓宽广度，以更高标准打好蓝天、碧水、净土保卫战，以高水平保护推动高质量发展、创造高品质生活，努力建设人与自然和谐共生的美丽中国。

（二）工作原则

——坚持方向不变、力度不减。保持战略定力，坚定不移走生态优先、绿色发展之路，巩固拓展"十三五"时期污染防治攻坚成果，继续打好一批标志性战役，接续攻坚、久久为功。

——坚持问题导向、环保为民。把人民群众反映强烈的突出生态环境问题摆上重要议事日程，不断加以解决，增强广大人民群众的获得感、幸福感、安全感，以生态环境保护实际成效取信于民。

——坚持精准科学、依法治污。遵循客观规律，抓住主要矛盾和矛盾的主要方面，因地制宜、科学施策，落实最严格制度，加强全过程监管，提高污染治理的针对性、科学性、有效性。

——坚持系统观念、协同增效。推进山水林田湖草沙一体化保护和修复，强化多污染物协同控制和区域协同治理，注重综合治理、系统治理、源头治理，保障国家重大战略实施。

——坚持改革引领、创新驱动。深入推进生态文明体制改革，完善生态环境保护领导体制和工作机制，加大技术、政策、管理创新力度，加快构建现代环境治理体系。

（三）主要目标

到2025年，生态环境持续改善，主要污染物排放总量持续下降，单位国内生产总值二氧化碳排放比2020年下降18%，地级及以上城市细颗粒物（PM2.5）浓度下降10%，空气质量优良天数比率达到87.5%，地表水Ⅰ～Ⅲ类水体比例达到85%，近岸海域水质优良（一、二类）比例达到 79% 左右，重污染天气、城市黑臭水体基本消除，土壤污染风险得到有效管控，固体废物和新污染物治理能力明显增强，生态系统质量和稳定性持续提升，生态环境治理体系更加完善，生态文明建设实现新进步。

到 2035 年，广泛形成绿色生产生活方式，碳排放达峰后稳中有降，生态环境根本好转，美丽中国建设目标基本实现。

二、加快推动绿色低碳发展

（四）深入推进碳达峰行动。处理好减污降碳和能源安全、产业链供应链安全、粮食安全、群众正常生活的关系，落实 2030 年应对气候变化国家自主贡献目标，以能源、工业、城乡建设、交通运输等领域和钢铁、有色金属、建材、石化化工等行业为重点，深入开展碳达峰行动。在国家统一规划的前提下，支持有条件的地方和重点行业、重点企业率先达峰。统筹建立二氧化碳排放总量控制制度。建设完善全国碳排放权交易市场，有序扩大覆盖范围，丰富交易品种和交易方式，并纳入全国统一公共资源交易平台。加强甲烷等非二氧化碳温室气体排放管控。制定《国家适应气候变化战略 2035》。大力推进低碳和适应气候变化试点工作。健全排放源统计调查、核算核查、监管制度，将温室气体管控纳入环评管理。

（五）聚焦国家重大战略打造绿色发展高地。强化京津冀协同发展生态环境联建联防联治，打造雄安新区绿色高质量发展“样板之城”。积极推动长江经济带成为我国生态优先绿色发展主战场，深化长三角地区生态环境共保联治。扎实推动黄河流域生态保护和高质量发展。加快建设美丽粤港澳大湾区。加强海南自由贸易港生态环境保护和建设。

（六）推动能源清洁低碳转型。在保障能源安全的前提下，加快煤炭减量步伐，实施可再生能源替代行动。“十四五”时期，严控煤炭消费增长，非化石能源消费比重提高到 20% 左右，京津冀及周边地区、长三角地区煤炭消费量分别下降 10%、5% 左右，汾渭平原煤炭消费量实现负增长。原则上不再新增自备燃煤机组，支持自备燃煤机组实施清洁能源替代，鼓励自备电厂转为公用电厂。坚持“增气减煤”同步，新增天然气优先保障居民生活和清洁取暖需求。提高电能占终端能源消费比重。重点区域的平原地区散煤基本清零。有序扩大清洁取暖试点城市范围，稳步提升北方地区清洁取暖水平。

（七）坚决遏制高耗能高排放项目盲目发展。严把高耗能高排放项目准入关口，严格落实污染物排放区域削减要求，对不符合规定的项目坚决停批停建。依法依规淘汰落后产能和化解过剩产能。推动高炉 - 转炉长流程炼钢转型为电炉短流程炼钢。重点区域严禁新增钢铁、焦化、水泥熟料、平板玻璃、电解铝、氧化铝、煤化工产能，合理控制煤制油气产能规模，严控新增炼油产能。

（八）推进清洁生产和能源资源节约高效利用。引导重点行业深入实施清洁生产改造，依法开展自愿性清洁生产评价认证。大力推行绿色制造，构建资源循环利用体系。推动煤炭等化石能源清洁高效利用。加强重点领域节能，提高能源使用效率。实施国家节水行动，强化农业节水增效、工业节水减排、城镇节水降损。推进污水资源化利用和海水淡化规模化利用。

（九）加强生态环境分区管控。衔接国土空间规划分区和用途管制要求，将生态保护红线、环境质量底线、资源利用上线的硬约束落实到环境管控单元，建立差别化的生态环境准入清单，加强"三线一单"成果在政策制定、环境准入、园区管理、执法监管等方面的应用。健全以环评制度为主体的源头预防体系，严格规划环评审查和项目环评准入，开展重大经济技术政策的生态环境影响分析和重大生态环境政策的社会经济影响评估。

（十）加快形成绿色低碳生活方式。把生态文明教育纳入国民教育体系，增强全民节约意识、环保意识、生态意识。因地制宜推行垃圾分类制度，加快快递包装绿色转型，加强塑料污染全链条防治。深入开展绿色生活创建行动。建立绿色消费激励机制，推进绿色产品认证、标识体系建设，营造绿色低碳生活新时尚。

三、深入打好蓝天保卫战

（十一）着力打好重污染天气消除攻坚战。聚焦秋冬季细颗粒物污染，加大重点区域、重点行业结构调整和污染治理力度。京津冀及周边地区、汾渭平原持续开展秋冬季大气污染综合治理专项行动。东北地区加强秸秆禁烧管控和采暖燃煤污染治理。天山北坡城市群加强兵地协作，钢铁、有色金属、化工等行业参照重点区域执行重污染天气应急减排措施。科学调整大气污染防治重点区域范围，构建省市县三级重污染天气应急预案体系，实施重点行业企业绩效分级管理，依法严厉打击不落实应急减排措施行为。到2025年，全国重度及以上污染天数比率控制在1%以内。

（十二）着力打好臭氧污染防治攻坚战。聚焦夏秋季臭氧污染，大力推进挥发性有机物和氮氧化物协同减排。以石化、化工、涂装、医药、包装印刷、油品储运销等行业领域为重点，安全高效推进挥发性有机物综合治理，实施原辅材料和产品源头替代工程。完善挥发性有机物产品标准体系，建立低挥发性有机物含量产品标识制度。完善挥发性有机物监测技术和排放量计算方法，在相关条件成熟后，研究适时将挥发性有机物纳入环境保护税征收范围。推进钢铁、水泥、焦化行业企业超低排放改造，重点区域钢铁、燃煤机组、燃煤锅炉实现超低排放。开展涉气产业集群排查及分类治理，推进企业升级改造和区域环境综合整治。到2025年，挥发性有机物、氮氧化物排放总量比2020年分别下降10%以上，臭氧浓度增长趋势得到有效遏制，实现细颗粒物和臭氧协同控制。

（十三）持续打好柴油货车污染治理攻坚战。深入实施清洁柴油车（机）行动，全国基本淘汰国三及以下排放标准汽车，推动氢燃料电池汽车示范应用，有序推广清洁能源汽车。进一步推进大中城市公共交通、公务用车电动化进程。不断提高船舶靠港岸电使用率。实施更加严格的车用汽油质量标准。加快大宗货物和中长途货物运输"公转铁""公转水"，大力发展公铁、铁水等多式联运。"十四五"时期，铁路货运量占比提高0.5个百分点，水路货运量年均增速超过2%。

（十四）加强大气面源和噪声污染治理。强化施工、道路、堆场、裸露地面等扬尘管控，加强城市保洁和清扫。加大餐饮油烟污染、恶臭异味治理力度。强化秸秆综合利用和禁烧管控。到2025年，京津冀及周边地区大型规模化养殖场氨排放总量比2020年下降5%。深化消耗臭氧层物质和氢氟碳化物环境管理。实施噪声污染防治行动，加快解决群众关心的突出噪声问题。到2025年，地级及以上城市全面实现功能区声环境质量自动监测，全国声环境功能区夜间达标率达到85%。

四、深入打好碧水保卫战

（十五）持续打好城市黑臭水体治理攻坚战。统筹好上下游、左右岸、干支流、城市和乡村，系统推进城市黑臭水体治理。加强农业农村和工业企业污染防治，有效控制入河污染物排放。强化溯源整治，杜绝污水直接排入雨水管网。推进城镇污水管网全覆盖，对进水情况出现明显异常的污水处理厂，开展片区管网系统化整治。因地制宜开展水体内源污染治理和生态修复，增强河湖自净功能。充分发挥河长制、湖长制作用，巩固城市黑臭水体治理成效，建立防止返黑返臭的长效机制。2022年6月底前，县级城市政府完成建成区内黑臭水体排查并制定整治方案，统一公布黑臭水体清单及达标期限。到2025年，县级城市建成区基本消除黑臭水体，京津冀、长三角、珠三角等区域力争提前1年完成。

（十六）持续打好长江保护修复攻坚战。推动长江全流域按单元精细化分区管控。狠抓突出生态环境问题整改，扎实推进城镇污水垃圾处理和工业、农业面源、船舶、尾矿库等污染治理工程。加强渝湘黔交界武陵山区"锰三角"污染综合整治。持续开展工业园区污染治理、"三磷"行业整治等专项行动。推进长江岸线生态修复，巩固小水电清理整改成果。实施好长江流域重点水域十年禁渔，有效恢复长江水生生物多样性。建立健全长江流域水生态环境考核评价制度并抓好组织实施。加强太湖、巢湖、滇池等重要湖泊蓝藻水华防控，开展河湖水生植被恢复、氮磷通量监测等试点。到2025年，长江流域总体水质保持为优，干流水质稳定达到Ⅱ类，重要河湖生态用水得到有效保障，水生态质量明显提升。

（十七）着力打好黄河生态保护治理攻坚战。全面落实以水定城、以水定地、以水定人、以水定产要求，实施深度节水控水行动，严控高耗水行业发展。维护上游水源涵养功能，推动以草定畜、定牧。加强中游水土流失治理，开展汾渭平原、河套灌区等农业面源污染治理。实施黄河三角洲湿地保护修复，强化黄河河口综合治理。加强沿黄河城镇污水处理设施及配套管网建设，开展黄河流域"清废行动"，基本完成尾矿库污染治理。到2025年，黄河干流上中游（花园口以上）水质达到Ⅱ类，干流及主要支流生态流量得到有效保障。

（十八）巩固提升饮用水安全保障水平。加快推进城市水源地规范化建设，加强农村水源地保护。基本完成乡镇级水源保护区划定、立标并开展环境问题排查整治。保障南水北调等重大输水工程水质安全。到2025年，全国县级及以上城市集中式饮用水水源水质达到或优于Ⅲ类比例总体高于93%。

（十九）着力打好重点海域综合治理攻坚战。巩固深化渤海综合治理成果，实施长江口-杭州湾、珠江口邻近海域污染防治行动，“一湾一策”实施重点海湾综合治理。深入推进入海河流断面水质改善、沿岸直排海污染源整治、海水养殖环境治理，加强船舶港口、海洋垃圾等污染防治。推进重点海域生态系统保护修复，加强海洋伏季休渔监管执法。推进海洋环境风险排查整治和应急能力建设。到2025年，重点海域水质优良比例比2020年提升2个百分点左右，省控及以上河流入海断面基本消除劣Ⅴ类，滨海湿地和岸线得到有效保护。

（二十）强化陆域海域污染协同治理。持续开展入河入海排污口“查、测、溯、治”，到2025年，基本完成长江、黄河、渤海及赤水河等长江重要支流排污口整治。完善水污染防治流域协同机制，深化海河、辽河、淮河、松花江、珠江等重点流域综合治理，推进重要湖泊污染防治和生态修复。沿海城市加强固定污染源总氮排放控制和面源污染治理，实施入海河流总氮削减工程。建成一批具有全国示范价值的美丽河湖、美丽海湾。

五、深入打好净土保卫战

（二十一）持续打好农业农村污染治理攻坚战。注重统筹规划、有效衔接，因地制宜推进农村厕所革命、生活污水治理、生活垃圾治理，基本消除较大面积的农村黑臭水体，改善农村人居环境。实施化肥农药减量增效行动和农膜回收行动。加强种养结合，整县推进畜禽粪污资源化利用。规范工厂化水产养殖尾水排污口设置，在水产养殖主产区推进养殖尾水治理。到2025年，农村生活污水治理率达到40%，化肥农药利用率达到43%，全国畜禽粪污综合利用率达到80%以上。

（二十二）深入推进农用地土壤污染防治和安全利用。实施农用地土壤镉等重金属污染源头防治行动。依法推行农用地分类管理制度，强化受污染耕地安全利用和风险管控，受污染耕地集中的县级行政区开展污染溯源，因地制宜制定实施安全利用方案。在土壤污染面积较大的100个县级行政区推进农用地安全利用示范。严格落实粮食收购和销售出库质量安全检验制度和追溯制度。到2025年，受污染耕地安全利用率达到93%左右。

（二十三）有效管控建设用地土壤污染风险。严格建设用地土壤污染风险管控和修复名录内地块的准入管理。未依法完成土壤污染状况调查和风险评估的地块，不得开工建设与风险管控和修复无关的项目。从严管控农药、化工等行业的重度污染地块规划用途，确需开发利用的，鼓励用于拓展生态空间。完成重点地区危险化学品生产企业搬迁改造，推进腾退地块风险管控和修复。

（二十四）稳步推进“无废城市”建设。健全“无废城市”建设相关制度、技术、市场、监管体系，推进城市固体废物精细化管理。“十四五”时期，推进100个左右地级及以上城市开展“无废城市”建设，鼓励有条件的省份全域推进“无废城市”建设。

（二十五）加强新污染物治理。制定实施新污染物治理行动方案。针对持久性有机污染物、内分泌干扰物等新污染物，实施调查监测和环境风险评估，建立健全有毒有害化学物质环境风险管理制度，强化源头准入，动态发布重点管控新污染物清单及其禁止、限制、限排等环境风险管控措施。

（二十六）强化地下水污染协同防治。持续开展地下水环境状况调查评估，划定地下水型饮用水水源补给区并强化保护措施，开展地下水污染防治重点区划定及污染风险管控。健全分级分类的地下水环境监测评价体系。实施水土环境风险协同防控。在地表水、地下水交互密切的典型地区开展污染综合防治试点。

六、切实维护生态环境安全

（二十七）持续提升生态系统质量。实施重要生态系统保护和修复重大工程、山水林田湖草沙一体化保护和修复工程。科学推进荒漠化、石漠化、水土流失综合治理和历史遗留矿山生态修复，开展大规模国土绿化行动，实施河口、海湾、滨海湿地、典型海洋生态系统保护修复。推行草原森林河流湖泊休养生息，加强黑土地保护。有效应对气候变化对冰冻圈融化的影响。推进城市生态修复。加强生态保护修复监督评估。到2025年，森林覆盖率达到24.1%，草原综合植被盖度稳定在57%左右，湿地保护率达到55%。

（二十八）实施生物多样性保护重大工程。加快推进生物多样性保护优先区域和国家重大战略区域调查、观测、评估。完善以国家公园为主体的自然保护地体系，构筑生物多样性保护网络。加大珍稀濒危野生动植物保护拯救力度。加强生物遗传资源保护和管理，严格外来入侵物种防控。

（二十九）强化生态保护监管。用好第三次全国国土调查成果，构建完善生态监测网络，建立全国生态状况评估报告制度，加强重点区域流域海域、生态保护红线、自然保护地、县域重点生态功能区等生态状况监测评估。加强自然保护地和生态保护红线监管，依法加大生态破坏问题监督和查处力度，持续推进“绿盾”自然保护地强化监督专项行动。深入推动生态文明建设示范创建、“绿水青山就是金山银山”实践创新基地建设和美丽中国地方实践。

（三十）确保核与辐射安全。坚持安全第一、质量第一，实行最严格的安全标准和最严格的监管，持续强化在建和运行核电厂安全监管，加强核安全监管制度、队伍、能力建设，督促营运单位落实全面核安全责任。严格研究堆、核燃料循环设施、核技术利用等安全监管，积极稳妥推进放射性废物、伴生放射性废物处置，加强电磁辐射污染防治。强化风险预警监测和应急响应，不断提升核与辐射安全保障能力。

（三十一）严密防控环境风险。开展涉危险废物涉重金属企业、化工园区等重点领域环境风险调查评估，完成重点河流突发水污染事件“一河一策一图”全覆盖。开展涉铊企业排查整治行动。加强重金属污染防控，到2025年，全国重点行业重点重金属污染物排放量比2020年下降5%。强化生态环境与健康管理。健全国家环境应急指挥平台，推进流域及地方环境应急物资库建设，完善环境应急管理体系。

七、提高生态环境治理现代化水平

（三十二）全面强化生态环境法治保障。完善生态环境保护法律法规和适用规则，在法治轨道上推进生态环境治理，依法对生态环境违法犯罪行为严惩重罚。推进重点区域协同立法，探索深化区域执法协作。完善生态环境标准体系，鼓励有条件的地方制定出台更加严格的标准。健全生态环境损害赔偿制度。深化环境信息依法披露制度改革。加强生态环境保护法律宣传普及。强化生态环境行政执法与刑事司法衔接，联合开展专项行动。

（三十三）健全生态环境经济政策。扩大环境保护、节能节水等企业所得税优惠目录范围，完善绿色电价政策。大力发展绿色信贷、绿色债券、绿色基金，加快发展气候投融资，在环境高风险领域依法推行环境污染强制责任保险，强化对金融机构的绿色金融业绩评价。加快推进排污权、用能权、碳排放权市场化交易。全面实施环保信用评价，发挥环境保护综合名录的引导作用。完善市场化多元化生态保护补偿，推动长江、黄河等重要流域建立全流域生态保护补偿机制，建立健全森林、草原、湿地、沙化土地、海洋、水流、耕地等领域生态保护补偿制度。

（三十四）完善生态环境资金投入机制。各级政府要把生态环境作为财政支出的重点领域，把生态环境资金投入作为基础性、战略性投入予以重点保障，确保与污染防治攻坚任务相匹配。加快生态环境领域省以下财政事权和支出责任划分改革。加强有关转移支付分配与生态环境质量改善相衔接。综合运用土地、规划、金融、税收、价格等政策，引导和鼓励更多社会资本投入生态环境领域。

（三十五）实施环境基础设施补短板行动。构建集污水、垃圾、固体废物、危险废物、医疗废物处理处置设施和监测监管能力于一体的环境基础设施体系，形成由城市向建制镇和乡村延伸覆盖的环境基础设施网络。开展污水处理厂差别化精准提标。优先推广运行费用低、管护简便的农村生活污水治理技术，加强农村生活污水处理设施长效化运行维护。推动省域内危险废物处置能力与产废情况总体匹配，加快完善医疗废物收集转运处置体系。

（三十六）提升生态环境监管执法效能。全面推行排污许可“一证式”管理，建立基于排污许可证的排污单位监管执法体系和自行监测监管机制。建立健全以污染源自动监控为主的非现场监管执法体系，强化关键工况参数和用水用电等控制参数自动监测。加强移动源监管能力建设。深入开展生活垃圾焚烧发电行业达标排放专项整治。全面禁止进口“洋垃圾”。依法严厉打击危险废物非法转移、倾倒、处置等环境违法犯罪，严肃查处环评、监测等领域弄虚作假行为。

（三十七）建立完善现代化生态环境监测体系。构建政府主导、部门协同、企业履责、社会参与、公众监督的生态环境监测格局，建立健全基于现代感知技术和大数据技术的生态环境监测网络，优化监测站网布局，实现环境质量、生态质量、污染源监测全覆盖。提升国家、区域流域海域和地方生态环境监测基础能力，补齐细颗粒物和臭氧协同控制、水生态环境、温室气体排放等监测短板。加强监测质量监督检查，确保数据真实、准确、全面。

（三十八）构建服务型科技创新体系。组织开展生态环境领域科技攻关和技术创新，规范布局建设各类创新平台。加快发展节能环保产业，推广生态环境整体解决方案、托管服务和第三方治理。构建智慧高效的生态环境管理信息化体系。加强生态环境科技成果转化服务，组织开展百城千县万名专家生态环境科技帮扶行动。

八、加强组织实施

（三十九）加强组织领导。全面加强党对生态环境保护工作的领导，进一步完善中央统筹、省负总责、市县抓落实的攻坚机制。强化地方各级生态环境保护议事协调机制作用，研究推动解决本地区生态环境保护重要问题，加强统筹协调，形成工作合力，确保日常工作机构有场所、有人员、有经费。加快构建减污降碳一体谋划、一体部署、一体推进、一体考核的制度机制。研究制定强化地方党政领导干部生态环境保护责任有关措施。

（四十）强化责任落实。地方各级党委和政府要坚决扛起生态文明建设政治责任，深入打好污染防治攻坚战，把解决群众身边的生态环境问题作为“我为群众办实事”实践活动的重要内容，列出清单、建立台账，长期坚持、确保实效。各有关部门要全面落实生态环境保护责任，细化实化污染防治攻坚政策措施，分工协作、共同发力。各级人大及其常委会加强生态环境保护立法和监督。各级政协加大生态环境保护专题协商和民主监督力度。各级法院和检察院加强环境司法。生态环境部要做好任务分解，加强调度评估，重大情况及时向党中央、国务院报告。

（四十一）强化监督考核。完善中央生态环境保护督察制度，健全中央和省级两级生态环境保护督察体制，将污染防治攻坚战任务落实情况作为重点，深化例行督察，强化专项督察。深入开展重点区域、重点领域、重点行业监督帮扶。继续开展污染防治攻坚战成效考核，完善相关考核措施，强化考核结果运用。

（四十二）强化宣传引导。创新生态环境宣传方式方法，广泛传播生态文明理念。构建生态环境治理全民行动体系，发展壮大生态环境志愿服务力量，深入推动环保设施向公众开放，完善生态环境信息公开和有奖举报机制。积极参与生态环境保护国际合作，讲好生态文明建设“中国故事”。

（四十三）强化队伍建设。完善省以下生态环境机构监测监察执法垂直管理制度，全面推进生态环境监测监察执法机构能力标准化建设。将生态环境保护综合执法机构列入政府行政执法机构序列，统一保障执法用车和装备。持续加强生态环境保护铁军建设，锤炼过硬作风，严格对监督者的监督管理。注重选拔在生态文明建设和生态环境保护工作中敢于负责、勇于担当、善于作为、实绩突出的干部。按照有关规定表彰在污染防治攻坚战中成绩显著、贡献突出的先进单位和个人。

出处：新华社 11 月 7 日电

2030 年前碳达峰行动方案(节选)

(九) 绿色低碳全民行动。

2. 推广绿色低碳生活方式。坚决遏制奢侈浪费和不合理消费,着力破除奢靡铺张的歪风陋习,坚决制止餐饮浪费行为。在全社会倡导节约用能,开展绿色低碳社会行动示范创建,深入推进绿色生活创建行动,评选宣传一批优秀示范典型,营造绿色低碳生活新风尚。大力发展绿色消费,推广绿色低碳产品,完善绿色产品认证与标识制度。提升绿色产品在政府采购中的比例。

出处:国务院关于印发2030年前碳达峰行动方案的通知(国发〔2021〕23号)

中国公民生态环境与健康素养(节选)

第一部分
中国公民生态环境与健康素养

一、基本理念

1. 良好生态环境是人类健康生存和发展的基础。

2. 环境与健康息息相关。

3. 环境污染和生态破坏是影响健康的重要风险因素。

4. 环境与健康安全不存在“零风险”。

5. 防范环境健康风险要以预防为主。

6. 良好的行为习惯能减少环境污染、降低健康风险。

7. 保护生态环境、维护健康人人有责。

二、基本知识

8. 暴露是环境健康风险的决定因素。

9. 不同人群对环境危害因素的敏感性不同。

10. 空气污染会对呼吸系统、心血管系统等造成不良影响。

11. 清洁水环境和安全饮用水是维护公众健康的基础。

12. 土壤污染影响土壤功能和有效利用,危害公众健康。
13. 海洋污染危及海产品安全,影响海洋生态系统和人类健康。
14. 保护生物多样性,维护生态平衡,有利于人类健康和可持续发展。
15. 气候变化对生态环境的负面影响增加健康风险。
16. 辐射无处不在,但不必谈“核”色变。
17. 合理分类和处置生活垃圾,既保护环境也利于健康。
18. 保持生活环境的卫生可减少疾病的发生与传播。
19. 工作和生活中不当使用或处置有毒有害物质会带来潜在健康风险。
20. 噪声污染干扰正常生活,影响身体健康。

三、基本行为和技能

21. 践行公民生态环境行为规范,减少污染产生。
22. 选择低碳出行,践行绿色消费。
23. 掌握生活垃圾分类知识,正确分类投放垃圾。
24. 保护野生动植物,革除交易、滥食野生动物陋习。
25. 主动了解生态环境信息和法律法规标准,学习环境健康风险防范知识。
26. 会识别常见的危险标识及生态环境保护警告标志,保护自身健康和安全。
27. 根据环境空气质量信息和个人、居家情况,采取有效防护措施。
28. 发生环境污染事件并可能危害健康时,按照政府部门和专业人员的指导应对。
29. 通过“12369”举报污染环境、破坏生态影响公众健康的违法行为。
30. 主动参与生态环境保护,维护公共环境权利和个人健康权益。

出处:生态环境部关于发布《中国公民生态环境与健康素养》的公告(公告 2020 年第 36 号)

国家环境保护环境与健康工作办法(试行)

第一章 总 则

第一条 为加强环境健康风险管理,推动保障公众健康理念融入环境保护政策,指导和规范环境保护部门环境与健康工作,根据《中华人民共和国环境保护法》《“健康中国 2030”规划纲要》等法律法规和政策,制定本办法。

第二条 本办法适用于环境保护部门为预防和控制与健康损害密切相关的环境因素,最大限度防止企业事业单位和其他生产经营者因污染环境导致健康损害问题的发生或削弱其影响程度而开展的环境与健康监测、调查、风险评估和风险防控等活动。

本办法不适用于预防和控制与健康损害密切相关的原生环境因素和职业环境因素。

第三条　本办法中下列用语的含义是：

（一）环境健康风险指环境污染（生物、化学和物理）对公众健康造成不良影响的可能性，对这种可能性进行定性或定量的估计称为环境健康风险评估。

（二）环境健康风险监测指为动态掌握环境健康风险变化趋势，针对与健康密切相关的环境因素持续、系统开展的监测活动，监测内容包括环境健康风险源、环境污染因子暴露水平等。

（三）环境与健康调查指为掌握当前或历史上环境污染与公众健康状况之间的关系而组织的调查，调查内容包括污染源调查、环境质量状况调查、暴露调查和健康状况调查等。

（四）环境健康风险防控指为有效预防、控制和降低环境健康风险而采取的环境管理措施，内容包括环境监管和公民环境与健康素养提升等。

第四条　环境保护部负责指导、规范和协调环境与健康工作的开展。

（一）建立健全以防范公众健康风险为核心的环境与健康监测、调查和风险评估制度，拟定环境与健康政策、规划，起草法律法规草案，制修订相关基准和标准，实施环境健康风险防控；

（二）建立环境健康风险监测与评估技术体系，指导和协调重点区域、流域、行业环境与健康调查；

（三）引导环境与健康科学研究及创新，推动国际合作；

（四）实施公民环境与健康素养提升、环境健康风险交流和科普宣传工作；

（五）指导地方环境保护主管部门开展环境与健康工作。

第五条　设区的市级以上地方环境保护主管部门在本级地方人民政府领导或上级环境保护主管部门指导下，负责开展本行政区域内的环境与健康工作。制定部门环境与健康工作规划和计划，推动环境与健康工作纳入地区国民经济和社会发展规划及环境保护规划；根据工作需要提请本级人民政府建立环境与健康工作协调机制，推动环境保护、卫生计生等相关部门协作应对危害公众健康的环境问题。

相邻区域的地方环境保护主管部门应加强跨行政区域的环境与健康工作合作，协同防控和应对环境健康风险。

相邻区域的共同上级环境保护主管部门应推动、指导、监督跨行政区域环境与健康工作联动开展。

第六条　环境保护部和省级环境保护主管部门应设立环境健康风险评估专家委员会（以下简称专家委员会），并制定专家委员会章程。

专家委员会以提供咨询、论证的方式辅助环境保护主管部门开展环境与健康工作。

第七条 环境与健康信息涉及国家秘密、工作秘密、商业秘密及个人隐私的，环境保护主管部门应依照国家相关法律法规和有关规定进行管理。

第二章 监测、调查和风险评估

第八条 环境保护部统筹规划国家环境健康风险监测工作，制定监测方案并组织实施。

省级环境保护主管部门可按照国家环境健康风险监测相关技术规范，开展本行政区域内环境健康风险监测工作。

各级环境保护主管部门应推动环境健康风险监测纳入环境保护规划。

第九条 有下列情形之一的，设区的市级以上环境保护主管部门应组织开展环境与健康调查。

（一）环境保护主管部门根据环境管理需要，结合实际情况制定调查计划的；

（二）对环境健康风险监测结果进行风险评估，评估结果表明风险超过可接受水平，经研究确有调查必要的；

（三）公众对环境污染影响健康问题反复投诉，经研究确有调查必要的。

第十条 环境健康风险评估对象包括重点区域、流域和行业、建设项目以及污染地块等。

（一）设区的市级以上环境保护主管部门应在环境与健康监测、调查工作的基础上，针对重点区域、流域和行业开展环境健康风险评估，识别主要风险来源，评估风险发生的可能性及其危害程度。

（二）各级环境保护主管部门应依据《建设项目环境影响评价技术导则总纲》等技术规范，要求建设单位对存在较大公众健康风险的建设项目开展影响公众健康的潜在环境风险因素识别并分析主要暴露途径。

（三）对用途拟变更为居住用地和商业、学校、医疗、养老机构等公共设施用地的污染地块，设区的市级环境保护主管部门应当书面通知土地使用权人，按照污染地块管理有关要求开展风险评估，重点关注公众健康风险。

第十一条 设区的市级以上环境保护主管部门应组织专家研究，加强对环境与健康监测、调查及风险评估结果的应用。

（一）环境健康风险超过可接受水平的，应提出针对性的风险防控对策措施，必要时可提请本级人民政府协调卫生计生等相关部门开展环境与健康调查；

（二）环境污染已经对公众健康造成损害的，应将调查结果报送本级人民政府、上级环境保护主管部门，提出环境污染治理措施，并将涉事区域、流域和行业纳入环境健康风险监测工作范围，实施持续动态监测，必要时依据国家相关法律法规开展应急处置；

（三）对于在环境与健康监测、调查等工作中发现的有利于健康的环境因素，环境保护主管部门应协调组织加强保护，避免环境污染和破坏。

第三章 环境健康风险防控

第十二条 各级环境保护主管部门应将环境健康风险评估与日常环境管理业务相结合，以解决危害公众健康的突出环境问题为导向，依据环境与健康相关法律法规、政策和技术规定，综合评估并筛选重点区域、流域和行业以及优先控制污染物，落实各项风险防控措施。

第十三条 根据对公众健康和生态环境的危害和影响程度，环境保护部依法公布有毒有害污染物名录和优先控制化学品名录，实行风险管理。

设区的市级以上环境保护主管部门应依据有毒有害污染物名录，结合环境与健康监测、调查、风险评估结果，将已对公众健康造成严重损害或具有较高环境健康风险的相关企业事业单位纳入重点排污单位名录，将有毒有害污染物相关管理要求纳入排污许可制度管理，并依法对排污单位安全隐患排查、风险防范措施等行为进行监督检查。

各级环境保护主管部门应对列入优先控制化学品名录的化学品，针对其产生环境风险、健康风险的主要环节，依据相关政策法规，结合经济技术可行性采取纳入排污许可制度管理、限制使用、鼓励替代、实施清洁生产审核及信息公开制度等风险防控措施，最大限度降低化学品的生产、使用对公众健康和环境的重大影响。

第十四条 环境保护部对环境基准工作进行统一监督管理，组织制定并发布基于公众健康的水环境基准、大气环境基准、土壤环境基准及其他基准，并作为国家和地方环境标准制修订和环境质量评价的重要依据。

环境保护部结合环境管理需要建立环境与健康标准体系，组织制定并发布环境与健康监测、调查、暴露评估、风险评估和信息标准等管理规范类标准，为评估环境健康风险、实施风险防控提供技术保障。

第十五条 各级环境保护主管部门应根据环境管理需要引导环境与健康科学技术研究、开发和应用，促进环境与健康能力建设，支持产学研结合，推动科技创新。

第十六条 对环境污染影响公众健康的情况，公民、法人和其他组织可以通过信函、传真、微信、电子邮件、“12369”环保举报热线、政府网站等途径，向环境保护主管部门举报。

第十七条 各级环境保护主管部门应通过电视、广播、报纸和网络等媒体宣传普及环境与健康相关政策法规和科学知识，提升公民环境与健康素养。

第四章 附 则

第十八条 本办法由环境保护部负责解释。

第十九条 本办法自发布之日起实施。

出处：生态保护部办公厅关于印发《国家环境保护环境与健康工作办法（试行）》的通知（环办科技〔2018〕5号）

全国爱卫办关于深入开展爱国卫生运动强化市场环境整治的通知(节选)

全爱卫办发〔2020〕4号

各省、自治区、直辖市及新疆生产建设兵团爱卫办:

当前全国新冠肺炎疫情防控形势总体稳定,但近期部分地区出现零星散发病例和聚集性疫情,疫情防控工作仍然存在不确定性,防控仍处于关键期。各地要进一步提高认识,坚决贯彻落实党中央、国务院决策部署,积极采取有效措施,巩固当前来之不易的疫情防控成效,坚决防止疫情扩散蔓延。要持续强化爱国卫生运动,全面加强农贸市场等各类重点场所的环境卫生综合整治,落实环境消杀措施,打造整洁、卫生的城乡环境,降低传染病通过环境传播的风险。现就有关要求通知如下:

一、开展市场环境综合整治

各地要把维护人民群众健康放在第一位,充分发挥爱国卫生运动的组织动员优势,发动各部门各单位,加强风险排查,认真落实国务院联防联控机制综合组印发的《关于全面精准开展环境卫生和消毒工作的通知》(联防联控机制综发〔2020〕195号),协调发动有关部门,开展市场及其周边的环境整治工作。一是全面整治市场所有摊位及市场周边的环境卫生,强化日常清扫保洁制度,及时清运垃圾,保持垃圾暂存地周边清洁。彻底清理卫生死角,地面无垃圾杂物和积水、下水道通畅干净,营造干净整洁的市场环境。二是在专业部门指导下落实好市场清洁消毒等防控措施,保持室内空气流通,对操作台面、下水道、垃圾桶、卫生洁具、工作服等高频接触部位和市场内公厕、水池、垃圾收集点、运输车辆等定时进行清扫保洁和消毒。三是加强垃圾储运、污水处理、给排水、厕所等基础设施建设和维修维护,配备方便的洗手设施和清洁用品,保障市场硬件设施设备运转良好。四是鼓励有条件的市场通过委托第三方机构等方式定期开展市场内外环境监测,做到早发现、早处置,消除传染源,杜绝各类传染病疫情的发生。

二、强化健康知识科普和个人防护措施落实

各地要进一步加强健康科普宣传,强化市场相关人员管理,督促落实好个人防护措施。一是组织对农贸市场、农产品批发市场、食品生产经营单位等管理人员开展培训,强化人员管理,督促其增强社会责任感,提升防病意识,切实落实市场通风、清洁、消毒、定期休市、人员体温监测、健康码核验、发现可疑症状及时报告等各项卫生管理制度。二是加强与农产品、食品直接接触的各类仓储、销售人员及保洁等从业人员的管理和培训，落实防护措施，切实降低疫情通过市场交易等环节传播的风险。三是对商户和摊主开展传染病防控、环境消毒、个人防护等方面的知识科普宣传，指导做好个人防护，督促其落实好摊位卫生保洁，共创干净整洁的市场环境。四是要针对前往市场购物人员开展广泛的科普宣传，提升群众公共卫生安全意识，配合市场开展体温测量等措施，外出购物时做好个人防护，促进疫情防控工作依法有序开展。五是要充分利用报纸、电视、互联网等媒体，通过各种通俗易懂的形式，持续开展好健康知识科普活动，引导广大群众坚持科学佩戴口罩、正确规范洗手、保持社交距离、看病网上预约等文明卫生习惯。

三、统筹做好夏季卫生防病工作

各地要持续巩固好疫情防控期间城乡环境卫生整治的良好成果，深入推动以常态化疫情防控为重点的爱国卫生运动，统筹做好夏季卫生防病工作。一是要结合卫生城镇创建及巩固工作，进一步完善城乡公共卫生环境基础设施，加强对机场、车站、商场等人员聚集重点场所和背街小巷、城中村、城乡结合部、老旧居民区等薄弱环节的卫生管理，清除公共区域的卫生死角，做到无垃圾成堆、无污水横流、无杂物乱堆、无禽畜放养，建立环境卫生治理长效机制，营造良好的城乡卫生环境，从源头上切断疾病传播的途径。二是开展夏季病媒生物防制工作，根据本地气候特点、夏季传染病流行趋势和病媒生物危害情况，组织开展以灭蚊为重点的病媒生物防制活动，要坚持预防为主、专群结合，全面排查本地病媒生物孳生的重点场所，充分发动机关、企事业单位、村(居)委会和城乡社区居民，强化环境治理，组织专业病媒防制队伍，开展病媒生物消杀工作，从源头上铲除病媒生物孳生地，降低病媒生物密度，防止传染病通过媒介传播，特别是防范新冠肺炎疫情与病媒传染病叠加传播的风险。

四、确保责任落实到位

各地爱卫办要切实加强组织领导，提高认识，针对本地实际抓紧研究部署，充分发挥爱国卫生运动的统筹协调和组织发动优势，在党委政府领导下，会同有关单位，进一步明确相关工作的属地、部门、单位、个人“四方责任”。要加强对重点场所、重点单位的督促指导，责任务必落实到场所、到单位，落实到人，建立部门沟通协调反馈机制，组织开展多部门联合检查，适时对环境卫生脏乱差的场所及病媒生物密度超标的责任单位进行曝光，对发现的问题及时督促整改，确保各项工作落实。

全国爱卫办
2020 年 6 月 22 日

(信息公开形式：主动公开)

出处：全国爱卫办关于深入开展爱国卫生运动强化市场环境整治的通知(全爱卫办发〔2020〕4 号)

关于加强农村公共厕所建设和管理的通知

各省、自治区、直辖市农业农村(农牧)厅(局、委)、自然资源厅(局)、生态环境(环境保护)厅(局)、住房城乡建设厅(局、委)、文化和旅游厅(局)、卫生健康委、乡村振兴局,新疆生产建设兵团农业农村局、自然资源局、生态环境局、住房城乡建设局、文化体育广电和旅游局、卫生健康委、乡村振兴局:

为贯彻习近平总书记关于深入推进农村厕所革命的重要指示精神,落实《农村人居环境整治提升五年行动方案(2021—2025年)》部署要求,科学指导各地农村公共厕所的建设和管理工作,不断增强农民群众获得感幸福感,现将有关事项通知如下。

一、切实提高思想认识。农村公共厕所建设与管理对于方便农民生活、保障农民身体健康、提升农民生活品质具有重要意义,是体现乡村文明程度和农村人居环境改善的重要方面。近年来,农村公共厕所建设取得积极进展,但一些地方还存在布局不合理、管护不到位、保障不足等问题。各地要切实提高思想认识,强化责任担当,把加强农村公共厕所建设和管理作为推进农村厕所革命、改善农村人居环境的重要举措,把数量服从质量、进度服从实效、求好不求快的原则要求贯穿始终,坚持因地制宜、科学布局、建管并重、长效运行,确保建得成、用得上、长受益,真正把好事办好,让群众满意。

二、因需建设科学布局。建设农村公共厕所要切合实际、实事求是,充分听取农民意见,根据区位条件、村庄大小、人口规模、产业特点、民风民俗、人员流动等科学论证必要性和可行性,避免盲目建设、重复建设、过度建设,造成资源浪费。加强规划引导,充分考虑服务半径合理选址,充分结合相关公共服务设施统筹建设,充分利用现有公共厕所资源,既方便农民使用,又易于建设管护。突出建设重点,加快农村社区综合服务中心、基层综合性文化活动中心、集贸市场、乡村旅游景区(点)等公共场所,国省干线公路、农村公路沿线以及中心村等人口较集中区域公共厕所建设;"空心村"、拟搬迁撤并类村庄等确需建设的,可通过建设简易或可移动公共厕所暂时解决农民群众使用卫生厕所问题。将公共厕所及服务用房的用地作为乡村公共基础设施用地的重要组成部分,切实加以保障。公共厕所外观和色调应与周边环境、村庄风貌相协调,规范设置统一醒目的公共厕所指引标识,鼓励用信息化手段增加厕所共享率。各地应结合实际按适宜比例设置男女厕位。

三、强化技术支撑保障。要因地制宜选择厕所技术模式,宜水则水、宜旱则旱。鼓励采用生态环保、低成本、易维护的成熟技术,以及节水、节能、防冻、除臭等新技术、新材料。各地要结合实际制定完善农村公共厕所相关标准规范。统筹推进农村厕所建设与生活污水处理,有条件的地方将厕所粪污纳入污水管网统一处理,暂不具备条件的要强化粪污管理，倡导粪污就地就近无害化处理与资源化利用，避免粪污直排。公共厕所应满足卫生、安全、私密性的基本要求，配置必要的照明采光、通风除臭、防蝇防蚊、清洁消毒等设施设备。鼓励配套建设无障碍设施。定期对公共厕所设施设备进行检查和维修，确保常年全天开放和正常使用。

四、健全长效管护机制。要明确农村公共厕所管护标准，确保专人管、有经费、定时清、无异味，乡村景区公共厕所要符合景区管理标准。加快构建市县责任主体、镇村管护主体、农民受益主体的“三位一体”农村公共厕所管护责任体系。市县要健全工作举措，制订运行管理办法，加强督促落实。镇村要落实具体管护责任，明确管理措施，加强日常检查、管护、维护。要充分发挥农村基层党组织领导作用和党员模范先锋作用，进一步发挥共青团、妇联等群团组织作用，推广以工代赈等方式，组织动员村民自觉参与公共厕所建设和管理。利用好公益性岗位，将公共厕所管护与垃圾收运、绿化养护、设施维护等多岗位有机融合。地方各级政府要多方筹措建设与管理资金。鼓励实力较强的村级组织自主投入，鼓励企业、社会团体、个人等参与农村公共厕所的建设和管理。

五、倡导文明如厕风尚。充分利用传统媒体和新媒体，广泛宣传各地农村公共厕所建设管理的好经验、好做法，引导农民群众参与公共厕所建设与管理，爱护厕所设备和环境卫生。通过进村入户宣讲、张贴宣传画、设置提醒牌等多种形式，加大公共厕所文明科普宣传，教育引导农民群众逐步养成良好如厕习惯，形成健康向上、文明和谐的厕所文化。有条件的地方可开展“最美农村公厕”“星级农村公厕”等评选活动，提高社会关注度和参与度，营造文明如厕的良好氛围。

农业农村部办公厅　自然资源部办公厅
生态环境部办公厅　住房城乡建设部办公厅
文化和旅游部办公厅　国家卫生健康委办公厅
国家乡村振兴局综合司
2022年8月8日

出处：关于加强农村公共厕所建设和管理的通知

关于加快推进城镇环境基础设施建设指导意见

国家发展改革委　生态环境部　住房城乡建设部　国家卫生健康委

环境基础设施是基础设施的重要组成部分，是深入打好污染防治攻坚战、改善生态环境质量、增进民生福祉的基础保障，是完善现代环境治理体系的重要支撑。为加快推进城镇环境基础设施建设,提升基础设施现代化水平,推动生态文明建设和绿色发展,按照党中央、国务院决策部署,根据《中华人民共和国国民经济和社会发展第十四个五年规划和2035年远景目标纲要》,现提出如下意见。

一、总体要求

(一)指导思想。以习近平新时代中国特色社会主义思想为指导,全面贯彻党的十九大和十九届历次全会精神,深入贯彻习近平生态文明思想,立足新发展阶段,完整、准确、全面贯彻新发展理念,构建新发展格局,推动高质量发展,深化体制机制改革创新,加快转变发展方式,着力补短板、强弱项,优布局、提品质,全面提高城镇环境基础设施供给质量和运行效率,推进环境基础设施一体化、智能化、绿色化发展,逐步形成由城市向建制镇和乡村延伸覆盖的环境基础设施网络,推动减污降碳协同增效,促进生态环境质量持续改善,助力实现碳达峰、碳中和目标。

(二)工作原则。

坚持系统观念。注重系统谋划、统筹推进,适度超前投资建设,提升城镇环境基础设施供给能力,推动共建共享、协同处置,以城带乡提高环境基础设施水平。

坚持因地制宜。根据不同地区经济社会发展现状以及环境基础设施建设情况,分类施策,精准发力,加快补齐短板弱项,有序推进城镇环境基础设施转型升级。

坚持科技赋能。加强城镇环境基础设施关键核心技术攻关,突破技术瓶颈。加快环境污染治理技术创新和科技成果转化,推广先进适用技术装备,提升技术和管理水平。

坚持市场导向。发挥市场配置资源的决定性作用,规范市场秩序,营造公平公正的市场环境,激活各类主体活力。创新城镇环境基础设施投资运营模式,引导社会资本广泛参与,形成权责明确、制约有效、管理专业的市场化运行机制。

(三)总体目标。到2025年,城镇环境基础设施供给能力和水平显著提升,加快补齐重点地区、重点领域短板弱项,构建集污水、垃圾、固体废物、危险废物、医疗废物处理处置设施和监测监管能力于一体的环境基础设施体系。到2030年,基本建立系统完备、高效实用、智能绿色、安全可靠的现代化环境基础设施体系。

2025年城镇环境基础设施建设主要目标:

污水处理及资源化利用。新增污水处理能力2 000万立方米/日,新增和改造污水收集管网8万公里,新建、改建和扩建再生水生产能力不少于1 500万立方米/日,县城污水处理率达到95%以上,地级及以上缺水城市污水资源化利用率超过25%,城市污泥无害化处置率达到90%。

生活垃圾处理。生活垃圾分类收运能力达到70万吨/日左右,城镇生活垃圾焚烧处理能力达到80万吨/日左右。城市生活垃圾资源化利用率达到60%左右,城市生活垃圾焚烧处理能力占无害化处理能力比重达到65%左右。

固体废物处置。固体废物处置及综合利用能力显著提升,利用规模不断扩大,新增大宗固体废物综合利用率达到 60%。

危险废物、医疗废物处置。基本补齐危险废物、医疗废物收集处理设施短板，危险废物处置能力充分保障，技术和运营水平进一步提升，县级以上城市建成区医疗废物全部实现无害化处置。

二、加快补齐能力短板

（四）健全污水收集处理及资源化利用设施。推进城镇污水管网全覆盖，推动生活污水收集处理设施“厂网一体化”。加快建设完善城中村、老旧城区、城乡结合部、建制镇和易地扶贫搬迁安置区生活污水收集管网。加大污水管网排查力度，推动老旧管网修复更新。长江干流沿线地级及以上城市基本解决市政污水管网混错接问题，黄河干流沿线城市建成区大力推进管网混错接改造，基本消除污水直排。统筹优化污水处理设施布局和规模，大中型城市可按照适度超前的原则推进建设，建制镇适当预留发展空间。京津冀、长三角、粤港澳大湾区、南水北调东线工程沿线、海南自由贸易港、长江经济带城市和县城、黄河干流沿线城市实现生活污水集中处理能力全覆盖。因地制宜稳步推进雨污分流改造。加快推进污水资源化利用，结合现有污水处理设施提标升级、扩能改造，系统规划建设污水再生利用设施。

（五）逐步提升生活垃圾分类和处理能力。建设分类投放、分类收集、分类运输、分类处理的生活垃圾处理系统。合理布局生活垃圾分类收集站点，完善分类运输系统，加快补齐分类收集转运设施能力短板。城市建成区生活垃圾日清运量超过 300 吨地区加快建设垃圾焚烧处理设施。不具备建设规模化垃圾焚烧处理设施条件的地区，鼓励通过跨区域共建共享方式建设。按照科学评估、适度超前的原则，稳妥有序推进厨余垃圾处理设施建设。加强可回收物回收、分拣、处置设施建设，提高可回收物再生利用和资源化水平。

（六）持续推进固体废物处置设施建设。推进工业园区工业固体废物处置及综合利用设施建设，提升处置及综合利用能力。加强建筑垃圾精细化分类及资源化利用，提高建筑垃圾资源化再生利用产品质量，扩大使用范围，规范建筑垃圾收集、贮存、运输、利用、处置行为。健全区域性再生资源回收利用体系，推进废钢铁、废有色金属、报废机动车、退役光伏组件和风电机组叶片、废旧家电、废旧电池、废旧轮胎、废旧木制品、废旧纺织品、废塑料、废纸、废玻璃等废弃物分类利用和集中处置。开展 100 个大宗固体废弃物综合利用示范。

（七）强化提升危险废物、医疗废物处置能力。全面摸排各类危险废物产生量、地域分布及利用处置能力现状，科学布局建设与产废情况总体匹配的危险废物集中处置设施。加强特殊类别危险废物处置能力，对需要特殊处置及具有地域分布特征的危险废物，按照全国统筹、相对集中的原则，以主要产业基地为重点，因地制宜建设一批处置能力强、技术水平高的区域性集中处置基地。建设国家和 6 个区域性危险废物风险防控技术中心、20 个区域性特殊危险废物集中处置中心。积极推进地级及以上城市医疗废物应急处置能力建设，健全县域医疗废物收集转运处置体系，推动现有医疗废物集中处置设施提质升级。

三、着力构建一体化城镇环境基础设施

（八）推动环境基础设施体系统筹规划。突出规划先行，按照绿色低碳、集约高效、循环发展的原则，统筹推进城镇环境基础设施规划布局，依据城市基础设施建设规划、生态环境保护规划，做好环境基础设施选址工作。鼓励建设污水、垃圾、固体废物、危险废物、医疗废物处理处置及资源化利用“多位一体”的综合处置基地，推广静脉产业园建设模式，推进再生资源加工利用基地（园区）建设，加强基地（园区）产业循环链接，促进各类处理设施工艺设备共用、资源能源共享、环境污染共治、责任风险共担，实现资源合理利用、污染物有效处置、环境风险可防可控。持续推进县域生活垃圾和污水统筹治理，支持有条件的地方垃圾污水处理设施和服务向农村延伸。

（九）强化设施协同高效衔接。发挥环境基础设施协同处置功能，打破跨领域协同处置机制障碍，重点推动市政污泥处置与垃圾焚烧、渗滤液与污水处理、焚烧炉渣与固体废物综合利用、焚烧飞灰与危险废物处置、危险废物与医疗废物处置等有效衔接，提升协同处置效果。推动生活垃圾焚烧设施掺烧市政污泥、沼渣、浓缩液等废弃物，实现焚烧处理能力共用共享。对于具备纳管排放条件的地区或设施，探索在渗滤液经预处理后达到环保和纳管标准的前提下，开展达标渗滤液纳管排放。在沿海缺水地区建设海水淡化工程，推广浓盐水综合利用。

四、推动智能绿色升级

（十）推进数字化融合。充分运用大数据、物联网、云计算等技术，推动城镇环境基础设施智能升级，鼓励开展城镇废弃物收集、贮存、交接、运输、处置全过程智能化处理体系建设。以数字化助推运营和监管模式创新，充分利用现有设施建设集中统一的监测服务平台，强化信息收集、共享、分析、评估及预警，将污水、垃圾、固体废物、危险废物、医疗废物处理处置纳入统一监管，加大要素监测覆盖范围，逐步建立完善环境基础设施智能管理体系。加快建立全国医疗废物信息化管理平台，提高医疗废物处置现代化管理水平。加强污染物排放和环境质量在线实时监测，加大设施设备功能定期排查力度，增强环境风险防控能力。

（十一）提升绿色底色。采用先进节能低碳环保技术设备和工艺，推动城镇环境基础设施绿色高质量发展。对技术水平不高、运行不稳定的环境基础设施，采取优化处理工艺、加强运行管理等措施推动稳定达标排放。强化环境基础设施二次污染防治能力建设。加强污泥无害化资源化处理。规范有序开展库容已满生活垃圾填埋设施封场治理，加快提高焚烧飞灰、渗滤液、浓缩液、填埋气、沼渣、沼液处理和资源化利用能力。提升再生资源利用设施水平，推动再生资源利用行业集约绿色发展。

五、提升建设运营市场化水平

（十二）积极营造规范开放市场环境。健全城镇环境基础设施市场化运行机制，平等对待各类市场主体，营造高效规范、公平竞争、公正开放的市场环境。鼓励技术能力强、运营管理水平高、信誉度良好、有社会责任感的市场主体公平进入环境基础设施领域，吸引各类社会资本积极参与建设和运营。完善市场监管机制，规范市场秩序，避免恶性竞争。健全市场主体信用体系，加强信用信息归集、共享、公开和应用。

（十三）深入推行环境污染第三方治理。鼓励第三方治理模式和体制机制创新，按照排污者付费、市场化运作、政府引导推动的原则，以园区、产业基地等工业集聚区为重点，推动第三方治理企业开展专业化污染治理，提升设施运行水平和污染治理效果。建设 100 家左右深入推行环境污染第三方治理示范园区。遴选一批环境污染第三方治理典型案例，总结推广成熟有效的治理模式。

（十四）探索开展环境综合治理托管服务。鼓励大型环保集团、具有专业能力的环境污染治理企业组建联合体，按照统筹规划建设、系统协同运营、多领域专业化治理的原则，对区域污水、垃圾、固体废物、危险废物、医疗废物处理处置提供环境综合治理托管服务。重点结合 120 个县城建设示范地区开展环境综合治理托管服务试点，积极探索区域整体环境托管服务长效运营模式和监管机制。继续开展生态环境导向的开发模式项目试点。

六、健全保障体系

（十五）加强科技支撑。完善技术创新市场导向机制，强化企业技术创新主体地位，加大关键环境治理技术与装备自主创新力度，围绕厨余垃圾、污泥、焚烧飞灰、渗滤液、磷石膏、锰渣、富集重金属废物等固体废物处置和小型垃圾焚烧等领域存在的技术短板，征集遴选一批掌握关键核心技术、具备较强创新能力的单位进行集中攻关。完善技术创新成果转化机制，推动产学研用深度融合，支持首台（套）重大技术装备示范应用，强化重点技术与装备创新转化和应用示范，着力提高环保产业技术与装备水平。

（十六）健全价格收费制度。完善污水、生活垃圾、危险废物、医疗废物处置价格形成和收费机制。对市场化发展比较成熟、通过市场能够调节价费的细分领域，按照市场化方式确定价格和收费标准。对市场化发展不够充分、依靠市场暂时难以充分调节价费的细分领域，兼顾环境基础设施的公益属性，按照覆盖成本、合理收益的原则，完善价格和收费标准。积极推行差别化排污收费，建立收费动态调整机制，确保环境基础设施可持续运营。有序推进建制镇生活污水处理收费。推广按照污水处理厂进水污染物浓度、污染物削减量等支付运营服务费。放开再生水政府定价，由再生水供应企业和用户按照优质优价的原则自主协商定价。全面落实生活垃圾收费制度，推行非居民用户垃圾计量收费，探索居民用户按量收费，鼓励各地创新生活垃圾处理收费模式，不断提高收缴率。统筹考虑区域医疗机构特点、医疗废物产生情况及处理成本等因素，合理核定医疗废物处置收费标准，鼓励采取按重量计费方式，具备竞争条件的，收费标准可由医疗废物处置单位和医疗机构协商确定。医疗机构按照规定支付的医疗废物处置费用作为医疗成本，在调整医疗服务价格时予以合理补偿。

（十七）加大财税金融政策支持力度。落实环境治理、环境服务、环保技术与装备有关财政税收优惠政策。对符合条件的城镇环境基础设施项目，通过中央预算内投资等渠道予以支持，将符合条件的项目纳入地方政府专项债券支持范围。引导各类金融机构创新金融服务模式，鼓励开发性、政策性金融机构发挥中长期贷款优势，按照市场化原则加大城镇环境基础设施项目融资支持力度。在不新增地方政府隐性债务的前提下，支持符合条件的企业通过发行企业债券、资产支持证券募集资金用于项目建设，鼓励具备条件的项目稳妥开展基础设施领域不动产投资信托基金（REITs）试点。

（十八）完善统计制度。充分运用现有污水、垃圾、固体废物、危险废物、医疗废物统计体系，加强统计管理和数据整合，进一步完善环境基础设施统计指标体系。加强统计能力建设，提高统计数据质量。强化统计数据运用和信息共享。对工作量大、技术要求高、时效性强的有关统计工作，鼓励采取政府购买服务方式，委托第三方机构开展。

七、强化组织实施

（十九）加强组织领导。国家发展改革委、生态环境部、住房城乡建设部、国家卫生健康委等有关部门加强统筹协调，强化政策联动，按照职责分工协同推进城镇环境基础设施建设工作。地方人民政府要细化目标任务，明确责任分工，制定工作措施，推动工作有效落实。

（二十）强化要素保障。加强城镇环境基础设施项目谋划与储备，将符合条件的项目纳入国家重大建设项目库。坚持“资金、要素跟着项目走”，优先安排环境基础设施用地指标，加大资金多元投入，优化审批流程，提高审批效率，加快办理项目前期手续，确保各项工程按时顺利落地。

（二十一）建立评估机制。建立城镇环境基础设施评估机制，完善评估标准体系，通过自评、第三方评估等方式，适时开展各地情况评估。对城镇环境基础设施存在短板弱项的地方，加强指导督促，加快推进环境基础设施建设。

出处：国务院办公厅转发国家发展改革委等部门关于加快推进城镇环境基础设施建设指导意见的通知（国办函〔2022〕7号）

医疗废物集中处置设施能力建设实施方案

为认真贯彻落实习近平总书记关于加快补齐医疗废物、危险废物收集处理设施方面短板的重要指示精神，深入贯彻落实党中央、国务院决策部署，加强医疗废物管理，防止疾病传播，保护生态环境，保障人民群众生命健康，针对当前医疗废物处置能力布局不均衡、处置设备老化和处置标准低等问题，特制定本方案。

一、总体要求

以习近平新时代中国特色社会主义思想为指导，全面贯彻党的十九大和十九届二中、三中、四中全会精神，健全医疗废物收集转运处置体系，推动现有处置能力扩能提质，补齐处置能力缺口，提升治理能力现代化，推动形成与全面建成小康社会相适应的医疗废物处置体系。

二、实施目标

争取1—2年内尽快实现大城市、特大城市具备充足应急处理能力；每个地级以上城市至少建成1个符合运行要求的医疗废物集中处置设施；每个县(市)都建成医疗废物收集转运处置体系，实现县级以上医疗废物全收集、全处理，并逐步覆盖到建制镇，争取农村地区医疗废物得到规范处置。

三、主要任务

(一) 加快优化医疗废物集中处置设施布局。2020年5月底前，各地区要全面摸查本地区医疗废物集中处置设施建设情况，掌握各地市医疗废物集中处置设施覆盖辖区内医疗机构情况，以及处置不同类别医疗废物的能力短板。综合考虑地理位置分布、服务人口、城镇化发展速度、满足平时和应急需求等因素，优化本地区医疗废物集中处置设施布局，建立工作台账，明确建设进度要求。

(二) 积极推进大城市医疗废物集中处置设施应急备用能力建设。直辖市、省会城市、计划单列市、东中部地区人口1 000万以上城市、西部地区人口500万以上城市，对现有医疗废物处置能力进行评估，综合考虑未来医疗废物增长情况、应急备用需求，适度超前谋划、设计、建设。有条件的地区要利用现有危险废物焚烧炉、生活垃圾焚烧炉、水泥窑补足医疗废物应急处置能力短板。

(三) 大力推进现有医疗废物集中处置设施扩能提质。各地区要按照医疗废物集中处置技术规范等要求，在对现有医疗废物集中处置设施进行符合性排查基础上，加快推动现有医疗废物集中处置设施扩能提质改造，确保处置设施满足处置要求，并符合环境保护、卫生等相关法律法规要求。医疗废物处置设施超负荷、高负荷的地市要进行医疗废物处置设施提标改造，提升处置能力。2020年底前每个地级以上城市至少建成1个符合运行要求的医疗废物集中处置设施。

(四) 加快补齐医疗废物集中处置设施缺口。截止到2020年5月，尚没有医疗废物集中处置设施的(不含规划建设的)地级市，要加快规划选址，推动建设医疗废物集中处置设施，补齐设施缺口。鼓励人口50万以上的县(市)因地制宜建设医疗废物集中处置设施，医疗废物日收集处置量在5吨以上的地区，可以建设以焚烧、高温蒸煮等为主的处置设施。鼓励跨县(市)建设医疗废物集中处置设施，实现设施共享。鼓励为偏远基层地区配置医疗废物移动处置和预处理设施，实现医疗废物就地处置。

(五) 健全医疗废物收集转运处置体系。加快补齐县级医疗废物收集转运短板。依托跨区域医疗废物集中处置设施的县(区),要加快健全医疗废物收集转运处置体系。收集处置能力不足的偏远区县要新建收集处置设施。医疗废物集中处置单位要配备数量充足的收集、转运周转设施和具备相关资质的车辆。收集转运能力应当向农村地区延伸。

(六)建立医疗废物信息化管理平台。2021年底前,建立全国医疗废物信息化管理平台,覆盖医疗机构、医疗废物集中贮存点和医疗废物集中处置单位,实现信息互通共享,及时掌握医疗废物产生量、集中处置量、集中处置设施工作负荷以及应急处置需求等信息,提高医疗废物处置现代化管理水平。

四、保障措施

(一)加强组织领导,落实目标责任。各地区要按照国务院《医疗废物管理条例》和国家卫生健康委及有关部门《医疗机构废弃物综合治理工作方案》等要求,加强组织领导,落实目标责任,大力推进医疗废物处置设施建设。医疗机构和医疗废物集中处置单位分别承担医疗废物分类收集、分类贮存和转运处置的主体责任,要按照有关要求做好医疗废物处置工作。

(二)强化资金支持,加快建设进度。国家发展改革委会同有关部门研究出台支持政策,鼓励医疗废物处置设施建设。各地区要健全政策措施,加快推进医疗废物处置和转运设施建设相关工作。

(三)健全体制机制,形成工作合力。各地区要综合考虑区域内医疗机构总量和结构、医疗废物实际产生量及处理成本等因素,合理核定医疗废物处置收费标准。医疗机构按照规定支付的医疗废物处置费用作为医疗成本,在调整医疗服务价格时予以合理补偿。对跨区域建设医疗废物集中处置设施的地区,要建立协作机制和利益补偿机制。各地区发展改革部门要会同卫生健康、生态环境等部门建立工作协调机制,成立工作专班,按职责细化工作举措,及时交换信息,形成工作合力,共同推进医疗废物处置设施建设。

出处:发展改革委 卫生健康委 生态环境部关于印发《医疗废物集中处置设施能力建设实施方案》的通知(发改环资〔2020〕696号)

医疗机构废弃物综合治理工作方案

医疗机构废弃物管理是医疗机构管理和公共卫生管理的重要方面,也是全社会开展垃圾分类和处理的重要内容。为落实习近平总书记关于打好污染防治攻坚战的重要指示精神，加强医疗机构废弃物综合治理，实现废弃物减量化、资源化、无害化，针对当前存在的突出问题，借鉴国际经验，特制定本方案。

一、做好医疗机构内部废弃物分类和管理

（一）加强源头管理。医疗机构废弃物分为医疗废物、生活垃圾和输液瓶（袋）。通过规范分类和清晰流程，各医疗机构内形成分类投放、分类收集、分类贮存、分类交接、分类转运的废弃物管理系统。充分利用电子标签、二维码等信息化技术手段，对药品和医用耗材购入、使用和处置等环节进行精细化全程跟踪管理，鼓励医疗机构使用具有追溯功能的医疗用品、具有计数功能的可复用容器，确保医疗机构废弃物应分尽分和可追溯。（国家卫生健康委牵头，生态环境部参与）

（二）夯实各方责任。医疗机构法定代表人是医疗机构废弃物分类和管理的第一责任人，产生废弃物的具体科室和操作人员是直接责任人。鼓励由牵头医疗机构负责指导实行一体化管理的医联体内医疗机构废弃物分类和管理。实行后勤服务社会化的医疗机构要落实主体责任，加强对提供后勤服务组织的培训、指导和管理。适时将废弃物处置情况纳入公立医疗机构绩效考核。（国家卫生健康委负责）

二、做好医疗废物处置

（一）加强集中处置设施建设。各省份全面摸查医疗废物集中处置设施建设情况，要在2020年底前实现每个地级以上城市至少建成1个符合运行要求的医疗废物集中处置设施；到2022年6月底前，综合考虑地理位置分布、服务人口等因素设置区域性收集、中转或处置医疗废物设施，实现每个县（市）都建成医疗废物收集转运处置体系。鼓励发展医疗废物移动处置设施和预处理设施，为偏远基层提供就地处置服务。通过引进新技术、更新设备设施等措施，优化处置方式，补齐短板，大幅度提升现有医疗废物集中处置设施的处置能力，对各类医疗废物进行规范处置。探索建立医疗废物跨区域集中处置的协作机制和利益补偿机制。（省级人民政府负责）

（二）进一步明确处置要求。医疗机构按照《医疗废物分类目录》等要求制定具体的分类收集清单。严格落实危险废物申报登记和管理计划备案要求，依法向生态环境部门申报医疗废物的种类、产生量、流向、贮存和处置等情况。严禁混合医疗废物、生活垃圾和输液瓶（袋），严禁混放各类医疗废物。规范医疗废物贮存场所（设施）管理，不得露天存放。及时告知并将医疗废物交由持有危险废物经营许可证的集中处置单位，执行转移联单并做好交接登记，资料保存不少于3年。医疗废物集中处置单位要配备数量充足的收集、转运周转设施和具备相关资质的车辆，至少每2天到医疗机构收集、转运一次医疗废物。要按照《医疗废物集中处置技术规范（试行）》转运处置医疗废物，防止丢失、泄漏，探索医疗废物收集、贮存、交接、运输、处置全过程智能化管理。对于不具备上门收取条件的农村地区，当地政府可采取政府购买服务等多种方式，由第三方机构收集基层医疗机构的医疗废物，并在规定时间内交由医疗废物集中处置单位。确不具备医疗废物集中处置条件的地区，医疗机构应当使用符合条件的设施自行处置。（国家

卫生健康委、生态环境部、交通运输部、地方各级人民政府按职责分工负责）

三、做好生活垃圾管理

医疗机构要严格落实生活垃圾分类管理有关政策，将非传染病患者或家属在就诊过程中产生的生活垃圾，以及医疗机构职工非医疗活动产生的生活垃圾，与医疗活动中产生的医疗废物、输液瓶（袋）等区别管理。做好医疗机构生活垃圾的接收、运输和处理工作。（国家卫生健康委、住房城乡建设部按职责分工负责）

四、做好输液瓶（袋）回收利用

按照“闭环管理、定点定向、全程追溯”的原则，明确医疗机构处理以及企业回收和利用的工作流程、技术规范和要求，用好用足现有标准，必要时做好标准制修订工作。明确医疗机构、回收企业、利用企业的责任和有关部门的监管职责。在产生环节，医疗机构要按照标准做好输液瓶（袋）的收集，并集中移交回收企业。国家卫生健康委要指导地方加强日常监管。在回收和利用环节，由地方出台政策措施，确保辖区内分别至少有1家回收和利用企业或1家回收利用一体化企业，确保辖区内医疗机构输液瓶（袋）回收和利用全覆盖。充分利用第三方等平台，鼓励回收和利用企业一体化运作，连锁化、集团化、规模化经营。回收利用的输液瓶（袋）不得用于原用途，不得用于制造餐饮容器以及玩具等儿童用品，不得危害人体健康。商务部要指导地方做好回收企业确定工作。工业和信息化部要指导废塑料综合利用行业组织完善处理工艺，引导行业规范健康发展，培育跨区域骨干企业。（国家卫生健康委、商务部、工业和信息化部、市场监管总局、地方各级人民政府按职责分工负责）

五、开展医疗机构废弃物专项整治

在全国范围内开展为期半年的医疗机构废弃物专项整治行动，重点整治医疗机构不规范分类和存贮、不规范登记和交接废弃物、虚报瞒报医疗废物产生量、非法倒卖医疗废物，医疗机构外医疗废物处置脱离闭环管理、医疗废物集中处置单位无危险废物经营许可证，以及有关企业违法违规回收和利用医疗机构废弃物等行为。国家卫生健康委、生态环境部会同商务部、工业和信息化部、住房城乡建设部等部门制定具体实施方案，明确部门职责分工。市场监管总局、公安部加强与国家卫生健康委、生态环境部的沟通联系，强化信息共享，依法履行职责。各相关部门在执法检查和日常管理中发现有涉嫌犯罪行为的，及时移送公安机关，并积极为公安机关办案提供必要支持。公开曝光违法医疗机构和医疗废物集中处置单位。（国家卫生健康委、生态环境部牵头，商务部、工业和信息化部、住房城乡建设部、市场监管总局、公安部参与，2020年底前完成集中整治）

六、落实各项保障措施

（一）完善信息交流和工作协同机制。建立医疗废物信息化管理平台，覆盖医疗机构、医疗废物集中贮存点和医疗废物集中处置单位，实现信息互通共享。卫生健康部门要及时向生态环境部门通报医疗机构医疗废物产生、转移或自行处置情况。生态环境部门要及时向卫生健康部门通报医疗废物集中处置单位行政审批情况，面向社会公开医疗废物集中处置单位名单、处置种类和联系方式等。住房城乡建设(环卫)部门要及时提供生活垃圾专业处置单位名单及联系方式。商务、工业和信息化部门要共享有能力回收和利用输液瓶(袋)等可回收物的企业名单、处置种类和联系方式,并及时向卫生健康部门通报和定期向社会公布。医疗机构要促进与医疗废物集中处置单位、回收企业相关信息的共享联动,促进医疗机构产生的各类废弃物得到及时处置。建立健全医疗机构废弃物监督执法结果定期通报、监管资源信息共享、联合监督执法机制,相关部门既要履行职责,也要积极沟通,全面提升医疗机构废弃物的规范管理水平。(国家卫生健康委、生态环境部牵头,商务部、工业和信息化部、市场监管总局、公安部、住房城乡建设部参与)

(二)落实医疗机构废弃物处置政策。综合考虑区域内医疗机构总量和结构、医疗废物实际产生量及处理成本等因素,鼓励采取按床位和按重量相结合的计费方式,合理核定医疗废物处置收费标准,促进医疗废物减量化。将医疗机构输液瓶(袋)回收和利用所得列入合规收入项目。符合条件的医疗废物集中处置单位和输液瓶(袋)回收、利用企业可按规定享受环境保护税等相关税收优惠政策。医疗机构按照规定支付的医疗废物处置费用作为医疗成本,在调整医疗服务价格时予以合理补偿。(国家发展改革委、财政部、税务总局、国家医保局、国家卫生健康委按职责分工负责)

七、做好宣传引导

统筹城市生活垃圾分类和无废城市宣传工作,充分发挥中央主要媒体、各领域专业媒体和新媒体作用,开展医疗废物集中处置设施、输液瓶(袋)回收和利用企业向公众开放等形式多样的活动,大力宣传医疗机构废弃物科学分类、规范处理的意义和有关知识,引导行业、机构和公众增强对医疗机构废弃物处置的正确认知,重点引导其对输液瓶(袋)回收利用的价值、安全性有更加科学、客观和充分的认识。制修订相关标准规范时,要公开听取各方面意见,既广泛凝聚社会共识,也做好知识普及。加大对涉医疗机构废弃物典型案件的曝光力度,形成对不法分子和机构的强力震慑,营造良好社会氛围。(国家卫生健康委、生态环境部、住房城乡建设部、商务部、工业和信息化部按职责分工负责,中央宣传部、中央网信办、公安部参与)

八、开展总结评估

相关牵头部门要于2020年底前组织对各牵头工作进行阶段性评估,2022年底前完成全面评估,对任务未完成、职责不履行的地方和有关部门进行通报,存在严重问题的,按程序追究相关人员责任。根据评估情况,适时启动《医疗废物管理条例》修订工作。(国家卫生健康委、生态环境部、国家发展改革委、住房城乡建设部、商务部、工业和信息化部、司法部等按职责分工负责)

出处:卫生健康委 生态环境部 发展改革委 工业和信息化部 公安部 财政部 住房城乡建设部 商务部 市场监管总局 医保局关于印发医疗机构废弃物综合治理工作方案的通知(国卫医发〔2020〕3号)

中央农办 农业农村部 卫生健康委 住房城乡建设部 文化和旅游部 发展改革委 财政部 生态环境部 关于推进农村“厕所革命”专项行动的指导意见

农社发〔2018〕2号

各省、自治区、直辖市和新疆生产建设兵团农业农村(农业、农牧)厅(局、委),卫生健康(卫生计生)委,住房城乡建设厅(局、委),文化和旅游厅(局、委),发展改革委,财政厅(局),生态环境(环境保护)厅(局):

为深入贯彻习近平总书记关于农村“厕所革命”的重要指示精神,落实《中共中央办公厅 国务院办公厅转发〈中央农办、农业农村部、国家发展改革委关于深入学习浙江“千村示范、万村整治”工程经验扎实推进农村人居环境整治工作的报告〉的通知》《农村人居环境整治三年行动方案》和全国改善农村人居环境工作会议有关要求,科学指导各地农村改厕工作,有效提升农村人居环境建设水平,现就推进农村“厕所革命”专项行动提出以下指导意见。

一、重要意义

小厕所、大民生。农村“厕所革命”关系到亿万农民群众生活品质的改善。习近平总书记指出,厕所问题不是小事情,要把这项工作作为乡村振兴战略的一项具体工作来推进,努力补齐这块影响群众生活品质的短板。近年来,各地各有关部门积极行动、采取措施,农村改厕取得了一定进展,缺少卫生厕所状况有所缓解,相关疾病发生、流行得到一定控制,农民群众文明卫生素质有所提升。同时,各地农村改厕工作进展不平衡,重视程度不够,推动方式简单化,农民主体作用不突出,技术创新跟不上,农民群众“不愿用、没法用、用不上”等现象不同程度存在。“厕所革命”的重点在农村,难点也在农村。各地要顺应农民群众对美好生活的向往,把农村“厕所革命”作为改善农村人居环境、促进民生事业发展的重要举措,进一步增强使命感、责任感和紧迫感,坚持不懈、持续推进,以小厕所促进社会文明大进步。

二、思路目标

以习近平新时代中国特色社会主义思想为指导,深入贯彻习近平总书记关于“厕所革命”重要指示批示,牢固树立新发展理念,按照“有序推进、整体提升、建管并重、长效运行”的基本思路,先试点示范、后面上推广、再整体提升,推动农村厕所建设标准化、管理规范化、运维市场化、监督社会化,引导农民群众养成良好如厕和卫生习惯,切实增强农民群众的获得感和幸福感。

到2020年，东部地区、中西部城市近郊区等有基础、有条件的地区，基本完成农村户用厕所无害化改造，厕所粪污基本得到处理或资源化利用，管护长效机制初步建立；中西部有较好基础、基本具备条件的地区，卫生厕所普及率达到85%左右，达到卫生厕所基本规范，贮粪池不渗不漏、及时清掏；地处偏远、经济欠发达等地区，卫生厕所普及率逐步提高，实现如厕环境干净整洁的基本要求。到2022年，东部地区、中西部城市近郊区厕所粪污得到有效处理或资源化利用，管护长效机制普遍建立。地处偏远、经济欠发达等其他地区，卫生厕所普及率显著提升，厕所粪污无害化处理或资源化利用率逐步提高，管护长效机制初步建立。

三、基本原则

（一）政府引导、农民主体。党委政府重点抓好规划编制、标准制定、示范引导等，不能大包大揽，不替农民做主，不搞强迫命令。从各地实际出发，尊重农民历史形成的居住现状和习惯，把群众认同、群众参与、群众满意作为基本要求，引导农民群众投工投劳。

（二）规划先行、统筹推进。发挥乡村规划统筹安排各类资源的作用，充分考虑当地城镇化进程、人口流动特点和农民群众需求，先搞规划、后搞建设，先建机制、后建工程，合理布局、科学设计，以户用厕所改造为主，统筹衔接污水处理设施，协调推进农村公共厕所和旅游厕所建设，与乡村产业振兴、农民危房改造、村容村貌提升、公共服务体系建设等一体化推进。

（三）因地制宜、分类施策。立足本地经济发展水平和基础条件，合理制定改厕目标任务和推进方案。选择适宜的改厕模式，宜水则水、宜旱则旱、宜分户则分户、宜集中则集中，不搞一刀切，不搞层层加码，杜绝“形象工程”。

（四）有力有序、务实高效。强化政治意识，明确工作责任，细化进度目标，确保如期完成三年农村改厕任务。坚持短期目标与长远打算相结合，坚决克服短期行为，既尽力而为又量力而行。坚持建管结合，积极构建长效运行机制，持之以恒将农村“厕所革命”进行到底。

四、重点任务

（一）明确任务要求，全面摸清底数。各地认真落实《农村人居环境整治三年行动方案》对各类厕所数量和改厕标准的任务要求，组织开展农村厕所现状大摸底，以县域为单位摸清农村户用厕所、公共厕所、旅游厕所的数量、布点、模式等信息。深入开展调查研究，了解农村厕所建设、管理维护、使用满意度等情况，及时查找问题，及时跟踪农民群众对厕所建设改造的新认识、新需求。

（二）科学编制改厕方案。各地要综合考虑地理环境、气候条件、经济水平、农民生产生活习惯等因素，结合乡村振兴、脱贫攻坚、改善农村人居环境等规划，按照村庄类型，突出乡村优势特色，体现农村风土人情，因地制宜逐乡（或逐村）论证编制农村“厕所革命”专项实施方案，明确年度任务、资金安排、保障措施等。中西部地处偏远、山区、经济欠发达的地方,特别是严寒、缺水等地区,可以县域为单位合理确定农村改厕目标任务。

(三)合理选择改厕标准和模式。加快研究修订农村卫生厕所技术标准和相关规范。各地要结合本地区农村实际,鼓励厕所粪污就地资源化利用,统筹考虑改厕和污水处理设施建设,研究制定技术标准和改厕模式,编写技术规范,指导科学合理建设。农村户用厕所改造要积极推广简单实用、成本适中、农民群众能够接受的卫生改厕模式、技术和产品。鼓励厕所入户进院,有条件的地区要积极推动厕所入室。农村公共厕所建设要以农村社区综合服务中心、文化活动中心、中小学、集贸市场等公共场所,以及中心村等人口较集中区域为重点,科学选址,明确建设要求。可按相关厕所标准设计,因地制宜建设城乡结合部、公路沿线乡村和旅游公厕,进一步提升卫生水平。施工建设砖混结构贮粪池时把不渗不漏作为基本要求,采用一体化厕所产品时注重材料强度和密闭性,避免造成二次污染。

(四)整村推进,开展示范建设。各地要学习借鉴浙江"千村示范、万村整治"工程经验,总结推广一批适宜不同地区、不同类型、不同水平的农村改厕典型范例。鼓励和支持整村推进农村"厕所革命"示范建设,坚持"整村推进、分类示范、自愿申报、先建后验、以奖代补"的原则,有序推进,树立一批农村卫生厕所建设示范县、示范村,分阶段、分批次滚动推进,以点带面、积累经验、形成规范。组织开展A级乡村旅游厕所、最美农村公共厕所、文明卫生清洁户等多种形式的推选活动,调动各方积极性。

(五)强化技术支撑,严格质量把关。鼓励企业、科研院校研发适合农村实际、经济实惠、老百姓乐见乐用的卫生厕所新技术、新产品。在厕所建设材料、无害化处理、除臭杀菌、智能管理、粪污回收利用等技术方面,加大科技攻关力度。强化技术推广应用,组织开展多种形式的农村卫生厕所新技术新产品展示交流活动。鼓励各地利用信息技术,对改厕户信息、施工过程、产品质量、检查验收等环节进行全程监督,对公共厕所、旅游厕所实行定位和信息发布。

(六)完善建设管护运行机制。坚持建管并重,充分发挥村级组织和农民主体作用,鼓励采取政府购买服务等方式,建立政府引导与市场运作相结合的后续管护机制。各地要明确厕所管护标准,做到有制度管护、有资金维护、有人员看护,形成规范化的运行维护机制。运用市场经济手段,鼓励各地探索推广"以商建厕、以商养厕"等模式,创新机制,确保建设和管理到位。组织开展农村厕所建设和维护相关人员培训,引导当地农民组建社会化、专业化、职业化服务队伍。

(七)同步推进厕所粪污治理。统筹推进农村厕所粪污治理与农村生活污水治理,因地制宜推进厕所粪污分散处理、集中处理或接入污水管网统一处理,实行"分户改造、集中处理"与单户分散处理相结合,鼓励联户、联村、村镇一体治理。积极推动农村厕所粪污资源化利用,鼓励各地探索粪污肥料化、污水达标排放等经济实用技术模式,推行污水无动力处理、沼气发酵、堆肥和有机肥生产等方式,防止随意倾倒粪污,解决好粪污排放和利用问题。

五、保障措施

(一) 加强组织领导。进一步健全中央部署、省负总责、县抓落实的工作推进机制，强化上下联动、协同配合。省级党委政府负总责，把农村改厕列入重要议事日程，明确牵头责任部门，强化组织和政策保障，做好监督考核，建立部门间工作协调推进机制。强化市县主体责任，做好方案制定、项目落实、资金筹措、推进实施、运行管护等工作。

(二) 加大资金支持。各级财政采取以奖代补、先建后补等方式，引导农民自愿改厕，支持整村推进农村改厕，重点支持厕所改造、后续管护维修、粪污无害化处理和资源化利用等，加大对中西部和困难地区的支持力度，优先支持乡村旅游地区的旅游厕所和农家乐户厕建设改造。进一步明确地方财政支出责任，鼓励地方以县为单位，统筹安排与农村改厕相关的项目资金，集中推进农村改厕工作。支持农村改厕技术、模式科研攻关。发挥财政资金撬动作用，依法合规吸引社会资本、金融资本参与投入，推动建立市场化管护长效机制。在用地、用水、用电及后期运维管护等方面给予政策倾斜。简化农村厕所建设项目审批和招投标程序，降低建设成本，确保工程质量。

(三) 强化督促指导。对农村改厕工作开展国务院大检查大督查。每年组织开展包括农村改厕在内的农村人居环境整治工作评估，把地方落实情况向党中央、国务院报告。落实国务院督查激励措施，对开展包括农村改厕在内的农村人居环境整治成效明显的县(市、区、旗)，在分配年度中央财政资金时予以适当倾斜。落实将农村改厕问题纳入生态环境保护督察检查范畴。建立群众监督机制，通过设立举报电话、举报信箱等方式，接受群众和社会监督。

(四) 注重宣传动员。鼓励各地组织开展农村“厕所革命”公益宣传活动，结合农村人居环境整治村庄清洁行动、卫生县城创建等活动，多层次、全方位宣传农村改厕的重要意义，加强文明如厕、卫生厕所日常管护、卫生防疫知识等宣传教育。鼓励和引导基层党员干部率先示范，引导农民主动改厕。发挥共青团、妇联等基层群团组织贴近农村、贴近农民的优势，广泛发动群众，激发农民群众改善自身生活条件的主动性和积极性。

中央农办　　农业农村部

卫生健康委　住房城乡建设部

文化和旅游部　　发展改革委

财政部　　生态环境部

2018 年 12 月 25 日

出处：中央农办 农业农村部 卫生健康委 住房城乡建设部 文化和旅游部 发展改革委 财政部 生态环境部关于推进农村“厕所革命”专项行动的指导意见(农社发〔2018〕2 号)

五、医疗卫生服务与医疗保障

关于推进家庭医生签约服务高质量发展的指导意见(节选)

国卫基层发〔2022〕10号

三、丰富服务内容

(二)提高基本公共卫生和健康管理服务质量。积极提供预防保健等公共卫生服务,对签约居民落实基本公共卫生服务项目和其他公共卫生服务,加强对慢性病的预防指导,推进电子健康档案向签约居民个人开放。根据签约居民健康状况和服务需求,提供优质健康教育服务和优化健康管理服务,提升签约服务的获得感和满意度。

四、优化服务方式

(五)提供健康咨询服务。结合签约居民基本健康情况,通过面对面、电话、社交软件、家庭医生服务和管理信息系统等多种形式,为签约居民提供针对性健康咨询服务,包括健康评估、健康指导、健康宣教、疾病预防、就诊指导、心理疏导等,密切签约双方关系,增加互信互动,发展长期稳定的服务关系。

出处:国家卫生健康委 财政部 人力资源社会保障部 国家医保局 国家中医药局 国家疾控局关于推进家庭医生签约服务高质量发展的指导意见(国卫基层发〔2022〕10号)

公立医院高质量发展促进行动(2021—2025年)(节选)

三、能力提升行动

(二)实施患者体验提升行动。推动公立医院“以疾病为中心”向“以健康为中心”的转变,建立患者综合服务中心(窗口),推进健康管理、健康教育、疾病预防、预约诊疗、门诊和住院等一体化服务,形成公立医院医防融合服务新模式。

出处:国家卫生健康委 国家中医药管理局关于印发公立医院高质量发展促进行动(2021—2025年)的通知(国卫医发〔2021〕27号)

国务院办公厅关于推动公立医院高质量发展的意见(节选)

国办发〔2021〕18号

二、构建公立医院高质量发展新体系

(二)发挥公立医院在城市医疗集团中的牵头作用。按照网格化布局管理,组建由三级公立医院或代表辖区医疗水平的医院(含社会办医院、中医医院)牵头,其他若干家医院、基层医疗卫生机构、公共卫生机构等为成员的紧密型城市医疗集团,统筹负责网格内居民预防、治疗、康复、健康促进等一体化、连续性医疗服务。

六、建设公立医院高质量发展新文化

(一)强化患者需求导向。坚守纯粹医者信念,尊重医学科学规律,遵守医学伦理道德,遵循临床诊疗技术规范,为人民群众提供安全、适宜、优质、高效的医疗卫生服务。持续改善医疗服务,推行分时段预约诊疗和检查检验集中预约服务,开展诊间(床旁)结算、检查检验结果互认等服务。加强患者隐私保护,开展公益慈善和社工、志愿者服务,建设老年友善医院。加大健康教育和宣传力度,做好医患沟通交流,增进理解与信任,为构建和谐医患关系营造良好社会氛围。

出处:国务院办公厅关于推动公立医院高质量发展的意见(国办发〔2021〕18号)

人力资源社会保障部　国家卫生健康委　国家中医药局关于深化卫生专业技术人员职称制度改革的指导意见(节选)

人社部发〔2021〕51号

二、主要内容

(二)完善评价标准

3. 突出评价业绩水平和实际贡献。针对卫生行业实践性强的特点,重点评价业务工作的数量和质量。对公共卫生类别医师单独制定评价标准,重点考核公共卫生现场处置、技术规范和标准指南制定、健康教育和科普、循证决策、完成基本公共卫生服务等方面的能力。对中医药人员重点考察其掌握运用中医经典理论、运用中医诊疗手段诊疗的能力,中药处方运用以及师带徒等情况。

5. 实行成果代表作制度。临床病案、手术视频、护理案例、流行病学调查报告、应急处置情况报告、论文、卫生标准、技术规范、科普作品、技术专利、科研成果转化等均可作为业绩成果代表作参加评审。

出处：人力资源社会保障部 国家卫生健康委 国家中医药局关于深化卫生专业技术人员职称制度改革的指导意见（人社部发〔2021〕51号）

医疗联合体管理办法（试行）（节选）

第十九条　城市医疗集团和县域医共体应当落实防治结合要求，做到防治服务并重。医联体内医院会同公共卫生机构指导基层医疗卫生机构落实公共卫生职能，注重发挥中医治未病优势作用，推进疾病三级预防和连续管理，共同做好疾病预防、健康管理和健康教育等工作。

出处：关于印发医疗联合体管理办法（试行）的通知（国卫医发〔2020〕13号）

“千县工程”县医院综合能力提升工作方案（2021—2025年）（节选）

二、重点任务

（一）持续提升医疗服务能力，做好县域居民健康“守门人”。

5. 不断改善医疗服务。将健康教育、健康科普、健康管理、疾病预防等纳入到医疗卫生服务范围。巩固完善预约诊疗制度，优化就诊流程，为老年人、儿童、残疾人等群体就医提供绿色通道。推广多学科诊疗模式，开展个性化的诊疗服务。推行日间手术，提高日间手术占择期手术的比例。为患者提供良好的就医环境，注重人文关怀，改善患者就医体验，提高患者满意度。

出处：国家卫生健康委办公厅关于印发“千县工程”县医院综合能力提升工作方案（2021—2025年）的通知（国卫办医函〔2021〕538号）

中医药文化传播行动实施方案(2021—2025年)(节选)

四、重点任务

(二)推动中医药融入生产生活

4. 建设中医药文化传播平台。以中医药文化宣传教育基地为基础,遴选建设一批融健康养生知识、养生保健体验、休闲娱乐于一体的中医药文化体验场馆,充分利用数字语音、全景影像、三维影像以及虚拟现实、增强现实等技术手段,形成特色突出的中医药文化传播、展示体系。(责任部门:国家中医药局)

5. 举办中医药文化传播活动。广泛开展群众性中医药文化活动。通过展览展示、互动体验、巡讲直播、文化作品征集、知识大赛等多种形式,运用群众喜闻乐见的传播手段和具有广泛参与度的实践路径,普及中医药健康养生知识、方法,传播中医药文化理念,提升中医药文化影响力。(责任部门:国家中医药局)

6. 建设中医药健康文化知识角。在社区卫生服务中心、乡镇卫生院、社区居委会、乡村群众活动场所等,建设一批中医药健康文化知识角,通过展板、实物、模型、中医养生保健体验设备、中医阅读角或运用电子触摸屏、LED屏等新媒体手段,帮助群众更加经常接触到规范的中医药养生保健知识。(责任部门:国家中医药局、国家卫生健康委)

7. 加强中医药题材文艺创作。鼓励开展中医药专题文艺创作,坚持思想精深、艺术精湛、制作精良相统一,充分利用新技术新应用,支持推出一批针对不同受众中医药文化产品,创作一批承载中医药文化内涵的中医药题材纪录片、动漫、短视频等文艺作品,讲好中医药故事。(责任部门:国家中医药局、中央宣传部、国家广电总局)

(三)推动中医药文化贯穿国民教育始终

8. 进一步丰富中小学中医药文化教育。将中医药文化作为中华优秀传统文化的重要组成部分,引导中小学生了解中医药文化的重要价值。在"国培计划"示范项目中设置中小学体育与健康等学科骨干教师培训项目,鼓励各地将中医药文化相关内容有机融入培训课程中,提高教师相关知识水平。(责任部门:教育部)

9. 丰富中医药文化进校园形式。推动各地开展内容丰富、形式多样的中医药文化进校园活动。积极建设校园中医药文化角和中医药文化学生社团,激发学生对中华传统文化的自豪感与自信心。鼓励学校定期组织开展眼保健操比赛等活动,普及适宜青少年掌握的中医养生保健知识,帮助中小学生养成良好的健康意识和生活习惯。(责任部门:国家中医药局、教育部)

(四)推进中医药文化传播机制建设

10. 中医药文化传播人才培养机制。定期开展中医药文化传播人才遴选培训,引导各中医药学术机构组织和专家学者等积极参与中医药文化传播工作，培养造就一支政治过硬、专业突出、求实创新的中医药文化传播工作队伍，构建能力突出、结构合理、梯次分明的人才体系。(责任部门：国家中医药局)

11. 中医药健康文化素养监测机制。开展中医药健康文化素养调查，掌握全国乡村、社区、家庭中医药健康文化知识普及情况基础信息和全国素养水平，为中医药健康文化的传播推广提供数据支撑。(责任部门：国家中医药局、国家卫生健康委)

五、保障措施

(一) 全面加强党的领导

坚持和加强党对中医药文化建设工作的领导，增强“四个意识”，坚定“四个自信”，做到“两个维护”，把党的建设始终贯穿中医药文化传播行动实施全过程，为中医药文化弘扬提供坚强保障。

(二) 创新工作机制

统筹协调多方力量，多部门联合推动各项工作的有序开展，同时发挥好专家的指导协同配合作用，形成推动中医药文化传播与知识普及的强大合力。

(三) 落实地方责任

各级中医药主管部门要切实担负起主体责任，将中医药文化传播摆上重要议事日程，纳入全局工作谋划推进，统筹力量、精心实施，确保各项任务扎实有序推进，并于每年12月30日前将相关工作完成情况报送国家中医药管理局办公室。

(四) 营造良好氛围

建立健全正向激励机制，及时总结推广成功经验和创新做法，宣传中医药文化传播行动实施新进展新成效，促进形成中医药文化广泛传播的良好局面，营造有利于中医药事业发展的良好氛围。

出处：国家中医药管理局 中央宣传部 教育部 国家卫生健康委 国家广电总局关于印发《中医药文化传播行动实施方案(2021—2025年)》的通知(国中医药办发〔2021〕3号)

国务院办公厅关于加快医学教育创新发展的指导意见(节选)

国办发〔2020〕34号

一、总体要求

(二) 基本原则。

——以新理念谋划医学发展。将医学发展理念从疾病诊疗提升拓展为预防、诊疗和康养,加快以疾病治疗为中心向以健康促进为中心转变,服务生命全周期、健康全过程。

出处:国务院办公厅关于加快医学教育创新发展的指导意见(国办发〔2020〕34 号)

国务院办公厅关于促进“互联网 + 医疗健康”发展的意见(节选)

国办发〔2018〕26 号

一、健全“互联网 + 医疗健康”服务体系

(六)加强“互联网 +”医学教育和科普服务。

3. 建立网络科普平台,利用互联网提供健康科普知识精准教育,普及健康生活方式,提高居民自我健康管理能力和健康素养。(国家卫生健康委员会、中国科协负责)

出处:国务院办公厅关于促进“互联网 + 医疗健康”发展的意见(国办发〔2018〕26 号)

关于深入推进“互联网 + 医疗健康”“五个一”服务行动的通知(节选)

国卫规划发〔2020〕22 号

五、推进“一盘棋”抗疫服务,加强常态化疫情防控信息技术支撑

14. 深化防疫咨询服务。鼓励医疗卫生机构、符合条件的第三方机构搭建互联网咨询平台,围绕健康评估、健康指导、就诊指导、心理疏导以及中医药防治等内容,提供优质便捷的医疗健康咨询服务,减少线下人员聚集,降低交叉感染风险。鼓励各地构建统一、权威、公益、高效的科普平台向公众开放,开展公共卫生、传染病防控、诊疗救治等知识宣传教育,提高居民健康素养和防护能力。

出处:国家卫生健康委 国家医疗保障局 国家中医药管理局关于深入推进“互联网 + 医疗健康”“五个一”服务行动的通知(国卫规划发〔2020〕22 号)

全国基层医疗卫生机构信息化建设标准与规范(试行)(节选)

（二）健康教育

一级指标	二级指标	三级指标	具体内容和要求
一 服务业务	（二） 健康教育	(6) 健康教育服务	为辖区内常住居民提供健康教育管理服务。 ①具备健康教育处方管理、计划管理、效果评价、教育机构管理、教育对象管理等5项功能。 ②支持桌面终端、移动终端、大屏幕显示屏等3种传播方式。 乡镇卫生院(村卫生室)具备4项功能、支持2种方式。 社区卫生服务中心(站)同上。
		(7) 健康促进服务	为辖区内常住居民提供健康促进管理服务。 ①具备健康促进资源管理、计划管理、项目管理、效果评价等4项功能。 ②支持桌面终端、移动终端、大屏幕显示屏等3种传播方式。 乡镇卫生院(村卫生室)具备3项功能、支持2种方式。 社区卫生服务中心(站)同上

出处：国家卫生健康委 国家中医药管理局关于印发全国基层医疗卫生机构信息化建设标准与规范(试行)的通知(国卫规划函〔2019〕87号)

国务院办公厅关于促进和规范健康医疗大数据应用发展的指导意见(节选)

国办发〔2016〕47号

三、加强组织实施

（四）加强政策宣传普及。加强健康医疗大数据应用发展政策解读，大力宣传应用发展的重要意义和应用前景，积极回应社会关切，形成良好社会氛围。积极引导医疗卫生机构和社会力量参与开展形式多样的科普活动，宣传普及健康医疗大数据应用知识，鼓励开发简便易行的数字医学工具，不断提升人民群众掌握相关应用的能力和社会公众健康素养。

国务院办公厅

2016年6月21日

出处：国务院办公厅关于促进和规范健康医疗大数据应用发展的指导意见（国办发〔2016〕47号）

“十四五”中医药发展规划（节选）

三、主要任务

（一）建设优质高效中医药服务体系。

3. 做实基层中医药服务网络。实施基层中医药服务能力提升工程“十四五”行动计划，全面提升基层中医药在治未病、疾病治疗、康复、公共卫生、健康宣教等领域的服务能力。

（二）提升中医药健康服务能力。

1. 彰显中医药在健康服务中的特色优势。

提升疾病预防能力。实施中医药健康促进行动，推进中医治未病健康工程升级。开展儿童青少年近视、脊柱侧弯、肥胖等中医适宜技术防治。规范二级以上中医医院治未病科室建设。在各级妇幼保健机构推广中医治未病理念和方法。继续实施癌症中西医结合防治行动，加快构建癌症中医药防治网络。推广一批中医治未病干预方案，制定中西医结合的基层糖尿病、高血压防治指南。在国家基本公共卫生服务项目中优化中医药健康管理服务，鼓励家庭医生提供中医治未病签约服务。持续开展0—36个月儿童、65岁以上老年人等重点人群的中医药健康管理，逐步提高覆盖率。

专栏2　中医药服务“扬优强弱补短”建设

5. 重点人群中医药健康促进项目。开展儿童青少年近视防治中医适宜技术试点，推广运用中医适宜技术干预儿童青少年近视。依托现有资源，推动省级老年人中医药健康中心建设，推广应用老年期常见疾病中医诊疗方案和技术。针对妇女围绝经期、孕育调养、产后康复、亚健康状态和儿童生长发育、脊柱侧弯、肥胖等，开展中医药适宜技术和方法试点。

出处：国务院办公厅关于印发“十四五”中医药发展规划的通知（国办发〔2022〕5号）

社区卫生服务中心　乡镇卫生院中医馆服务能力提升建设标准(试行)(节选)

五、中医预防保健服务

(四)开展中医药健康教育,每年更换中医药健康教育内容宣传栏不少于4次,面向公众开展中医药健康咨询活动不少于5次,提供有中医药内容的健康教育文字资料不少于6种,播放有中医药内容的音像资料不少于3种,举办有中医药内容的健康知识讲座不少于6次。

出处:国家中医药管理局关于印发社区卫生服务中心　乡镇卫生院中医馆服务能力提升建设标准(试行)和社区卫生服务站　村卫生室中医阁建设标准(试行)的通知(国中医药医政函〔2023〕29号)

社区卫生服务站　村卫生室中医阁建设标准(试行)(节选)

五、其他

(二)每年开展不少于4场(次)的中医药科普宣教活动,宣传资料中应有40%以上的中医药宣传资料内容。提供中医药宣教处方。

出处:国家中医药管理局关于印发社区卫生服务中心　乡镇卫生院中医馆服务能力提升建设标准(试行)和社区卫生服务站　村卫生室中医阁建设标准(试行)的通知(国中医药医政函〔2023〕29号)

中医药健康文化知识角建设指南

一、中医药健康文化知识角定义

通过展板、实物、模型、中医养生保健体验设备、中医阅读角或运用电子触摸屏、LED 屏等新媒体手段，帮助城乡居民体验感受中医药文化，掌握中医药养生保健知识的固定区域。

二、基本配置

（一）简约版

1. 适用面积：10~20 平方米。

2. 适宜区域：诊室、候诊区走廊、小型养生馆、小型教室等。

3. 基本配置：平面展示区，包含展板或海报、可触式显示屏等电子设备；实物展示区，包含中医阅读角等。

（二）标准版

1. 适用面积：30~40 平方米。

2. 适宜区域：挂号大厅、大型养生馆、社区或广场、商场或机场休息区、大型教室等。

3. 基本配置：平面展示区，包含展板或海报、可触式显示屏、LED 屏等电子设备；实物展示区，包含中医阅读角、中药材或中医药器具展柜、中医药主题人物 3D 模型等。

（三）升级版

1. 适用面积：50 平方米以上。

2. 适宜区域：中医药专题展览馆等。

3. 基本配置：平面展示区，包含展板或海报、可触式显示屏、LED 屏等电子设备；实物展示区，包含中医阅读角、中药材或中医药器具展柜、中医药主题人物 3D 模型等；互动体验区：包含健康咨询台、中医养生保健体验设备等。

三、模板内容

（一）场景设计图：简约版、标准版、升级版中医药健康文化知识角高清效果图及 3D 渲染视频，另附医疗机构实景展示照片，便于各单位参考布景。

（二）展示内容：中医文化特色、中医基本理论、中医经典古文、中医养生理念、中药基础知识、方剂基础知识、经络腧穴、常用保健技术、常见病证调理方法 9 大板块的 PPT、展板设计图及文字材料。中医体质养生、五脏养生、四季养生小视频。

（三）APP 安装包："中医科普知识 APP"安装包，可下载安装在多种电子设备上宣传展示中医药文化及科普知识（详见附件 1）。

（四）中医科普知识二维码：二维码图片，供观众扫码观看中医药文化及科普知识（或登录指定网址观看）。

四、其他

（一）模板下载方式

各单位可在国家中医药管理局政府网站政策文件栏目下载所需资源，包括：①场景设计图；②中医科普知识（9个主题56个知识点）；③中医药养生小视频；④中医科普知识APP；⑤中医科普知识二维码；⑥《多媒体展示指南》。

（二）使用须知

1. 各单位可根据实际需要对展示文字和PPT进行增删，用于多媒体展示。

2. PPT文件未设置自动播放，无动画和切换，各单位可根据需要进行幻灯片放映的设置，如切换方式、动作和时间等。

3. 展板文件可根据实际面积等比例适当放大或缩小，可直接喷绘使用。

4. PPT、展板文件、中医科普知识APP中的图片均为版权图片，授权主体为中国中医药出版社（使用时需注明出版单位），仅供公益展出、学习交流使用，不得用于出版、商务活动及网络传播（如微博、微信及APP移动客户端配图）。

出处：国家中医药管理局办公室关于印发中医药健康文化知识角建设指南的通知（国中医药办新函〔2018〕156号）

全国中医药文化宣传教育基地管理暂行办法

第一条　为进一步规范全国中医药文化宣传教育基地（以下简称“全国中医药文化基地”）管理工作，制定本办法。

第二条　本办法适用于经国家中医药管理局遴选确认的全国中医药文化基地。

第三条　全国中医药文化基地一般应为历史上对中医药学术与文化发展有较大影响的历史遗迹、文物古迹，或者是有规模、有特色的中医药文化展示场所。

第四条　全国中医药文化基地包括但不限于以下类型：

（一）场馆类，是指规模较大、中医药文化主题突出的各类场馆，主要包括中医药博物馆、展览馆、中医名人名家纪念馆等。

（二）遗址遗迹类，是指在传承中医药文化方面具有重要价值的历史遗址遗迹，以及与遗址遗迹相关的、有一定中医药文化资源的旅游、休憩等公共场所，主要包括中医药历史遗迹、文物古迹和中医药文化主题公园、特色风景区等。

（三）教育科研机构类，是指依托教育科研机构、面向社会和公众开放、具有中医药文化宣传教育功能的场馆、设施或场所，主要包括教育科研机构内的标本馆、陈列馆、实验室、药植园、实习实训基地等。

（四）医疗机构类，是指在医德医风、中医学术流派传承等方面具有示范作用和典型意义、有专门的中医药文化展示体验场所的中医医院和提供中医药特色服务的基层医疗卫生机构，主要包括医疗机构内的中医文化景观、展览馆、标本室、特色科室病房、实习实训基地等。

（五）企业类，是指中医药"老字号"企业，主要包括企业内的中医药文化展示或体验展厅等。

第五条　申报全国中医药文化基地应当具备下列条件：

（一）已确认为省级中医药文化宣传教育基地（以下简称省级中医药文化基地）满1年。

（二）具备特色鲜明、内涵丰富的中医药文化展示内容和相应的中医药文化服务或产品。

（三）具备专门的中医药文化展示或互动体验场地，以及开展中医药文化宣传教育所需的配套设施，并根据工作需要适时完善、更新。

（四）面向社会公众开放，具备相应的接待能力。

（五）设有专门的文化宣传教育工作机构，定期开展中医药文化宣传教育活动。

（六）建有从事文化宣传教育工作的人员队伍，包括专兼职人员、志愿者等，相关人员应具备中医药及相关专业专科以上学历或接受过专门的中医药文化知识培训，具备一定的讲解、演示等能力。

（七）建有专门的网络平台（如网站、微博、微信公众号等），或在主办单位的网络平台上设有中医药文化栏目等，并且内容更新间隔应小于1个月。

（八）设有文化宣传教育专项经费，列入本单位年度预算，并实行专款专用。

（九）符合所属类型基地的基本标准。

第六条　符合上述条件的机构申报全国中医药文化基地，应当向所在地省级中医药主管部门提出申请，并提交以下申报材料：

（一）申请文件，重点说明申报理由、对完成全国中医药文化基地的任务做出承诺等。

（二）《全国中医药文化宣传教育基地申报表》。

（三）申报条件说明，对照申报条件详细说明有关情况并提供相关证明材料。

（四）其他有助于说明申报条件的必要材料。

第七条　省级中医药主管部门按照本办法要求对申请进行审核，于每年8月30日前择优向国家中医药管理局推荐，并转报相关申报材料。

第八条　全国中医药文化基地的遴选，由国家中医药管理局办公室具体负责组织，每年开展一次。

第九条 全国中医药文化基地按照下列程序遴选：

（一）从全国中医药文化基地建设专家库中抽取专家组成专家组，对申报全国中医药文化基地的进行材料审核和实地审核形成审核报告。

全国中医药文化基地建设专家库建设方案另行制定。

（二）依据专家组审核报告形成全国中医药文化基地建议名单，提交国家中医药管理局局长会议审议。

（三）国家中医药管理局局长会议审议通过的全国中医药文化基地名单在局政府网站上公示，公示期不少于7天。

（四）公示无异议的，由国家中医药管理局确认为全国中医药文化基地。

第十条 全国中医药文化基地可依照国家中医药管理局规定的式样制作相应标牌。

第十一条 全国中医药文化基地应当于每年年底前，将本年度工作总结（包括工作开展情况统计表）、下一年度工作计划报国家中医药管理局和所在地的省级中医药主管部门。

第十二条 国家中医药管理局定期对全国中医药文化基地进行评估，原则上每三年评估一次。

全国中医药文化基地定期评估采取基地自评与专家实地评估相结合方式进行。

全国中医药文化基地定期评估由国家中医药管理局办公室具体负责组织。

第十三条 全国中医药文化基地定期评估按照以下程序进行：

（一）全国中医药文化基地根据国家中医药管理局通知要求完成自评，自评报告经所在地省级中医药主管部门审核并报国家中医药管理局。

（二）从全国中医药文化基地建设专家库中抽取专家组成专家组进行实地评估，提交评估报告和评估结果建议。

（三）依据基地自评报告和专家组评估报告、评估结果建议，确定评估结果。

评估结果分为优秀、合格和不合格。评估结果为“优秀”的，由国家中医药管理局予以通报表扬。评估结果为“不合格”的，经整改后于次年进行复评，复评仍“不合格”的撤销全国中医药文化基地命名。

第十四条 全国中医药文化基地出现下列情况之一的，取消全国中医药文化基地命名：

（一）自愿提出放弃基地名称的。

（二）因不可抗力无法继续履行基地职能的。

（三）因机构调整或撤并不适宜继续作为基地的。

（四）无正当理由不参加评估和复评的。

（五）其他不适合继续作为全国中医药文化基地的情况。

省级中医药主管部门发现本地区全国中医药文化基地存在上述情况的，应及时报国家中医药管理局。国家中医药管理局核实情况后在局政府网站上进行取消全国中医药文化基地命名的公告。自公告之日起，相关全国中医药文化基地不得再使用全国中医药文化基地名称，三年内不得申报全国中医药文化基地。

第十五条 全国中医药文化基地出现下列情况之一的，撤销其全国中医药文化基地命名：

(一) 被确认为全国中医药文化基地后，发现申报材料存在虚假或申报过程中存在欺骗隐瞒情况的。

(二) 有关言论和行为在社会上造成不良影响的。

(三) 无特殊理由超过一年未履行全国中医药文化基地职能的。

(四) 出现违法、违规行为的。

(五) 定期评估“不合格”、复评仍“不合格”的。

省级中医药主管部门发现本地区的全国中医药文化基地存在上述情况的，应及时报国家中医药管理局。国家中医药管理局核实情况后在局政府网站上作出撤销全国中医药文化基地命名的公告。自公告之日起，相关全国中医药文化基地不得再使用全国中医药文化基地的名称，不得再申报全国中医药文化基地。

第十六条 本办法自发布之日起施行。

出处：国家中医药管理局办公室关于印发《全国中医药文化宣传教育基地管理暂行办法》及《全国中医药文化宣传教育基地基本标准(2019 版)》的通知(国中医药办新函〔2019〕145 号)

全国中医药文化宣传教育基地基本标准(2019 版)

一、场馆类基地

(一) 内涵建设

1. 以展示中医药为主题，内容丰富、形式新颖，充分体现当地中医药文化特色，相关展品、图片、标志、标牌等所涉及的中医药文化知识以及中医历史人物及事件内容，表述规范、准确。

2. 具有与本基地相关、制作精良的中医药文化产品，如科普读物、画册、音像制品、导游材料及中医药创意产品等。

3. 建有介绍本基地的中医药文化网站、微博或微信公众号等，内容科学准确、专人维护，内容更新间隔应小于1个月。

（二）场地设施

1. 有专用参观场所。大型综合性展馆用于中医药文化宣传教育活动的室内展厅总面积原则上不小于5 000平方米；在中医药院校内的中医药博物馆室内面积原则上不小于2 000平方米；传统老字号、中医药名人纪念馆用于中医药文化展教活动的室内展厅总面积原则上不小于1 500平方米；在中医研究机构和中医医院内设立的博物馆室内展厅面积原则上不小于1 000平方米。

2. 除常规展品外，可供观众演示、互动、体验的展品数量不少于总展品的10%。定期更新、补充展品，展品总完好率保持在90%以上。

（三）开放接待

1. 年开放天数不少于240天，并向社会公布开放时间。

2. 年接待参观人数不少于10 000人。

3. 在全国性大型中医药文化宣传教育活动期间能对公众开放。

（四）经费投入

1. 设有专项经费，列入该单位年度财务预算并实行专款专用。

2. 除一次性基础设施投入外，每年专项经费投入占单位年度总经费固定比例，确保中医药文化宣传教育工作正常开展。

（五）工作队伍

1. 有专门的组织领导机构，其正职由该单位中层以上干部担任。

2. 配备不少于5名的专职人员，并建立长期稳定的志愿者队伍，志愿者人数15人以上。

3. 有继续教育制度，基地工作人员每年业务培训时间不少于40学时。

（六）宣传教育活动

1. 积极参加全国性大型中医药文化宣传教育活动和当地重大宣传教育活动，每年开展2次以上大型宣传教育活动。

2. 针对社会热点和公众需求，结合本单位特色，每年开展4次以上有新意、特色明显、讲究实效、形式多样的专题宣传教育活动。

3. 积极利用新媒体开展线上中医药文化宣传教育活动。

4. 与所在地的社区、乡镇、学校、部队及其他企事业单位等建立固定联系和工作制度，经常开展中医药文化进社区、进乡村、进学校等社会化宣传教育活动。

5. 拓宽创新宣传渠道，充分利用电视、广播、报刊、网络等新闻媒体，每年在省级以上媒体公开报道中医药文化宣传教育工作信息3次以上。

二、遗址遗迹类基地

（一）内涵建设

1. 具有与本基地相关并有一定社会影响力的典故、传说、事迹等，相关介绍、展品、图片、标志、标牌等所涉及的中医药文化知识以及中医历史人物及事件内容，表述规范、准确。

2. 具有与本基地相关、制作精良的中医药文化产品，如科普读物、画册、音像制品、导游材料及中医药创意产品等。

3. 建有介绍本基地的中医药文化网站、微博或微信公众号等，内容科学准确、专人维护，内容更新间隔应小于1个月。

（二）场地设施

1. 具有一定规模、固定用于中医药文化宣传教育展示及活动的室内外场所。展示面积原则上不少于1万平方米，并配有开展宣传教育活动所需的演示设施设备等。

2. 有互动体验类设施和项目，可供游客演示、互动、体验。定期更新、补充项目，设施总完好率保持在90%以上。

3. 有较为完善的基地说明牌、解说牌、导览牌等。

（三）开放接待

1. 年开放天数不少于240天，受气候等外在因素影响的基地可酌量减少。

2. 年接待参观人数不少于10万人次。

3. 在全国性大型中医药文化宣传教育活动期间能对公众开放。

（四）经费投入

1. 设有专项经费，列入该单位年度财务预算并实行专款专用。

2. 除一次性基础设施投入外，每年专项经费投入占单位年度总经费固定比例，确保中医药文化宣传教育工作正常开展。

（五）工作队伍

1. 有专门的组织领导机构，其正职由该单位中层以上干部担任。

2. 配备不少于5名的专职人员，并建立长期稳定的志愿者队伍，志愿者人数30人以上。

3. 有继续教育制度，基地工作人员每年业务培训时间不少于40学时。

（六）宣传教育活动

1. 积极参加全国性大型中医药文化宣传教育活动和当地重大宣传教育活动，每年开展2次以上大型宣传教育活动。

2. 针对社会热点和公众需求，结合本单位特色，每年开展4次以上有新意、特色明显、讲究实效、形式多样的专题宣传教育活动。

3. 积极利用新媒体开展线上中医药文化宣传教育活动。

4. 积极促进中医药文化与旅游结合，扩大中医药文化影响面，并与所在地的社区、乡镇、学校、部队及其他企事业单位等建立固定联系和工作制度，经常开展中医药文化活动进社区、进乡村、进学校等社会化宣传教育活动。

5. 拓宽创新宣传渠道，充分利用电视、广播、报刊、网络等新闻媒体，每年在省级以上媒体公开报道中医药文化宣传教育工作信息 3 次以上。

三、教育科研机构类基地

（一）内涵建设

1. 中医药特色明显、展示内容丰富、形式新颖，相关展品、图片、标志、标牌等所涉及的中医药文化知识以及中医历史人物及事件内容，表述规范、准确。

2. 具有与本基地相关、制作精良的中医药文化产品，如科普读物、画册、音像制品及中医药创意产品等。

3. 建有介绍本基地的中医药文化网站、微博或微信公众号等，内容科学准确、专人维护，内容更新间隔应小于 1 个月。

（二）场地设施

1. 教育科研机构内的标本馆、陈列馆、报告厅、种植园、实习实训基地等展教场所面积原则上不少于 5 000 平方米；对外开放的实验室、工艺中心、技术中心等研究实验基地展教场所面积原则上不少于 600 平方米。

2. 有互动体验类展品。除常规展品外，可供观众演示、互动、体验的展品数量不少于总展品的 30%，定期更新、补充展品，展品总完好率保持在 90% 以上。

（三）开放接待

1. 教育科研机构内的标本馆、陈列馆、报告厅、种植园、实习实训基地等年开放天数不少于 110 天；对外开放的实验室、工艺中心、技术中心等年开放天数不少于 40 天。

2. 年接待参观人数不少于 5 000 人次。

（四）经费投入

有稳定持续的经费，确保中医药文化宣传教育工作正常开展。

（五）工作队伍

配备不少于 2 名的专职人员，并建立长期稳定的志愿者队伍，志愿者人数 15 人以上。

（六）宣传教育活动

1. 积极参加全国性大型中医药文化宣传教育活动和当地重大宣传教育活动，每年开展 2 次以上大型宣传教育活动。

2. 针对社会热点和公众需求，结合本单位特色，每年开展 4 次以上有新意、特色明显、讲究实效、形式多样的专题宣传教育活动。

3. 积极利用新媒体开展线上中医药文化宣传教育活动。

4. 与所在地的社区、乡镇、学校、部队及其他企事业单位等建立固定联系和工作制度，经常开展中医药文化进社区、进乡村、进学校等社会化宣传教育活动。

5. 拓宽创新宣传渠道，充分利用电视、广播、报刊、网络等新闻媒体，每年在省级以上媒体公开报道中医药文化宣传教育工作信息 1 次以上。

四、医疗机构类基地

（一）内涵建设

1. 中医药特色优势突出，在医德医风、名医名家学术经验传承、中医学术流派传承等方面有典型意义。展示内容丰富、形式新颖，相关展品、图片、标志、标牌等所涉及的中医药文化知识以及中医历史人物及事件内容，表述规范、准确。

2. 具有与本基地相关、制作精良的中医药文化产品，如科普读物、画册、音像制品及中医药创意产品等。

3. 建有介绍本基地的中医药文化网站、微博或微信公众号等，内容科学准确、专人维护，内容更新间隔应小于1个月。

（二）场地设施

1. 医疗机构内的中医药文化景观、标本馆、陈列馆、报告厅、特色科室病房、实习实训基地等展教场所面积不少于2 000平方米。

2. 有互动体验类展品或服务。应有一定数量可供观众演示、互动、体验的展品或中医药服务，定期更新、补充展品，展品总完好率保持在90%以上。

（三）开放接待

1. 医疗机构内的标本馆、陈列馆、报告厅等年开放天数不少于200天。

2. 年接待参观人数不少于5万人次。

（四）经费投入

有稳定持续的经费，确保中医药文化宣传教育工作正常开展。

（五）工作队伍

配备不少于2名的专职人员，并建立长期稳定的志愿者队伍，志愿者人数15人以上。

（六）宣传教育活动

1. 积极参加全国性大型中医药文化宣传教育活动和当地重大宣传教育活动，每年开展2次以上大型宣传教育活动。

2. 针对社会热点和公众需求，结合本单位特色，每年开展4次以上有新意、特色明显、讲究实效、形式多样的专题宣传教育活动。

3. 积极利用新媒体开展线上中医药文化宣传教育活动。

4. 与所在地的社区、乡镇、学校、部队及其他企事业单位等建立固定联系和工作制度，经常开展中医药文化进社区、进乡村、进学校等社会化宣传教育活动。

5. 拓宽创新宣传渠道，充分利用电视、广播、报刊、网络等新闻媒体，每年在省级以上媒体公开报道中医药文化宣传教育工作信息1次以上。

五、企业类基地

（一）内涵建设

1. 中医药特色优势突出，在传承发展传统技艺、医德医风等方面有典型意义。展示内容丰富、形式新颖，相关展品、图片、标志、标牌等所涉及的中医药文化知识以及中医历史人物及事件内容，表述规范、准确。

2. 具有与本基地相关、制作精良的中医药文化产品，如科普读物、画册、音像制品及中医药创意产品等。

3. 建有介绍本基地的中医药文化网站、微博或微信公众号等，内容科学准确、专人维护，内容更新间隔应小于1个月。

（二）场地设施

1. 有可供公众参观学习展示厅等参观活动场所。宣传教育展厅原则上不少于500平方米，能供公众参观学习相关中医药文化知识、展示企业文化。

2. 有互动体验类展品或服务。应有一定数量可供观众演示、互动、体验的展品或中医药服务，定期更新、补充展品，展品总完好率保持在90%以上。

（三）开放接待

1. 企业的室内展厅年开放天数不少于200天。

2. 年接待参观人数不少于3 000人。

（四）经费投入

1. 设有专项经费，列入该单位年度财务预算并实行专款专用。

2. 除一次性基础设施投入外，每年专项经费投入占单位年度总经费固定比例，确保中医药文化宣传教育工作正常开展。

（五）工作队伍

配备不少于2名的专职人员，并建立长期稳定的志愿者队伍，志愿者人数5人以上。

（六）宣传教育活动

1. 积极参加全国性大型中医药文化宣传教育活动和当地重大宣传教育活动。每年开展2次以上大型宣传教育活动。

2. 针对社会热点和公众需求，结合本单位特色，每年开展2次以上有新意、特色明显、讲究实效、形式多样的专题宣传教育活动。

3. 积极利用新媒体开展线上中医药文化宣传教育活动。

4. 与所在地的社区、乡镇、学校、部队及其他企事业单位等建立固定联系和工作制度，经常开展中医药文化进社区、进乡村、进学校等社会化宣传教育活动。

5. 拓宽创新宣传渠道，充分利用电视、广播、报刊、网络等新闻媒体，每年在省级以上媒体公开报道中医药文化宣传教育工作信息1次以上。

出处：国家中医药管理局办公室关于印发《全国中医药文化宣传教育基地管理暂行办法》及《全国中医药文化宣传教育基地基本标准(2019版)》的通知(国中医药办新函〔2019〕145号)

中共中央 国务院关于促进中医药传承创新发展的意见(节选)

(2019年10月20日)

五、促进中医药传承与开放创新发展

(十四)挖掘和传承中医药宝库中的精华精髓。加强典籍研究利用,编撰中华医藏,制定中医药典籍、技术和方药名录,建立国家中医药古籍和传统知识数字图书馆,研究制定中医药传统知识保护条例。加快推进活态传承,完善学术传承制度,加强名老中医学术经验、老药工传统技艺传承,实现数字化、影像化记录。收集筛选民间中医药验方、秘方和技法,建立合作开发和利益分享机制。推进中医药博物馆事业发展,实施中医药文化传播行动,把中医药文化贯穿国民教育始终,中小学进一步丰富中医药文化教育,使中医药成为群众促进健康的文化自觉。

出处:中共中央 国务院关于促进中医药传承创新发展的意见(2019年10月20日)

中医药振兴发展重大工程实施方案(节选)

七、中医药文化弘扬工程

重点支持中医药博物馆体系建设,深入挖掘和传承中医药精华精髓,推动中医药文化融入群众生产生活、贯穿国民教育始终,实现中医药文化创造性转化、创新性发展。

(一)中医药博物馆建设。

1. 建设目标。国家中医药博物馆及其数字博物馆基本建成并投入试运行,形成布局合理、特色鲜明、功能完备的中医药博物馆体系,更好展示中医药藏品所蕴含的历史价值与文化内涵。

2. 建设任务。加快推进国家中医药博物馆选址立项、基础建设和数字化建设。支持中医药博物馆创建国家一、二、三级博物馆。开展中医药相关文物、史料及代表性见证物的征藏工作,充实完善中医药收藏体系,建设中医药博物馆资源共享平台,构建中医药博物馆数字资源共建共享机制。推动建设一批中医药主题文化园,推出一批精品中医药展览,开发一批具有鲜明中医药特色的文化创意产品。

3. 配套措施。国务院有关部门要在国家中医药博物馆立项、选址、建设方面加大支持力度。各地要将中医药博物馆纳入当地公共文化服务重点项目建设,建立多部门共建共商机制。项目单位要拓展相关经费渠道,提高建设水平,丰富馆藏藏品。引导和鼓励社会力量通过多种方式支持博物馆建设。

4. 部门分工。国家中医药局、国家发展改革委、文化和旅游部、国家文物局、自然资源部、住房城乡建设部等负责。

(二) 中医药文化建设。

1. 建设目标。中医药文化传播体系建立健全,形成一批中医药文化精品,中小学中医药文化教育进一步丰富,公民中医药健康文化素养水平在“十四五”末提升至25%左右。

2. 建设任务。一是提炼中医药文化精神标识,挖掘阐释并推广普及名医名家、医籍名方等中医药文化经典元素。二是支持创作高质量的中医药图书、纪录片、影视剧以及各类新媒体产品,打造有代表性的中医药文化节目和中医药动漫作品。三是实施中医药文化传播行动,推动建设一批中医药文化宣传教育基地并达到国家级建设标准,推动建设若干中医药文化体验场馆,支持建设中医药健康文化知识角,广泛开展中医药文化主题活动。四是中小学进一步丰富中医药文化教育,开展中医药文化专题教育活动,建设校园中医药文化角和学生社团。五是培养建立中医药文化传播工作队伍。

3. 配套措施。国家中医药局要组织中医药文化有关研究工作,协调有关部门加大实施保障力度。各地要把中医药文化工作纳入中华优秀传统文化传承发展工程总体框架,对本地区中医药文化资源进行调查整理、挖掘研究,将中医药文化纳入中华优秀传统文化进校园总体安排,有条件的地方积极探索将中医药文化纳入中小学教育教学活动。积极引导社会力量参与中医药文化建设工作。

4. 部门分工。国家中医药局、财政部、国家卫生健康委、中央宣传部、文化和旅游部、国家文物局、教育部、广电总局等负责。

出处:国务院办公厅关于印发中医药振兴发展重大工程实施方案的通知(国办发〔2023〕3号)

卫生健康委中医药局关于坚持以人民健康为中心推动医疗服务高质量发展的意见(节选)

国卫医发〔2018〕29号

三、大力推动医疗服务高质量发展

(一) 持续优化医疗服务,改善患者就医体验。拓展医疗服务新领域,将优质护理、药学服务等延伸至基层医疗卫生机构。进一步发挥医务人员作用,开展科技创新,推广适宜技术。强化人文理念,大力开展医院健康教育,加强医患沟通,推行医务社工和志愿者服务,全面提升患者满意度。

六、加强组织领导

(四) 抓好宣传引导,营造良好氛围。各级卫生健康行政部门、中医药主管部门要充分发挥各类宣传平台优势,做好相关法律法规和政策规定解读,加大医务人员先进典型的发现和宣传力度,通过宣传提高全社会对医务人员的职业认同感。要加强健康教育,合理引导预期,提升全民健康素养。结合"中国医师节""国际护士节"等重要节庆,组织开展形式多样的活动,弘扬崇高职业精神,助力健康中国建设。

出处:卫生健康委中医药局关于坚持以人民健康为中心推动医疗服务高质量发展的意见(国卫医发〔2018〕29号)

六、乡村健康

乡村建设行动实施方案(节选)

二、重点任务

(十二) 实施农村人居环境整治提升五年行动。推进农村厕所革命,加快研发干旱、寒冷等地区卫生厕所适用技术和产品,因地制宜选择改厕技术模式,引导新改户用厕所基本入院入室,合理规划布局公共厕所,稳步提高卫生厕所普及率。统筹农村改厕和生活污水、黑臭水体治理,因地制宜建设污水处理设施,基本消除较大面积的农村黑臭水体。健全农村生活垃圾收运处置体系，完善县乡村三级设施和服务，推动农村生活垃圾分类减量与资源化处理利用，建设一批区域农村有机废弃物综合处置利用设施。加强入户道路建设，构建通村入户的基础网络，稳步解决村内道路泥泞、村民出行不便、出行不安全等问题。全面清理私搭乱建、乱堆乱放，整治残垣断壁，加强农村电力线、通信线、广播电视线“三线”维护梳理工作，整治农村户外广告。因地制宜开展荒山荒地荒滩绿化，加强农田(牧场)防护林建设和修复，引导鼓励农民开展庭院和村庄绿化美化，建设村庄小微公园和公共绿地。实施水系连通及水美乡村建设试点。加强乡村风貌引导，编制村容村貌提升导则。

(十三) 实施农村基本公共服务提升行动。改革完善乡村医疗卫生体系，加快补齐公共卫生服务短板，完善基层公共卫生设施。支持建设紧密型县域医共体。加强乡镇卫生院发热门诊或诊室等设施条件建设，选建一批中心卫生院。持续提升村卫生室标准化建设和健康管理水平，推进村级医疗疾控网底建设。落实乡村医生待遇，保障合理收入，完善培养使用、养老保障等政策。

出处：中共中央办公厅 国务院办公厅印发《乡村建设行动实施方案》(新华社北京5月23日电)

农业农村部关于落实党中央国务院 2023 年全面推进乡村振兴重点工作部署的实施意见(节选)

农发〔2023〕1 号

六、改善乡村基础设施和公共服务，建设宜居宜业和美乡村

(二十七) 整治提升农村人居环境。扎实开展农村人居环境整治提升五年行动，整体提升村容村貌。稳妥推进农村厕所革命。巩固户厕问题摸排整改成果，推动分类整改销号。以中西部地区为重点，稳步推进条件适宜、技术模式成熟地区开展农村改厕。加强改厕标准编制，开展节水防冻等技术试点。统筹推进农村生活污水和垃圾治理。推动农村生活污水治理与改厕有机衔接，促进粪污、有机废弃物就近就地资源化利用。健全农村生活垃圾收运处置体系，鼓励有条件的村庄推进垃圾分类、源头减量。加力推进农村生活污水处理，因地制宜探索集中处理、管网截污、分散处置、生态治污等技术模式。深入实施村庄清洁行动，引导农民开展庭院和村庄绿化美化。

出处：农业农村部关于落实党中央国务院2023年全面推进乡村振兴重点工作部署的实施意见(农发〔2023〕1号)

“十四五”推进农业农村现代化规划(节选)

第五章　实施乡村建设行动 建设宜居宜业乡村

第三节　整治提升农村人居环境

因地制宜推进农村厕所革命。加强中西部地区农村户用厕所改造,引导新改户用厕所入院入室。合理规划布局农村公共厕所,加快建设乡村景区旅游厕所。加快干旱、寒冷地区卫生厕所适用技术和产品研发。推进农村厕所革命与生活污水治理有机衔接,鼓励联户、联村、村镇一体处理。鼓励各地探索推行政府定标准、农户自愿按标准改厕、政府验收合格后按规定补助到户的奖补模式。完善农村厕所建设管理制度,严格落实工程质量责任制。

梯次推进农村生活污水治理。以县域为基本单元,以乡镇政府驻地和中心村为重点梯次推进农村生活污水治理,基本消除较大面积的农村黑臭水体。采用符合农村实际的污水处理模式和工艺,优先推广运行费用低、管护简便的治理技术,积极探索资源化利用方式。有条件的地区统筹城乡生活污水处理设施建设和管护。

健全农村生活垃圾处理长效机制。推进农村生活垃圾源头分类减量,探索农村生活垃圾就地就近处理和资源化利用的有效路径,稳步解决“垃圾围村”问题。完善农村生活垃圾收运处置体系,健全农村再生资源回收利用网络。

整体提升村容村貌。深入开展村庄清洁和绿化行动,实现村庄公共空间及庭院房屋、村庄周边干净整洁。提高农房设计水平和建设质量。建立健全农村人居环境建设和管护长效机制,全面建立村庄保洁制度,有条件的地区推广城乡环卫一体化第三方治理。

第四节　加快数字乡村建设

专栏 5　乡村公共基础设施建设工程

5. 农村人居环境整治提升。有序推进经济欠发达地区以及高海拔、寒冷、缺水地区的农村改厕。因地制宜建设一批厕所粪污、农村生活污水处理设施和农村有机废弃物综合处置利用设施。支持600个县整县推进农村人居环境整治。创建一批美丽宜居村庄。

第五节　提升农村基本公共服务水平

全面推进健康乡村建设。加强乡村基层医疗卫生体系建设,提升村卫生室标准化建设和健康管理水平,提升乡镇卫生院医疗服务能力。加强县级医院和妇幼保健机构建设，持续提升县级疾控机构应对重大疫情及突发公共卫生事件能力。加强乡村医疗卫生和疾控人才队伍建设，加大农村基层本地全科人才培养力度，推动乡村医生向执业（助理）医师转变，落实乡村医生待遇。加快县域紧密型医共体建设，实行医保总额预算管理，强化基本医保、大病保险、医疗救助三重制度保障功能。加强出生缺陷防治知识普及和健康教育。加快完善乡村公共体育场地设施。

第六节　扩大农村消费

专栏 6　农村基本公共服务提升工程

2. 乡村健康服务提升行动。加强村卫生室标准化建设，依托现有资源，选建一批中心卫生院，建设一批农村县域医疗卫生次中心。加快县域紧密型医共体建设，提高县级医院医疗服务水平。推动县（市、区）妇幼保健机构提高服务能力。

出处：国务院关于印发“十四五”推进农业农村现代化规划的通知（国发〔2021〕25 号）

关于印发巩固拓展健康扶贫成果同乡村振兴有效衔接实施意见的通知

国卫扶贫发〔2021〕6 号

河北省、山西省、内蒙古自治区、辽宁省、吉林省、黑龙江省、安徽省、福建省、江西省、山东省、河南省、湖北省、湖南省、广西壮族自治区、海南省、重庆市、四川省、贵州省、云南省、西藏自治区、陕西省、甘肃省、青海省、宁夏回族自治区、新疆维吾尔自治区卫生健康委、发展改革委、工业和信息化厅（局）、通信管理局、民政厅（局）、财政厅（局）、人力资源社会保障厅（局）、生态环境厅（局）、住房和城乡建设厅（局）、农业农村厅（局）、医保局、中医药局、扶贫办（乡村振兴局），各军种后勤部，战略支援部队参谋部，联勤保障部队卫勤局，武警部队后勤部：

为贯彻落实党中央、国务院关于巩固拓展脱贫攻坚成果同乡村振兴有效衔接的决策部署，巩固基本医疗有保障成果，推进健康乡村建设，防止因病致贫返贫，国家卫生健康委、国家发展改革委、工业和信息化部、民政部、财政部、人力资源社会保障部、生态环境部、住房和城乡建设部、农业农村部、国家医保局、国家中医药管理局、国家乡村振兴局和中央军委后勤保障部联合制定《关于巩固拓展健康扶贫成果同乡村振兴有效衔接的实施意见》。现印发给你们，请结合实际认真贯彻落实。

附件："十四五"期末巩固拓展健康扶贫成果主要指标

国家卫生健康委
国家发展改革委
工业和信息化部
民政部
财政部
人力资源社会保障部
生态环境部
住房和城乡建设部
农业农村部
国家医保局
国家中医药管理局
国家乡村振兴局
中央军委后勤保障部
2021年2月1日

（信息公开形式：主动公开）

关于巩固拓展健康扶贫成果同乡村振兴有效衔接的实施意见

巩固拓展健康扶贫成果同乡村振兴有效衔接，是建立巩固脱贫攻坚成果长效机制的重要举措，是支持脱贫地区接续推进乡村振兴的重点工作，是全面推进健康中国建设的根本要求，对于巩固基本医疗有保障成果，推进健康乡村建设，防止因病致贫返贫具有重要意义。为贯彻落实党中央、国务院关于实现巩固拓展脱贫攻坚成果同乡村振兴有效衔接的决策部署，现提出以下意见。

一、总体要求

（一）主要思路。以习近平新时代中国特色社会主义思想为指导，全面贯彻党的十九大和十九届二中、三中、四中、五中全会精神，坚定不移贯彻新发展理念，坚持以人民为中心的发展思想，坚持新时代卫生健康工作方针，在5年过渡期内，保持健康扶贫主要政策总体稳定，调整优化支持政策，进一步补齐脱贫地区卫生健康服务体系短板弱项，深化县域综合医改，深入推进健康乡村建设，聚焦重点地区、重点人群、重点疾病，完善国民健康促进政策，巩固拓展健康扶贫成果，进一步提升乡村卫生健康服务能力和群众健康水平，为脱贫地区接续推进乡村振兴提供更加坚实的健康保障。

（二）主要目标。到2025年，农村低收入人口基本医疗卫生保障水平明显提升，全生命周期健康服务逐步完善；脱贫地区县乡村三级医疗卫生服务体系进一步完善，设施条件进一步改善，服务能力和可及性进一步提升；重大疾病危害得到控制和消除，卫生环境进一步改善,居民健康素养明显提升;城乡、区域间卫生资源配置逐步均衡,居民健康水平差距进一步缩小;基本医疗有保障成果持续巩固,乡村医疗卫生机构和人员“空白点”持续实现动态清零,健康乡村建设取得明显成效。

二、保持政策总体稳定,巩固基本医疗有保障成果

（三）优化疾病分类救治措施。已纳入大病专项救治范围的30个病种,定点医院原则上保持不变。按照“定定点医院、定诊疗方案、加强质量安全管理”的原则,将大病专项救治模式推广作为脱贫地区县域医疗机构针对所有30种大病患者住院治疗的规范化措施。结合当地诊疗能力,可进一步扩大救治病种范围,并逐步推广到省、市级医疗机构。持续做好脱贫人口家庭医生签约服务,结合脱贫地区实际,逐步扩大签约服务重点人群范围,提供公共卫生、慢病管理、健康咨询和中医干预等综合服务,重点做好高血压、糖尿病、结核病、严重精神障碍等四种主要慢病患者的规范管理和健康服务。

（四）完善住院先诊疗后付费政策。在有效防范制度风险的前提下,有条件的地方可将县域内住院先诊疗后付费政策对象调整为农村低保对象、特困人员和易返贫致贫人口,患者入院时不需缴纳住院押金,只需在出院时支付医保报销后的自负医疗费用。加强医保经办机构与定点医疗机构信息互联互通,推进医疗保障“一站式”结算。

（五）健全因病返贫致贫动态监测和精准帮扶机制。加强与民政、医保、扶贫(乡村振兴)等部门数据比对和共享,发挥基层医疗卫生机构服务群众的优势,对脱贫人口和边缘易致贫人口大病、重病救治情况进行监测,建立健全因病返贫致贫风险人群监测预警和精准帮扶机制,主动发现、及时跟进,做好救治、康复等健康服务,配合落实各项医疗保障政策和社会救助、慈善帮扶等措施。

（六）建立农村低收入人口常态化健康帮扶机制。加强农村低收入人口健康帮扶措施,大病专项救治、家庭医生签约服务措施对农村低收入人口重点落实,加强农村严重精神障碍患者服务管理和救治保障,做好失能半失能老年人医疗照护、0—3岁婴幼儿托育指导和妇女儿童保健服务,落实儿童青少年近视、肥胖、脊柱侧弯等健康预防政策。加强因病致贫返贫风险人群常态化健康帮扶落实情况监测。

（七）优化乡村医疗卫生服务覆盖。按照《关于印发解决贫困人口基本医疗有保障突出问题工作方案的通知》(国卫扶贫发〔2019〕45号)中明确的医疗卫生机构“三个一”、医疗卫生人员“三合格”、医疗服务能力“三条线”、医疗保障制度全覆盖等十条指导工作标准要求,持续巩固拓展基本医疗有保障成果。动态监测乡村医疗卫生机构和人员变化情况,及时发现问题隐患,采取针对性措施解决,实行乡村医疗卫生机构和人员“空白点”动态清零。结合经济社会发展、乡村规划调整和移民搬迁情况,根据基本医疗有保障工作标准,优化乡镇、行政村和易地扶贫搬迁集中安置区卫生院、卫生室设置,进一步改善设施条件,加强合格医务人员配备。支持地方采取巡诊、派驻等灵活多样方式,确保农村医疗卫生服务全覆盖。加强巡诊、派驻到乡镇卫生院和村卫生室工作的医务人员管理,明确工作职责和服务要求。

三、加强和优化政策供给，提升脱贫地区卫生健康服务水平

（八）深化县域综合医改推进措施。按照“县强、乡活、村稳、上下联、信息通”的要求，支持脱贫地区推进紧密型县域医共体建设，统筹整合优化资源配置，完善县域医疗卫生服务体系，提升县域医疗卫生服务能力。完善县乡一体化管理机制，依托现有资源建立开放共享的县域影像、心电、病理诊断和医学检验等中心，实现基层检查、上级诊断和区域内互认。推进医保支付方式改革，探索对紧密型医疗联合体实行总额付费，加强监督考核，结余留用，合理超支分担。有条件的地区可按协议约定向医疗机构预付部分医保资金，缓解其资金运行压力。推进乡村一体化管理，落实“两个允许”要求，进一步激发运行活力，调动基层医疗卫生服务提供积极性。落实家庭医生签约服务费政策，督促地方明确签约服务费收费和分配标准，提升签约履约积极性和主动性。落实签约居民在就医、转诊、用药等方面的差异化政策，逐步形成家庭医生首诊、转诊和下转接诊的模式。

（九）进一步完善医疗卫生服务体系。加大对脱贫地区、易地扶贫搬迁集中安置区等医疗卫生服务体系建设的政策、项目支持力度，鼓励地方政府加大对脱贫地区、易地扶贫搬迁集中安置区等基层医疗卫生机构建设的支持力度，持续推进乡村医疗卫生机构标准化建设，加强资金统筹整合和筹集，全面提升脱贫地区和易地扶贫搬迁集中安置区等医疗卫生机构基础设施条件和设备配置水平。加强临床重点专科建设，推动优质医疗卫生资源扩容下沉，提高脱贫地区卫生资源配置水平。加强脱贫地区乡镇卫生院中医馆建设，配备中医医师，加强脱贫地区村卫生室中医药设备配置和乡村医生中医药知识与技能培训，大力推广中医药适宜技术。加强脱贫地区危重孕产妇救治中心和危重新生儿救治中心、产前筛查和产前诊断服务网络建设，加强重点设备配备和骨干人才培养。

（十）补齐公共卫生服务体系短板。进一步加强对脱贫地区疾病预防控制体系、县级医院救治能力等方面的建设支持力度。加强疾病预防控制机构建设，改善疾控机构基础设施条件，鼓励有条件的地市整合市县两级检验检测资源，配置移动生物安全二级实验室，统筹满足区域内快速检测需要。加强疾控人才队伍建设，强化实验室设备配置和信息化建设，提升监测预警能力、现场流行病学调查能力和实验室检验检测能力。改善基层医疗卫生机构应急救治和应对条件，加强基层医疗卫生机构疾病预防控制能力建设。加强县级妇幼保健机构建设，进一步完善基础设施条件，持续加强儿童保健人员和新生儿科医师培训，加强基层医疗卫生机构儿童保健医师配备。鼓励综合医院开设精神心理科，加强基层医疗卫生机构精神卫生和心理健康服务人员配备，搭建基层服务网络。加强卫生监督执法体系建设，推进监督机构规范化建设，加强人才培养，支持监督机构基础设施建设及执法装备配备，推进监督信息化工作。

（十一）加强基层医疗卫生人才队伍建设。对脱贫地区基层医疗卫生机构，在编制、职称评定等方面给予政策支持。因地制宜加大本土人才培养力度，逐步扩大订单定向

免费医学生培养规模，中央财政继续支持为中西部乡镇卫生院培养本科定向医学生，各地要结合实际为村卫生室和边远地区乡镇卫生院培养一批高职定向医学生，落实就业安置和履约管理责任，强化属地管理，建立联合违约惩戒机制。积极支持引导在岗执业(助理)医师参加转岗培训，注册从事全科医疗工作。继续实施全科医生特岗计划。落实基层卫生健康人才招聘政策，乡镇卫生院公开招聘大学本科及以上毕业生、县级医疗卫生机构招聘中级职称或者硕士以上人员和全科医学、妇产科、儿保科、儿科、精神心理科、出生缺陷防治等急需紧缺专业人才，可采取面试(技术操作)、直接考察等方式公开招聘；对公开招聘报名后形不成竞争的，可适当降低开考比例，或不设开考比例划定合格分数线。鼓励脱贫地区全面推广"县管乡用""乡管村用"。继续推进基层卫生职称改革，对长期在艰苦边远地区和基层一线工作的卫生专业技术人员，业绩突出、表现优秀的，可放宽学历等要求，同等条件下优先评聘。执业医师晋升为副高级技术职称，应当有累计一年以上在县级以下或者对口支援的医疗卫生机构提供医疗卫生服务经历。各类培训项目优先满足脱贫地区需求，培训计划单列下达，培训对象同等条件下予以优先招收。加强乡村医生队伍建设，逐步建立乡村医生退出机制。各地要支持和引导符合条件的乡村医生按规定参加职工基本养老保险。不属于职工基本养老保险覆盖范围的乡村医生，可在户籍地参加城乡居民基本养老保险。对于年满60周岁的乡村医生，各地要结合实际，采取补助等多种形式，进一步提高乡村医生养老待遇。

(十二) 持续开展三级医院对口帮扶。根据新一轮东西部协作结对关系安排，适当调整对口帮扶关系，保持对口帮扶工作管理要求不变。各级卫生健康行政部门指导三级医院和脱贫地区县级医院续签对口帮扶协议，制定"十四五"期间医院学科建设规划。三级医院继续采取"组团式"帮扶方式，以驻点帮扶为主，向县级医院派驻管理人员和学科带头人不少于5人(中医院不少于3人)，每批连续工作时间不少于6个月，远程帮扶为辅，注重提升远程医疗服务利用效率。在前期帮扶成效基础上，持续提升医院管理水平和医疗服务能力，针对性提升重大公共卫生事件应对能力，提高县级医院平战转换能力。

(十三) 支持推动"互联网+医疗健康"发展。帮扶医院和上级医院加大脱贫地区县级医院远程医疗服务支持力度，推动更多优质医疗资源向脱贫地区倾斜。加快推进远程医疗向乡镇卫生院和村卫生室延伸。脱贫地区县域医共体或医联体要积极运用互联网技术，加快实现医疗资源上下贯通、信息互通共享、业务高效协同，积极开展预约诊疗、双向转诊、远程医疗等服务。推进"互联网+"公共卫生服务、"互联网+"家庭医生签约服务、"互联网+"医学教育和科普服务，利用信息化技术手段，提升农村卫生健康服务效率。

四、加快推进健康中国行动计划，健全完善脱贫地区健康危险因素控制长效机制

(十四) 持续加强重点地区重大疾病综合防控。指导脱贫地区加强传染病监测报告和分析研判，落实针对性的防控措施。持续改善地方病流行区生产生活环境，对高危地

区重点人群采取预防和应急干预措施，对现症病人开展救治和定期随访工作。持续推进包虫病综合防治，采取“以控制传染源为主、中间宿主防控与病人查治相结合”的策略，实行分类防控，提升西藏和四省涉藏州县防治能力，巩固防治成果。支持实施凉山州艾滋病防治攻坚第二阶段行动，有效遏制艾滋病等重大传染病的流行。巩固新疆结核病防治工作成效，完善“集中服药+营养早餐”等全流程规范化管理政策，持续降低结核病疫情。深入实施尘肺病等职业病综合防控，推进尘肺病等职业病主动监测与筛查，加强尘肺病康复站建设管理，提升基层医疗卫生机构职业病治疗康复能力。加强癌症、心血管疾病等早期筛查和早诊早治，强化高血压、糖尿病等常见慢性病健康管理。

（十五）实施重点人群健康改善行动。深入实施农村妇女宫颈癌、乳腺癌和免费孕前优生健康检查项目。将落实生育政策与巩固脱贫成果紧密结合起来，优化生育政策，增强生育政策包容性，加强新型婚育观念宣传倡导，提高服务管理水平。在脱贫地区继续实施儿童营养改善项目和新生儿疾病筛查项目，扎实做好孕产妇健康管理和0—6岁儿童健康管理，强化出生缺陷防治。加强农村普惠性婴幼儿照护服务，在农村综合服务设施建设中，统筹考虑婴幼儿照护服务设施建设，加大对农村家庭的科学育儿指导力度。鼓励社会组织、企事业单位、计生协会等社会力量积极探索农村婴幼儿照护和老年人健康服务发展项目。深入推进医养结合，完善上门医疗卫生服务政策，维护老年人健康。

（十六）全面推进健康促进行动。针对影响健康的行为与生活方式、环境等因素，在脱贫地区全面实施健康知识普及、合理膳食、全民健身、控烟、心理、环境等健康促进行动。持续开展脱贫地区健康促进行动，推动健康教育进乡村、进家庭、进学校，以“健康知识进万家”为主题，为群众提供更加精准规范的健康教育服务。开展心理健康促进行动，提升农村居民心理健康素养，开展对抑郁、焦虑等常见精神障碍的早期筛查，及时干预，提高治疗率。

（十七）深入开展爱国卫生运动。发挥爱国卫生运动的统筹协调作用，持续推进脱贫地区农村人居环境整治。聚焦重点场所、薄弱环节，加大农村垃圾、污水、厕所等环境卫生基础设施建设力度，持续开展村庄清洁行动，建立长效管理维护机制。发挥爱国卫生运动文化优势与群众动员优势，大力开展健康科普工作，增强农村群众文明卫生意识，革除陋习，养成良好卫生习惯和文明健康、绿色环保的生活方式，提高农村群众生态环境与健康素养水平，引导农村群众主动参与到改善生态环境中来，营造共建共享的良好氛围。

五、组织实施

（十八）加强组织领导。落实中央统筹、省负总责、市县乡抓落实的工作机制，各地要将巩固拓展健康扶贫成果同乡村振兴有效衔接纳入实现巩固拓展脱贫攻坚成果同乡村振兴有效衔接决策议事协调工作机制统一部署推进，加强部门协同，结合实际制订实施方案，明确时间表、路线图，统筹做好政策衔接、机制平稳转型、任务落实、考核督促等工作，层层落实责任，确保政策平稳过渡、落实到位。

（十九）加强部门协作。落实部门职责，强化政策和工作协同。卫生健康部门负责统筹推进巩固拓展健康扶贫成果同乡村振兴有效衔接，督促工作落实。发展改革部门负责将有关建设任务纳入“十四五”巩固拓展脱贫攻坚成果同乡村振兴有效衔接规划，支持脱贫地区医疗卫生相关基础设施建设。财政部门负责通过现行渠道做好资金保障。民政部门负责农村低保对象、特困人员等农村低收入人口认定，做好农村低保、特困人员救助供养、临时救助等工作。医保部门负责落实好各项医疗保障政策。扶贫（乡村振兴）部门负责脱贫人口、易返贫致贫人口认定，做好数据共享和对接。人力资源社会保障部门负责职称评定、薪酬待遇、乡村医生参加养老保险等政策落实。农业农村、住房城乡建设、生态环境等部门负责爱国卫生运动相关工作。通信管理部门负责协调推进远程医疗网络能力建设。中央军委后勤保障部负责持续推进军队系统三级医院对口帮扶工作。中医药管理部门负责中医药系统三级医院对口帮扶工作和中医药服务体系、服务能力建设。

（二十）加强倾斜支持。现有支持脱贫地区的各类投入政策、资金和项目在过渡期内保持总体稳定，并向西部地区乡村振兴重点帮扶县倾斜。省市两级财政安排的卫生健康项目资金要进一步向脱贫地区和乡村振兴重点帮扶县倾斜。东西部协作、对口支援和社会力量等帮扶措施进一步向卫生健康领域倾斜。

（二十一）加强宣传引导。坚持正确舆论导向，加强巩固拓展健康扶贫成果同乡村振兴有效衔接的政策解读，强化政策培训，开展系列宣传活动，提高卫生健康行业和基层干部群众政策知晓度，引导社会预期。广泛宣传巩固拓展健康扶贫成果取得的工作进展和成效，广泛宣传广大医务工作者深入农村、深入基层为群众解除病痛的生动事迹，营造良好舆论氛围。

附件

“十四五”期末巩固拓展健康扶贫成果主要指标

指标	属性
“十四五”期末巩固拓展健康扶贫成果主要指标	约束性
1. 乡村两级医疗卫生机构和人员“空白点”动态清零	约束性
2. 常住人口超过10万人的脱贫县要有1所县级医院达到二级医院医疗服务能力	约束性
3. 脱贫地区乡镇卫生院和行政村卫生室完成标准化建设，脱贫地区乡镇卫生院中医馆设置实现全覆盖	约束性
4. 签约家庭医生的农村低收入人口高血压、糖尿病、结核病和严重精神障碍的规范管理率达到90%	预期性
5. 大病专项救治病种≥30种	约束性
6. 以省为单位，脱贫地区居民健康素养水平“十四五”期间总上升幅度达到5个百分点	约束性

出处：关于印发巩固拓展健康扶贫成果同乡村振兴有效衔接实施意见的通知（国卫扶贫发〔2021〕6号）

农村人居环境整治提升五年行动方案(2021—2025年)

改善农村人居环境,是以习近平同志为核心的党中央从战略和全局高度作出的重大决策部署,是实施乡村振兴战略的重点任务,事关广大农民根本福祉,事关农民群众健康,事关美丽中国建设。2018年农村人居环境整治三年行动实施以来,各地区各部门认真贯彻党中央、国务院决策部署,全面扎实推进农村人居环境整治,扭转了农村长期以来存在的脏乱差局面,村庄环境基本实现干净整洁有序,农民群众环境卫生观念发生可喜变化、生活质量普遍提高,为全面建成小康社会提供了有力支撑。但是,我国农村人居环境总体质量水平不高,还存在区域发展不平衡、基本生活设施不完善、管护机制不健全等问题,与农业农村现代化要求和农民群众对美好生活的向往还有差距。为加快农村人居环境整治提升,制定本方案。

一、总体要求

(一) 指导思想。以习近平新时代中国特色社会主义思想为指导,深入贯彻党的十九大和十九届二中、三中、四中、五中、六中全会精神,坚持以人民为中心的发展思想,践行绿水青山就是金山银山的理念,深入学习推广浙江“千村示范、万村整治”工程经验,以农村厕所革命、生活污水垃圾治理、村容村貌提升为重点,巩固拓展农村人居环境整治三年行动成果,全面提升农村人居环境质量,为全面推进乡村振兴、加快农业农村现代化、建设美丽中国提供有力支撑。

(二) 工作原则

——坚持因地制宜,突出分类施策。同区域气候条件和地形地貌相匹配,同地方经济社会发展能力和水平相适应,同当地文化和风土人情相协调,实事求是、自下而上、分类确定治理标准和目标任务,坚持数量服从质量、进度服从实效,求好不求快,既尽力而为,又量力而行。

——坚持规划先行,突出统筹推进。树立系统观念,先规划后建设,以县域为单位统筹推进农村人居环境整治提升各项重点任务,重点突破和综合整治、示范带动和整体推进相结合,合理安排建设时序,实现农村人居环境整治提升与公共基础设施改善、乡村产业发展、乡风文明进步等互促互进。

——坚持立足农村,突出乡土特色。遵循乡村发展规律,体现乡村特点,注重乡土味道,保留乡村风貌,留住田园乡愁。坚持农业农村联动、生产生活生态融合,推进农村生活污水垃圾减量化、资源化、循环利用。

——坚持问需于民,突出农民主体。充分体现乡村建设为农民而建,尊重村民意愿,激发内生动力,保障村民知情权、参与权、表达权、监督权。坚持地方为主,强化地方党委和政府责任，鼓励社会力量积极参与，构建政府、市场主体、村集体、村民等多方共建共管格局。

——坚持持续推进，突出健全机制。注重与农村人居环境整治三年行动相衔接，持续发力、久久为功，积小胜为大成。建管用并重，着力构建系统化、规范化、长效化的政策制度和工作推进机制。

（三）行动目标

到2025年，农村人居环境显著改善，生态宜居美丽乡村建设取得新进步。农村卫生厕所普及率稳步提高，厕所粪污基本得到有效处理；农村生活污水治理率不断提升，乱倒乱排得到管控；农村生活垃圾无害化处理水平明显提升，有条件的村庄实现生活垃圾分类、源头减量；农村人居环境治理水平显著提升，长效管护机制基本建立。

东部地区、中西部城市近郊区等有基础、有条件的地区，全面提升农村人居环境基础设施建设水平，农村卫生厕所基本普及，农村生活污水治理率明显提升，农村生活垃圾基本实现无害化处理并推动分类处理试点示范，长效管护机制全面建立。

中西部有较好基础、基本具备条件的地区，农村人居环境基础设施持续完善，农村户用厕所愿改尽改，农村生活污水治理率有效提升，农村生活垃圾收运处置体系基本实现全覆盖，长效管护机制基本建立。

地处偏远、经济欠发达的地区，农村人居环境基础设施明显改善，农村卫生厕所普及率逐步提高，农村生活污水垃圾治理水平有新提升，村容村貌持续改善。

二、扎实推进农村厕所革命

（四）逐步普及农村卫生厕所。新改户用厕所基本入院，有条件的地区要积极推动厕所入室，新建农房应配套设计建设卫生厕所及粪污处理设施设备。重点推动中西部地区农村户厕改造。合理规划布局农村公共厕所，加快建设乡村景区旅游厕所，落实公共厕所管护责任，强化日常卫生保洁。

（五）切实提高改厕质量。科学选择改厕技术模式，宜水则水、宜旱则旱。技术模式应至少经过一个周期试点试验，成熟后再逐步推开。严格执行标准，把标准贯穿于农村改厕全过程。在水冲式厕所改造中积极推广节水型、少水型水冲设施。加快研发干旱和寒冷地区卫生厕所适用技术和产品。加强生产流通领域农村改厕产品质量监管，把好农村改厕产品采购质量关，强化施工质量监管。

（六）加强厕所粪污无害化处理与资源化利用。加强农村厕所革命与生活污水治理有机衔接，因地制宜推进厕所粪污分散处理、集中处理与纳入污水管网统一处理，鼓励联户、联村、村镇一体处理。鼓励有条件的地区积极推动卫生厕所改造与生活污水治理一体化建设，暂时无法同步建设的应为后期建设预留空间。积极推进农村厕所粪污资源化利用，统筹使用畜禽粪污资源化利用设施设备，逐步推动厕所粪污就地就农消纳、综合利用。

三、加快推进农村生活污水治理

（七）分区分类推进治理。优先治理京津冀、长江经济带、粤港澳大湾区、黄河流域及水质需改善控制单元等区域，重点整治水源保护区和城乡结合部、乡镇政府驻地、中心村、旅游风景区等人口居住集中区域农村生活污水。开展平原、山地、丘陵、缺水、高寒和生态环境敏感等典型地区农村生活污水治理试点，以资源化利用、可持续治理为导向，选择符合农村实际的生活污水治理技术，优先推广运行费用低、管护简便的治理技术，鼓励居住分散地区探索采用人工湿地、土壤渗滤等生态处理技术，积极推进农村生活污水资源化利用。

（八）加强农村黑臭水体治理。摸清全国农村黑臭水体底数，建立治理台账，明确治理优先序。开展农村黑臭水体治理试点，以房前屋后河塘沟渠和群众反映强烈的黑臭水体为重点，采取控源截污、清淤疏浚、生态修复、水体净化等措施综合治理，基本消除较大面积黑臭水体，形成一批可复制可推广的治理模式。鼓励河长制湖长制体系向村级延伸，建立健全促进水质改善的长效运行维护机制。

四、全面提升农村生活垃圾治理水平

（九）健全生活垃圾收运处置体系。根据当地实际，统筹县乡村三级设施建设和服务，完善农村生活垃圾收集、转运、处置设施和模式，因地制宜采用小型化、分散化的无害化处理方式，降低收集、转运、处置设施建设和运行成本，构建稳定运行的长效机制，加强日常监督，不断提高运行管理水平。

（十）推进农村生活垃圾分类减量与利用。加快推进农村生活垃圾源头分类减量，积极探索符合农村特点和农民习惯、简便易行的分类处理模式，减少垃圾出村处理量，有条件的地区基本实现农村可回收垃圾资源化利用、易腐烂垃圾和煤渣灰土就地就近消纳、有毒有害垃圾单独收集贮存和处置、其他垃圾无害化处理。有序开展农村生活垃圾分类与资源化利用示范县创建。协同推进农村有机生活垃圾、厕所粪污、农业生产有机废弃物资源化处理利用，以乡镇或行政村为单位建设一批区域农村有机废弃物综合处置利用设施，探索就地就近就农处理和资源化利用的路径。扩大供销合作社等农村再生资源回收利用网络服务覆盖面，积极推动再生资源回收利用网络与环卫清运网络合作融合。协同推进废旧农膜、农药肥料包装废弃物回收处理。积极探索农村建筑垃圾等就地就近消纳方式，鼓励用于村内道路、入户路、景观等建设。

五、推动村容村貌整体提升

（十一）改善村庄公共环境。全面清理私搭乱建、乱堆乱放，整治残垣断壁，通过集约利用村庄内部闲置土地等方式扩大村庄公共空间。科学管控农村生产生活用火，加强农村电力线、通信线、广播电视线“三线”维护梳理工作，有条件的地方推动线路违规搭挂治理。健全村庄应急管理体系，合理布局应急避难场所和防汛、消防等救灾设施设备，畅通安全通道。整治农村户外广告，规范发布内容和设置行为。关注特殊人群需求，有条件的地方开展农村无障碍环境建设。

（十二）推进乡村绿化美化。深入实施乡村绿化美化行动，突出保护乡村山体田园、河湖湿地、原生植被、古树名木等，因地制宜开展荒山荒地荒滩绿化，加强农田（牧场）防护林建设和修复。引导鼓励村民通过栽植果蔬、花木等开展庭院绿化，通过农村“四旁”（水旁、路旁、村旁、宅旁）植树推进村庄绿化，充分利用荒地、废弃地、边角地等开展村庄小微公园和公共绿地建设。支持条件适宜地区开展森林乡村建设，实施水系连通及水美乡村建设试点。

（十三）加强乡村风貌引导。大力推进村庄整治和庭院整治，编制村容村貌提升导则，优化村庄生产生活生态空间，促进村庄形态与自然环境、传统文化相得益彰。加强村庄风貌引导，突出乡土特色和地域特点，不搞千村一面，不搞大拆大建。弘扬优秀农耕文化，加强传统村落和历史文化名村名镇保护，积极推进传统村落挂牌保护，建立动态管理机制。

六、建立健全长效管护机制

（十四）持续开展村庄清洁行动。大力实施以“三清一改”（清理农村生活垃圾、清理村内塘沟、清理畜禽养殖粪污等农业生产废弃物，改变影响农村人居环境的不良习惯）为重点的村庄清洁行动，突出清理死角盲区，由“清脏”向“治乱”拓展，由村庄面上清洁向屋内庭院、村庄周边拓展，引导农民逐步养成良好卫生习惯。结合风俗习惯、重要节日等组织村民清洁村庄环境，通过“门前三包”等制度明确村民责任，有条件的地方可以设立村庄清洁日等，推动村庄清洁行动制度化、常态化、长效化。

（十五）健全农村人居环境长效管护机制。明确地方政府和职责部门、运行管理单位责任，基本建立有制度、有标准、有队伍、有经费、有监督的村庄人居环境长效管护机制。利用好公益性岗位，合理设置农村人居环境整治管护队伍，优先聘用符合条件的农村低收入人员。明确农村人居环境基础设施产权归属，建立健全设施建设管护标准规范等制度，推动农村厕所、生活污水垃圾处理设施设备和村庄保洁等一体化运行管护。有条件的地区可以依法探索建立农村厕所粪污清掏、农村生活污水垃圾处理农户付费制度，以及农村人居环境基础设施运行管护社会化服务体系和服务费市场化形成机制，逐步建立农户合理付费、村级组织统筹、政府适当补助的运行管护经费保障制度，合理确定农户付费分担比例。

七、充分发挥农民主体作用

（十六）强化基层组织作用。充分发挥农村基层党组织领导作用和党员先锋模范作用，在农村人居环境建设和整治中深入开展美好环境与幸福生活共同缔造活动；进一步发挥共青团、妇联、少先队等群团组织作用，组织动员村民自觉改善农村人居环境。健全党组织领导的村民自治机制，村级重大事项决策实行“四议两公开”，充分运用“一事一议”筹资筹劳等制度，引导村集体经济组织、农民合作社、村民等全程参与农村人居环境相关规划、建设、运营和管理。实行农村人居环境整治提升相关项目公示制度。鼓励通过政府购买服务等方式，支持有条件的农民合作社参与改善农村人居环境项目。引导农民或农民合作组织依法成立各类农村环保组织或企业，吸纳农民承接本地农村人居环境改善和后续管护工作。以乡情乡愁为纽带吸引个人、企业、社会组织等，通过捐资捐物、结对帮扶等形式支持改善农村人居环境。

（十七）普及文明健康理念。发挥爱国卫生运动群众动员优势，加大健康宣传教育力度，普及卫生健康和疾病防控知识，倡导文明健康、绿色环保的生活方式，提高农民健康素养。把转变农民思想观念、推行文明健康生活方式作为农村精神文明建设的重要内容，把使用卫生厕所、做好垃圾分类、养成文明习惯等纳入学校、家庭、社会教育，广泛开展形式多样、内容丰富的志愿服务。将改善农村人居环境纳入各级农民教育培训内容。持续推进城乡环境卫生综合整治，深入开展卫生创建，大力推进健康村镇建设。

（十八）完善村规民约。鼓励将村庄环境卫生等要求纳入村规民约，对破坏人居环境行为加强批评教育和约束管理，引导农民自我管理、自我教育、自我服务、自我监督。倡导各地制定公共场所文明公约、社区噪声控制规约。深入开展美丽庭院评选、环境卫生红黑榜、积分兑换等活动，提高村民维护村庄环境卫生的主人翁意识。

八、加大政策支持力度

（十九）加强财政投入保障。完善地方为主、中央适当奖补的政府投入机制，继续安排中央预算内投资，按计划实施农村厕所革命整村推进财政奖补政策，保障农村环境整治资金投入。地方各级政府要保障农村人居环境整治基础设施建设和运行资金，统筹安排土地出让收入用于改善农村人居环境，鼓励各地通过发行地方政府债券等方式用于符合条件的农村人居环境建设项目。县级可按规定统筹整合改善农村人居环境相关资金和项目，逐村集中建设。通过政府和社会资本合作等模式，调动社会力量积极参与投资收益较好、市场化程度较高的农村人居环境基础设施建设和运行管护项目。

（二十）创新完善相关支持政策。做好与农村宅基地改革试点、农村乱占耕地建房专项整治等政策衔接，落实农村人居环境相关设施建设用地、用水用电保障和税收减免等政策。在严守耕地和生态保护红线的前提下，优先保障农村人居环境设施建设用地，优先利用荒山、荒沟、荒丘、荒滩开展农村人居环境项目建设。引导各类金融机构依法合规对改善农村人居环境提供信贷支持。落实村庄建设项目简易审批有关要求。鼓励村级组织和乡村建设工匠等承接农村人居环境小型工程项目，降低准入门槛，具备条件的可采取以工代赈等方式。

（二十一）推进制度规章与标准体系建设。鼓励各地结合实际开展地方立法，健全村庄清洁、农村生活污水垃圾处理、农村卫生厕所管理等制度。加快建立农村人居环境相关领域设施设备、建设验收、运行管护、监测评估、管理服务等标准，抓紧制定修订相关标准。大力宣传农村人居环境相关标准，提高全社会的标准化意识，增强政府部门、企业等依据标准开展工作的主动性。依法开展农村人居环境整治相关产品质量安全监管，创新监管机制，适时开展抽检，严守质量安全底线。

（二十二）加强科技和人才支撑。将改善农村人居环境相关技术研究创新列入国家科技计划重点任务。加大科技研发、联合攻关、集成示范、推广应用等力度，鼓励支持科研机构、企业等开展新技术新产品研发。围绕绿色低碳发展，强化农村人居环境领域节能节水降耗、资源循环利用等技术产品研发推广。加强农村人居环境领域国际合作交流。举办农村人居环境建设管护技术产品展览展示。加强农村人居环境领域职业教育，强化相关人才队伍建设和技能培训。继续选派规划、建筑、园艺、环境等行业相关专业技术人员驻村指导。推动全国农村人居环境管理信息化建设，加强全国农村人居环境监测，定期发布监测报告。

九、强化组织保障

（二十三）加强组织领导。把改善农村人居环境作为各级党委和政府的重要职责，结合乡村振兴整体工作部署，明确时间表、路线图。健全中央统筹、省负总责、市县乡抓落实的工作推进机制。中央农村工作领导小组统筹改善农村人居环境工作，协调资金、资源、人才支持政策，督促推动重点工作任务落实。有关部门要各司其职、各负其责，密切协作配合，形成工作合力，及时出台配套支持政策。省级党委和政府要定期研究本地区改善农村人居环境工作，抓好重点任务分工、重大项目实施、重要资源配置等工作。市级党委和政府要做好上下衔接、域内协调、督促检查等工作。县级党委和政府要做好组织实施工作，主要负责同志当好一线指挥，选优配强一线干部队伍。将国有和乡镇农(林)场居住点纳入农村人居环境整治提升范围统筹考虑、同步推进。

（二十四）加强分类指导。顺应村庄发展规律和演变趋势，优化村庄布局，强化规划引领，合理确定村庄分类，科学划定整治范围，统筹考虑主导产业、人居环境、生态保护等村庄发展。集聚提升类村庄重在完善人居环境基础设施，推动农村人居环境与产业发展互促互进，提升建设管护水平，保护保留乡村风貌。城郊融合类村庄重在加快实现城乡人居环境基础设施共建共享、互联互通。特色保护类村庄重在保护自然历史文化特色资源、尊重原住居民生活形态和生活习惯，加快改善人居环境。“空心村”、已经明确的搬迁撤并类村庄不列入农村人居环境整治提升范围，重在保持干净整洁，保障现有农村人居环境基础设施稳定运行。对一时难以确定类别的村庄，可暂不作分类。

（二十五）完善推进机制。完善以质量实效为导向、以农民满意为标准的工作推进机制。在县域范围开展美丽乡村建设和美丽宜居村庄创建推介，示范带动整体提升。坚持先建机制、后建工程，鼓励有条件的地区推行系统化、专业化、社会化运行管护，推进城乡人居环境基础设施统筹谋划、统一管护运营。通过以奖代补等方式，引导各方积极参与，避免政府大包大揽。充分考虑基层财力可承受能力，合理确定整治提升重点，防止加重村级债务。

（二十六）强化考核激励。将改善农村人居环境纳入相关督查检查计划，检查结果向党中央、国务院报告，对改善农村人居环境成效明显的地方持续实施督查激励。将改善农村人居环境作为各省（自治区、直辖市）实施乡村振兴战略实绩考核的重要内容。继续将农业农村污染治理存在的突出问题列入中央生态环境保护督察范畴，强化农业农村污染治理突出问题监督。各省(自治区、直辖市)要加强督促检查,并制定验收标准和办法,到2025年年底以县为单位进行检查验收,检查结果与相关支持政策直接挂钩。完善社会监督机制,广泛接受社会监督。中央农村工作领导小组按照国家有关规定对真抓实干、成效显著的单位和个人进行表彰,对改善农村人居环境突出的地区予以通报表扬。

(二十七)营造良好舆论氛围。总结宣传一批农村人居环境改善的经验做法和典型范例。将改善农村人居环境纳入公益性宣传范围,充分借助广播电视、报纸杂志等传统媒体,创新利用新媒体平台,深入开展宣传报道。加强正面宣传和舆论引导,编制创作群众喜闻乐见的解读材料和文艺作品,增强社会公众认知,及时回应社会关切。

出处:中共中央办公厅 国务院办公厅印发《农村人居环境整治提升五年行动方案(2021—2025年)》(新华社北京12月5日电)

卫生健康委　农业农村部　中国计生协会
关于服务乡村振兴促进家庭健康行动的实施意见

国卫人口发〔2019〕53号

各省、自治区、直辖市及新疆生产建设兵团卫生健康委、农业农村厅(局)、计生协:

根据《中国共产党农村工作条例》《中共中央 国务院关于实施乡村振兴战略的意见》《"健康中国2030"规划纲要》和《中共中央办公厅 国务院办公厅关于加强和改进乡村治理的指导意见》的有关要求,为树立大卫生大健康理念,进一步发挥计生协作用,深入开展家庭健康促进行动,全面服务乡村振兴,特制定本实施意见。

一、指导思想和基本原则

(一)指导思想。以习近平新时代中国特色社会主义思想为指导,深入贯彻党的十九大和十九届二中、三中全会精神,落实习近平总书记对计生协工作的重要指示精神,按照实施乡村振兴战略、健康中国战略的总体要求,以人民为中心,坚持问题导向,突出体制机制创新,引导广大农村群众重视家庭健康,鼓励人人参与、人人尽力、人人享有,全面提升群众健康素养,着力建设新时代乡村家庭婚育文明,营造良好健康氛围,为建设充满活力、和谐有序的乡村社会奠定坚实基础。

(二)基本原则。

坚持正确方向。加强政治引领和思想引导,把坚持党的领导和团结服务广大群众有机统一起来，自觉融入乡村振兴战略，主动对接乡村振兴重大工程、重大计划，引导广大农村群众听党话、感党恩、跟党走，为全面实现农业强、农村美、农民富贡献力量。

坚持服务群众。顺应亿万农民对美好生活的向往，以真诚倾听群众呼声，真实反映群众愿望，真情关心群众疾苦为出发点和落脚点，拓宽服务领域，丰富服务内容，创新服务载体，充分调动农村群众的积极性、主动性和创造性，汇聚起投身乡村振兴、促进家庭健康的强大力量。

坚持多元共治。深刻把握现代化建设规律和城乡关系变化特征，聚焦乡村治理中的突出矛盾和主要问题，配合党委政府协调激活多元主体，协同整合各类资源，既尽力而为又量力而行，推动形成丰富多彩、适合本地特点的具体实践，促进共建共治共享乡村治理的新局面。

坚持基层基础。坚持眼睛向下、重心下移，把更多服务资源向基层倾斜，创新基层组织设置、会员发展、活动开展的方式方法，把组织覆盖与工作覆盖有机结合起来，夯实工作基础；鼓励先行先试、大胆探索，做到顶层设计源自基层、创新成果惠及基层。

二、主要任务

（一）加强农村家庭健康教育服务，普及群众健康生活。适应新时代卫生健康工作由“以治病为中心”向“以人民健康为中心”转变的要求，发挥计生协的组织网络优势、群众工作优势，参与提供全方位全周期的群众性健康服务，助推健康治理的重心落到基层。鼓励各地加强对计生协骨干的卫生健康知识和技能培训，培训合格后择优纳入家庭医生签约服务团队，从事基本公共卫生服务等工作。通过开播家庭健康大讲堂、设立健康宣传栏、评选健康家庭等，引导群众把预防放在优先位置，树立“群众是健康第一责任人”的理念，倡导健康生活方式，普及合理膳食、心理健康、意外伤害预防、“三减三健”等知识。实施农村妇女生殖健康项目，宣传普及育龄群众生殖健康知识，提供生殖健康咨询和生育调节指导、随访和转介等服务，提高群众生殖健康水平。开展青少年性与生殖健康教育，帮助农村地区青少年树立阳光健康的生活态度，降低青少年怀孕率和人工流产率，减少意外妊娠和性病艾滋病传播。

（二）深入开展幸福家庭创建活动，塑造社会主义家庭文明新风尚。加强家庭、家教、家风建设，巩固家庭抚幼养老功能，弘扬尊老爱幼、男女平等、夫妻和睦、勤俭持家、邻里团结等传统美德，引领良好家风家规。依托人口学校、人口文化大院、农家书屋和文艺宣传队等，推动形成爱国爱家、相亲相爱、向上向善、共建共享的社会主义家庭文明新风尚。完善村规民约，将“婚育文明”融入文明公约、家规家训，自觉抵制封建迷信，破解农村大操大办、高额彩礼、铺张浪费等陈规陋习，推动移风易俗。开展“幸福家庭”“好婆婆好媳妇”“好邻居”等评选活动，突出典型示范引领作用，引导群众积极创建幸福家庭，使千千万万个家庭共同为促进家庭和睦、亲人相爱、下一代健康成长、老年人老有所养而努力。

（三）拓展深化生育关怀，真情服务“一老一小”。针对计划生育特殊家庭面临的困难和问题,完善精神慰藉、走访慰问、志愿服务、保险保障四项制度,规范提供心理疏导、精神抚慰、生活帮扶、保险保障等多元化服务,实现联系人制度、就医“绿色通道”和家庭医生签约服务“三个全覆盖”,让计划生育特殊家庭感到在社会上有地位、精神上受抚慰、经济上得实惠。农村低保、脱贫攻坚及其他优惠政策向计划生育特殊家庭倾斜,体现优先优待。开展“优生优育进万家”主题宣传活动,普及孕产期和育儿期健康等知识,提高家庭科学育儿能力。积极参与疾病预防和出生缺陷干预活动,开展“幸福微笑——救助唇腭裂儿童”等公益项目。巩固和优化“会员之家”功能,有条件的建立优生优育指导中心等活动阵地,帮助解决农村婴幼儿照护、儿童早期发展难题,为群众按政策生育创造更好条件。积极参与农村留守儿童、留守妇女、留守老年人关爱服务体系,加强疾病防治、医疗救助、健康教育和咨询、生产生活帮扶、信息采集和强制报告等工作。

(四) 搭建帮扶关爱平台,切实改善困难家庭生活。深入开展计生“三结合”、小额贴息贷款、幸福工程、金秋助学等特色项目,帮助计划生育困难家庭脱贫,改善困难家庭福祉。深入实施计划生育保险等商业保险项目,探索开发符合群众需求的保险产品,增强计划生育家庭防范和抵御风险的能力。落实计生协骨干会员联系户制度,构建专业化、网格化、个性化的志愿者服务体系,推动骨干会员和志愿者与困难家庭结对帮扶,帮助他们早日过上幸福生活。

(五) 推动计划生育基层群众自治转型升级,促进农村社会和谐。完善计划生育自治章程的内容、重点和工作方式,推动计生基层群众自治“源于计生又超越计生”,维护农村社会和谐稳定。跟踪了解计划生育等相关法律政策的落实情况和群众的迫切需求,及时反映群众诉求,推动完善相关法律政策。组织群众依法修订村民自治章程或村规民约,引导群众自我管理、自我教育、自我服务,健全矛盾纠纷多元化解机制,切实维护群众合法权益。支持和鼓励计生协组织融入自治、法治、德治相结合的乡村治理体系,积极参与美丽乡村建设、农村信用体系建设、扫黑除恶专项斗争等工作,汇聚乡村善治的合力。

三、保障措施

(一) 加强组织领导。各级卫生健康行政部门、农业农村行政部门和计生协组织要高度重视,积极争取各级党委政府的支持,在实施本级乡村振兴规划中统筹推进家庭健康促进行动。各级卫生健康行政部门要加大政策支持,提供有力保障,爱国卫生、健康扶贫、基层卫生、妇幼健康、疾病预防控制、宣传等机构要积极履职尽责,推进健康中国建设,服务乡村振兴战略。各级计生协要围绕地方党委政府的工作部署,因地制宜制订实施方案及路线图、任务书,抓好工作落实。

(二) 完善工作机制。各级卫生健康行政部门、农业农村行政部门、计生协组织要统筹协调本部门的相关资源,强化政策、力量配备,建立定期会商工作机制,加强工作指导。切实履行好投身乡村振兴、促进家庭健康行动的牵头部门责任,密切配合,形成合力,将各项工作任务落在实处。统筹使用好相关经费,加大对贫困地区和边境地区的倾斜力度,加强经费使用情况的绩效评估,确保专款专用和使用效果。鼓励企事业单位、社会组织等社会资源支持，吸引社会资本投入。

(三)做好总结宣传。总结推广可复制的经验做法，确保各项任务落到实处、取得实效。加强工作宣传，注重线上线下结合，运用好全媒体手段，宣传并激励表扬有突出贡献的组织和个人，营造良好工作氛围。

卫生健康委

农业农村部

中国计生协会

2019年9月4日

出处：卫生健康委 农业农村部 中国计生协会关于服务乡村振兴促进家庭健康行动的实施意见(国卫人口发〔2019〕53号)

七、重点疾病

关于对新型冠状病毒感染实施“乙类乙管”的总体方案

为贯彻落实党中央、国务院决策部署，高效统筹新型冠状病毒感染疫情防控和经济社会发展，稳妥有序将新型冠状病毒感染从“乙类甲管”调整为“乙类乙管”，有力有序有效应对调整后可能出现的风险，依据《中华人民共和国传染病防治法》，制定本方案。

一、制定背景

新型冠状病毒感染疫情发生以来，以习近平同志为核心的党中央高度重视疫情防控，全面加强对防控工作的集中统一领导，明确了疫情防控的体制机制、策略原则、目标任务、工作要求，为打赢疫情防控的人民战争、总体战、阻击战和做好常态化疫情防控工作提供了根本遵循和科学指引。我国的疫情防控始终坚持人民至上、生命至上，各地区各部门密切协作、履职尽责，因时因势动态优化调整防控措施，不断提高科学精准防控水平。14亿人民同心抗疫、坚韧奉献，有效应对全球先后五波疫情流行冲击，成功避免了致病力相对较强的原始株、德尔塔变异株的广泛流行，极大减少了重症和死亡，也为疫苗、药物的研发应用以及医疗等资源的准备赢得了宝贵的时间。我国疫情流行和病亡数保持在全球最低水平，人民健康水平稳步提升，统筹经济发展和疫情防控取得世界上最好的成果，有力彰显负责任大国担当，创造了人类同疾病斗争史上的防控奇迹。

当前，随着病毒变异、疫情变化、疫苗接种普及和防控经验积累，我国新型冠状病毒感染疫情防控面临新形势新任务，防控工作进入新阶段。从病毒变异情况看，国内外专家普遍认为病毒变异大方向是更低致病性、更趋向于上呼吸道感染和更短潜伏期，新冠病毒将在自然界长期存在，其致病力较早期明显下降，所致疾病将逐步演化为一种常见的呼吸道传染病。从疫情形势看，奥密克戎变异株已成为全球流行优势毒株，虽然感染人数多，但无症状感染者和轻型病例占比超过 90%，重症率和病亡率极低。从我国防控基础看，我国目前累计接种新冠病毒疫苗超过 34 亿剂次，3 岁以上人群全程接种率超过 90%；国内外特异性抗病毒药物研发取得进展，我国筛选出“三药三方”等临床有效方药；广大医疗卫生人员积累了丰富的疫情防控和处置经验，防治能力显著提升。

综合评估病毒变异、疫情形势和我国防控基础等因素，我国已具备将新型冠状病毒感染由“乙类甲管”调整为“乙类乙管”的基本条件。

二、总体要求

（一）指导原则。以习近平新时代中国特色社会主义思想为指导，充分发挥制度优势，坚持人民至上、生命至上，坚持科学防治、精准施策，完善应对准备，调整防控措施，统一规则、分类指导、防范风险，平稳有序实施“乙类乙管”。

（二）工作目标。围绕“保健康、防重症”，采取相应措施，最大程度保护人民生命安全和身体健康，最大限度减少疫情对经济社会发展的影响。

（三）进度安排。2023 年 1 月 8 日起，对新型冠状病毒感染实施“乙类乙管”。依据传染病防治法，对新冠病毒感染者不再实行隔离措施，不再判定密切接触者；不再划定高低风险区；对新冠病毒感染者实施分级分类收治并适时调整医疗保障政策；检测策略调整为“愿检尽检”；调整疫情信息发布频次和内容。依据国境卫生检疫法，不再对入境人员和货物等采取检疫传染病管理措施。

三、主要措施

（一）进一步提高老年人新冠病毒疫苗接种率。我国大规模的疫苗接种实践证明，我国的新冠病毒疫苗是安全、有效的。要进一步加强组织动员力度，科学评估接种禁忌，加快提高疫苗加强免疫接种覆盖率，特别是老年人群覆盖率，优先采取序贯加强免疫，努力做到“应接尽接”。在第一剂次加强免疫接种基础上，在感染高风险人群、60 岁及以上老年人群、具有较严重基础疾病人群和免疫力低下人群中推动开展第二剂次加强免疫接种。

（二）完善新型冠状病毒感染治疗相关药品和检测试剂准备。做好治疗新型冠状病毒感染相关中药、对症治疗药物、抗新冠病毒小分子药物、抗原检测试剂的准备。县级以上医疗机构按照三个月的日常使用量动态准备新型冠状病毒感染相关中药、抗新冠病毒小分子药物、解热和止咳等对症治疗药物；基层医疗卫生机构按照服务人口数的 15%~20% 动态准备新型冠状病毒感染相关中药、对症治疗药物和抗原检测试剂，人口稠密地区酌情增加；药品零售企业不再开展解热、止咳、抗生素和抗病毒 4 类药物销售监测。各地联防联控机制（领导小组、指挥部）切实担负起药品试剂准备的领导责任。

（三）加大医疗资源建设投入。重点做好住院床位和重症床位准备，配足配齐高流量呼吸治疗仪、呼吸机、ECMO等重症救治设备，改善氧气供应条件。各地按照“应设尽设、应开尽开”的原则，二级以上医院均设置发热门诊，配备充足的医疗力量；有条件的基层医疗卫生机构应设置发热门诊或者诊室。定点医院重症床位和可转换重症床位达到总床位数的20%。二级综合医院应当独立设置重症医学科，二级传染病、儿童专科医院应当设置重症监护病房。三级医院要强化重症医疗资源准备，合理配备重症医护力量，确保综合ICU监护单元可随时使用，通过建设可转换重症监护单元，确保需要时24小时内重症监护资源增加一倍。根据人口规模，将符合条件的方舱医院提标改造为亚（准）定点医院，其他方舱医院仍然保留。加强对基层医疗卫生机构的设备配备和升级改造，尽快实现发热诊室（门诊）“应设尽设、应开尽开”。各地要加大投入，按照填平补齐原则，确保完成建设改造。

（四）调整人群检测策略。社区居民根据需要“愿检尽检”，不再开展全员核酸筛查。对医疗机构收治的有发热和呼吸道感染症状的门急诊患者、具有重症高风险的住院患者、有症状的医务人员开展抗原或核酸检测。疫情流行期间，对养老机构、社会福利机构等脆弱人群集中场所的工作人员和被照护人员定期开展抗原或核酸检测。对社区65岁及以上老年人、长期血液透析患者、严重糖尿病患者等重症高风险的社区居民、3岁及以下婴幼儿，出现发热等症状后及时指导开展抗原检测，或前往社区设置的便民核酸检测点进行核酸检测。外来人员进入脆弱人群聚集场所等，查验48小时内核酸检测阴性证明并现场开展抗原检测。在社区保留足够的便民核酸检测点，保证居民“愿检尽检”需求。保障零售药店、药品网络销售电商等抗原检测试剂充足供应。

（五）分级分类救治患者。未合并严重基础疾病的无症状感染者、轻型病例，采取居家自我照护；普通型病例、高龄合并严重基础疾病但病情稳定的无症状感染者和轻型病例，在亚定点医院治疗；以肺炎为主要表现的重型、危重型以及需要血液透析的病例，在定点医院集中治疗；以基础疾病为主的重型、危重型病例，以及基础疾病超出基层医疗卫生机构、亚定点医院医疗救治能力的，在三级医院治疗。

全面实行发热等患者基层首诊负责制，依托医联体做好新型冠状病毒感染分级诊疗，加强老年人等特殊群体健康监测，对于出现新冠病毒感染相关症状的高龄合并基础疾病等特殊人群，基层医疗卫生机构密切监测其健康状况，指导协助有重症风险的感染者转诊或直接到相应医院接受诊治。

确保重症高风险人员及时发现、及时救治。统筹应急状态医疗机构动员响应、区域联动和人员调集，进一步完善医疗救治资源区域协同机制。动态监测定点医院、二级以上医院、亚定点医院、基层医疗卫生机构的医疗资源使用情况，以地市为单位，当定点医院、亚定点医院、综合医院可收治新型冠状病毒感染患者的救治床位使用率达到80%时，医疗机构发出预警信息。对于医疗力量出现较大缺口、医疗服务体系受到较大冲击的地市，省级卫生健康行政部门视情通过省内协同方式调集医疗力量增援，必要时向国家申请采取跨地区统筹方式调派医疗力量增援，确保医疗服务平稳有序。

（六）做好重点人群健康调查和分类分级健康服务。摸清辖区65岁及以上老年人合并基础疾病（包括冠心病、脑卒中、高血压、慢性阻塞性肺疾病、糖尿病、慢性肾病、肿瘤、免疫功能缺陷等）及其新冠病毒疫苗接种情况，根据患者基础疾病情况、新冠病毒疫苗接种情况、感染后风险程度等进行分级，发挥基层医疗卫生机构“网底”和家庭医生健康“守门人”作用，提供疫苗接种、健康教育、健康咨询、用药指导、协助转诊等分类分级健康服务。社区（村）协助做好重点人群健康服务工作，居（村）民委员会配合基层医疗卫生机构围绕老年人及其他高风险人群，提供药品、抗原检测、联系上级医院等工作。

（七）强化重点机构防控。养老机构、社会福利机构等人群集中场所结合设施条件采取内部分区管理措施。疫情严重时，由当地党委政府或联防联控机制（领导小组、指挥部）经科学评估适时采取封闭管理，并报上级主管部门，防范疫情引入和扩散风险，及时发现、救治和管理感染者，建立完善感染者转运机制、与医疗机构救治绿色通道机制，对机构内感染人员第一时间转运和优先救治，控制场所内聚集性疫情。医疗机构应加强医务人员和就诊患者个人防护指导，强化场所内日常消毒和通风，降低场所内病毒传播风险。学校、学前教育机构、大型企业等人员聚集的重点机构，应做好人员健康监测，发生疫情后及时采取减少人际接触措施，延缓疫情发展速度。疫情严重时，重点党政机关和重点行业应原则上要求工作人员“两点一线”，建立人员轮转机制。

（八）加强农村地区疫情防控。做好农村居民宣教引导。充分发挥县、乡、村三级医疗卫生网作用，做好重点人群健康调查，加强医疗资源配置，配足呼吸道疾病治疗药物和制氧机等辅助治疗设备。依托县域医共体提升农村地区新型冠状病毒感染医疗保障能力，形成县、乡、村三级联动的医疗服务体系，建立村-乡-县重症患者就医转介便捷渠道，统筹城乡医疗资源，按照分区包片的原则，建立健全城市二级及以上综合医院与县级医院对口帮扶机制。畅通市县两级转诊机制，提升农村地区重症救治能力，为农村老年人、慢性基础疾病患者等高风险人群提供就医保障。根据区域疫情形势和居民意愿，适当控制农村集市、庙会、文艺演出等聚集性活动规模和频次。

（九）强化疫情监测与应对。动态追踪国内外病毒变异情况，评估病毒传播力、致病力、免疫逃逸能力等特点变化，及时跟踪研判并采取针对性措施。监测社区人群感染水平，监控重点机构暴发疫情情况，动态掌握疫情流行强度，研判疫情发展态势。综合评估疫情流行强度、医疗资源负荷和社会运行情况等，依法动态采取适当的限制聚集性活动和人员流动等措施压制疫情高峰。

（十）倡导坚持个人防护措施。广泛宣传倡导“每个人都是自己健康第一责任人”的理念，坚持戴口罩、勤洗手等良好卫生习惯，在公共场所保持人际距离，及时完成疫苗和加强免疫接种。疫情严重时，患有基础疾病的老年人及孕妇、儿童等尽量减少前往人员密集场所。无症状感染者和轻型病例落实居家自我照护，减少与同住人接触，按照相关指南合理使用对症治疗药物，做好健康监测，如病情加重及时前往医疗机构就诊。

（十一）做好信息发布和宣传教育。制定疫情信息报告和公布方案，逐步调整疫情发布频次和内容。全面客观宣传解读将“乙类甲管”调整为“乙类乙管”的目的和科学依据，充分宣传个人防护、疫苗接种、分级分类诊疗等措施对于应对疫情的关键作用，筑牢群防群控的基础。

（十二）优化中外人员往来管理。来华人员在行前48小时进行核酸检测，结果阴性者可来华，无需向我驻外使领馆申请健康码，将结果填入海关健康申明卡。如呈阳性，相关人员应在转阴后再来华。取消入境后全员核酸检测和集中隔离。健康申报正常且海关口岸常规检疫无异常者，可放行进入社会面。取消“五个一”及客座率限制等国际客运航班数量管控措施。各航司继续做好机上防疫，乘客乘机时须佩戴口罩。进一步优化复工复产、商务、留学、探亲、团聚等外籍人士来华安排，提供相应签证便利。逐步恢复水路、陆路口岸客运出入境。根据国际疫情形势和各方面服务保障能力，有序恢复中国公民出境旅游。

四、组织保障

（一）强化组织领导。国务院联防联控机制落实党中央、国务院决策部署，统筹领导各有关部门分工负责、协调配合，优化调整各工作组职责，建立健全有关工作专班，积极稳妥推进实施新型冠状病毒感染“乙类乙管”各项措施。

（二）强化责任落实。地方各级党委和政府要守土有责、守土尽责，压实主体责任，切实增强紧迫性和责任感，主要负责同志亲自抓，结合实际细化本地实施方案，明确责任分工，加强力量统筹，周密组织实施，按照国家要求抓紧抓实抓细各项工作。国务院联防联控机制综合组向地方派出督查组，督促指导各地做好应对准备和措施调整工作。

（三）强化培训指导。国务院联防联控机制综合组协调相关工作组或专班，通过全国疫情防控视频会商会、调度会等方式，对疫苗接种、药物储备、医疗资源准备、分级分类诊疗、疫情监测、宣传引导等工作开展部署培训和政策解读，明确工作目标，细化工作要求，推动工作落实。各行业主管部门及时调整相关政策，加强督促指导，确保相关要求落实到位。

出处：关于印发对新型冠状病毒感染实施“乙类乙管”总体方案的通知（联防联控机制综发〔2022〕144号）

新型冠状病毒感染防控方案（第十版）

为指导各地做好对新型冠状病毒感染（COVID-19）实施“乙类乙管”后的疫情防控

工作，依据《中华人民共和国传染病防治法》，制定本方案。

一、指导原则

以习近平新时代中国特色社会主义思想为指导，坚持“预防为主、防治结合、依法科学、分级分类”的原则，坚持常态化防控和疫情流行期间应急处置相结合，压实“四方责任”，提高监测预警灵敏性，强化重点人群保护，实现“保健康、防重症”的工作目标，最大程度保护人民生命安全和身体健康，最大限度减少疫情对经济社会发展的影响。

二、病原学和流行病学特征

新型冠状病毒（SARS-CoV-2，以下简称新冠病毒）属于 β 属冠状病毒，对紫外线和热敏感，乙醚、75% 乙醇、含氯消毒剂、过氧乙酸和氯仿等脂溶剂均可有效灭活病毒。人群普遍易感。传染源主要是新型冠状病毒感染者；主要传播途径为经呼吸道飞沫和密切接触传播，在相对封闭的环境中经气溶胶传播，接触被病毒污染的物品后也可能造成感染。目前，奥密克戎变异株已成为国内外流行优势毒株，其潜伏期缩短，多为 2~4 天，传播能力更强，传播速度更快，致病力减弱，具有更强的免疫逃逸能力，现有疫苗对预防该变异株所致的重症和死亡仍有效。

三、疫苗接种

（一）坚持知情、同意、自愿原则，鼓励 3 岁以上适龄无接种禁忌人群应接尽接。倡导公众特别是老年人积极主动全程接种疫苗和加强免疫接种。

（二）对于符合条件的 18 岁以上目标人群进行 1 剂次同源或序贯加强免疫接种，不可同时接受同源加强免疫和序贯加强免疫接种。

（三）对于感染高风险人群、60 岁以上老年人群、具有较严重基础疾病人群和免疫力低下人群，在完成第一剂次加强免疫接种满 6 个月后，可进行第二剂次加强免疫接种。提高 60 岁及以上老年人群等重症高风险人群的全程接种率和加强免疫接种率。

（四）根据疫苗研发进展和临床试验结果，进一步完善疫苗接种策略。

四、个人防护与宣传教育

（一）强调“每个人都是自己健康的第一责任人”，倡导公众遵守防疫基本行为准则，坚持勤洗手、戴口罩、常通风、公筷制、保持社交距离、咳嗽礼仪、清洁消毒等良好卫生习惯和合理膳食、适量运动等健康生活方式，自觉提高健康素养和自我防护能力；疫情严重期间减少聚集，患有基础疾病的老年人及孕妇、3 岁以下婴幼儿等尽量减少前往人员密集场所。

（二）充分发挥广播、电视、报纸、宣传品和网站、微博、微信、客户端等互联网平台的作用，全方位、多渠道开展新型冠状病毒感染防控知识宣传教育。

（三）深入开展爱国卫生运动，突出农村、城乡结合部等重点地区和薄弱环节，创新方式方法，持续推进城乡环境整治，不断完善公共卫生设施。充分发挥村（居）民委员会公共卫生委员会作用，发动群众广泛参与，推动爱国卫生运动进社区、进村镇、进家庭、进学校、进企业、进机关，推动将健康融入所有政策。

五、监测预警

（一）常态监测。

1. 病毒变异监测。选取代表性城市哨点医院门急诊病例、重症和死亡病例及代表性口岸（包括陆路、航空和港口口岸）入境人员的新冠病毒核酸检测阳性样本，开展新冠病毒全基因组测序工作，将序列及时报送中国疾控中心病毒病所。实时掌握病毒株变异趋势，及时捕获新变异株，分析变异对病毒特性、免疫逃逸能力等的影响。

2. 个案报告。各级各类医疗机构依法依规及时报告新型冠状病毒感染病例，落实相关信息报告管理要求，一旦诊断新型冠状病毒确诊病例和无症状感染者后应在24小时内通过中国疾病预防控制信息系统进行网络直报。对发现的重型、危重型、死亡病例和其他特殊病例，疾控机构要及时开展流行病学调查，并按要求上传相关流调报告。

3. 哨点医院监测。基于国家级流感监测网络，对554家国家级流感监测哨点医院的门急诊流感样病例（ILI）和住院严重急性呼吸道感染病例（SARI）开展新冠病毒监测。

4. 不明原因肺炎监测。全国各级各类医疗机构按照《全国不明原因肺炎病例监测、排查和管理方案》要求，做好不明原因肺炎病例的发现和报告工作。

5. 城市污水监测。各地可选择有条件的城市开展污水中新冠病毒监测工作，动态评估新型冠状病毒感染疫情流行强度、变化趋势及病毒变异情况。

（二）应急监测。

应急监测是指常态监测基础上，在疫情流行期开展的监测措施。

1. 核酸和抗原检测监测。各地要利用属地新冠病毒核酸检测信息系统和居民自行测定抗原信息收集渠道（平台），每日收集和逐级报告人群核酸检测和居民自行抗原检测数及阳性数，动态分析人群感染和发病情况。

2. 医疗机构发热门诊（诊室）监测。各地要每日统计各级各类医疗机构发热门诊（诊室）的就诊人数、核酸和抗原检测数及阳性数，逐级报告。动态分析发热门诊（诊室）就诊人数和感染率变化情况。

3. 重点机构监测。各地对辖区内养老机构、社会福利机构开展疫情监测，对场所内被照护人员和工作人员开展健康监测、定期抗原检测或者核酸检测，动态分析养老机构、社会福利机构人员感染变化趋势。

4. 学生监测。各地可结合实际开展中学、小学在校学生每日发热、干咳等新型冠状病毒感染症状监测，根据需要进行抗原或核酸检测，动态分析中小学生感染变化趋势。

5. 社区人群哨点监测。各地可结合实际，制定社区人群新型冠状病毒感染哨点监测方案，了解居民相关临床症状发生情况及就医行为，动态掌握人群新增感染和累计感染水平。

（三）监测信息分析与通报。

疾病预防控制机构动态分析感染者，特别是重型、危重型和死亡病例变化趋势，发现感染异常升高、感染者呈聚集性分布或出现重型、危重型及死亡病例时，要及时核实并向同级卫生健康行政部门及上级疾病预防控制机构报告，并定期向下级疾病预防控制机构和医疗机构通报疫情分析信息。根据防控需要，及时向社会发布预警信息。

（四）疫情信息发布。

按照疫情发展态势和防控需要，适时发布疫情信息。根据工作需要召开新闻发布会，组织相关领域专家，通过接受媒体采访等形式解疑释惑，普及防护知识，及时回应热点问题。

六、检测策略

（一）社区居民根据需要“愿检尽检”，不再开展全员核酸筛查。

（二）对医疗机构收治的有发热等新冠病毒感染相关症状的患者开展抗原或核酸检测。

（三）疫情流行期间，对养老机构、社会福利机构等脆弱人群集中场所的工作人员和被照护人员定期开展抗原或核酸检测。外来人员进入脆弱人群聚集场所等，查验48小时内核酸检测阴性证明并现场开展抗原检测。

（四）对社区65岁及以上老年人、长期血液透析患者、严重糖尿病患者等重症高风险的社区居民、3岁及以下婴幼儿，出现发热等症状后及时指导开展抗原检测，或前往社区设置的便民核酸检测点进行核酸检测。

（五）在社区保留足够的便民核酸检测点，保证居民“愿检尽检”需求。保障零售药店、药品网络销售电商等抗原检测试剂充足供应。

七、传染源管理

（一）新型冠状病毒感染者不再实行隔离措施，实施分级分类收治；不再判定密切接触者，不再划定高低风险区。

（二）未合并严重基础疾病的无症状感染者、轻型病例可采取居家自我照护，其他病例应及时到医疗机构就诊。

（三）感染者居家期间，尽可能待在通风较好、相对独立的房间，减少与同住人员近距离接触。感染者非必要不外出，避免前往人群密集的公共场所，不参加聚集性活动；如需外出，应全程佩戴N95或KN95口罩。

（四）感染者要做好居室台面、门把手、电灯开关等接触频繁部位及浴室、卫生间等共用区域的清洁和消毒；自觉收集、消毒、包装、封存和投放生活垃圾。社区应针对感染者产生的生活垃圾，采取科学收运管理。

八、重点环节防控

（一）重点人群。摸清辖区65岁及以上老年人合并基础疾病及其新冠病毒疫苗接种情况，根据患者基础疾病情况、新冠病毒疫苗接种情况、感染后风险程度等进行分级，发挥基层医疗卫生机构“网底”作用，提供疫苗接种、健康教育、健康咨询、用药指导、协助转诊等分类分级健康服务。社区（村）协助做好重点人群健康服务工作，居（村）民委员会配合基层医疗卫生机构围绕老年人及其他高风险人群，提供药品、抗原检测、联系上级医院等工作。

（二）重点机构和行业。养老机构、社会福利机构等脆弱人群集中场所采取内部分区管理措施，疫情严重期间，由当地党委政府或联防联控机制（领导小组、指挥部）经科学评估适时采取封闭管理并报上级主管部门，防范疫情引入和扩散风险，及时发现、救治和管理感染者。医疗机构应加强医务人员和就诊患者个人防护指导，强化场所内日常消毒和通风。学校、大型企业等人员聚集的重点机构，应做好人员健康监测，发生疫情后及时采取减少人际接触措施。疫情严重期间，重点党政机关和重点行业原则上要求工作人员“两点一线”，建立人员轮转机制。

（三）大型场所。对客运场站、市场商超、展销场所、会议中心、体育场馆、文化场馆等人员密集、空间密闭的大型场所，要增强员工自我防护意识，开展自我健康监测，做好工作环境清洁消毒和通风换气。疫情严重期间，可采取延缓大型活动举办、缩短营业时间、减少人群聚集和降低人员流动等措施。

（四）重点地区。农村地区医疗卫生基础相对薄弱，是疫情防控的重点地区。农村基层党组织加强对疫情防控工作的指导，发挥好村党组织战斗堡垒作用和其他各类组织资源优势。加大对农村地区应对疫情各类资源的支持保障力度。深入推进农村地区爱国卫生运动，结合健康乡村建设开展形式新颖、农村居民喜闻乐见的科普宣传活动，科学理性认识新冠病毒危害，提高自我防护能力。

九、流行期间紧急防控措施

在常态化情况下，一般不需要采取紧急防控措施。在疫情流行期间，结合病毒变异情况、疫情流行强度、医疗资源负荷和社会运转情况综合评估，可根据人群感染率和医疗资源紧张程度，适时依法采取临时性的防控措施，减少人员聚集，降低人员流动，减轻感染者短时期剧增对社会运行和医疗资源等的冲击，有效统筹疫情防控和经济社会发展。可以选择性采取下列措施：

（一）暂缓非必要的大型活动（会展、赛事、演出、大型会议等）；

（二）暂停大型娱乐场所营业活动；

（三）博物馆、艺术馆等室内公共场所采取限流措施；

（四）严格管理养老机构、社会福利机构、精神病院等脆弱人群集中场所；

（五）企事业单位、工厂等实行错时上下班，弹性工作制或采取居家办公措施；

（六）幼儿园、中小学和高等教育机构采取临时性线上教学；

（七）其他紧急防控措施。

十、组织保障

（一）强化组织领导。地方各级党委和政府要守土有责，守土尽责，压实主体责任，增强紧迫性和责任感，主要负责同志亲自抓，结合实际细化本地实施方案，明确责任分工，加强力量统筹，周密组织实施，按照国家有关要求抓紧抓实抓细各项工作。

（二）强化培训指导。各地要对疫苗接种、宣传引导、疫情监测、重点环节防控等工作开展部署培训和政策解读，明确工作目标，细化工作要求，推动工作落实。各行业主管部门及时调整相关政策，加强督促指导，确保相关要求落实到位。

（三）强化督导检查。各级联防联控机制要结合当地疫情形势和防控工作需要，定期组织开展重点机构、重点场所、重点人群防控工作督导检查，及时发现问题和薄弱环节并督促整改，确保疫情防控各项政策措施落地落实。

出处：关于印发新型冠状病毒感染防控方案（第十版）的通知（联防联控机制综发〔2023〕5号）

新型冠状病毒感染诊疗方案（试行第十版）（节选）

三、预防

（一）新冠病毒疫苗接种。

接种新冠病毒疫苗可以减少新冠病毒感染和发病，是降低重症和死亡发生率的有效手段，符合接种条件者均应接种。符合加强免疫条件的接种对象，应及时进行加强免疫接种。

（二）一般预防措施。

保持良好的个人及环境卫生，均衡营养、适量运动、充足休息，避免过度疲劳。提高健康素养，养成“一米线”、勤洗手、戴口罩、公筷制等卫生习惯和生活方式，打喷嚏或咳嗽时应掩住口鼻。保持室内通风良好，做好个人防护。

十三、医疗机构内感染预防与控制

（一）落实门急诊预检分诊制度，做好患者分流。提供手卫生、呼吸道卫生和咳嗽礼仪指导，有呼吸道症状的患者及陪同人员应当佩戴医用外科口罩或医用防护口罩。

（二）加强病房通风，并做好诊室、病房、办公室和值班室等区域物体表面的清洁和消毒。

（三）医务人员按照标准预防原则，根据暴露风险进行适当的个人防护。在工作期间佩戴医用外科口罩或医用防护口罩，并严格执行手卫生。

（四）按照要求处理医疗废物，患者转出或离院后进行终末消毒。

出处：关于印发新型冠状病毒感染诊疗方案（试行第十版）的通知（国卫办医急函〔2023〕4号）

消除艾滋病、梅毒和乙肝母婴传播行动计划（2022—2025年）（节选）

三、策略与措施

（一）规范开展预防母婴传播服务。

1. 预防育龄妇女感染。严格落实艾滋病、梅毒及乙肝防控政策措施，切实做好流动人口、青少年、低收入人群等重点人群的健康教育和干预服务，减少新发感染。结合婚前保健、孕前检查、青少年保健、性病防治等常规医疗保健服务开展预防母婴传播健康教育和咨询，引导新婚夫妇、备孕夫妻双方尽早接受检测，及早发现感染育龄妇女，及时提供干预措施，指导科学备孕。

（四）保障感染者权益，促进性别平等和社会参与。

11. 保障感染者权益。积极推进现有艾滋病、梅毒及乙肝感染者权益保障政策落实，保护感染妇女及所生儿童合法权益。加强相关宣传教育，营造无歧视的医疗环境。

12. 为感染者及家庭提供支持与关怀。整合社会资源，加大对感染孕产妇及所生儿童的营养和心理支持。加强部门协同，落实相关社会保障政策，帮助感染者家庭获得救助，减轻其医疗负担，提高生活质量。

13. 引导支持社会组织参与。加强沟通合作，积极支持社会组织参与消除母婴传播行动，在疾病防治宣传教育、高危人群行为干预、随访服务、关怀救助等方面协同开展工作。

四、保障措施

（四）促进社会支持。在工作进展成效、信息分析应用和创新服务模式等方面加强行业交流合作与正面宣传引导。注重做好政策解读和社会宣传，积极回应群众关切，为消除母婴传播创造良好舆论氛围和社会支持环境。

出处：卫生健康委关于印发消除艾滋病、梅毒和乙肝母婴传播行动计划（2022—2025年）的通知（国卫妇幼发〔2022〕32号）

戒毒治疗管理办法（节选）

第二十五条　医疗机构开展戒毒治疗应当采取有效措施，严防戒毒人员或者其他人员携带毒品与违禁物品进入医疗场所。

第二十九条　开展戒毒治疗的医疗机构应当对戒毒人员进行必要的身体检查和艾滋病等传染病的检测，按照有关规定开展艾滋病等传染病的预防、咨询、健康教育、报告、转诊等工作。

第三十五条　开展戒毒治疗的医疗机构应当定期对医务人员进行艾滋病等传染病的职业暴露防护培训，并采取有效防护措施。

出处：卫生健康委　公安部　司法部关于印发戒毒治疗管理办法的通知(国卫医发〔2021〕5号)

口岸艾滋病预防控制管理办法(节选)

(2007年6月28日国家质量监督检验检疫总局令第96号公布　根据2011年4月8日国家质量监督检验检疫总局令第139号《国家质量监督检验检疫总局关于修改〈口岸艾滋病防治管理办法〉的决定》修订　根据2018年4月28日海关总署令第238号《海关总署关于修改部分规章的决定》第一次修正　根据2020年12月11日海关总署令第247号《海关总署关于修改部分规章的决定》第二次修订)

第二条　本办法适用于口岸艾滋病的检疫、监测、疫情报告及控制、宣传教育等工作。

第四条　直属海关负责制定所辖口岸区域艾滋病预防控制的工作计划，对口岸艾滋病预防控制工作进行组织、协调和管理，实施检疫、监测、疫情报告及控制、开展宣传教育。

第六条　海关应当在出入境口岸加强艾滋病防治的宣传教育工作，对入出境人员有针对性地提供艾滋病防治的咨询和指导，并设立咨询电话，向社会公布。

遏制艾滋病传播实施方案(2019—2022 年)(节选)

二、策略措施

(一) 预防艾滋病宣传教育工程(艾滋病防治协调机制办公室牵头)。

1. 增强个人健康责任意识。强化社会主义核心价值观宣传,弘扬中华民族传统美德,倡导公序良俗,大力宣传每个人是自己健康第一责任人的理念。根据不同人群特点,开发针对性和可接受性强的宣传材料,既突出艾滋病危害,开展警示性教育,又倡导社会关爱艾滋病感染者,反对歧视。居民艾滋病防治知识知晓率达 90% 以上。

2. 加强公共场所和流动人口宣传。医疗卫生机构要在相关服务对象集中活动区域常年开展艾滋病防治宣传,提供现场咨询服务。海关、民政等部门在口岸等流动人员密集场所、用工单位、居住社区开展艾滋病防治宣传。人力资源社会保障等部门要将艾滋病防治宣传纳入农村劳动力外出务工培训内容。流动人口艾滋病防治知识知晓率达 90% 以上。

3. 加强老年人宣传教育。卫生健康等部门结合基本公共卫生服务、敬老爱老等活动,加强对老年人的情感关怀和心理沟通,丰富老年人业余生活,每年至少开展 2 次艾滋病防治宣传。社区居民委员会、村民委员会和老年人服务机构采取老年人喜闻乐见的方式开展艾滋病防治宣传教育。老年人艾滋病防治知识知晓率达 90% 以上。

4. 加强易感染艾滋病危险行为人群的健康教育。卫生健康部门有针对性地开展易感染艾滋病危险行为人群的警示性教育和法制宣传,突出疫情特点、危害严重性和有效防治措施等内容,通过 12320 公共卫生服务热线和微信公众号解答咨询问题。易感染艾滋病危险行为人群艾滋病防治知识知晓率达 90% 以上。

5. 加强媒体宣传。宣传、网信、工业和信息化、广电等部门积极协调报纸、广播电台、电视台等主要媒体加大艾滋病防治公益宣传力度,并利用网站、“两微一端”等新媒体平台加大宣传推送力度。充分利用世界艾滋病日、国际禁毒日等重要节点,集中开展艾滋病防治主题宣传活动。

6. 提升防治宣传技术水平。卫生健康部门每年至少公布 1 次艾滋病疫情和防治工作情况,制作一批精品宣传教育材料,为各部门提供技术支持。各地积极探索利用大数据信息、人工智能技术判断艾滋病防治重点人群和对象,通过互联网精准推送防治信息。

(二) 艾滋病综合干预工程(卫生健康部门牵头)。

2. 强化综合干预。卫生健康部门统筹协调基层医疗卫生机构和社会组织等对易感染艾滋病危险行为人群开展健康教育、安全套推广、动员检测、艾滋病性病诊疗和戒毒药物维持治疗转介等综合干预工作，疾病预防控制机构提供技术支持和指导。

3. 加强重点干预。公安、司法行政、卫生健康部门建立健全社区戒毒、强制隔离戒毒、社区康复和维持治疗衔接工作机制，将戒毒药物维持治疗作为依法处置和管理吸毒人员的重要措施，纳入禁毒工作监测和艾滋病防治工作考评内容。卫生健康部门对夫妻一方感染艾滋病家庭全面实施健康教育、检测治疗和生育指导等防治措施。对性病就诊者开展艾滋病检测咨询，对艾滋病感染者、戒毒药物维持治疗人员、自愿咨询检测人员开展性病筛查，并对性病患者进行规范治疗。

（四）预防艾滋病社会综合治理工程（政法部门牵头）。

3. 加强不法社交媒体和网络平台清理。宣传、网信、工业和信息化、公安等部门加强社交媒体、网络平台和社交软件的监管，实施分级分类管理、属地管理和全流程管理，督促相关企业将监管措施落实到位，配合卫生健康部门发布艾滋病风险提示和健康教育信息。结合"净网2019"等专项行动，依法清理和打击传播色情信息、从事色情和毒品交易的社交媒体、网络平台和个人，维护网络传播秩序。

（六）学生预防艾滋病教育工程（教育部门牵头）。

1. 强化部门协同合作。教育、卫生健康等部门要坚持立德树人，树立健康第一的教育理念，协同推进学生艾滋病防控工作。卫生健康部门要会同教育部门规范和落实学校艾滋病疫情通报制度和定期会商机制，每年至少通报2次疫情。将学校落实预防艾滋病教育情况纳入教育和卫生工作检查内容。普通高等学校、职业院校成立由校领导牵头的艾滋病防控领导小组，疾病预防控制机构为学校开展预防工作提供技术支持和指导。青年学生艾滋病防治知识知晓率达95%以上。

2. 加强普通中学、中等职业学校的性健康和预防艾滋病教育。普通中学、中等职业学校开展性道德、性责任、拒绝不安全性行为、拒绝毒品等教育，加强师资力量建设，引导学生树立正确的性观念。利用学校医务室、心理辅导室开展性生理、性心理咨询服务。利用地方课程、班团队活动等，确保落实初中学段6课时、高中学段4课时的预防艾滋病教育时间。

3. 落实普通高等学校、职业院校预防艾滋病教学任务。普通高等学校、职业院校在新生入学体检中发放预防艾滋病教育处方，每学年开设不少于1课时的艾滋病防控专题教育讲座。普通高等学校充分发挥在线开发课程作用，鼓励将大学生预防艾滋病教育跨校学分课程等纳入教学内容。加强外国留学生预防艾滋病宣传教育工作。

4. 开展多种形式宣传教育和综合干预活动。学校充分发挥学生社团、学生志愿者等作用，开展预防艾滋病、禁毒、性与生殖健康等综合知识教育。将学生参与艾滋病防治志愿活动纳入学生志愿者服务管理和学生实践活动内容，在资金、场所等方面提供必要支持。因地制宜设立艾滋病自愿咨询检测点、快检点、自助检测材料和安全套自动售卖设施，开展综合干预。

出处：卫生健康委 中央宣传部 中央政法委 中央网信办教育部 科技部 公安部 民政部 财政部 广电总局关于印发遏制艾滋病传播实施方案(2019—2022年)的通知(国卫疾控发〔2019〕54号)

全国畜间人兽共患病防治规划(2022—2030年)(节选)

一、防治形势

(三) 面临机遇

当前，我国正开启全面建设社会主义现代化国家新征程，全面实施乡村振兴战略和健康中国战略，推动构建“人类卫生健康共同体”，为兽医卫生事业全面融入国家公共卫生体系，推动畜间人兽共患病防治工作再上新台阶提供了重要战略机遇。国家颁布实施生物安全法，修订实施动物防疫法等法律法规，为加强畜间人兽共患病防治知识宣传教育、落实关键防治措施、实施科学精准防治和有效防控提供了有力法治保障。

三、策略措施

(六) 包虫病

重点防治措施。四是加强流行区宣传教育。对牧民和养殖、屠宰、交易等环节从业者做好防治知识宣传，引导养成良好卫生习惯，不随意丢弃家畜内脏，不用生鲜内脏喂犬，对病变内脏进行无害化处理。

四、重点任务

(五) 加强宣传教育

制定畜间人兽共患病防控培训计划，对动物养殖、屠宰加工、动物疫病防控等高风险从业人员，加强畜间人兽共患病防治技术培训，分类编制畜间人兽共患病防治指南，定期组织开展专项健康教育。监督相关单位建立健全人员防护制度，采取有效的卫生防护、医疗保健措施，定期组织工作人员开展健康检查。利用多种方式和重要节点，开展形式多样的主题宣传活动，广泛宣传畜间人兽共患病防治政策和知识，倡导健康饮食和良好生活习惯，提高社会公众防范意识。

出处：农业农村部关于印发《全国畜间人兽共患病防治规划(2022—2030年)》的通知(农牧发〔2022〕31号)

国家慢性病综合防控示范区建设管理办法

第一章　总　则

第一条　为加强慢性病综合防控，全面做好国家级慢性病综合防控示范区（以下简称示范区）建设工作，制定本办法。

第二条　示范区建设的目标是坚持以人民健康为中心，强化政府责任，创造和维护健康的社会环境，培育适合不同地区特点的慢性病综合防控模式，总结推广经验，引领带动全国慢性病综合防控工作，降低因慢性病造成的过早死亡，有效控制慢性病疾病负担增长，推进健康中国建设。

第三条　示范区建设的基本原则是坚持政府主导、部门协作、动员社会、全民参与的慢性病综合防控工作机制。坚持预防为主、防治结合、中西医并重，发挥医疗卫生服务体系的整体功能，提供全人群生命全周期的慢性病防治管理服务，推进疾病治疗向健康管理转变。坚持突出特色创新，促进均衡发展，整体带动区域慢性病防治管理水平提升。

第四条　本办法适用于县级和城市区级行政区划，包括行政独立、参照县级行政区划管理的区域。

第二章　具体目标

第五条　政策完善。健全完善政府主导的慢性病综合防控协调机制，多部门协同配合，统筹各方资源，加大政策保障，在政策制定、组织管理、队伍建设、经费支持等方面给予充分支持，在环境治理、烟草控制、健身场所设施建设等慢性病危险因素控制方面采取有效行动。

第六条　环境支持。示范区建设与卫生城市、健康城市、文明城市建设等紧密结合，建设健康生产生活环境，优化人居环境。加强公共服务设施建设，完善文化、科教、休闲、健身等功能，向家庭和个人就近提供生理、心理和社会等服务，构建全方位健康支持性环境。

第七条　体系整合。构建与居民健康需求相匹配、体系完整、分工协作、优势互补、上下联动的整合型慢性病综合防控体系，积极打造专业公共卫生机构、二级及以上医院和基层医疗卫生机构“三位一体”的慢性病防控机制，建立信息共享、互联互通机制，推进慢性病防、治、管整体融合发展。

第八条　管理先进。提供面向全人群、覆盖生命全周期的慢性病预防、筛查、诊断、治疗、康复全程管理服务，开展健康咨询、风险评估和干预指导等个性化健康干预。以癌症、高血压、糖尿病等为突破口，加强慢性病综合防控，强化早期筛查和早期发现，推进早诊早治工作。提高基本公共卫生服务均等化水平，推进家庭医生签约服务，强化分级诊疗制度建设。

第九条　全民参与。教育引导人民群众树立正确健康观，用群众通俗易懂的方法普及健康知识和技能，强化个人健康责任意识，提高群众健康素养。依托全民健身运动、全民健康生活方式行动等载体，促进群众形成健康的行为和生活方式。充分调动社会力量的积极性和创造性，不断满足群众多层次、多样化的健康需求。

第三章　主要任务

第十条　辖区政府成立示范区建设领导小组，主要领导同志担任组长，下设办公室，慢性病防控工作列入议事日程，建立协作联动、绩效管理和联络员会议制度，定期交流信息，掌握工作进展，研究解决问题。多部门对示范区建设工作开展联合督导，强化慢性病综合防控效果。

第十一条　深入开展全民健康生活方式行动，建设健康家庭、社区、单位、学校、食堂/酒店、主题公园、步道、小屋等支持性环境。乡镇卫生院、社区卫生服务中心设有自助式健康检测点。

第十二条　积极开展全民健身活动，推动公共体育设施建设，辖区公共体育场地设施和符合开放条件的企事业单位、学校体育场地设施向社会开放。机关、企事业单位组织开展工间健身、健步走、运动会等活动，在校学生确保每天锻炼一小时。

第十三条　开展烟草危害控制，辖区无烟草广告，公共场所、工作场所的室内区域全面禁止吸烟。依托专业公共卫生机构和医疗机构开设戒烟咨询热线，提供戒烟门诊等服务，提高戒烟干预能力。

第十四条　公共场所设有慢性病防控公益宣传广告，传播合理膳食、适量运动、戒烟限酒、心理平衡等健康信息，各社区设有健康教育活动室，向居民提供慢性病防控科普读物。学校、幼儿园普遍开展营养均衡、健康体重、口腔保健、视力保护等健康行为方式教育。

第十五条　建立自我为主、人际互助、社会支持、政府指导的健康管理模式。发挥群众组织在健康教育与健康促进、健康管理和健康服务等方面的积极作用，以增强群众自我保健意识为切入点，培育健康指导员和志愿者，开展社区慢性病自我健康管理。

第十六条　辖区建立规范的学生、老年人等重点人群健康体检制度。机关企事业单位定期组织职工体检，结合体检结果，依托基层医疗卫生机构对职工开展慢性病预防、风险评估、跟踪随访、干预指导为一体的健康管理服务。

第十七条　辖区各级各类医疗机构全面实施35岁以上人群首诊测血压，发现患者及时纳入基本公共卫生服务管理，对高危人群提供干预指导。社区卫生服务中心和乡镇卫生院提供血糖、血脂、简易肺功能测定和大便隐血检测等服务。

第十八条　辖区根据区域慢性病主要负担情况，应用推广成熟的适宜技术，开展心脑血管疾病、重点癌症、糖尿病、慢性阻塞性肺疾病等重大慢性病的筛查和早期诊断。针对儿童等口腔疾病高风险人群，推广窝沟封闭、局部用氟等口腔预防适宜技术。

第十九条　开展基层首诊、双向转诊、急慢分治、上下联动的慢性病分级诊疗服务。推进家庭医生签约服务，由二级以上医院医师与基层医疗卫生机构医务人员组成签约医生团队，负责提供约定的基本医疗、公共卫生和健康管理服务，辖区签约服务覆盖率明显高于全国平均水平。

第二十条　建立区域医疗卫生信息平台，实现专业公共卫生机构、二级及以上医院和基层医疗卫生机构之间公共卫生服务、诊疗信息互联互通，推动电子健康档案和电子病历的连续记录和信息共享。应用"互联网+"、健康大数据为签约服务的慢性病患者提供便捷、高效的健康管理和诊疗服务。

第二十一条　中医药特色优势得到发挥。在社区卫生服务中心、乡镇卫生院建有中医综合服务区，传播中医药养生保健知识，加强中医适宜技术推广，发挥中医药在慢性病预防、保健、诊疗、康复中的作用。

第二十二条　做好基本医疗保险、城乡居民大病保险和医疗救助重大疾病保障的衔接，提高签约患者的医疗保障水平和残疾人、流动人口、低收入等人群医疗救助水平。基层医疗卫生机构优先配备使用基本药物，按省级卫生计生行政部门规定和要求，从医保药品报销目录中配备使用一定数量或比例的药品，满足患者用药需求。

第二十三条　推动医养结合，为老年人提供健康管理服务，促进慢性病全程防治管理服务同居家养老、社区养老、机构养老紧密结合。

第二十四条　利用省、地市、县三级人口健康信息和疾病预防控制信息管理系统，规范开展覆盖辖区全人群的死因监测和心脑血管疾病、肿瘤等慢性病及相关危险因素监测，掌握辖区重点慢性病状况、影响因素和疾病负担，实现慢性病管理信息化。

第二十五条　辖区疾病预防控制机构按职能设置独立的慢性病防控科室。二级以上医院配备公共卫生专业人员，履行相应的公共卫生职责。基层医疗卫生机构加强公共卫生服务能力建设，承担所在区域慢性病防控工作。

第二十六条　慢性病综合防控工作与当地社会、文化等建设和公共服务、公共产品供给相结合，鼓励政策、机制创新，开展具有地方特色的慢性病综合防控工作，总结推广慢性病防控工作模式和经验做法。各省积极开展省级慢性病综合防控示范区建设工作，建成省级示范区满 1 年及以上的县（区）可申报国家级示范区。

第四章　组织管理

第二十七条　国家卫生计生委负责示范区建设工作的组织实施，加强有关部门间协同配合，根据全国慢性病防治中长期规划要求和示范区建设进度，确定各省（区、市）示范区建设任务，组织相关部门及专家对申报材料进行审核，开展现场调研和技术评估，确定国家级慢性病综合防控示范区。中国疾病预防控制中心负责承担示范区建设日常管理及业务指导。

第二十八条 省级卫生计生行政部门会同有关部门负责所辖区域示范区的培育、遴选、推荐、管理和指导。县(市，区)级政府负责承担示范区建设各项任务。

第二十九条 示范区实行动态管理和复审制度，每年工作进展报告经省市级审核后报中国疾控中心，每满5年接受复审，由示范区进行自评，省级卫生计生行政部门组织复核，并将复核意见报国家卫生计生委。国家卫生计生委组织复审并公布结果。复审未达到要求的限期整改，整改不合格者不再确认为国家慢性病综合防控示范区。

附件

国家慢性病综合防控示范区建设指标权重表

指标分类	指标内容	权重
政策完善	发挥政府主导作用，建立多部门协作联动机制。	25
	保障慢性病防控经费。	10
	建立有效的绩效管理及评价机制。	10
环境支持	开展全民健康生活方式行动，构建全方位健康支持性环境。	20
	为群众提供方便、可及的自助式健康检测服务。	10
	开展全民健身运动，普及公共体育设施，提高经常参加体育锻炼人口比例。	10
	开展烟草控制，降低人群吸烟率。	10
体系整合	建立防治结合、分工协作、优势互补、上下联动的慢性病综合防治体系。	15
	加强慢性病防控队伍建设。	15
健康教育与健康促进	通过多种渠道积极开展慢性病防治全民健康教育。	10
	提高居民重点慢性病核心知识知晓率和居民健康素养水平。	10
	发挥社会团体和群众组织在慢性病防控中的积极作用。	8
慢性病全程管理	规范健康体检，开展高危人群筛查与干预，加强癌症、心脑血管疾病等重大慢性病的早期发现与早诊早治。	20
	建立分级诊疗制度，推进家庭医生签约服务，开展高血压、糖尿病等重点慢性病规范化管理。	25
	在重点人群中开展口腔疾病防治。	6
	完善区域信息平台，实现医疗卫生机构间互联互通、信息共享。	15
	中西医并重，发挥中医药在慢性病预防、保健、诊疗、康复中的作用。	7
	做好基本医疗保险、城乡居民大病保险和医疗救助重大疾病保障的衔接。	7
	动员社会力量参与慢性病防控工作，促进医养结合。	7

续表

指标分类	指标内容	权重
监测评估	开展过程质量控制和重点慢性病监测工作。	15
	开展慢性病防控社会因素调查,定期发布调查结果。	15
创新引领	慢性病综合防控工作有特色、可复制、可推广。	30
总计		300

出处:国家卫生计生委办公厅关于印发国家慢性病综合防控示范区建设管理办法的通知(国卫办疾控发〔2016〕44号)

国家医保局　财政部　国家卫生健康委　国家药监局关于完善城乡居民高血压糖尿病门诊用药保障机制的指导意见(节选)

医保发〔2019〕54号

三、配套改革,确保患者受益

(三)规范管理服务。完善医保定点服务协议,将“两病”门诊用药保障服务纳入协议管理。坚持预防为主、防治结合,落实基层医疗机构和全科医师责任,加强“两病”患者健康教育和健康管理,提高群众防治疾病健康意识。

出处:国家医保局 财政部 国家卫生健康委 国家药监局关于完善城乡居民高血压糖尿病门诊用药保障机制的指导意见(医保发〔2019〕54号)

中国防治慢性病中长期规划(2017—2025年)(节选)

一、规划背景

近年来,各地区、各有关部门认真贯彻落实党中央、国务院决策部署,深化医药卫生体制改革，着力推进环境整治、烟草控制、体育健身、营养改善等工作，初步形成了慢性病综合防治工作机制和防治服务网络。慢性病防治工作已引起社会各界高度关注，健康支持性环境持续改善，群众健康素养逐步提升，为制定实施慢性病防治中长期规划奠定了重要基础。

二、总体要求

(一) 指导思想。

全面贯彻党的十八大和十八届三中、四中、五中、六中全会精神，深入贯彻习近平总书记系列重要讲话精神和治国理政新理念新思想新战略，认真落实党中央、国务院决策部署，统筹推进“五位一体”总体布局和协调推进“四个全面”战略布局，牢固树立和贯彻落实创新、协调、绿色、开放、共享的发展理念，坚持正确的卫生与健康工作方针，以提高人民健康水平为核心，以深化医药卫生体制改革为动力，以控制慢性病危险因素、建设健康支持性环境为重点，以健康促进和健康管理为手段，提升全民健康素质，降低高危人群发病风险，提高患者生存质量，减少可预防的慢性病发病、死亡和残疾，实现由以治病为中心向以健康为中心转变，促进全生命周期健康，提高居民健康期望寿命，为推进健康中国建设奠定坚实基础。

(二) 基本原则。

坚持共建共享。倡导“每个人是自己健康第一责任人”的理念，促进群众形成健康的行为和生活方式。构建自我为主、人际互助、社会支持、政府指导的健康管理模式，将健康教育与健康促进贯穿于全生命周期，推动人人参与、人人尽力、人人享有。

坚持预防为主。加强行为和环境危险因素控制，强化慢性病早期筛查和早期发现，推动由疾病治疗向健康管理转变。加强医防协同，坚持中西医并重，为居民提供公平可及、系统连续的预防、治疗、康复、健康促进等一体化的慢性病防治服务。

(三) 规划目标。

到 2020 年，慢性病防控环境显著改善，降低因慢性病导致的过早死亡率，力争 30—70 岁人群因心脑血管疾病、癌症、慢性呼吸系统疾病和糖尿病导致的过早死亡率较 2015 年降低 10%。到 2025 年，慢性病危险因素得到有效控制，实现全人群全生命周期健康管理，力争 30—70 岁人群因心脑血管疾病、癌症、慢性呼吸系统疾病和糖尿病导致的过早死亡率较 2015 年降低 20%。逐步提高居民健康期望寿命，有效控制慢性病疾病负担。

中国慢性病防治中长期规划（2017—2025 年）主要指标

主要指标	基线	2020 年	2025 年	属性
心脑血管疾病死亡率（1/10 万）	241.3/10 万	下降 10%	下降 15%	预期性
总体癌症 5 年生存率（%）	30.9%	提高 5%	提高 10%	预期性
高发地区重点癌种早诊率（%）	48%	55%	60%	预期性

续表

主要指标	基线	2020 年	2025 年	属性
70 岁以下人群慢性呼吸系统疾病死亡率(1/10 万)	11.96/10 万	下降 10%	下降 15%	预期性
40 岁以上居民肺功能检测率(%)	7.1%	15%	25%	预期性
高血压患者管理人数(万人)	8 835	10 000	11 000	预期性
糖尿病患者管理人数(万人)	2 614	3 500	4 000	预期性
高血压、糖尿病患者规范管理率(%)	50%	60%	70%	预期性
35 岁以上居民年度血脂检测率(%)	19.4%	25%	30%	预期性
65 岁以上老年人中医药健康管理率(%)	45%	65%	80%	预期性
居民健康素养水平(%)	10%	大于 20%	25%	预期性
全民健康生活方式行动县(区)覆盖率(%)	80.9%	90%	95%	预期性
经常参加体育锻炼的人数(亿人)	3.6	4.35	5	预期性
15 岁以上人群吸烟率(%)	27.7%	控制在 25% 以内	控制在 20% 以内	预期性
人均每日食盐摄入量(克)	10.5	下降 10%	下降 15%	预期性
国家慢性病综合防控示范区覆盖率(%)	9.3%	15%	20%	预期性

三、策略与措施

(一)加强健康教育,提升全民健康素质。

1. 开展慢性病防治全民教育。建立健全健康教育体系,普及健康科学知识,教育引导群众树立正确健康观。卫生计生部门组织专家编制科学实用的慢性病防治知识和信息指南,由专业机构向社会发布,广泛宣传合理膳食、适量运动、戒烟限酒、心理平衡等健康科普知识,规范慢性病防治健康科普管理。充分利用主流媒体和新媒体开展形式多样的慢性病防治宣传教育,根据不同人群特点开展有针对性的健康宣传教育。深入推进全民健康素养促进行动、健康中国行等活动,提升健康教育效果。到 2020 年和 2025 年,居民重点慢性病核心知识知晓率分别达到 60% 和 70%。

专栏 1　健康教育与健康促进项目

全民健康生活方式行动:"三减三健"(减盐、减油、减糖、健康口腔、健康体重、健康骨骼)等专项行动。

健康教育:全民健康素养促进行动、健康中国行活动、健康家庭行动。

(二)实施早诊早治,降低高危人群发病风险。

专栏 2 慢性病筛查干预与健康管理项目

早期发现和干预：癌症早诊早治，脑卒中、心血管病、慢性呼吸系统疾病筛查干预，高血压、糖尿病高危人群健康干预，重点人群口腔疾病综合干预。

健康管理：居民健康档案、健康教育、慢性病（高血压、糖尿病等）患者健康管理、老年人健康管理、中医药健康管理。

（四）促进医防协同，实现全流程健康管理。

2. 构建慢性病防治结合工作机制。疾病预防控制机构、医院和基层医疗卫生机构要建立健全分工协作、优势互补的合作机制。疾病预防控制机构负责开展慢性病及其危险因素监测和流行病学调查、综合防控干预策略与措施实施指导和防控效果考核评价；医院承担慢性病病例登记报告、危重急症病人诊疗工作并为基层医疗卫生机构提供技术支持；基层医疗卫生机构具体实施人群健康促进、高危人群发现和指导、患者干预和随访管理等基本医疗卫生服务。加强医防合作，推进慢性病防、治、管整体融合发展。

（六）控制危险因素，营造健康支持性环境。

1. 建设健康的生产生活环境。推动绿色清洁生产，改善作业环境，严格控制尘毒危害，强化职业病防治，整洁城乡卫生，优化人居环境，加强文化、科教、休闲、健身等公共服务设施建设。建设健康步道、健康主题公园等运动健身环境，提高各类公共体育设施开放程度和利用率，推动有条件的学校体育场馆设施在课后和节假日对本校师生和公众有序开放，形成覆盖城乡、比较健全的全民健身服务体系，推动全民健身和全民健康深度融合。坚持绿色发展理念，强化环境保护和监管，落实大气、水、土壤污染防治行动计划，实施污染物综合控制，持续改善环境空气质量、饮用水水源水质和土壤环境质量。建立健全环境与健康监测、调查、风险评估制度，降低环境污染对健康的影响。

四、保障措施

（三）加强人才培养。完善有利于人才培养使用的政策措施，加强健康教育、健康管理、医疗、公共卫生、护理、康复及中医药等领域人才培养。加强医教协同，深化院校教育改革，加强对医学生慢性病防治相关知识和能力的教育培养，支持高校设立健康促进、健康管理等相关专业，加强有针对性的继续医学教育，着力培养慢性病防治复合型、实用型人才。完善专业技术职称评定制度，促进人才成长发展和合理流动。

（四）营造良好氛围。各地区、各部门要广泛宣传党和国家关于维护促进人民健康的重大战略思想和方针政策，宣传实施慢性病综合防控战略的重大意义、目标任务和策略措施。要加强正面宣传、舆论监督、科学引导和典型报道，增强社会对慢性病防治的普遍认知，形成全社会关心支持慢性病防治的良好氛围。

出处：国务院办公厅关于印发中国防治慢性病中长期规划（2017—2025年）的通知（国办发〔2017〕12号）

加强脑卒中防治工作减少百万新发残疾工程综合方案(节选)

一、工作目标

实施脑卒中综合防控,深入做好健康宣教,持续开展高危人群筛查和干预,推广适宜技术,加强脑卒中急诊急救、规范实施治疗和康复随访,进一步提升脑卒中防治效果,有效降低发病率及致残率。

二、策略与措施

(四) 以高血压为重点推进脑卒中高危因素防控。

3. 建立门诊普查血压制度。向检测发现的高血压人群提供健康教育、就医指导,将确诊病例信息转介至其所在辖区基层医疗卫生机构,及时纳入高血压患者健康管理。

5. 做好其他高危因素防控。加强健康宣教,提高公众对肥胖、高血糖、高血脂等脑卒中危险因素的认识,推进"三高(高血压、高血糖、高血脂)共管",促进公众养成良好的饮食、运动、作息等生活习惯。

(五) 加强心源性卒中防治。加大心源性卒中防治理念、防治知识技术培训和宣传普及力度,提高心源性卒中防治意识和能力。

(七) 加强宣传引导。

1. 开展形式多样的科普宣教。充分借助广播电视、报纸、新媒体,开展经常性形式多样的宣教活动,实现科普教育进社区、进学校、进家庭。引导群众形成健康生活方式,提高脑卒中预防、急救、治疗、康复科普知识的知晓率。发挥校企力量,完善教育培训。强化学校责任,把科普教育纳入各教育阶段,拟定课堂教学和培训内容标准,保证教学和培训质量。

2. 加强信息审核,规范科普宣传。建立健全广播、电视、网络平台等主管、主办单位与卫生健康行政部门、医疗机构的协作机制,加强相关科普节目的审核,确保科学、规范地传播信息和正确引导。

三、保障措施

(二) 落实部门责任。卫生健康行政部门要会同有关部门共同组织实施本方案并开展监督评估,指导医疗卫生机构落实卫生健康服务的措施。财政部门要按规定落实投入政策,支持做好脑卒中防治工作。卫生健康行政部门要会同商务、交通等部门加强对大型商场超市、车站等公共场所设置自助血压检测点工作的督促指导。医保部门要进一步完善保障和支付政策。药监部门要对脑卒中溶栓、取栓常用药品和高值耗材加强监管。教育部门要将脑卒中等慢病防治科普知识写入中小学课本，加强中小学生的健康教育工作，充分发挥中小学聘任卫生健康副校长等已有机制的作用，支持医学高等教育、职业教育开设相关课程。中医药部门要发挥中医药作用，推广应用中医药防治脑卒中的技术方法，加强中西医协作，提高脑卒中综合防治能力。广播电视部门要加强科普宣传，积极开展脑卒中等慢性病防治教育宣传。

（三）加强人才培养。完善人才培养使用的政策保障，加强医教协同，强化对医学生慢性病防治相关知识和能力的教育培养，鼓励高校开设健康促进、健康管理等相关课程，大力开展多种形式的针对性继续医学教育。各地卫生健康行政部门要制订相应的人才培养和引入计划，着力培养复合型、实用型人才。

出处：关于印发加强脑卒中防治工作减少百万新发残疾工程综合方案的通知（国卫医函〔2021〕113 号）

加速消除宫颈癌行动计划（2023—2030 年）（节选）

一、总体要求

（一）基本原则。

坚持预防为主、防治结合。提高广大妇女健康素养和保健技能，强化宫颈癌早期预防，促进宫颈癌早筛早诊早治。

二、普及宫颈癌防治知识，降低患病风险

（一）广泛宣传宫颈癌防治知识和理念。各地卫生健康部门组织专业机构编制发布宫颈癌防治健康教育核心信息，科学宣传 HPV 疫苗接种、宫颈癌筛查必要性等知识，充分发挥各级工会、妇联、学会和协会等社会组织作用，利用互联网、移动客户端等新媒体和传统媒体，全方位、多层次开展社会倡导活动和公益广告宣传，提高广大妇女健康第一责任人意识。加强青少年生殖健康教育。针对流动人口、脱贫地区、少数民族地区等重点人群和地区开发适宜的宣教材料，帮助妇女了解宫颈癌防治政策和服务项目，主动接受服务。（国家卫生健康委牵头，各相关部门配合）

出处：关于印发加速消除宫颈癌行动计划（2023—2030 年）的通知（国卫妇幼发〔2023〕1 号）

健康中国行动——癌症防治行动实施方案（2023—2030年）（节选）

二、控制危险因素，降低癌症患病风险

（三）开展全民健康促进。建设权威的科普信息传播平台，编制发布癌症防治核心信息和知识要点。深入组织开展全国肿瘤防治宣传周等活动，普及防癌健康科普知识，提高全民防癌抗癌意识。将癌症防治知识作为学校、医疗卫生机构、企业、社区、养老机构等重要健康教育内容。加强农村居民癌症防治宣传教育。到2030年，癌症防治核心知识知晓率达到80%以上。积极推进全民健康生活方式行动。科学指导大众开展自我健康管理。加强青少年健康知识和行为方式教育。积极推进无烟环境建设，深入开展控烟宣传，强化戒烟服务，广泛禁止烟草广告，持续推进控烟措施。（国家卫生健康委牵头，教育部、民政部等各有关部门配合）

（四）减少致癌相关感染。促进保持个人卫生，预防与癌症发生相关的细菌（如幽门螺旋杆菌等）、病毒（如人乳头瘤病毒、肝炎病毒、EB病毒等）感染。加强成年乙型肝炎病毒感染高风险人群的乙肝疫苗接种工作。加强人乳头瘤病毒疫苗（HPV疫苗）接种的科学宣传，促进适龄人群接种，推动有条件的地区将HPV疫苗接种纳入当地惠民政策。对于符合要求的国产HPV疫苗加快审评审批，提高HPV疫苗可及性，多种渠道保障适龄人群接种。（国家卫生健康委、国家疾控局、国家药监局分别负责）

三、完善癌症防治服务体系，加强信息共享

（八）加强癌症防治机构协作。充分发挥国家癌症中心、以肿瘤专科为重点的国家区域医疗中心等医疗机构以及疾控机构作用，加强协同配合，进一步完善癌症防治协作网络。加强癌症防治技术支持、人才帮扶力度，探索推广适宜防治技术和服务模式，整体提升癌症防治水平。国家癌症中心、省级癌症防治中心加强引领和技术攻关，探索开展疑难复杂和技术要求高的癌症防治工作。具备条件的二级及以上医院设置肿瘤科，能够开展癌症筛查和常见多发癌种的一般性诊疗。进一步加强癌症相关专科联盟等多种形式医联体建设。各级疾控机构加强癌症危险因素监测、流行病学调查、人群干预、信息管理等。加强医防融合，强化各级各类医疗卫生机构在宣传教育、健康咨询及指导、高危人群筛查、健康管理等方面的沟通协作。（国家卫生健康委负责）

六、促进中西医结合创新，发挥中医药独特作用

（十九）强化癌症中医药预防及早期干预。发挥中医"治未病"作用，研究梳理中医

药防癌知识并纳入国家基本公共卫生健康教育项目服务内容。综合运用现代诊疗技术和中医体质辨识等方法，早期发现高危人群，推广中医治未病干预指南，积极开展癌前病变人群的中西医综合干预。（国家中医药局牵头，国家卫生健康委配合）

出处：国家卫生健康委 国家发展改革委 教育部 科技部 民政部 财政部 生态环境部 农业农村部 金融监管总局 国家医保局 国家中医药局 国家疾控局 国家药监局关于印发健康中国行动——癌症防治行动实施方案（2023—2030年）的通知（国卫医急发〔2023〕30号）

探索抑郁症防治特色服务工作方案（节选）

为贯彻落实《健康中国行动（2019—2030年）》心理健康促进行动有关要求，加大抑郁症防治工作力度，遏制患病率上升趋势，鼓励社会心理服务试点地区探索开展抑郁症防治特色服务，特制定本方案。

二、重点任务

（一）加强防治知识宣教。在试点地区各级党委政府领导下，卫生健康、宣传等部门加强协作，采用多种宣传手段，利用影视、媒体等多种渠道，广泛开展抑郁症科普知识宣传。医疗卫生机构加大抑郁症防治科普宣教力度，拍摄制作专业权威且通俗易懂的抑郁防治科普宣传片，普遍提升公众对抑郁症的认识，减少偏见与歧视。充分发挥专家队伍作用，深入学校、企业、社区、机关等，开展抑郁症相关公益讲座。在公共场所设立或播放抑郁症公益宣传广告，各社区健康教育活动室（卫生服务中心）向居民提供科普宣传资料。

（二）开展筛查评估。精神专科医院结合各类主题日、传统节日宣传活动等，组织开展抑郁症筛查。

（四）加大重点人群干预力度。

1. 青少年。中学、高等院校均设置心理辅导（咨询）室和心理健康教育课程，配备心理健康教育教师。将心理健康教育作为中学、高等院校所有学生的必修课，每学期聘请专业人员进行授课，指导学生科学认识抑郁症，及时寻求专业帮助等。

4. 高压职业人群。机关、企事业和其他用人单位将干部和职工心理健康作为本单位文化建设的重要内容，创造有益于干部和职工身心健康的工作环境，聘用专兼职的精神心理专业人员。制定并实施员工心理援助计划，开展心理健康教育、心理评估、心理疏导与咨询、转诊转介等服务，提高职业人群抑郁症防治水平。对处于职业发展特定时期或在易引发抑郁问题的特殊岗位工作的干部和职工，有针对性地开展心理健康教育、心理疏导及心理援助。

（五）强化心理热线服务。通过报纸、电视、广播、网络等多种形式，加大心理援助热线服务的宣传，扩大热线服务的社会影响力。

出处：国家卫生健康委办公厅关于探索开展抑郁症、老年痴呆防治特色服务工作的通知（国卫办疾控函〔2020〕726号）

探索老年痴呆防治特色服务工作方案（节选）

二、重点任务

（一）加强科普宣教。各试点地区要加大社区（村）层面宣教力度，提升公众精神卫生和心理健康意识，增强居民对老年痴呆防治知识的认识，减少偏见与歧视。各级医疗机构、老龄办、养老机构、医养结合机构工作人员要结合患者及高危人群特点，制作防治宣教材料，使公众免费获得相关科普知识及服务资源信息。鼓励以政府购买服务形式，委托有资质的社会团体开展科普宣传。创新宣教形式，如评选“形象大使”，播放专业权威且通俗易懂的公益广告、科普宣教片、系列节目，组织专家编写科普书籍等。利用我国重阳节、世界精神卫生日、世界阿尔茨海默病月等重大纪念日或节日，采用地方戏、民谣、快板等喜闻乐见的传播方式，及微信、微博、移动媒体等进行科普宣教。到2022年，公众对老年痴呆防治知识知晓率提高至80%。

（四）建立协作服务团队。基层全科医生监测治疗依从性，指导社区志愿者、社工提供患者认知训练和家属辅导；心理治疗师、社工提供老年心理辅导；各类社会组织工作人员提供科普宣传、患者关爱服务等。

（六）搭建信息共享服务平台。各试点地区要探索搭建信息服务平台，设置科普知识宣传、服务资源获取、患者管理治疗等模块，通过信息交流与推送的形式，引导患者和医务人员主动加入该平台接受服务；探索试点地区间信息共享与交流机制。

出处：国家卫生健康委办公厅关于探索开展抑郁症、老年痴呆防治特色服务工作的通知（国卫办疾控函〔2020〕726号）

“十四五”全国眼健康规划（2021—2025年）（节选）

一、规划背景

眼科医务人员队伍不断完善，眼科医师数量增加至4.7万名。医务人员积极参与眼健康科普宣教。人民群众爱眼护眼意识明显提升。

二、指导思想和基本原则

（二）基本原则。

3. 坚持预防为主、防治结合。重视眼病前期因素干预，注重医防协同、急慢分治，推动眼健康事业发展从以治病为中心向以人民健康为中心转变。加强眼健康科普宣传教育，强化每个人是自己眼健康第一责任人，推动形成人人参与、人人尽责、人人共享氛围。

六、搭建眼健康服务支撑平台

（四）强化眼健康科普宣传平台建设。建立完善公益性眼健康科普知识库和科普宣传平台。发挥眼科专业人员技术优势，利用新型主流媒体加强眼健康宣教，增强公众眼病防治意识，营造良好社会氛围。以“关注普遍的眼健康”为主线，以全国爱眼日、世界视觉日等时间节点为重点，加强眼健康科普宣传。指导眼科医疗机构在寒暑假等儿童青少年就诊高峰期，组织开展眼科疾病义诊、科普教育等公益活动。

七、组织实施

（四）强化宣传引导。各级卫生健康行政部门要重视眼健康相关宣传工作，加强人员政策培训。要充分发挥媒体作用，提高社会认可度和支持度，为落实各项政策措施营造良好社会氛围。

出处：国家卫生健康委关于印发“十四五”全国眼健康规划（2021—2025年）的通知（国卫医发〔2022〕1号）

健康口腔行动方案（2019—2025年）（节选）

一、总体要求

（二）行动目标。到2020年，口腔卫生服务体系基本健全，口腔卫生服务能力整体提升，儿童、老年人等重点人群口腔保健水平稳步提高。到2025年，健康口腔社会支持性环境基本形成，人群口腔健康素养水平和健康行为形成率大幅提升，口腔健康服务覆盖全人群、全生命周期，更好满足人民群众健康需求。

二、具体行动

（一）口腔健康行为普及行动。

1. 加强口腔健康教育。中华口腔医学会、中国牙病防治基金会、国内大专院校等专业机构负责组织编制与推广规范化口腔健康教育教材，在口腔医务工作者、口腔专业学生、中小学教师等群体中开展口腔健康教育师资培养，开展覆盖全人群、全生命周期的口腔健康教育。以“全国爱牙日”“全民健康生活方式行动日”等健康主题宣传日为契机，将口腔健康教育集中宣传与日常宣传相结合，创新宣传形式和载体，提高口腔健康教育的可及性，引导群众形成自主自律的健康生活方式。

2. 开展“减糖”专项行动。结合健康校园建设，中小学校及托幼机构限制销售高糖饮料和零食，食堂减少含糖饮料和高糖食品供应。向居民传授健康食品选择和健康烹饪技巧，鼓励企业进行“低糖”或者“无糖”的声称，提高消费者正确认读食品营养标签添加糖的能力。

3. 实施口腔疾病高危行为干预。加强无烟环境建设，全面推进公共场所禁烟工作，严格公共场所控烟监督执法。在有咀嚼槟榔习惯的地区，以长期咀嚼槟榔对口腔健康的危害为重点，针对性地开展宣传教育和口腔健康检查，促进牙周、口腔黏膜病变等疾病早诊早治。

（三）口腔健康能力提升行动。

2. 加强人力资源建设。充分发挥中华口腔医学会、中国牙病防治基金会的专业资源和人才优势，加强口腔健康教育、口腔疾病防治和口腔护理等实用型、复合型人才培养培训。

三、保障措施

（二）加强宣传引导。大力宣传国家关于口腔健康各项惠民政策，加强口腔健康科普知识的宣传倡导，提高群众的知晓率和参与度，为健康口腔行动顺利推进营造良好舆论氛围。

出处：国家卫生健康委办公厅关于印发健康口腔行动方案（2019—2025年）的通知（国卫办疾控函〔2019〕118号）

国家职业病防治规划（2021—2025年）（节选）

二、总体要求

（二）基本原则。

坚持改革创新，综合施策。深化法定职业病防控，开展工作相关疾病预防，推进职业人群健康促进，综合运用法律、行政、经济、信用等政策工具，健全工作机制，为职业健康工作提供有力保障。

坚持依法防治，落实责任。完善职业健康法律法规和标准规范，加强监管队伍建设，提升监管执法能力。落实地方政府领导责任、部门监管责任、用人单位主体责任和劳动者个人责任，合力推进职业健康工作。

三、主要任务

（四）推动健康企业建设，提升职业人群健康水平。

把健康企业纳入健康城市健康村镇建设的总体部署，大力推进健康企业建设。鼓励用人单位建立完善与劳动者健康相关的各项规章制度，建设整洁卫生、绿色环保的健康环境，开展健康知识普及，完善职业健康监护、传染病和慢性病防控、心理健康辅导等健康服务，营造积极向上、和谐包容的健康文化，建成一批健康企业。鼓励矿山、冶金、化工、建材、建筑施工、交通运输、环境卫生管理等行业和医疗卫生、学校等单位，率先开展"职业健康达人"评定活动，进行重点人群职业健康素养监测与干预，有效提升劳动者健康意识和健康素养。

（五）加强人才培养，强化技术支撑体系建设。

加大职业健康检测评价、工程防护、诊断救治等技术人才培养力度，建立健全人才培养和激励机制。建立职业健康专家库，完善专家工作机制，充分发挥专家作用。鼓励和支持高等院校、职业院校加强职业健康相关学科专业建设，将职业健康教育内容纳入相关课程，鼓励临床医学专业普及职业医学知识。

（七）推进信息化建设，提升职业健康管理效能。

专栏 4 全国职业健康管理信息平台建设

建设内容：

2. 建成用人单位职业健康信息管理、职业病危害风险预警与决策支持、职业健康监护与诊断管理、职业健康技术服务、职业健康科普宣教培训和职业卫生监督执法等关键业务系统，实现各系统之间的互联互通。

（八）加强宣教培训，增强全社会职业健康意识。

持续开展《职业病防治法》宣传周等活动，大力开展职业健康教育和健康促进活动，在全社会营造关心关注职业健康的文化氛围。推进将职业健康教育纳入国民教育体系，组织开展职业健康知识进企业、机构和学校等活动，普及职业健康知识，倡导健康工作方式。推动建立职业健康科普知识库。实施职业健康培训工程，加强用人单位主要负责人、职业健康管理人员培训工作，指导和督促用人单位做好接触职业病危害劳动者全员培训。推动有条件的地区或用人单位建设职业健康体验场馆，不断提升重点人群职业健康知识知晓率。

出处：关于印发国家职业病防治规划（2021—2025 年）的通知（国卫职健发〔2021〕39 号）

尘肺病防治攻坚行动方案(节选)

三、保障措施

(四)营造良好氛围。动员组织全社会力量共同参与尘肺病防治工作,充分运用广播、电视、报纸等传统媒体以及微博、微信等新媒体,采用劳动者喜闻乐见的语言和方式,广泛开展尘肺病防治法治宣传教育、健康教育和科普宣传,普及粉尘危害防治知识和相关法律法规。加强舆论引导,积极宣传报道各地区、各部门的先进经验和典型做法,营造有利于攻坚行动开展的浓厚氛围。(国家卫生健康委负责,司法部、人力资源社会保障部、广电总局、全国总工会配合,地方人民政府落实)

出处:关于印发尘肺病防治攻坚行动方案的通知(国卫职健发〔2019〕46号)

关于加强农民工尘肺病防治工作的意见(节选)

一、着力加强农民工尘肺病源头治理

强化职业病危害告知和职业卫生宣教培训,提高农民工的粉尘防范能力和自我防护意识。

出处:关于印发加强农民工尘肺病防治工作的意见的通知(国卫疾控发〔2016〕2号)

国家卫生健康委办公厅关于进一步加强用人单位职业健康培训工作的通知

国卫办职健函〔2022〕441号

各省、自治区、直辖市及新疆生产建设兵团卫生健康委:

为贯彻落实《国家职业病防治规划(2021—2025年)》,强化用人单位主体责任,严格落实职业健康培训制度，根据《中华人民共和国职业病防治法》《中华人民共和国基本医疗卫生与健康促进法》以及《工作场所职业卫生管理规定》（国家卫生健康委员会令第5号）有关规定，现就进一步加强用人单位职业健康培训工作有关事宜通知如下：

一、充分认识职业健康培训工作的重要性

职业健康培训是提高用人单位职业病防治水平和劳动者职业健康素养的重要手段，是预防职业病危害、保障劳动者职业健康权益的重要举措，也是实现健康中国战略目标的重要基础性工作。各级卫生健康行政部门要高度重视职业健康培训工作，进一步指导用人单位依法依规开展职业健康培训，提高职业健康培训的针对性和实效性，切实提升主要负责人的法律意识、职业健康管理人员的管理水平和劳动者的防护技能，保护劳动者的职业健康。

二、督促用人单位严格落实职业健康培训主体责任

各级卫生健康行政部门要依法履行职业病防治的监督管理职责，督促用人单位落实职业健康培训的主体责任，重点做好以下工作：

（一）建立健全职业健康培训管理制度。用人单位要建立健全职业病防治宣传教育培训制度，明确职业健康培训工作的管理部门和管理人员，制定职业健康培训年度计划，做好职业健康培训保障，规范职业健康培训档案资料管理。职业健康培训档案应包括年度培训计划，主要负责人、职业健康管理人员和劳动者培训相关记录材料等。记录材料应包括培训时间、培训签到表、培训内容、培训合格材料，以及培训照片与视频材料等。

（二）按时接受职业健康培训。用人单位主要负责人、职业健康管理人员和劳动者应按时接受职业健康培训。主要负责人和职业健康管理人员应当在任职后3个月内接受职业健康培训，初次培训不得少于16学时，之后每年接受一次继续教育，继续教育不得少于8学时。劳动者上岗前应接受职业健康培训，上岗前培训不得少于8学时，之后每年接受一次在岗培训，在岗培训不得少于4学时。

（三）加强职业健康培训组织管理。用人单位应当按照本单位的培训制度以及年度培训计划组织开展劳动者上岗前和在岗期间职业健康培训，提高劳动者职业健康素养和技能。因变更工艺、技术、设备、材料，或者岗位调整导致劳动者接触的职业病危害因素发生变化的，用人单位应当重新对劳动者进行上岗前职业健康培训。用人单位可以自行组织开展劳动者职业健康培训，无培训能力的用人单位也可委托职业健康培训机构组织开展。放射工作人员培训内容及学时根据《放射工作人员职业健康管理办法》等相关规定执行。对主要负责人、职业健康管理人员的培训，用人单位可以根据本单位情况及卫生健康行政部门的要求，聘请相关专家进行培训，或参加职业健康培训机构开展的培训。用人单位应当加强对存在矽尘、石棉粉尘、高毒物品等严重职业病危害因素岗位劳动者的职业健康培训，经培训考核合格后方可安排劳动者上岗作业。

（四）提高职业健康培训实效。用人单位要根据所属行业特点和劳动者接触职业病

危害因素情况，合理确定培训内容和培训时间，明确培训方式、培训考核办法和合格标准，满足不同岗位劳动者的培训需求。确保用人单位主要负责人和职业健康管理人员具备与所从事的生产经营活动相适应的职业健康知识和管理能力，劳动者具备职业病防护意识，了解职业病防治法律法规，熟悉相关职业健康知识和职业卫生权利义务，掌握岗位操作规程，能够正确使用职业病防护设施和职业病防护用品。用人单位职业健康培训大纲见附件。

（五）规范劳务派遣劳动者等人员的职业健康培训工作。使用劳务派遣劳动者的用人单位应当将被派遣劳动者纳入本单位职业健康培训对象统一管理。外包单位应当对劳动者进行必要的职业健康教育和培训。接收在校学生实习的用人单位应当对实习学生进行上岗前职业健康培训，提供必要的职业病防护用品；对实习期超过一年的实习学生进行在岗期间职业健康培训。

三、加强用人单位职业健康培训工作交流与信息化建设

各级卫生健康行政部门要及时调研总结辖区内用人单位培训工作情况，交流推广职业健康培训先进经验和有效做法，充分发挥示范引领作用。鼓励有条件的地区建立职业健康培训网络平台，针对不同人群制作内容丰富、形式多样的高质量培训课程，加强培训信息共享，为用人单位职业健康培训提供便利途径。

四、加强对用人单位职业健康培训工作的指导

各级卫生健康行政部门要加强对用人单位职业健康培训工作的指导，尤其要重点加强对矿山、化工、冶金、建材、建筑施工、机械制造等职业病危害严重行业领域用人单位职业健康培训的指导，要突出不同行业和不同岗位的职业病危害特点，切实提升用人单位职业病防治能力以及劳动者的防护意识和防护水平。要加大对农民工和劳务派遣劳动者较多的用人单位和中小微型企业职业健康培训的帮扶力度。鼓励各级卫生健康行政部门按照《工伤预防费使用管理暂行办法》的相关要求，积极争取使用工伤预防费组织开展职业健康培训。

五、加强用人单位职业健康培训质量监督管理

各级卫生健康行政部门要切实加强对用人单位职业健康培训工作的监督管理，采用培训档案资料查阅与培训人员问询相结合等方式检查培训效果，督促用人单位不断提高培训质量。对于主要负责人、职业健康管理人员拒不参加或未按规定组织劳动者进行职业健康培训的用人单位，要依法依规进行查处。各级卫生健康行政部门应加强与职业健康培训机构的沟通联系，定期了解其组织培训情况，包括培训时间、培训地点、培训课程和课时、授课教师、参加培训单位及人员、考核结果等，督促职业健康培训机构实行自律管理，依照法律、法规和规章要求，为用人单位提供高质量的职业健康培训服务。

自本通知公布之日起，原国家安全生产监督管理总局2015年12月21日公布的《国家安全监管总局办公厅关于加强用人单位职业卫生培训工作的通知》（安监总厅安

健〔2015〕121号）同时废止。

附件：用人单位职业健康培训大纲（略）

国家卫生健康委办公厅

2022年12月13日

出处：国家卫生健康委办公厅关于进一步加强用人单位职业健康培训工作的通知（国卫办职健函〔2022〕441号）

八、重点人群

关于进一步完善和落实积极生育支持措施的指导意见（节选）

国卫人口发〔2022〕26号

二、提高优生优育服务水平

（三）加强生殖健康服务。扩大分娩镇痛试点，规范相关诊疗行为，提升分娩镇痛水平。指导推动医疗机构通过健康教育、心理辅导、中医药服务、药物治疗、手术治疗、辅助生殖技术等手段，向群众提供有针对性的服务，提高不孕不育防治水平。推进辅助生殖技术制度建设，健全质量控制网络，加强服务监测与信息化管理。开展生殖健康促进行动，增强群众保健意识和能力。加强生殖健康宣传教育和服务，预防非意愿妊娠，减少非医学需要的人工流产。

（四）提高家庭婴幼儿照护能力。建立完善健康科普专家库和资源库，通过广播、电视、报刊、网络、新媒体等多种渠道，普及科学育儿知识与技能。鼓励地方采取积极措施，支持隔代照料、家庭互助等照护模式。扩大家政企业上门居家婴幼儿照护服务供给。鼓励有条件的托育机构与家政企业等合作，提供上门居家婴幼儿照护服务。鼓励有资质的服务机构、行业协会和专业人员，依托村（居）委会等基层力量，通过家长课堂、养育照护小组活动、入户指导等方式，提高婴幼儿照护能力。充分发挥公益慈善类社会组织等社会力量积极作用，加大对农村和欠发达地区婴幼儿照护服务的支持。

六、加强优质教育资源供给

（十五）加强生理卫生等健康教育。针对在校学生的心理生理特点，通过定期举办专题讲座、开设公共选修课程等方式，开展生理卫生教育、青春期教育或者性健康教育，加强婚恋观、家庭观正向引导。

八、加强宣传引导和服务管理

（十九）积极营造生育友好社会氛围。充分发挥各类媒体作用和群团组织优势，积极开展人口基本国情宣传教育，弘扬中华民族传统美德，提倡适龄婚育、优生优育，倡导尊重生育的社会价值、尊重父母、儿童优先、夫妻共担育儿责任。推进婚俗改革和移风易俗，破除婚嫁大操大办、高价彩礼等陈规陋习，倡导积极婚育观念。组织创作一批积极向上的文艺作品，讲好新时代美好爱情、和谐家庭、幸福生活的中国故事。推进儿童友好城市建设。开展全国生育友好工作先进单位表彰活动，评选一批工作扎实、成效明显、群众满意的先进典型，鼓励和带动基层积极创新，营造生育友好的社会环境。

出处：关于进一步完善和落实积极生育支持措施的指导意见（国卫人口发〔2022〕26号）

中国妇女发展纲要（2021—2030年）（节选）

二、发展领域、主要目标和策略措施

（一）妇女与健康。

主要目标：

6. 妇女心理健康素养水平不断提升。妇女焦虑障碍、抑郁症患病率上升趋势减缓。

7. 普及健康知识，提高妇女健康素养水平。

策略措施：

3. 建立完善妇女全生命周期健康管理模式。针对青春期、育龄期、孕产期、更年期和老年期妇女的健康需求，提供全方位健康管理服务。坚持保健与临床结合，预防为主、关口前移，发挥多学科协作优势，积极发挥中医药在妇幼保健和疾病防治中的作用。为妇女提供宣传教育、咨询指导、筛查评估、综合干预和应急救治等全方位卫生健康服务，提高妇女健康水平和人均健康预期寿命。加强监管，促进妇幼健康新业态规范发展。

6. 提高妇女生殖健康水平。普及生殖道感染、性传播疾病等疾病防控知识。在学校教育不同阶段以多种形式开展科学、实用的健康教育，促进学生掌握生殖健康知识，提高自我保护能力。增强男女两性性道德、性健康、性安全意识，倡导共担避孕责任。将生殖健康服务融入妇女健康管理全过程，保障妇女享有避孕节育知情自主选择权。落实基本避孕服务项目，加强产后和流产后避孕节育服务，提高服务可及性，预防非意愿妊娠。推进婚前医学检查、孕前优生健康检查、增补叶酸等婚前孕前保健服务更加公平可及。减少非医学需要的人工流产。加强对女性健康安全用品产品的质量保障。规范不孕不育症诊疗服务。规范人类辅助生殖技术应用。

7. 加强艾滋病梅毒乙肝母婴传播防治。全面落实预防艾滋病、梅毒和乙肝母婴传播综合干预措施，提高孕早期检测率，孕产妇艾滋病、梅毒和乙肝检测率达到98%以上，艾滋病、梅毒孕产妇感染者治疗率达到95%以上。加大艾滋病防控力度，加强艾滋病防治知识和相关政策宣传教育，提高妇女的防范意识和能力。加强对妇女感染者特别是流动和欠发达地区妇女感染者的医疗服务，提高随访率。为孕产妇感染者及其家庭提供多种形式的健康咨询、心理和社会支持等服务。

9. 提升妇女健康素养。实施健康知识普及行动，加大妇女健康知识普及力度，建立完善健康科普专家库和资源库，持续深入开展健康科普宣传教育，规范发布妇女健康信息，引导妇女树立科学的健康理念，学习健康知识，掌握身心健康、预防疾病、科学就医、合理用药等知识技能。提高妇女参与传染病防控、应急避险的意识和能力。面向妇女开展控制烟草危害、拒绝酗酒、远离毒品宣传教育。引导妇女积极投身爱国卫生运动，养成文明健康生活方式。

10. 提高妇女营养水平。持续开展营养健康科普宣传教育，因地制宜开展营养和膳食指导，提高妇女对营养标签的知晓率，促进妇女学习掌握营养知识，均衡饮食、吃动平衡，预防控制营养不良和肥胖。面向不同年龄阶段妇女群体开发营养健康宣传信息和产品，提供有针对性的服务。开展孕产妇营养监测和定期评估，预防和减少孕产妇缺铁性贫血。预防控制老年妇女低体重和贫血。

（二）妇女与教育。

策略措施：

13. 构建平等尊重和安全友善的校园环境。促进建立相互尊重、平等和睦的师生、同学关系，鼓励学校设置生命教育、心理健康教育和防性侵、防性骚扰的相关课程，提高学生的自我保护意识和能力。中小学校建立完善预防性侵未成年人工作机制，高校建立完善预防性侵和性骚扰工作机制，加强日常管理、预防排查、投诉受理和调查处置。加强师德师风建设，履行查询法定义务，对不符合条件的教职人员进行处置。

（三）妇女与经济。

策略措施：

8. 改善女性劳动者劳动安全状况。广泛开展劳动安全和健康宣传教育，加大《女职工劳动保护特别规定》宣传执行力度，提高用人单位和女性劳动者的劳动保护和安全生产意识。将女职工劳动保护纳入职业健康和安全生产监督管理范围，加强对用人单位的劳动保障监察以及劳动安全和职业健康监督。督促用人单位加强对女职工经期、孕期、哺乳期的特殊保护，落实哺乳时间和产假制度。督促用人单位加强职业防护和职业健康监督保护，保障女职工在工作中免受有毒有害物质和危险生产工艺的危害。

（六）妇女与家庭建设。

策略措施：

5. 鼓励支持妇女在家庭生活中发挥独特作用。深化实施"家家幸福安康工程"，鼓励妇女带领家庭成员积极参与文明家庭、五好家庭、最美家庭等群众性精神文明建设活动，参与绿色家庭创建，提升健康素养，践行绿色、低碳、循环、可持续的生活方式，养成勤俭节约的好习惯，杜绝浪费。推进平安家庭、无烟家庭建设。

6. 促进婚姻家庭关系健康发展。面向家庭开展有关法律法规政策宣传，促进男女平等观念在婚姻家庭关系建设中落实落地，倡导夫妻平等参与家庭事务决策，反对一切形式的家庭暴力。开展恋爱、婚姻家庭观念教育，为适龄男女青年婚恋交友、组建家庭搭建平台，推广婚姻登记、婚育健康宣传教育、婚姻家庭关系辅导等"一站式"服务。广泛开展生育政策宣传。推进移风易俗，保障各民族妇女的婚姻自由，抵制早婚早育、高价彩礼等现象，选树宣传婚事新办典型，引导改变生男偏好，构建新型婚育文化。加强对广播电视、网络等婚恋活动和服务的规范管理。

10. 增强父母共同承担家庭教育责任的意识和能力。推进家庭教育立法及实施，促进父母共同落实家庭教育主体责任，创造有利于未成年子女健康成长和发展的家庭环境。开展宣传培训，帮助父母树立科学家庭教育理念，摒弃"重智轻德"等观念，掌握科学知识和方法，注重言传身教，关注未成年子女身心健康，提高家庭科学育儿能力。鼓励父母加强亲子交流，共同陪伴未成年子女成长。

（七）妇女与环境。

策略措施：

3. 促进妇女共建共享精神文明创建和城乡人居环境改善成果。丰富优质文化产品和公共文化服务供给，满足妇女精神文化需求。鼓励妇女积极参与城市文明建设，将妇女参与程度和满意度纳入文明城市评选内容。引导妇女在文明单位创建中爱岗敬业，争做文明职工。促进妇女参与文明村镇创建，主动参与农村人居环境整治提升、农村文化发展、文明乡风培育和乡村社会治理。推进城乡公共文化服务体系一体建设，创新实施文化惠民工程，惠及城乡妇女。

出处：国务院关于印发中国妇女发展纲要和中国儿童发展纲要的通知（国发〔2021〕16号）

中国儿童发展纲要(2021—2030年)(节选)

二、发展领域、主要目标和策略措施

(一)儿童与健康。

主要目标:

2. 普及儿童健康生活方式,提高儿童及其照护人健康素养。

策略措施:

3. 加大儿童健康知识宣传普及力度。强化父母或其他监护人是儿童健康第一责任人的理念,依托家庭、社区、学校、幼儿园、托育机构,加大科学育儿、预防疾病、及时就医、合理用药、合理膳食、应急避险、心理健康等知识和技能宣传普及力度,促进儿童养成健康行为习惯。构建全媒体健康知识传播机制。发挥健康科普专家库和资源库作用。推进医疗机构规范设置“孕妇学校”和家长课堂,鼓励医疗机构、医务人员、相关社会组织等开展健康科普活动。预防和制止儿童吸烟(含电子烟)、酗酒,保护儿童远离毒品。

5. 加强出生缺陷综合防治。建立多部门联动防治出生缺陷的工作机制,落实出生缺陷三级防治措施,加强知识普及和出生缺陷防控咨询,推广婚姻登记、婚育健康宣传教育、生育指导“一站式”服务。强化婚前孕前保健,提升产前筛查和诊断能力,推动围孕期、产前产后一体化和多学科诊疗协作,规范服务与质量监管。扩大新生儿疾病筛查病种范围,建立筛查、阳性病例召回、诊断、治疗和随访一体化服务模式,促进早筛早诊早治。加强地中海贫血防治。健全出生缺陷防治网络,加强出生缺陷监测,促进出生缺陷防治领域科技创新和成果转化。

10. 改善儿童营养状况。关注儿童生命早期1 000天营养,开展孕前、孕产期营养与膳食评价指导。实施母乳喂养促进行动,强化爱婴医院管理,加强公共场所和工作场所母婴设施建设,6个月内婴儿纯母乳喂养率达到50%以上。普及为6月龄以上儿童合理添加辅食的知识技能。开展儿童生长发育监测和评价,加强个性化营养指导,保障儿童营养充足。加强食育教育,引导科学均衡饮食、吃动平衡,预防控制儿童超重和肥胖。加强学校、幼儿园、托育机构的营养健康教育和膳食指导。加大碘缺乏病防治知识宣传普及力度。完善食品标签体系。

13. 加强儿童心理健康服务。构建儿童心理健康教育、咨询服务、评估治疗、危机干预和心理援助公共服务网络。中小学校配备心理健康教育教师。积极开展生命教育和挫折教育,培养儿童珍爱生命意识和自我情绪调适能力。关注和满足孤儿、事实无人抚养儿童、留守儿童和困境儿童心理发展需要。提高教师、家长预防和识别儿童心理行为异常的能力，加强儿童医院、精神专科医院和妇幼保健机构儿童心理咨询及专科门诊建设。大力培养儿童心理健康服务人才。

（二）儿童与安全。

策略措施：

9. 加强对学生欺凌的综合治理。完善落实学生欺凌综合治理的部门合作工作机制。营造文明安全校园环境，加强思想道德教育、法治教育和心理健康教育，培养学生的健全人格和社会交往能力。严格学校日常安全管理，健全学生欺凌早期预警、事中处理、事后干预等工作机制，提高教职员工、家长、学生对欺凌的预防和处置能力。依法依规调查和处置欺凌事件，发挥教育惩戒作用。强化校园周边综合治理，将学生欺凌专项治理纳入社会治安综合治理工作。

11. 提高对儿童遭受意外和暴力伤害的紧急救援、医疗救治、康复服务水平。广泛宣传儿童紧急救援知识，提升看护人、教师紧急救援技能。完善公共场所急救设施配备。完善国家紧急医学救援网络，加强儿童伤害院前急救设施设备配备，实现院前急救与院内急诊的有效衔接，加强康复机构能力建设，提高儿童医学救治以及康复服务的效率和水平。

（三）儿童与教育。

策略措施：

8. 保障特殊儿童群体受教育权利。完善特殊教育保障机制，推进适龄残疾儿童教育全覆盖，提高特殊教育质量。坚持以普通学校随班就读为主体，以特殊教育学校为骨干，以送教上门和远程教育为补充，全面推进融合教育。大力发展残疾儿童学前教育，进一步提高残疾儿童义务教育巩固水平，加快发展以职业教育为重点的残疾人高中阶段教育。推进孤独症儿童教育工作。保障农业转移人口随迁子女平等享有基本公共教育。加强对留守儿童和困境儿童的法治教育、安全教育和心理健康教育，优先满足留守儿童寄宿需求。在特殊教育学校大力推广国家通用手语和国家通用盲文。

9. 提高儿童科学素质。实施未成年人科学素质提升行动。将弘扬科学精神贯穿教育全过程，开展学前科学启蒙教育，提高学校科学教育质量，完善课程标准和课程体系，丰富课程资源，激发学生求知欲和想象力，培养儿童的创新精神和实践能力，鼓励有创新潜质的学生个性化发展。加强社会协同，注重利用科技馆、儿童中心、青少年宫、博物馆等校外场所开展校外科学学习和实践活动。广泛开展社区科普活动。加强专兼职科学教师和科技辅导员队伍建设。完善科学教育质量和未成年人科学素质监测评估。

（五）儿童与家庭。

策略措施：

6. 构建覆盖城乡的家庭教育指导服务体系。依托现有机构设立家庭教育指导服务中心，统筹家庭教育指导服务工作，依托家长学校、城乡社区公共服务设施、妇女之家、儿童之家等设立家庭教育指导服务站点。建设家庭教育信息化共享平台，开设网上家长学校和家庭教育指导课程。中小学、幼儿园健全家庭教育指导服务工作制度，将家庭教育指导服务纳入学校工作计划和教师业务培训。社区（村）支持协助家庭教育指导服务站点开展家庭教育指导服务。鼓励支持公共文化服务场所开展家庭教育指导活动，利用多种媒体开展家庭教育知识宣传。

（六）儿童与环境。

策略措施：

9. 优化儿童健康成长的自然环境和人居环境。控制和治理大气、水、土壤等环境污染以及工业、生活和农村面源污染，加强水源保护和水质监测。加强铅等重金属污染防治和监测。推进城市饮用水水源地规范化建设。实施农村供水保障工程，提高农村集中供水率、自来水普及率、水质达标率和供水保证率。深入开展爱国卫生运动，持续改善村容村貌和人居环境，分类有序推进农村厕所革命，统筹农村改厕和污水、黑臭水体治理，因地制宜建设污水处理设施。

出处：国务院关于印发中国妇女发展纲要和中国儿童发展纲要的通知（国发〔2021〕16号）

母乳喂养促进行动计划（2021—2025年）（节选）

一、目标要求

以满足人民日益增长的美好生活需要为根本，以提升母婴健康水平为目的，强化宣传教育、服务供给和政策统筹，维护母婴权益，强化母乳喂养全社会支持体系，进一步提升母乳喂养水平。

——到2025年，推动形成政府主导、部门协作、全社会参与的母乳喂养促进工作机制，支持母乳喂养的政策体系、服务网络、场所设施更加完善。公众获取母乳喂养知识的渠道多样顺畅，健康素养明显提高，母乳喂养指导服务科学规范，母亲科学喂养主动行动，家庭成员和用人单位积极支持，母乳喂养率不断提升。

——到2025年，母婴家庭母乳喂养核心知识知晓率达到70%以上；母婴家庭成员母乳喂养支持率达到80%以上；医疗机构设立母乳喂养咨询门诊或孕产营养门诊的比例不断提高；公共场所母婴设施配置率达到80%以上；所有应配备母婴设施的用人单位基本建成标准化的母婴设施；全国6个月内纯母乳喂养率达到50%以上。

二、主要任务

（一）传播科学知识，大力开展母乳喂养宣传教育。

1. 全面开展社会宣传。充分利用传统媒体和新媒体，全方位多层次大力开展母乳喂养宣传教育，促进社会公众充分认识母乳喂养的重要意义。结合"世界母乳喂养周"等重要时间节点，组织主题宣传活动，普及母乳喂养科学知识和技能，提高社会公众健康素养，在全社会营造支持母乳喂养的良好氛围。

2. 加强目标人群健康教育。创新健康教育方式和载体，针对孕前、孕中、产后等夫妇和家庭，科学精准传播母乳喂养知识和技能，促进母婴家庭成员知晓母乳喂养科学知识，掌握母乳喂养基本技能。强化父母及养育人是保障儿童健康第一责任人的理念，营造母乳喂养家庭氛围，引导母亲坚定母乳喂养信念，家庭成员从营养、心理等多方面创造条件支持新妈妈实现母乳喂养。

3. 普及母乳喂养核心要义。指导母婴家庭树立科学喂养理念，形成科学喂养行为。婴儿出生后的前 6 个月，倡导纯母乳喂养，6 至 24 个月的婴幼儿，在科学添加辅食的同时，鼓励母亲继续进行母乳喂养。宣传母乳喂养有益母婴健康，可以促进婴儿体格和大脑发育，增强婴儿免疫力，减少感冒、腹泻、肺炎等患病风险，减少成年后肥胖、糖尿病和心脑血管疾病的发生，还可减少母亲产后出血、乳腺癌、卵巢癌的发生风险。特别要普及母乳无可替代的重要意义，让母婴家庭普遍知晓婴幼儿配方奶仅是无法纯母乳喂养时的替代选择。

4. 打造支持母乳喂养的宣传阵地。鼓励医疗机构、社区、托育机构和相关社会组织开展母乳喂养科普宣传活动，扩大科普宣传的覆盖面，提升知识和技能的可获得性。工会、共青团、妇联、计生协等群团组织充分发挥基层网络健全优势，加强母乳喂养知识普及，维护妇女儿童权益。发展和壮大母乳喂养促进志愿者队伍，形成支持母乳喂养的广泛社会力量。

（三）完善政策制度，着力构建母乳喂养支持环境。

13. 着力融入相关政策构建母乳喂养支持环境。将母乳喂养宣传教育、服务供给、政策制度建立，特别是母婴设施配备等纳入儿童友好城市、全国婴幼儿照护服务示范城市评价体系。在《健康中国行动（2019—2030 年）》年度安排中，全面部署推进。加强科技支撑，鼓励开展母乳喂养科学研究，促进科研成果推广、应用和转化。鼓励具备条件的医疗机构试点开展公益母乳库建设，探索捐赠母乳社会志愿服务机制，形成全社会支持母乳喂养的友好氛围和支持性环境。

（四）加强行业监管，切实打击危害母乳喂养违法违规行为。

14. 引导行业自律。引导母乳代用品的生产、经营企业和相关行业协会加强行业自律，推动行业诚信建设，依法依规生产销售。母乳代用品的包装、标签标识、说明书应符合国家相关标准规范。母乳代用品生产销售者不得向医疗机构推销赠送产品样品或者以推销为目的有条件地提供设备、资金和宣传资料。禁止在大众传播媒介或者公共场所发布声称全部或者部分替代母乳的婴儿乳制品、饮料和其他食品广告。

15. 加强医疗机构管理。针对医疗机构加强医德医风建设，教育从业人员自觉按照职业操守和规范要求履职尽责。医疗机构及其人员不得向孕产妇和婴儿家庭宣传、推荐母乳代用品。严禁母乳代用品生产经营单位在医疗机构开展各种形式的推销宣传。相关生产经营单位不得在医疗机构推销宣传声称可替代母乳或具有相关作用的产品。医疗机构及其人员不得为推销宣传母乳代用品或相关产品的人员提供条件和场所。

16. 强化执法监督。按照食品安全法及相关食品安全国家标准规定，加大婴儿配方食品包装、标签标识及说明书的日常检查力度，督促生产企业依法进行标识标注。对于母乳代用品领域的虚假广告宣传、欺诈误导消费、侵害消费者权益、破坏公平竞争市场秩序等违法违规行为，市场监管部门应依据广告法、反不正当竞争法等法律法规，加大执法和打击力度，切实保障文明诚信的市场秩序。

三、组织实施

19. 广泛开展宣传。要采取多种形式，扩大社会宣传，充分利用报纸、广播电视和新媒体，广泛宣传"母乳喂养促进行动计划"的主要内容和工作要求，扩大社会知晓率，引导各方力量踊跃参与，确保行动取得实效。

出处：关于印发母乳喂养促进行动计划（2021—2025年）的通知（国卫妇幼发〔2021〕38号）

母婴安全行动提升计划（2021—2025年）（节选）

四、行动内容

（一）妊娠风险防范水平提升。

1. 强化风险防范意识。针对生育服务链条的各环节，制订健康教育工作计划，开发针对性的健康教育材料，撰写科普文章，制作科普图画，拍摄科普视频。依托孕妇学校、生育咨询门诊、微信公众号、微博、短视频等平台，将线下和线上教育相结合，普及孕育健康知识，提升健康素养，强化孕产妇"自身健康第一责任人"意识，三级妇幼保健院新媒体平台每年发布不少于50篇科普作品，单篇科普作品平均阅读量力争达到1万。

出处：国家卫生健康委关于印发母婴安全行动提升计划（2021—2025年）的通知（国卫妇幼发〔2021〕30号）

国家卫生健康委　民政部　国务院妇儿工委办公室　共青团中央　全国妇联关于加强婚前保健工作的通知（节选）

国卫妇幼函〔2020〕205号

二、强化宣传教育，引导广泛参与

各地各部门要结合自身职责，广泛开展宣传倡导和健康教育，丰富载体形式，普及健康知识技能，宣传健康惠民政策，倡导健康文明婚育观念和行为，引导群众树立“每个人是自己健康第一责任人”的理念，强化父母健康关乎后代健康的意识。卫生健康部门会同民政部门，结合实际在婚姻登记场所设立婚育健康宣传教育便民服务平台或婚姻家庭健康咨询室，向婚育人群开展针对性宣传教育和咨询指导，指导群众科学孕育健康新生命。婚前医学检查服务机构要向服务对象宣讲婚育相关法律法规及政策知识，告知孕前优生健康检查、生育登记服务等相关信息。探索利用“互联网+”服务平台，结合婚前医学检查在线预约、热线咨询、智能终端等服务，开展在线婚育健康宣传告知，推动宣传教育关口前移。

三、推广便民举措，规范服务供给

要着力强化质量控制与管理，指导婚前医学检查服务机构建立健全质量管理制度和控制体系，围绕健康教育、咨询指导、临床检验等关键环节，定期组织开展人员培训、业务指导、质量控制和监督检查，不断提高服务能力和质量效率，让群众“更放心”。

五、加强组织领导，密切部门合作

民政部门要配合卫生健康部门做好婚前保健宣传教育等工作，切实保障婚姻当事人合法权益。

出处：国家卫生健康委 民政部 国务院妇儿工委办公室 共青团中央 全国妇联关于加强婚前保健工作的通知（国卫妇幼函〔2020〕205号）

促进3岁以下婴幼儿照护服务发展工作部门职责分工（节选）

共青团组织负责针对青年开展婴幼儿照护相关的宣传教育。

妇联组织负责参与为家庭提供科学育儿指导服务。

计划生育协会负责参与婴幼儿照护服务的宣传教育和社会监督。

出处：国务院办公厅关于促进3岁以下婴幼儿照护服务发展的指导意见（国办发〔2019〕15号）

国家卫生健康委办公厅关于进一步加强儿童临床用药管理工作（节选）

国卫办医政函〔2023〕11号

六、加强儿童用药指导和健康宣教

医疗机构要围绕用药中、用药后的常见问题，加强对儿童家长的指导和教育。建立完善用药随访制度，特别是对出院慢病儿童患者的用药情况进行跟踪和指导。医疗机构要综合利用手机APP、微信公众号、健康教育单等多种方式，开展儿童临床合理用药宣传和儿童疾病预防保健等相关健康教育活动，引导儿童家长树立科学用药观念，提高安全用药意识及儿童用药依从性。

出处：国家卫生健康委办公厅关于进一步加强儿童临床用药管理工作的通知（国卫办医政函〔2023〕11号）

农村义务教育学生营养改善计划实施办法（节选）

第二章 管理体制

第五条（一）省级人民政府负责统筹组织。统筹制订和调整完善本地区实施工作方案和推进计划，合理确定实施步骤和地区；统筹制定相关管理制度和规范；统筹安排资金，改善就餐条件；统筹监督检查。指导各地做好学校食堂建设规划，大力推进食堂供餐。督促有关部门加强食品安全工作，统一发布食品安全信息，组织制订食品安全事故应急预案，加大营养健康监测和膳食指导力度，加强营养健康教育。

第六条(一)教育部门牵头负责营养改善计划的组织实施。会同有关部门完善实施方案,建立健全管理机制和监督机制。会同财政、发展改革等部门加强学校食堂(伙房)建设,持续改善学校供餐条件。配合有关食品安全监管部门做好食品安全监管,开展食品安全检查,督促相关行为主体落实责任;配合卫生健康部门、疾控部门开展营养健康教育、膳食指导和学生营养健康监测评估。落实部门职责,指导和督促学校建立健全食品安全管理制度,加强食品安全日常管理和食品安全教育;统筹指导学校建立健全以全过程实时视频监控为基础的日常监管系统,逐步完善电子验货、公开公示、自动报账等功能。落实立德树人根本任务,指导学校将健康教育、劳动教育、感恩教育等融入营养改善计划实施的全过程。

(五)市场监管部门负责食品安全监督管理以及供餐单位主体资格的登记管理。依职责加强学校集中用餐食品安全监督管理,依法查处涉及学校的食品安全违法行为;建立学校食堂食品安全信用档案,及时向教育部门通报学校食品安全相关信息;对学校食堂食品安全管理人员进行抽查考核,指导学校做好食品安全管理和宣传教育;依法会同有关部门开展学校食品安全事故调查处理。

(六)卫生健康部门和疾控部门负责食品安全风险监测与评估,指导食品安全事故的病人救治、流行病学调查和卫生学处置;对学生营养改善提出膳食指导意见,制定营养知识宣传教育和营养健康监测评估方案;在教育部门配合下,开展营养知识宣传教育、膳食指导和营养健康监测评估。

(七)宣传部门要引导各级各类新闻媒体,全面客观反映营养改善计划实施情况,积极推广典型经验,努力营造全社会共同支持、共同监督、共同推进的良好氛围。

第六章　营养健康监测与教育

第二十七条　卫生健康部门、疾控部门牵头负责营养改善计划实施地区和学校的营养健康监测,开展有针对性的膳食指导和营养宣传教育。营养改善计划实施地区原则上均应纳入常规监测范围。中国疾病预防控制中心根据需要,选择部分市县和学校,定期开展重点监测。常规监测县和重点监测县应按要求准确及时收集监测信息,按期开展监测评估现场调查。各级监测单位应通过营养改善计划营养健康状况监测评估系统按时报送并核查监测数据。各地应充分利用信息化手段加强对学校供餐质量、学生营养状况等日常监测、评估和指导。

第三十条　加强营养健康教育。各级疾病预防控制中心应会同教育部门,指导学校健全并落实健康教育制度,将食品安全与营养健康知识纳入健康教育教学内容。配备专(兼)职健康教育教师,明确课时安排并落实有关学时要求。学校应依托全民营养周、中国学生营养日、食品安全宣传周等重要时间节点,开展营养健康主题教育活动。鼓励各地各校充分利用信息化手段,面向学生和家长、师生员工开展营养健康知识宣传教育。

第三十二条　强化感恩教育。各地各校要结合实际，大力宣传营养改善计划有关政策和实施效果，让受益学生和家长充分感受到党和国家对农村学生健康成长的重视和关心；要利用多种渠道、采取多种方式有效开展感恩教育，引导学生懂得珍惜、学会感恩，不断厚植爱国情怀、培养奉献精神。

第八章　绩效管理与监督检查

第三十八条　有关部门要建立健全监督检查机制，强化日常监管。教育督导部门要把营养改善计划实施情况作为责任督学日常督导的重要内容；财政部门要对资金管理使用情况进行监管；市场监管部门应定期对学校食堂和供餐单位等开展食品安全检查，会同教育部门督促指导学校落实食品安全责任；卫生健康部门要把食品安全风险监测评估、食源性疾病报告和学生营养膳食指导、宣传教育、监测评估作为重点。

第三十九条　（五）餐饮浪费。主要内容包括：是否开展反对餐饮浪费宣传教育，建立长效机制；是否采取有效措施，在食材采购、加工烹饪、分餐就餐等环节杜绝餐饮浪费。

出处：教育部等七部门关于印发《农村义务教育学生营养改善计划实施办法》的通知（教财〔2022〕2号）

未成年人学校保护规定（节选）

（中华人民共和国教育部令第50号《未成年人学校保护规定》经2021年5月25日教育部第1次部务会议审议通过，自2021年9月1日起施行。）

第一章　总　则

第一条　为了落实学校保护职责，保障未成年人合法权益，促进未成年人德智体美劳全面发展、健康成长，根据《中华人民共和国教育法》《中华人民共和国未成年人保护法》等法律法规，制定本规定。

第四条　学校学生保护工作应当坚持最有利于未成年人的原则，注重保护和教育相结合，适应学生身心健康发展的规律和特点；关心爱护每个学生，尊重学生权利，听取学生意见。

第二章　一般保护

第六条　学校应当平等对待每个学生，不得因学生及其父母或者其他监护人（以下统称家长）的民族、种族、性别、户籍、职业、宗教信仰、教育程度、家庭状况、身心健康情况等歧视学生或者对学生进行区别对待。

第四章 管理要求

第二十八条 学校应当按照规定设置图书馆、班级图书角，配备适合学生认知特点、内容积极向上的课外读物，营造良好阅读环境，培养学生阅读习惯，提升阅读质量。

学校应当加强读物和校园文化环境管理，禁止含有淫秽、色情、暴力、邪教、迷信、赌博、恐怖主义、分裂主义、极端主义等危害未成年人身心健康内容的读物、图片、视听作品等，以及商业广告、有悖于社会主义核心价值观的文化现象进入校园。

第三十二条 学校应当建立学生心理健康教育管理制度，建立学生心理健康问题的早期发现和及时干预机制，按照规定配备专职或者兼职心理健康教育教师、建设心理辅导室，或者通过购买专业社工服务等多种方式为学生提供专业化、个性化的指导和服务。

有条件的学校，可以定期组织教职工进行心理健康状况测评，指导、帮助教职工以积极、乐观的心态对待学生。

第三十四条 学校应当将科学、文明、安全、合理使用网络纳入课程内容，对学生进行网络安全、网络文明和防止沉迷网络的教育，预防和干预学生过度使用网络。

学校为学生提供的上网设施，应当安装未成年人上网保护软件或者采取其他安全保护技术措施，避免学生接触不适宜未成年人接触的信息；发现网络产品、服务、信息有危害学生身心健康内容的，或者学生利用网络实施违法活动的，应当立即采取措施并向有关主管部门报告。

第三十五条 任何人不得在校园内吸烟、饮酒。学校应当设置明显的禁止吸烟、饮酒的标识，并不得以烟草制品、酒精饮料的品牌冠名学校、教学楼、设施设备及各类教学、竞赛活动。

第三十七条 学校发现拟聘人员或者在职教职工存在下列情形的，应当对有关人员是否符合相应岗位要求进行评估，必要时可以安排有专业资质的第三方机构进行评估，并将相关结论作为是否聘用或者调整工作岗位、解聘的依据：

（一）有精神病史的；

（二）有严重酗酒、滥用精神类药物史的；

（三）有其他可能危害未成年人身心健康或者可能造成不良影响的身心疾病的。

第五章 保护机制

第四十二条 学校要树立以生命关怀为核心的教育理念，利用安全教育、心理健康教育、环境保护教育、健康教育、禁毒和预防艾滋病教育等专题教育，引导学生热爱生命、尊重生命；要有针对性地开展青春期教育、性教育，使学生了解生理健康知识，提高防范性侵害、性骚扰的自我保护意识和能力。

第四十六条　学校应当建立与家长有效联系机制，利用家访、家长课堂、家长会等多种方式与学生家长建立日常沟通。

学校应当建立学生重大生理、心理疾病报告制度，向家长及时告知学生身体及心理健康状况；学校发现学生身体状况或者情绪反应明显异常、突发疾病或者受到伤害的，应当及时通知学生家长。

第四十九条　学生因遭受遗弃、虐待向学校请求保护的，学校不得拒绝、推诿，需要采取救助措施的，应当先行救助。

学校应当关心爱护学生，为身体或者心理受到伤害的学生提供相应的心理健康辅导、帮扶教育。对因欺凌造成身体或者心理伤害，无法在原班级就读的学生，学生家长提出调整班级请求，学校经评估认为有必要的，应当予以支持。

第七章　责任与处理

第五十八条　学校未履行对教职工的管理、监督责任，致使发生教职工严重侵害学生身心健康的违法犯罪行为，或者有包庇、隐瞒不报，威胁、阻拦报案，妨碍调查、对学生打击报复等行为的，主管教育部门应当对主要负责人和直接责任人给予处分或者责令学校给予处分；情节严重的，应当移送有关部门查处，构成违法犯罪的，依法追究相应法律责任。因监管不力、造成严重后果而承担领导责任的校长，5年内不得再担任校长职务。

出处：未成年人学校保护规定（中华人民共和国教育部令第50号）

教育部办公厅　市场监管总局办公厅　国家卫生健康委办公厅关于加强学校食堂卫生安全与营养健康管理工作的通知

各省、自治区、直辖市教育厅（教委）、市场监管局（厅、委）、卫生健康委，新疆生产建设兵团教育局、市场监管局、卫生健康委，部属各高等学校、部省合建各高等学校：

学校食品安全关系学生身体健康和生命安全，关系家庭幸福和社会稳定。为保障各级各类学校和幼儿园（以下统称学校）食品安全和营养健康，落实《中华人民共和国反食品浪费法》《学校食品安全与营养健康管理规定》《营养与健康学校建设指南》，促进学生健康成长，现就加强学校食堂卫生安全与营养健康管理工作通知如下。

一、规范食堂建设。各地和学校规划、新建、改建、扩建学校食堂，要按有关部门要求具有相应场所、设施设备，具有合理的布局和工艺流程，利用互联网等手段实现“明厨亮灶”。学校食堂与有毒有害场所及其他污染源保持规定的距离。食品处理区、就餐区或附近配备足够的洗手设施和用品。学校食堂用水应符合国家规定的生活饮用水卫生标准，防蝇防鼠防虫等设施完好。

二、加强食堂管理。学校食堂原则上自主经营，应取得食品经营许可证。各地和学校要建立健全食堂食品安全和营养健康管理制度，明确学校食品安全和营养健康主体责任和校方管理人员。落实学校食品安全校长（园长）负责制，中小学校和幼儿园落实集中用餐陪餐制度，充分发挥膳食委员会、师生和家长监督作用。对外承包或委托经营食堂的学校，要按当地相关部门管理规定，充分听取家长委员会或学生代表大会、教职工代表大会意见，公开选择社会信誉良好的餐饮服务单位或餐饮管理公司，依法签订合同。建立承包或委托经营的评价和退出机制，对落实食品安全主体责任不到位、多次发生食品安全事故等的承包或委托经营者，学校要及时终止合同，并通报属地教育、市场监管等部门。鼓励学校食堂应用信息技术加强精细化管理。

三、保障食材安全。各地和学校要严格管控食品、原材料和餐具采购渠道，落实进货查验记录制度，大宗食品原则上公开招标、集中定点采购，统一配送。禁止采购、使用国家明令禁止或不符合食品安全标准的产品，中小学校和幼儿园不得制售冷荤类、生食类、裱花蛋糕以及四季豆、鲜黄花菜、野生蘑菇、发芽土豆等高风险食品。各地和学校要加强冷链食品安全管理，保证食品可追溯。学校食堂的食品、原材料应做到分区分架分类、离墙离地存放，遵循先进、先出、先用原则。加工制作食品的容器和工具按标识区分使用，确保生熟分开。

四、确保营养健康。学校要配备有资质的专职或聘任食品安全和营养健康管理人员，依据《营养健康食堂建设指南》《学生餐营养指南》等技术指南和标准，鼓励使用膳食分析平台或软件，编制并公布每周带量食谱。学生餐应做到品种多样、营养均衡，搭配多种新鲜蔬菜和适量鱼禽肉蛋奶。学校食堂应定期听取用餐人员意见，保证菜品、主食质量，丰富不同规格。合理加工、烹饪学生餐，减盐、减油、减糖，少用煎、炸等可能产生有毒有害物质的烹调方式。学生餐从烧熟至食用间隔时间不得超过两小时，食品成品按规定量留样 48 小时以上。

五、制止餐饮浪费。各地和学校要学习贯彻落实习近平总书记关于厉行节约、反对浪费的重要指示批示精神和《中华人民共和国反食品浪费法》，引导广大师生牢固树立节粮爱粮意识，切实养成勤俭节约良好习惯。学校食堂按需供餐，改进供餐方式，鼓励推行小份菜、半份菜、套餐等措施，遏制餐饮浪费。

六、强化健康教育。各地教育、市场监管和卫生健康部门要通过多种形式，拓展多种渠道，发挥专业人员作用，定期对辖区内学校管理人员、食堂从业人员和教师开展食品安全与营养健康知识和传染病防控技能的培训与指导，并做到全覆盖。学校要将食品安全与营养健康作为健康教育教学重要内容，鼓励地方逐步建立教研体系，为学生传递科学的食品安全和营养健康知识，培养学生均衡膳食理念和健康饮食习惯。

七、落实卫生要求。学校食堂应保持内外环境整洁，地面保持干燥，定期进行清洁消毒，每餐后通风换气30分钟以上，及时清除餐厨废弃物，垃圾分类处理。食堂从业人员每学期开学前或开学初进行健康检查，取得健康证明。保持良好的个人卫生和职业素养，工作期间佩戴口罩和清洁的工作衣帽。落实晨午检制度，不得带病上岗，出现咳嗽、腹泻、发热、呕吐等症状时，应及时脱离工作岗位并主动报告学校，避免造成疾病扩散。

八、防控疾病传播。学校要做好诺如病毒感染性腹泻等常见传染病防控工作，科学处置消毒呕吐物、排泄物等污染物及污染场所，排查消除污染源。建立健全并落实食物中毒或其他食源性疾病应急预案和报告制度。

九、严格校外供餐管理。选择校外供餐单位的学校，应当建立健全引进和退出机制，择优选择。校外供餐单位应参照执行本通知要求，确保学生餐食品安全和营养健康。

教育部办公厅

市场监管总局办公厅

国家卫生健康委办公厅

2021年8月6日

出处：教育部办公厅 市场监管总局办公厅 国家卫生健康委办公厅关于加强学校食堂卫生安全与营养健康管理工作的通知（教体艺厅函〔2021〕38号）

健康儿童行动提升计划（2021—2025年）（节选）

二、主要目标

到2025年，覆盖城乡的儿童健康服务体系更加完善，基层儿童健康服务网络进一步加强，儿童医疗保健服务能力明显增强，儿童健康水平进一步提高。具体目标如下：

——新生儿死亡率、婴儿死亡率和5岁以下儿童死亡率分别控制在3.1‰、5.2‰和6.6‰以下。

——6个月内婴儿纯母乳喂养率达到50%以上；5岁以下儿童生长迟缓率控制在5%以下。

——适龄儿童免疫规划疫苗接种率以乡（镇、街道）为单位保持在90%以上。

——儿童肥胖、贫血、视力不良、心理行为发育异常等健康问题得到积极干预。

——儿童常见疾病和恶性肿瘤等严重危害儿童健康的疾病得到有效防治。

——儿童健康生活方式进一步普及，儿童及其照护人健康素养提升。

三、重点行动

（二）出生缺陷防治提升行动。

5. 推进出生缺陷防治服务。一是强化一级预防。推广婚姻登记、婚前医学检查、生育指导“一站式”服务，统筹推进婚育健康教育、婚前保健、孕前优生健康检查、增补叶酸工作，免费孕前优生健康检查目标人群覆盖率达到 80% 以上。二是完善二级预防。开展产前筛查和产前诊断补助试点，针对先天性心脏病、遗传病等重点疾病推动围孕期、产前产后一体化管理服务和多学科诊疗协作。三是推进三级预防。扩大新生儿疾病筛查范围，逐步将先天性髋关节脱位等疾病纳入筛查病种，新生儿遗传代谢病筛查率和新生儿听力障碍筛查率分别达到 98% 和 90% 以上。新生儿先天性心脏病筛查覆盖所有区县，筛查率达到 60% 以上。实施出生缺陷干预救助项目。

（三）儿童保健服务提升行动。

8. 促进儿童心理健康。加强儿童心理行为发育监测与评估，探索建立以儿童孤独症等发育异常为重点，在社区可初筛、县级能复筛、专业医疗机构诊断和康复的服务网络。推动妇幼保健机构、儿童医院、二级以上综合医院、精神专科医院开设儿童精神心理科或儿童心理保健门诊，加强儿童精神心理专科建设，促进儿童心理学科发展。加强社会宣传健康促进，营造心理健康从娃娃抓起的社会氛围。针对孕产妇及家庭成员、儿童家长、幼儿园和托育机构工作人员、学校教师，普及儿童心理行为发育健康知识，开展生命教育和性教育，培养儿童珍爱生命意识和情绪管理与心理调适能力。

9. 推进儿童眼保健服务。实施儿童眼健康“启明行动”，加强科普知识宣传教育。聚焦新生儿期、婴幼儿期和学龄前期，开展早产儿视网膜病变、先天性白内障等致盲性眼病以及屈光不正、斜视、弱视、上睑下垂等儿童常见眼病的筛查、诊断和干预。普及儿童屈光筛查，监测远视储备量，防控近视发生。开展儿童青少年近视防控中医适宜技术试点。扎实开展 0~6 岁儿童眼保健和视力检查服务，人群覆盖率达到 90% 以上。加强基层医疗卫生机构、妇幼保健机构眼保健服务能力建设，与儿童医院和综合医院眼科建立协同机制，实现儿童眼健康异常情况早发现、早诊断和早干预。

四、组织实施

（三）强化宣传引导。加大健康儿童行动宣传力度，做好行业内和面向公众的政策宣传，总结各地经验做法，及时通报进展成效，宣传表扬典型机构、人员和事例，增强儿童健康战线使命感、荣誉感，提升人民群众获得感、满意度，为促进儿童健康事业发展营造更加良好的舆论氛围和社会支持环境。

出处：国家卫生健康委关于印发健康儿童行动提升计划（2021—2025 年）的通知（国卫妇幼发〔2021〕33 号）

关于推进儿童友好城市建设的指导意见(节选)

三、推进公共服务友好,充分满足儿童成长发展需要

(十) 加强儿童健康保障。关注生命早期1 000天健康保障,加强婚前、孕前、孕产期保健和儿童早期发展服务。推进实施出生缺陷综合防治、母乳喂养促进行动,提高优生优育服务水平,建设母婴友好医院。建设儿童保健服务网络,做好儿童健康管理,规范预防接种和防治龋齿,降低近视及肥胖发生率。关注儿童心理健康,开展儿童生命教育、性教育,培养珍爱生命意识,提升自我情绪调适能力。

(十一) 服务儿童看病就医和医疗保障。以儿童医院、妇幼保健机构、综合医院儿科、乡镇卫生院、社区卫生服务中心为重点,以儿科和儿童保健科为支撑,加强儿童医疗服务网络建设,提供优质诊疗服务。加强新生儿科等儿科医师培训,完善相关人才发展激励机制。强化基本医保、大病保险与医疗救助三重制度综合保障功能,做好儿童基本医疗保障工作。开展儿童友好医院建设。

五、推进成长空间友好,提升城市空间品质和服务效能

(二十) 开展儿童友好自然生态建设。建设健康生态环境,推动开展城市儿童活动空间生态环境风险识别与评估评价。推动建设具备科普、体验等多功能的自然教育基地。开展儿童友好公园建设,推进城市和郊野公园设置游戏区域和游憩设施,合理改造利用绿地,增加儿童户外活动空间。

(二十一) 提升灾害事故防范应对能力。推动落实儿童密集场所安全主体责任和行业监管责任,有效防范应对各类灾害事故风险。强化防灾减灾安全教育,增强儿童防灾减灾意识和自救互救能力。储备面向儿童需求的重要应急物资。

六、推进发展环境友好,优化儿童健康成长社会环境

(二十二) 推进家庭家教家风建设。深入实施家家幸福安康工程,建设文明家庭、实施科学家教、传承优良家风。构建学校家庭社会协同育人体系,加强家庭教育指导服务,增强家庭监护责任意识和能力,建立良好亲子关系,培养儿童良好思想品行和生活习惯。

(二十三) 培养健康向上的精神文化。鼓励创作符合儿童特点的优秀文化产品,加强社会主义核心价值观教育。组织开展优秀传统文化进校园、进课堂活动,深入开展共青团、少先队实践活动。普及发展青少年健身运动,让更多儿童经常性参与体育锻炼。

(二十四) 持续净化网络环境。加强网络环境保护,聚焦网络直播、网络游戏等儿童上网重点环节和应用,及时发现处置危害儿童身心健康的不良信息,严厉查处违法违规

行为。加大儿童用户量集中的网络平台日常监管，规范涉儿童相关网站管理，压实互联网企业维护网络环境责任。

（二十五）筑牢安全发展屏障。开展中小学生安全教育日活动，深化少年警校建设，推进“护校安园”专项行动，加强校园、校舍和校车安全管理。落实食品安全校（园）长负责制，保障在校学生安全营养用餐。强化儿童用品安全监管，加强监督检查，及时向社会公示。

（二十六）防止儿童意外和人身伤害。健全儿童交通、溺水、跌落、烧烫伤、中毒等重点易发意外事故预防和处置机制。做好学生欺凌防治工作，有效防范性侵、家暴事件，严格落实侵害未成年人案件强制报告制度，保障儿童合法权益。及时受理、依法查处儿童失踪案事件，严厉打击拐卖儿童等犯罪行为。

（二十七）积极预防未成年人犯罪。推进实施未成年人违法犯罪分级干预机制，及时发现、制止未成年人不良行为和严重不良行为。对涉罪未成年人坚持依法惩戒与精准帮教相结合，增强教育矫治效果，预防重新犯罪。

出处：关于推进儿童友好城市建设的指导意见（发改社会〔2021〕1380号）

儿童青少年近视防控光明行动工作方案（2021—2025年）

一、总体要求

以习近平新时代中国特色社会主义思想为指导，深入贯彻党的十九大和十九届二中、三中、四中、五中全会精神，全面贯彻落实全国教育大会精神，将儿童青少年身心健康放在更加突出位置，服务教育强国、体育强国、健康中国建设，按照《综合防控儿童青少年近视实施方案》（以下简称《实施方案》）要求，牢固树立“健康第一”的教育理念，坚持综合防控、科学防控、精准防控、有效防控，实施一批专项行动，健全儿童青少年近视防控工作格局。加强党的全面领导，政府、学校、医疗卫生机构、学生、家庭、社会协同推进，引导全社会树立正确健康观、教育观、成才观，形成有利于儿童青少年视力健康的生活学习方式、教育管理机制和良好社会环境，切实提高儿童青少年视力健康水平。

二、工作目标

合力开展儿童青少年近视防控光明行动，克服新冠肺炎疫情影响，健全完善儿童青少年近视防控体系，到2025年每年持续降低儿童青少年近视率，有效提升儿童青少年视力健康水平，为如期实现《实施方案》2030年各项目标任务奠定基础。

三、主要任务

（一）引导学生自觉爱眼护眼。教育每个学生强化“每个人是自身健康的第一责任人”意识。主动学习掌握科学用眼护眼等健康知识，养成健康习惯，并向家长宣传。积极关注自身视力状况，自我感觉视力发生明显变化时，及时告知家长和老师，尽早到眼科医疗机构检查和治疗。认真规范做眼保健操，保持正确读写姿势，学会劳逸结合，做到合理作息，养成科学用眼习惯；积极参加体育锻炼和户外活动，每周参加3次以上中等强度体育活动，养成良好生活方式，保持充足睡眠、不熬夜、少吃甜食，自觉减少电子产品使用。

（二）减轻学生学业负担。指导各地落实《中小学生减负措施》（教基〔2018〕26号）、《教育部办公厅关于加强义务教育学校作业管理的通知》（教基厅函〔2021〕13号），要求各地严格依据国家课程方案和课程标准组织安排教学活动，严格按照“零起点”正常教学，注重提高课堂教学效益，不得随意增减课时、改变难度、调整进度。强化年级组和学科组对作业数量、时间和内容的统筹管理。寄宿制学校缩短学生晚上学习时间。科学布置作业，提高作业设计质量，促进学生完成好基础性作业，强化实践性作业，减少机械、重复训练，不得使学生作业演变为家长作业。全面推进义务教育学校免试就近入学全覆盖。严格控制义务教育阶段校内统一考试次数。引导家庭配合学校切实减轻孩子学业负担，不盲目参加课外培训、跟风报班，应根据孩子兴趣爱好合理选择，避免学校减负、家庭增负。

（三）强化户外活动和体育锻炼。指导各地落实中办、国办关于全面加强和改进新时代学校体育工作的意见、《关于深化体教融合促进青少年健康发展的意见》（体发〔2020〕1号）、《全国青少年校园足球“八大体系”建设行动计划》（教体艺〔2020〕5号）、《教育部办公厅关于进一步加强中小学生体质管理的通知》（教体艺厅函〔2021〕16号）等文件要求，强化体育课和课外锻炼，着力保障学生每天校内、校外各1个小时体育活动时间。鼓励基础教育阶段学校每天开设1节体育课。建立完善全国儿童青少年体育活动体系，指导各地采用多种形式和途径开展儿童青少年健身科普工作，吸引更多儿童青少年到户外参加体育活动。全面实施寒暑假学生体育家庭作业制度，引导家长营造良好的家庭体育运动氛围。已经近视的孩子应进一步增加户外活动时间，延缓近视发展。鼓励支持孩子参加各种形式的体育活动，使其掌握1~2项体育运动技能，引导孩子养成终身锻炼习惯。

（四）科学规范使用电子产品。指导各地落实《关于加强中小学生手机管理工作的通知》（教基厅函〔2021〕3号），宣传中小学生过度使用手机的危害性和加强管理的必要性，确保手机有限带入校园、禁止带入课堂。学校教育本着按需的原则合理使用电子产品，教学和布置作业不依赖电子产品，使用电子产品开展教学时长原则上不超过教学总时长30%，原则上采用纸质作业。家长要加强对孩子使用手机的督促管理，引导孩子科学理性对待并合理使用手机，形成家校协同育人合力。

（五）落实视力健康监测。建立儿童青少年视力健康监测数据库，每年开展全国儿童青少年视力动态监测，努力实现县（区）儿童青少年近视监测全覆盖。指导各地严格落实国家基本公共卫生服务中关于0~6岁儿童眼保健和视力检查工作要求，做到早监测、早发现、早预警、早干预，0~6岁儿童每年眼保健和视力检查覆盖率达90%以上。依托现有资源建立、及时更新儿童青少年视力健康电子档案，并随儿童青少年入学实时转移。认真开展中小学生视力筛查，将眼部健康数据及时更新到视力健康电子档案中，筛查出视力异常或可疑眼病的，提供个性化、针对性强的防控方案。

（六）改善学生视觉环境。指导各地改善教学设施和条件，落实教室、宿舍、图书馆（阅览室）等采光和照明要求，鼓励采购符合标准的可调节课桌椅、坐姿矫正器，为学生提供符合用眼卫生要求的学习环境。根据学生座位视角、教室采光照明状况和学生视力变化情况，每月调整学生座位，每学期对学生课桌椅高度进行个性化调整，使其适应学生生长发育变化。严格按照《儿童青少年学习用品近视防控卫生要求》，确保儿童青少年使用符合卫生要求的教科书、教辅材料、学习用杂志、课业簿册、考试试卷、学习用报纸、学龄前儿童学习读物，以及普通教室照明灯具、读写作业台灯和教学多媒体等儿童青少年学习用品。鼓励采购和使用获得认证的眼视光相关产品及验光配镜服务。

（七）提升专业指导和矫正质量。发挥医院专业优势，不断提高眼健康服务能力。制定跟踪干预措施，检查和矫正情况及时记入儿童青少年视力健康电子档案。发挥高校、科研院所科研力量，开展近视防控科研攻关，加强防治近视科研成果与技术的应用。充分发挥中医药在儿童青少年近视防控中的作用，制定实施中西医一体化综合矫正方案，推广应用中医药特色技术和方法。

（八）加强视力健康教育。发布0~6岁学前教育阶段、7~12岁小学阶段、13~18岁中学阶段等不同学段近视防控指引，教育引导儿童青少年形成科学用眼行为习惯。以开发义务教育阶段健康教育视频课程为基础，建立全国儿童青少年视力健康教育资源库。研制印发“关于全面加强和改进新时代学校卫生与健康教育工作的意见”。培训培养健康教育教师，开发、拓展和用好健康教育课程资源。支持鼓励学生成立在学校内部活动的健康教育社团，开展视力健康同伴教育。加强近视防控专家智库建设，鼓励多方力量积极开展近视防控宣传教育活动，深入开展综合防控儿童青少年近视专家宣讲。

四、保障措施

（一）加强部门协同推进。充分发挥综合防控儿童青少年近视工作联席会议机制作用，统筹推进联席会议机制成员单位和各省份年度重点任务，分工负责，为儿童青少年近视防控工作提供完善有力的体制机制保障、坚实的组织基础和有效的工作体系，切实推动光明行动工作方案落地落实。每年召开全国综合防控儿童青少年近视工作联席会议、全国综合防控儿童青少年近视工作现场会，制定实施儿童青少年近视防控工作计划，每年编写全国儿童青少年近视防控工作年度报告。

（二）开展评议考核督查。每年面向各省级人民政府开展全国儿童青少年近视防控评议考核工作，将儿童青少年近视防控工作、总体近视率和体质健康状况纳入政府绩效考核。加强近视防控工作督查，持续降低儿童青少年近视率，指导推动各地逐级精准落实近视防控相关政策要求，不断提升视力健康知识知晓率、学生用眼行为改进率、视觉环境条件达标率、学生体质健康标准达标测试优秀率。

（三）营造社会良好氛围。各地要充分发挥近视防控改革试验区和试点县（市、区）典型示范引领作用，依托"师生健康中国健康"主题健康教育活动、"全国爱眼日"等活动，加强科学引导和典型报道，在全社会营造政府主导、部门协同、专家指导、学校教育、家庭配合的良好氛围，让每个孩子都有一双明亮的眼睛和光明的未来。

出处：教育部办公厅等十五部门关于印发《儿童青少年近视防控光明行动工作方案（2021—2025年）》的通知（教体艺厅函〔2021〕19号）

教育部等五部门关于全面加强和改进新时代学校卫生与健康教育工作的意见

教体艺〔2021〕7号

各省、自治区、直辖市教育厅（教委）、发展改革委、财政厅（局）、卫生健康委、市场监管局（厅、委），新疆生产建设兵团教育局、发展改革委、财政局、卫生健康委、市场监管局：

加强新时代学校和幼儿园（以下统称学校）卫生与健康教育工作，是全面推进健康中国建设的重要基础，是加快推进教育现代化、建设高质量教育体系和建成教育强国的重要任务，是大力发展素质教育、促进学生全面发展的重要举措。为深入贯彻落实习近平总书记关于教育、卫生健康的重要论述和全国教育大会精神，把新时代学校卫生与健康教育工作摆在更加突出位置，提升学生健康素养，为学生健康成长和终身发展奠定基础，现就全面加强和改进新时代学校卫生与健康教育工作提出如下意见。

一、总体要求

1. 指导思想。以习近平新时代中国特色社会主义思想为指导，全面落实党的十九大和十九届二中、三中、四中、五中全会精神，全面贯彻党的教育方针，牢记为党育人、为国育才使命，落实立德树人根本任务，坚持健康第一的教育理念，把全面提升学生健康素养纳入高质量教育体系，作为学校教育重要目标和评价标准，深化学校健康教育改革，夯实学校卫生条件保障，构建高质量学校卫生与健康教育体系，促进学生身心健康、养成健康生活方式，培养德智体美劳全面发展的社会主义建设者和接班人。

2. 基本原则

——坚持健康第一。教育学生树牢“每个人是自己健康第一责任人”理念，学会和掌握健康知识与技能，为人人终身健康、建成健康中国奠定基础。

——坚持面向全体。将健康教育与德育、智育、体育、美育、劳动教育相结合，融入教育教学、管理服务全过程，发挥学校卫生专业技术人员、体育与健康课教师和教职员工等全员育人作用，构建面向人人、人人有责的健康教育体系。

——坚持预防为主。树立大卫生、大健康观念，普及健康知识，优化健康服务，完善健康保障，引导树立正确健康观，以防病为中心向以健康促进为中心转变。

——坚持问题导向。着力破解制约学校卫生与健康教育发展的突出问题、影响学生健康的重点问题，因地制宜，深化改革，综合施策。

3. 工作目标

2025年，政府主导、部门协作、学校实施、社会参与的新时代学校卫生与健康教育工作格局更加完善。学校健康教育时间切实保证，健康教育教学效果明显提升。办学条件达到国家学校卫生基本标准。学校应对突发公共卫生事件预测研判、精准管控、应急处置等能力显著增强。学生健康素养普遍提高，防病意识和健康管理能力显著增强，体质健康水平明显提升。

2035年，学校卫生条件、体育设施、健康教育和健康素养水平基本实现现代化，达到建成教育强国和健康中国要求，形成高质量的新时代学校卫生与健康教育体系。

二、深化教育教学改革

4. 提升学生健康素养。聚焦以健康观念、健康知识、健康方法、健康管理能力等为主要内涵的学生健康素养，促使学生养成良好卫生行为和习惯，保持文明健康、绿色环保生活方式，形成健康文明校园文化。以中小学为重点，注重大中小幼相衔接，完善以课堂教学为主渠道、以主题教育为重要载体、以日常教育为基础的学校健康教育推进机制，健全学生健康素养评价机制，纳入教育评价改革，形成学校全员促进、学生人人健康的良好氛围。

5. 明确健康教育内容。构建分学段、一体化健康教育内容体系。修订《中小学健康教育指导纲要》，落实《普通高等学校健康教育指导纲要》。崇尚科学、尊重生命，引导学生主动学习掌握日常锻炼、传染病预防、食品卫生安全、合理膳食、体格检查、心理健康、生长发育、性与生殖健康、心肺复苏、安全避险与应急救护等方面知识和技能。把预防新型毒品等毒品教育纳入健康教育课程。落实预防艾滋病专题教育任务，加强青春期、性道德和性责任教育。开发健康教育教学资源。开展全国学校健康教育示范课与教研交流。

6. 落实课程课时要求。完善课程安排,系统设计教学标准、师资配备、评价体系、制度保障,确保各级各类学校将健康教育贯穿教育全过程。鼓励普通高校开设健康教育必修课或选修课,师范类、体育类普通高校应开设健康教育必修课和教法课。落实各学段健康教育教学时间,中小学校每学期应在体育与健康课程总课时中安排4个健康教育课时。

7. 拓展健康教育渠道。构建学科教学与实践活动相结合、课内教育与课外教育相结合、经常性宣传教育与集中式宣传教育相结合的健康教育模式。依托"师生健康中国健康"主题健康教育、"中国学生营养日"等重要活动和时间节点,多渠道、多形式向学生、教师和家长开展健康教育。鼓励开展健康知识竞赛、健康技能展示等,每年举办全国学校健康教育成果展示。创新健康教育形式,深化"互联网+健康教育"。广泛开展传染病防治法、突发公共卫生事件应急条例等卫生防疫法律法规教育。鼓励学校建设健康教育体验室、健康教育校长(名师)工作室。支持学生社团、志愿者开展卫生健康知识宣传教育。

8. 保障食品营养健康。倡导营养均衡、膳食平衡。学校配备有资质的专(兼)职营养指导人员和食品安全管理人员,开展学生膳食营养监测,实施学生营养干预措施。根据年龄和生长发育特点,为学生提供均衡营养膳食。引导家长科学安排家庭膳食。加强饮食教育,引导学生珍惜粮食、尊重劳动、践行"光盘行动"、读懂食品标签标识,形成健康饮食新风尚。落实《学校食品安全与营养健康管理规定》,严格学校食品安全管理,全面落实学校食品安全校长(园长)负责制,完善学校负责人陪餐制度和家长委员会代表参与学校食品安全监督检查机制。建立学校安全饮用水管理制度,定期开展水质监测。加强校园及周边食品安全综合治理。

9. 增加体育锻炼时间。按照教会、勤练、常赛要求,开齐开足体育与健康课,强化学校体育教学、训练,健全体育竞赛和人才培养体系。推广中华传统体育项目,开展全员运动会、亲子运动会。严格落实眼保健操、课间操制度,提倡中小学生到校后先进行20分钟左右的身体活动。保障学生每天校内、校外各1个小时体育活动时间。

10. 强化心理健康教育。开展生命教育、亲情教育,增强学生尊重生命、珍爱生命意识。培育学生积极心理品质,保持乐观向上心态,引导学生树立健康理念,自觉维护心理健康,掌握正确应对学业、人际关系等方面不良情绪和心理压力的技能,提高心理适应能力,做到自尊自信、理性平和。加强重大疫情、重大灾害等特殊时期心理危机干预,强化人文关怀和心理疏导。加大学校心理健康人才队伍建设,2022年配备专(兼)职心理健康工作人员的中小学校比例达到80%,2030年达到90%。

11. 养成健康行为习惯。保持勤洗手、常通风、分餐制、使用公勺公筷、科学就医用药、不滥食野生动物等日常健康行为和习惯，生活中做好自我防护、保持手卫生。保持规律作息和充足睡眠。健康足量饮水，减少饮料摄入。践行绿色环保理念，减少污染和浪费。

三、夯实卫生工作基础

12. 开展爱国卫生运动。弘扬爱国卫生运动精神和伟大抗疫精神，推动新时代校园爱国卫生运动从环境卫生治理向师生健康管理转变。宣传和落实生活垃圾分类要求。推进学校厕所革命，建设、改造学校卫生厕所。加大学校控烟宣传教育力度，建设无烟学校。

13. 健全疾病预防体系。巩固深化拓展教育系统新冠肺炎疫情防控成果与经验，全面提升应对突发公共卫生事件能力、应急管理能力、健康管理能力。坚持多病共防，完善疫情防控制度，健全学校突发公共卫生事件信息报告制度、疫情调查制度、健康检查制度、留观隔离制度、医校联防制度，做到早发现、早报告、早隔离、早治疗。预防、控制学生近视、肥胖、脊柱弯曲异常等发生、发展，定期对学生课桌椅高度进行个性化调整。修订《中小学生健康体检管理办法》，将脊柱健康检查纳入中小学生体检项目。加强学生健康体检管理和数据分析应用。

14. 实施体质健康监测。每年开展学生体质健康测试，每3年开展一次国家义务教育阶段学生体质健康监测，每5年开展一次全国学生体质健康监测与调研。全面开展学生常见病及健康影响因素监测与干预评价。建设全国学生健康管理信息系统，建立健全学生健康电子档案，与卫生健康系统有关数据互通共享。加强学生健康管理，开展健康评价，为学生制定个性化健康指导方案、发放健康处方。探索建立特异性体质和特殊疾病学生健康管理制度。

15. 加强学校急救教育。实施青少年急救教育行动计划，完善学校急救教育标准，加强学校急救设施建设和师生急救教育培训，纳入教育“十四五”规划，从人、财、物等方面予以保障。鼓励开发和应用优质急救技能教育培训课程资源，建设高水平急救培训讲师队伍，加强适龄学生急救培训，在师生中逐步普及急救知识和技能。

16. 推进卫生设施建设。按照国家学校体育卫生条件试行基本标准，加强质量认证管理，高水平推进教学卫生、生活设施建设，高质量改善学校办学条件。新建学校的饮水、教室采光和照明、通风换气、采暖、厕所和其他卫生设备，应严格执行最新国家标准。制定高校校医院、中小学卫生室（保健室）配备标准。加强学校卫生标准宣贯及应用。

17. 优化组织机构设置。鼓励学校成立健康教育中心，整合校内外资源提升健康教育能力，提供高质量健康教育服务。加强疾控机构学校卫生科所、区域性中小学卫生保健机构、高校校医院和中小学卫生室（保健室）建设，配齐卫生专业技术人员。拓展现有疾控机构、区域性中小学卫生保健机构职能，加强业务指导和技术培训。2022年，中小学配备专职卫生技术人员、专（兼）职保健教师或卫生专业技术人员比例达到70%，2030

年达到90%。

18. 加大人才培养力度。鼓励具备条件的高校开设健康教育等相关专业,支持高校设立健康教育学院,培养健康教育师资。加大全科医学人才培养力度,探索订单定向免费医学生培养、医疗机构派驻等方式解决校医和健康教育师资配备问题,或通过政府购买服务提供相关服务。实施学校健康教育教师培训计划,加强健康教育师资培训,建立定期轮训制度。把健康教育作为教师继续教育培训重要内容,纳入"国培计划"。把健康教育作为学校卫生专业技术人员、专(兼)职保健教师、健康教育教师、体育教师职前教育和职后培训重要内容。利用大数据、云平台提高校医医疗服务能力和健康教育水平。

19. 完善激励保障机制。各地和高校要坚持成果、贡献、业绩导向,完善职称评审制度,实行分类评价,中小学和高校健康教育教师、校医和保健教师按规定参加职称评审。完善校医等学校卫生专业技术人员培养、准入、职称晋升、待遇、评价和激励机制。校医参与学校健康教育、传染病防控、值班值守等计入工作量,依标准核发薪酬。

20. 建设专业研究平台。切实发挥全国中小学和高校健康教育教学指导委员会等智库作用。各地和相关高校要加强健康教育教学研究和学科建设,成立健康教育教学等专家组织,服务科学决策,提高学校卫生与健康教育工作专业化、科学化水平。

四、加强组织实施

21. 强化组织领导。实施中国青少年健康教育行动计划(2021—2025年)和儿童青少年近视防控光明行动(2021—2025年)。各地要把新时代学校卫生与健康教育工作纳入规划,加强统筹协调,落实工作责任,制定本地区实施方案和五年行动计划。各校要建立校长负总责、分管校领导牵头抓、相关部门保落实的新时代学校卫生与健康教育工作机制。

22. 健全协作机制。构建各级教育、卫生健康等部门密切协作的新时代学校卫生与健康教育工作机制,疾病预防控制机构、区域性中小学卫生保健机构等要为学校提供专业指导和技术支持,鼓励选聘医务工作者担任健康副校长。将符合要求的高校校医院纳入当地社区卫生服务网络,提供公共卫生服务与基本医疗保障。将具备医疗机构执业许可证的中小学校医室建设纳入政府公共卫生体系。推广医务托管、医校协同等经验做法,或通过政府购买服务提供学校医务服务。

23. 优化发展环境。持续推进健康中国行动中小学健康促进专项行动,实施健康学校建设计划,遴选建设全国健康学校、健康教育改革试验区和试点县(市、区),将健康学校建设相关内容纳入文明城市、健康促进县(区)评价指标体系。大力宣传地方和学校加强学校卫生与健康教育工作典型经验做法,健全学校、家庭、社会协同健康促进机制,营造健康教育环境,培育健康促进文化。

24. 完善投入机制。加强新时代学校卫生与健康教育工作经费保障,纳入学校年度预算。鼓励社会资金、公益机构支持学校卫生与健康教育,多渠道增加投入。

25. 纳入评价体系。各地要强化考核，把新时代学校卫生与健康教育工作列入政府政绩考核指标、教育部门和学校负责人业绩考核评价指标，纳入学校督导评价体系，加强督导检查。

教育部

国家发展改革委

财政部

国家卫生健康委

市场监管总局

2021年8月2日

出处：教育部等五部门关于全面加强和改进新时代学校卫生与健康教育工作的意见（教体艺〔2021〕7号）

教育部办公厅关于进一步加强中小学生体质健康管理工作的通知

各省、自治区、直辖市教育厅（教委），新疆生产建设兵团教育局：

为贯彻落实《健康中国行动（2019—2030年）》《关于全面加强和改进新时代学校体育工作的意见》等文件精神，确保2030年《国家学生体质健康标准》达到规定要求，现就有关工作通知如下。

一、加强宣传教育引导。各地要加强对学生体质健康重要性的宣传，中小学校要通过体育与健康课程、大课间、课外体育锻炼、体育竞赛、班团队活动、家校协同联动等多种形式加强教育引导，让家长和中小学生科学认识体质健康的影响因素，了解运动在增强体质、促进健康、预防肥胖与近视、锤炼意志、健全人格等方面的重要作用，提高学生体育与健康素养，增强体质健康管理的意识和能力。

二、开齐开足体育与健康课程。中小学校要严格落实国家规定的体育与健康课程刚性要求，小学一至二年级每周4课时，小学三至六年级和初中每周3课时，高中每周2课时，有条件的学校每天开设1节体育课，确保不以任何理由挤占体育与健康课程和学生校园体育活动。

三、保证体育活动时间。合理安排学生校内、校外体育活动时间，着力保障学生每天校内、校外各1小时体育活动时间。全面落实大课间体育活动制度，中小学校每天统一安排30分钟的大课间体育活动，每节课间应安排学生走出教室适量活动和放松。大力推广家庭体育锻炼活动，有锻炼内容、锻炼强度和时长等方面的要求，不提倡安排大强度练习。学校要对体育家庭作业加强指导，提供优质的锻炼资源，及时和家长保持沟通。

四、提高体育教学质量。中小学校要聚焦“教会、勤练、常赛”，逐步完善“健康知识+基本运动技能+专项运动技能”学校体育教学模式，让每位学生掌握1~2项运动技能。要创建青少年体育俱乐部，鼓励学生利用课余和节假日时间积极参加足球、篮球、排球等项目的训练。要组织开展“全员运动会”“全员体育竞赛”等多种形式的活动，构建完善的“校内竞赛—校级联赛—选拔性竞赛”中小学体育竞赛体系。各级体育教研部门要定期进行集中备课和集体研学。适时对体育课的教学质量进行评价。教师的指导要贯穿课程的整个过程。

五、完善体质健康管理评价考核体系。要把体质健康管理工作纳入地方教育行政部门和学校的评价考核体系。各地教育行政部门要高度重视体质健康管理工作，建立日常参与、体育锻炼和竞赛、健康知识、体质监测和专项运动技能测试相结合的考查机制，积极探索将体育竞赛成绩纳入学生综合素质评价。对因病或其他不可抗因素不能参加体育竞赛的，要从实际出发，分类指导，进行评价。各校要健全家校沟通机制，及时将学生的体质健康测试结果和健康体检结果反馈家长，形成家校协同育人合力。要严格落实《综合防控儿童青少年近视实施方案》要求，完善中小学生视力、睡眠状况监测机制。

六、做好体质健康监测。各地各校应全面贯彻落实《国家学生体质健康标准(2014年修订)》《学生体质健康监测评价办法》等系列文件要求，对体质健康管理内容定期进行全面监测，建立完善以体质健康水平为重点的“监测—评估—反馈—干预—保障”闭环体系。认真落实面向全体学生的体质健康测试制度和抽测复核制度，建立学生体质健康档案，真实、完整、有效地完成测试数据上报工作，研判学生体质健康水平，制订相应的体质健康提升计划。

七、健全责任机制。省级教育行政部门要统筹本区域体质健康管理工作，定期向党委和政府汇报，督促地方做好相关工作。县级教育行政部门负责具体指导工作，督促学校细化体质健康管理规定，积极推广中小学校选聘“健康副校长”。中小学校要将体质健康管理工作纳入学校的日常管理，定期召开会议进行专题研究，建立健康促进校长、班主任负责制，通过家长会、家长信、家访等形式加强与家长的沟通。

八、强化督导检查。各地要将学生体质健康管理工作作为督导评估内容，将学生体质管理状况纳入学生体质健康监测和教育质量评价监测体系，开展动态监测和经常性督导评估。督导评估结果要作为考核地方政府和中小学校相关负责人的重要依据。各地各校要畅通家长反映问题和意见渠道，设立监督举报电话或网络平台，及时改进相关工作，切实保障学生体质健康科学管理。

教育部办公厅

2021年4月19日

出处：教育部办公厅关于进一步加强中小学生体质健康管理工作的通知（教体艺厅函〔2021〕16号）

教育部办公厅关于加强学生心理健康管理工作的通知

各省、自治区、直辖市教育厅（教委），新疆生产建设兵团教育局，部属各高等学校：

为进一步提高学生心理健康工作针对性和有效性，切实加强专业支撑和科学管理，着力提升学生心理健康素养，现就有关要求通知如下。

一、加强源头管理，全方位提升学生心理健康素养

1. 加强心理健康课程建设。发挥课堂教学主渠道作用，帮助学生掌握心理健康知识和技能，树立自助互助求助意识，学会理性面对挫折和困难。高校要面向本专科生开设心理健康公共必修课，原则上应设置2个学分（32~36学时），有条件的高校可开设更具针对性的心理健康选修课。中小学要将心理健康教育课纳入校本课程，同时注重安排形式多样的生命教育、挫折教育等。

2. 大力培育学生积极心理品质。充分发挥体育、美育、劳动教育以及校园文化的重要作用，全方位促进学生心理健康发展。严格落实开齐开足上好体育课和美育课的刚性要求，积极推广中华传统体育项目，广泛开展普及性体育运动和丰富的艺术实践活动，结合各学段特点系统加强劳动教育，吸引学生积极参加各种健康向上的校园文化生活和学生社团活动，切实培养学生珍视生命、热爱生活的心理品质，增强学生的责任感和使命感。

3. 及早分类疏导各种压力。针对学生在学习、生活、人际关系和自我意识等方面可能遇到的心理失衡问题，主动采取举措，避免因压力无法缓解而造成心理危机。注重关心帮助学习遭遇困难、学业表现不佳的学生，教师要及时给予个别指导，鼓励同学间开展朋辈帮扶，帮助学生纾解心理压力、提振学习信心。重点关注临近毕业仍未获得用人单位录用意向的学生，积极提供就业托底帮助，缓解就业焦虑。重点关注家庭经济困难学生，在学生资助的各环节把解决实际问题与解决心理问题相结合。及时了解学生在人际交往、恋爱情感、集体生活中所遇到的困难和问题，有针对性地开展个别谈话、团体辅导等，帮助青年学生树立正确的交友观、恋爱观。

4. 增强学校、家庭和社会教育合力。学校及时了解学生是否存在早期心理创伤、家庭重大变故、亲子关系紧张等情况,积极寻求学生家庭成员及相关人员的有效支持。在家庭访问等家校联系中帮助家长更加了解孩子所处年龄段的心理特点和规律,在家长学校、社区家长课堂中将青少年发展心理学知识列为必修内容,防止因家庭矛盾或教育方式不当造成孩子心理问题。充分利用广播、电视、网络媒体等平台和渠道,传播心理健康知识,积极营造有利于学生健康成长成才的社会环境。

二、加强过程管理,提升及早发现能力和日常咨询辅导水平

5. 做好心理健康测评工作。积极借助专业工具和手段,加快研制更符合中国学生特点的心理测评量表,定期开展学生心理健康测评工作,健全筛查预警机制,及早实施精准干预。高校每年在新生入校后适时开展全覆盖的心理健康测评,注重对测评结果的科学分析和合理应用,分类制定心理健康教育方案。县级教育部门要设立或依托相关专业机构,牵头负责组织区域内中小学开展心理健康测评工作,每年面向小学高年级、初中、高中开展一次心理健康测评,指导学校科学运用学生心理健康测评结果,推动建立"一生一策"的心理成长档案。

6. 强化日常预警防控。高校要健全完善"学校 - 院系 - 班级 - 宿舍 / 个人"四级预警网络,依托班级心理委员、学生党团骨干、学生寝室室长等群体,重点关注学生是否遭遇重大变故、重大挫折及出现明显异常等情况。辅导员、班主任每月要遍访所有学生寝室,院系要定期召开学生心理异常情况研判会,对出现高危倾向苗头的学生及时给予干预帮扶。针对中小学生出现的异常情况,中小学教师要与家长进行密切沟通,共同加强心理疏导,帮助孩子渡过难关。

7. 加强心理咨询辅导服务。高校要强化心理咨询服务平台建设,设立心理发展辅导室、积极心理体验中心、团体活动室、综合素质训练室等,为开展个体心理咨询与团体心理辅导提供优质的实时实地服务。创造条件开通 24 小时阳光心理援助热线、网络预约专线和咨询邮箱等途径,做好常态化心理咨询服务。县级教育部门要建立区域性的中小学生心理辅导中心,积极开展线上线下多种形式咨询辅导服务,定期面向所在区域中小学提供业务指导、技能培训。

三、加强结果管理,提高心理危机事件干预处置能力

8. 大力构建家校协同干预机制。对于入学时就确定有抑郁症等心理障碍的学生,学校组织校内外相关专业人员进行研判,及时将干预方案告知家长,与家长共同商定任务分工。学生出现自杀自伤、伤人毁物倾向等严重心理危机时,学校及时协助家长送医诊治。

9. 积极争取专业机构协作支持。持续强化教育部门和各级学校与精神卫生医疗机构协同合作。各高校要主动争取与精神卫生医疗机构建立定点合作关系。县级教育部门要加强与卫生健康部门的协同联动,建立精神卫生医疗机构对学校心理健康教育及心理危机干预的支持协作机制,为所在区域中小学提供医疗帮助。

10. 妥善做好学生突发事件善后工作。加快提升学校应急处置能力。学生因心理问题在校发生意外事件后,学校要立即启动应急工作预案,第一时间联系学生家长,并在当地教育、公安等部门指导下核实情况、及时处理。针对可能的社会关注,学校要按照公开透明原则及时回应,对在网上进行恶意炒作者,争取网信、公安等部门支持,合力做好工作。

四、加强保障管理,加大综合支撑力度

11. 配齐建强骨干队伍。高校按师生比不低于 1∶4 000 比例配备心理健康教育专职教师且每校至少配备 2 名。加大心理健康教育培训力度,对新入职的辅导员、研究生导师开展心理健康教育基本知识和技能全覆盖培训,对所有辅导员每 3 年至少开展 1 次心理健康教育专题培训。支持辅导员攻读心理学相关专业第二专业硕士学位,适当增加思想政治工作骨干在职攻读博士学位专项计划心理学相关专业名额,为一线思想政治工作队伍提升心理健康教育专业化水平创造更好保障。每所中小学至少要配备 1 名专职心理健康教育教师,县级教研机构要配备心理教研员。中小学要在班主任及各学科教师岗前培训、业务进修、日常培训等各类培训中,将心理健康教育作为必修内容予以重点安排。

12. 落实场地和经费保障。高校要为心理健康教育与咨询配备必要的办公场地和设备。县级教育部门要为区域性中小学生心理辅导中心配备专门场地空间及软硬件设备,各地教育部门要进一步推动中小学建立健全心理辅导室。学校应在年度预算中统筹各类资金保障心理健康教育工作基础经费,确定生均标准,足额按时拨付,并视情建立增长机制。

教育部办公厅

2021 年 7 月 7 日

出处:教育部办公厅关于加强学生心理健康管理工作的通知(教思政厅函〔2021〕10 号)

儿童青少年肥胖防控实施方案

随着我国经济社会快速发展和人民生活水平显著提高,儿童青少年膳食结构及生活方式发生了深刻变化,加之课业负担重、电子产品普及等因素,儿童青少年营养不均衡、身体活动不足现象广泛存在,超重肥胖率呈现快速上升趋势,已成为威胁我国儿童青少年身心健康的重要公共卫生问题。儿童青少年期肥胖会增加成年期肥胖、心脑血管疾病和糖尿病等慢性病过早发生的风险，对健康造成威胁，给个人、家庭和社会带来沉重负担。为积极防控儿童青少年超重肥胖，特制定本方案。

一、总体要求

贯彻落实全国卫生与健康大会和《"健康中国2030"规划纲要》《国务院关于实施健康中国行动的意见》部署，按照《中国防治慢性病中长期规划（2017—2025年）》《国民营养计划（2017—2030年）》《学校食品安全与营养健康管理规定》有关要求，以提高儿童青少年健康水平和素养为核心，以促进儿童青少年吃动平衡为重点，强化政府、社会、个人责任，推进家庭、学校、社区、医疗卫生机构密切协作，大力普及营养健康和身体活动知识，优化儿童青少年体重管理服务，建设肥胖防控支持性环境，有效遏制超重肥胖流行，促进儿童青少年健康成长，助力健康中国建设。

二、防控目标

（一）全国目标。以2002—2017年超重率和肥胖率年均增幅为基线，2020—2030年0~18岁儿童青少年超重率和肥胖率年均增幅在基线基础上下降70%，为实现儿童青少年超重肥胖零增长奠定基础。

（二）分地区目标。根据各地儿童青少年超重肥胖率现状，将全国各省（区、市）划分为高、中、低三个流行水平地区（见附表）。2020—2030年，高流行地区儿童青少年超重率和肥胖率年均增幅在基线基础上下降80%，中流行地区儿童青少年超重率和肥胖率年均增幅在基线基础上下降70%，低流行地区儿童青少年超重率和肥胖率年均增幅在基线基础上下降60%。

三、重点任务

（一）强化家庭责任，充分发挥父母及看护人作用。

1. 帮助儿童养成科学饮食行为。强化父母及看护人是儿童健康第一责任人的理念，提高父母及看护人营养健康素养，使其能够为孩子合理选择、搭配和烹调食物，保证食物多样化，减少煎、炸等烹调方式，控制油、盐、糖的使用量，避免提供不健康食物，减少在外就餐。培养和引导儿童规律就餐、幼儿自主进食行为，教育儿童不挑食、不偏食，学会合理搭配食物和选择零食，不喝或少喝含糖饮料。（共青团中央、全国妇联、国家卫生健康委、教育部分别负责）

2. 培养儿童积极身体活动习惯。营造良好的家庭体育运动氛围，积极引导孩子进行户外活动和体育锻炼。提倡家长与孩子共同运动，创造必要的条件促进运动日常化、生活化。培养儿童青少年运动兴趣，使其掌握1~2项体育运动技能，引导孩子养成经常锻炼习惯，减少儿童使用电子屏幕产品时间，保证睡眠时间。（共青团中央、全国妇联、国家卫生健康委、教育部、体育总局分别负责）

3. 做好儿童青少年体重及生长发育监测。父母和看护人要充分认识超重肥胖的危害，定期为孩子测量身高和体重，做好记录，并能根据相关标准对儿童青少年生长发育进行评价，必要时及时咨询专业机构并在专业人员指导下采取措施进行干预。（国家卫

生健康委、教育部、全国妇联分别负责)

4. 加强社区支持。依托村(居)委会组织健康生活方式指导员、社会体育指导员对家庭、社区食堂和餐饮单位开展膳食营养和身体活动的咨询和指导,发放宣传资料,组织科普讲座,提高父母和看护人的实践操作能力,践行健康生活方式。促进母乳喂养支持性环境建设,推动全面落实产假制度,鼓励具备条件的公共场所和工作单位建立母婴室。(国家卫生健康委、体育总局、全国妇联分别负责)

(二) 强化学校责任,维持儿童青少年健康体重。

1. 办好营养与健康课堂。将膳食营养和身体活动知识融入幼儿园中小学常规教育。丰富适合不同年龄段儿童学习的资源,在国家和地方各级教师培训中增加青少年膳食营养和身体活动等相关知识内容,提高教师专业素养和指导能力。各地各校要结合农村义务教育学生营养改善计划、学生在校就餐等工作,有计划地做好膳食营养知识宣传教育工作。促进正确认识儿童超重肥胖,避免对肥胖儿童的歧视。(教育部牵头,国家卫生健康委配合)

2. 改善学校食物供给。制修订幼儿园和中小学供餐指南,培训学校和供餐单位餐饮从业人员。学校应当配备专(兼)职营养健康管理人员,有条件的可聘请营养专业人员。优化学生餐膳食结构,改善烹调方式,因地制宜提供符合儿童青少年营养需求的食物,保证新鲜蔬菜水果、粗杂粮及适量鱼禽肉蛋奶等供应,避免提供高糖、高脂、高盐等食物,按规定提供充足的符合国家标准的饮用水。落实中小学、幼儿园集中用餐陪餐制度,对学生餐的营养与安全进行监督。(教育部、国家卫生健康委、市场监管总局分别负责)

3. 保证在校身体活动时间。强化体育课和课外锻炼,各地各校要严格落实国家体育与健康课程标准,按照有关规定将体育成绩纳入中考等考核。教师不得"拖堂"或提前上课,保证学生每节课间休息并进行适当身体活动,减少静态行为。保证幼儿园幼儿每天的户外活动时间在正常的天气情况下不少于 2 小时,其中体育活动时间不少于 1 小时。中小学生每天在校内中等及以上强度身体活动时间达到 1 小时以上,保证每周至少 3 小时高强度身体活动,进行肌肉力量练习和强健骨骼练习。(教育部牵头,体育总局配合)

(三) 强化医疗卫生机构责任,优化体重管理服务。

1. 加强孕期体重管理。将营养评价、膳食和身体活动指导纳入孕前和孕期检查,开展孕妇营养筛查和干预,促进孕前维持适宜体重、孕期定期监测体重,预防孕期体重过度增加或增重不足。(国家卫生健康委牵头,全国妇联配合)

2. 加强儿童青少年体重管理。落实基本公共卫生服务 0~6 岁儿童健康管理服务,加强母乳喂养、辅食添加等科学喂养(合理膳食)知识普及、技能指导和个体化咨询,定期评价婴幼儿生长发育状况。加强幼儿园和学校医务室(卫生室、校医院、保健室等)校医或保健教师配备和能力建设,做好儿童青少年超重肥胖监测,及时进行健康教育和指

导。(国家卫生健康委、教育部分别负责)

3. 加强肥胖儿童干预。指导支持学校和家庭通过合理膳食、积极身体活动和心理支持对超重肥胖儿童进行体重管理。鼓励医疗卫生机构根据需求为超重肥胖儿童提供个体化的营养处方和运动处方。肥胖合并疾病的儿童应当在医生指导下进行专业治疗。(国家卫生健康委牵头,教育部配合)

(四) 强化政府责任,加强支持性环境建设。

1. 加强肥胖防控知识技能普及。利用社区、家长学校、健康课堂等平台,加强科普宣传制度化、常态化,创新科普宣传方式,积极开发使用多种形式的宣传载体,广泛传播中国居民膳食指南、身体活动指南、儿童肥胖预防与控制指南相关健康知识,因地制宜,向全社会普及科学的、可操作的肥胖防控技能。加强科普宣传监管,避免误导性信息传播。(国家卫生健康委、教育部、体育总局、共青团中央、全国妇联分别负责)

2. 强化食物营销管理。推进完善相关法律法规。进一步强化母乳代用品销售管理,规范母乳代用品广告宣传。强化婴幼儿辅食生产营销管理。制定完善部门规章,对高糖、高脂、高盐食品,加强食品标签管理,不鼓励针对儿童的营销及食品包装中使用吸引儿童的图片、描述和外形设计。(市场监管总局、国家卫生健康委分别负责)

3. 完善儿童青少年体育设施。加强社区儿童青少年活动场所、健身步道、骑行道、体育公园和多功能运动场地的建设。推动公共体育设施免费或低收费向儿童青少年开放,支持中小学体育场地设施在课余时间和节假日向儿童青少年开放。鼓励运动场所为儿童青少年免费提供充足的符合国家标准的饮用水。(体育总局、教育部分别负责)

四、组织实施

(一) 强化组织领导。各地要提高对儿童青少年肥胖防控重要意义的认识,将儿童青少年肥胖防控纳入政府重要议事日程,完善协调机制,强化组织实施,建立长效工作机制,确保实施方案目标任务落实落细。

(二) 营造良好氛围。各地要大力宣传儿童青少年肥胖防控的重要意义、目标任务和主要措施,促进全社会充分认识和掌握膳食营养、身体活动及支持性环境对超重肥胖的作用和影响,营造有利于儿童青少年肥胖防控的社会氛围。

(三) 统筹各方资源。将儿童青少年肥胖防控与全民健康生活方式行动、全民健身行动、基本公共卫生服务项目等工作有机结合、整体推进,有效整合资源,鼓励专业技术机构、学协会等社会组织、企业等积极参与,提高行动保障力度。

(四) 加强监测评估。国家卫生健康委会同有关部门制定监测评估办法,适时组织开展监测评估,促进工作落实。各级卫生健康部门、教育部门定期组织开展儿童青少年营养与健康监测和学生体质监测,科学评价防控进展与效果。

附表:

分地区儿童青少年超重肥胖率流行水平分类表

流行水平分类	省份
低流行水平(8 个)	广西、海南、云南、青海、广东、西藏、贵州、四川
中流行水平(11 个)	湖南、甘肃、浙江、福建、新疆、湖北、安徽、宁夏、河南、江西、重庆
高流行水平(12 个)	陕西、北京、吉林、天津、山西、上海、内蒙古、辽宁、黑龙江、江苏、山东、河北

出处:关于印发儿童青少年肥胖防控实施方案的通知(国卫办疾控发〔2020〕16 号)

教育部关于深入开展新时代校园爱国卫生运动的通知

各省、自治区、直辖市教育厅(教委),新疆生产建设兵团教育局,部属各高等学校、部省合建各高等学校:

为贯彻落实习近平总书记关于深入开展新时代爱国卫生运动的重要讲话精神,总结运用教育系统新冠肺炎疫情防控斗争经验,大力弘扬爱国主义精神,培育和践行社会主义核心价值观,改善校园环境,提高健康素养,促进学生德智体美劳全面发展,引领带动社会新风尚,我部决定深入开展新时代校园爱国卫生运动。现就有关事项通知如下。

一、弘扬爱国卫生运动精神

要深刻认识爱国是核心、卫生是根本、运动是方式的爱国卫生运动内涵,结合教育工作实际,丰富新时代校园爱国卫生运动的内容和形式,推动校园爱国卫生运动从环境卫生治理向师生健康管理转变。深入开展爱国卫生运动中蕴含的爱国主义和集体主义教育,弘扬新时代伟大抗疫精神,紧密结合校园精神文明创建活动,将文明卫生教育与热爱祖国、热爱家乡、热爱校园、热爱生活相结合,引导广大师生培养爱国之情、砥砺强国之志、实践报国之行。

二、改善校园环境卫生

(一)整治校园整体环境。完善学校基础设施,保障校园饮用水安全,提供充足的洗手设施。加强公共物品及地面、走廊、电梯等公共区域清扫消毒,加强室内区域通风换气。规范开展绿地、楼道、食堂、宿舍等重点区域病媒生物防制。开展校园环境卫生大扫除,彻底清除积存杂物、废弃物、卫生死角,保持校园整体环境干净、整洁。

（二）强化食品安全管理。做好学校食堂从业人员健康检查、食品原料进货查验、食堂和餐饮具清洗消毒，确保从业人员健康、食材安全、餐饮具洁净。严格落实食品操作规范，熟制食品做到烧熟煮透，生熟食品及其工用具分开存放或使用。对每餐成品按规定进行留样。

（三）开展传染病防控。坚持预防为主，大力宣传公共卫生安全、传染病防治和卫生健康知识，提高广大师生传染病防控意识和能力。进一步完善学校传染病联防联控、群防群控工作机制，健全晨午晚检及病因追查与登记制度，确保传染病疫情早发现、早报告、早隔离、早处置。发生传染病时有效控制传染源，切断传播途径。加强学校预防艾滋病教育，采取多种形式动员学校、家庭和社会共同参与校园防艾抗艾行动。

（四）落实生活垃圾分类。宣传生活垃圾分类要求，强化生活垃圾分类意识，配置分类垃圾箱（桶），加强生活垃圾分类管理，完善校内生活垃圾分类投放收集贮存管理制度。

（五）推进厕所革命。加强学校厕所建设，大力推进厕所改造。规范厕所使用管理维护，抓好粪污无害化处理。专人保洁、定期清扫，科学开展预防性消毒，做到厕所干净卫生。

（六）落实控烟措施。落实托幼机构、中小学校、中等职业学校的室内和校园全面禁烟以及普通高等学校教学区、办公区、图书馆等场所室内全面禁烟要求。加大学校控烟宣传教育力度，普及烟草危害知识。

三、提升学生健康素养

（一）倡导健康生活。保持疫情防控期间形成的勤洗手、常通风、少聚集、科学佩戴口罩、保持社交距离、保护野生动物等健康行为和习惯。加强生态文明和环境保护教育，倡导均衡营养、合理膳食，提倡分餐制和使用公勺公筷，减少一次性餐具使用，减少污染和浪费，养成文明健康绿色环保生活方式。

（二）呵护心理健康。持续关注复学复课后学生的心理健康，引导正确认识心理健康问题，完善学校心理健康咨询服务机制，提供方便、可及的心理健康服务，将心理疏导干预机制融入日常生活，帮助学生培养健全人格，做到自尊自信、理性平和、乐观向上。

（三）融入课堂教学。将新时代校园爱国卫生运动的内涵和要求作为学校教育教学重要内容，融入德智体美劳全面培养体系，融入课程教材体系。落实健康教育课程课时要求，多形式、多途径开展健康教育。持续开展“师生健康中国健康”主题健康教育活动。加强学校体育、美育设施配备，引导学生积极参加体育锻炼和艺术活动。加强劳动教育，培养正确劳动价值观和良好劳动品质。

（四）创建健康学校。营造健康环境，完善健康服务，加强健康管理，培育健康文化，引导各地和学校积极创建健康学校。

四、强化条件保障

（一）加强组织领导。各地教育部门和学校要把深入推进新时代校园爱国卫生运动列入重要议事日程，明确工作重点、工作目标和责任分工，动员引导广大学生、教师、家长积极参与。

（二）完善推进机制。建立健全学校公共卫生体系，完善学校突发公共卫生事件应急响应机制，纳入属地应急管理体系。发挥学校医务室和校医作用。完善学校卫生专业技术人员培养、准入、待遇、评价和激励机制。

（三）加强宣传引导。各地教育部门要采用线上线下结合、多地多校联动等形式，及时启动本地区新时代校园爱国卫生运动，通过新媒体传播、文艺作品创作等方式加强宣传引导，动员广大师生以文字、图片、视频、动漫、微电影等方式宣传校园爱国卫生运动，积极营造良好氛围。

各地教育部门和学校要认真总结开展新时代校园爱国卫生运动的进展与成效，推广有益经验与做法，并及时将总结材料报至教育部体育卫生与艺术教育司。

联系人及电话：刘立京，010-66096231。电子邮箱：liulijing@moe.edu.cn。

教育部

2020年6月19日

出处：教育部关于深入开展新时代校园爱国卫生运动的通知（教体艺函〔2020〕3号）

中国学校结核病防控指南（节选）

第三章 学校常规预防控制措施

二、健康教育

学校结核病健康教育是指在学校中通过有计划、有组织、有评价地对师生开展结核病防治知识和技能的教育，使其养成良好的学习、卫生和生活等习惯，预防结核病发生，杜绝师生结核病患者的瞒报和谎报，降低结核病在校园内传播的风险。

（一）目的

通过开展结核病防治知识和技能的教育，培养学生做自己健康的第一责任人意识，提高师生对结核病的认知水平和防控意识；改变不良习惯、保持健康行为，有病及时就医、早诊早治，不瞒报和谎报；讲究卫生、维护校园环境，防止结核病在学校传播。

（二）方式和内容

不同的人员在学校结核病防控工作中的作用、需求等不尽相同，在学校开展结核病防控健康教育时，需要对不同的人员采取有针对性的健康教育方式和内容，以达到健康教育的最佳效果。

1. 教育行政部门及学校领导

(1)方式

可以通过召开部门间沟通协调会或发放有针对性的健康教育材料等形式,由卫生健康行政部门指定的专家每年开展一次。

(2)主要内容

主要内容包括我国及学校结核病疫情状况,学校结核病防控相关的法律、法规和规范,学校结核病的主要防控措施,各部门职责和部门间合作的重要性等。

2. 学校卫生管理人员、校医及教师

(1)方式

可采取集中培训或发放有针对性的健康教育材料等方式,由教育行政部门每学期组织一次,提高辖区内学校卫生管理人员、校医及教师的结核病防治知识和技能。校医作为校内传染病防治的一线工作人员,应尤其重视对其培训。

(2)主要内容

主要内容包括结核病防治的法规、政策、基本知识,学校结核病防控措施和工作内容,开展学校结核病防控工作的技巧,包括如何对学生开展结核病健康教育、组织开展新生入学体检和教职员工体检、开展日常晨检和因病缺勤病因追查及登记等工作的规范要求和细节。

3. 学生及其家长

(1)方式

开发有针对性的结核病预防控制健康宣传材料,包括小册子、宣传栏、宣传画、实物和光盘等传统形式的宣传材料,也可开发基于互联网、手机报、微信公众号等新型媒体的电子阅读资料。

进行各种形式的健康教育活动,主要包括:

1)大众传播:借助如网络、微信、微博、校园广播、电视、报纸、杂志等进行结核病防控知识的宣传教育,也可将宣传资料放置于教学楼、宿舍楼、校医院、医务室(保健室/卫生室)等场所。

2)校内教育:通过开设结核病防治健康教育课,由授课教师进行专题教育或结合其他课程进行健康教育;也可通过世界防治结核病日、世界卫生日、世界艾滋病日等集中开展结核病防治健康教育活动;还可通过社会实践、主题班会、培训、讲座、报告、讨论、辩论赛、会议等形式广泛传播结核病防控知识。

3)校外教育:利用家长会、致家长一封信等方式,也可通过学生向家长讲解结核病防治知识,开展家庭教育,共同促进家长对结核病防治知识的了解。另外,大学生也可利用校际联谊、志愿者服务、社会实践、课题研究、支教等形式,积极开展校外结核病防治知识传播活动。

4)同伴教育:通过在班级和宿舍交谈、讨论、召开班会等形式开展结核病防治知识的同伴教育，尤其可利用手机微信，在微信群中快速传播结核病防治知识、进行讨论交流等。

(2) 主要内容

主要内容包括结核病防治的核心信息和基础知识、良好的卫生习惯、关注自身健康、不瞒报病情等。《学校结核病防控健康教育相关知识》见附件5。

(三) 效果评价

教育行政部门或学校要定期对学校结核病防控健康教育的实施状况和效果进行评价，了解健康教育取得的成效及存在的问题和不足，开展有针对性的调整和改进，以提高学校结核病防控健康教育的效果。评价的主要内容包括：学校结核病防控健康教育的覆盖率（覆盖的学校、班级等）、知晓率（学生对结核病防治知识的了解情况）、肺结核或疑似肺结核患者报告和推介转诊的及时性、学生就诊延迟情况等。

附件

学校结核病防控健康教育相关知识

一、结核病防治核心信息

1. 肺结核是长期严重危害人民群众身体健康的慢性传染病。

2. 肺结核主要通过呼吸道传播，人人都有可能被感染。

3. 咳嗽、咳痰2周以上，应当怀疑得了肺结核，要及时就诊。

4. 不随地吐痰，咳嗽、打喷嚏时掩口鼻，戴口罩可以减少肺结核的传播。

5. 出现肺结核可疑症状或被诊断为肺结核后，应当主动向学校报告，不隐瞒病情、不带病上课。

6. 在医院就诊时，应将自己的真实信息如实告诉医生。

7. 肺结核患者经过规范全程治疗，绝大多数患者可以治愈，还可避免传染他人。

8. 养成勤开窗通风的习惯。

9. 保证充足的睡眠，合理膳食，加强体育锻炼，提高抵御疾病的能力。

二、学校结核病防控健康教育知识

1. 结核病是如何传染的？

结核病是由结核分枝杆菌感染引起的慢性呼吸道传染病。除毛发和牙齿外，人体其他器官系统都可能受到感染而发病，但主要侵犯肺脏，称为肺结核，肺结核占各种类型结核病的80%以上，是结核病的主要类型。

传染性肺结核患者咳嗽、打喷嚏、唱歌、大声说话时，含有结核分枝杆菌的飞沫可经其鼻腔和口腔喷出体外，在空气中形成气雾（或称为飞沫），较大的飞沫很快落在地面，而较小的飞沫很快蒸发成为飞沫核，可长时间悬浮在空气中。含菌的飞沫核被吸入肺泡，就可能引起感染。

2. 结核病的传染源来自哪里？

结核病的传染源是排菌的肺结核患者。研究表明，1 例传染性肺结核患者如果不及时治疗，平均一年将传染 10~15 个健康人，在人群密集、拥挤、通风不畅等环境下，将使更多的人受到感染。

3. 肺结核的主要症状有哪些？

肺结核的主要症状有咳嗽、咳痰，咯血或血痰，有的人会有低烧、盗汗、胸痛、食欲差、疲乏和消瘦等。有咳嗽、咳痰 2 周及以上，咯血或血痰等症状的人，通常叫肺结核可疑症状者。出现肺结核可疑症状时，要想到自己有可能患了结核病，应及时、主动到当地结核病定点医疗机构进行检查。

4. 诊断肺结核需要进行哪些检查？

检查的方法主要有结核分枝杆菌检查和胸部影像学检查。实验室结核分枝杆菌检查包括针对痰液等标本，进行涂片、培养和快速分子生物学检查，准确性较高。应按照医生的要求，留取合格的痰标本或其他标本。

5. 学生确诊肺结核后应怎么办？

确诊肺结核后，应在结核病定点医疗机构接受规范治疗，同时应尽快告知班主任或校医务室 / 医院，以便帮助其他同学尽快接受筛查。不应向学校隐瞒病情带病上课，或不向医疗机构如实说明学生身份和学校信息。如因违反《中华人民共和国传染病防治法》规定，导致肺结核病传播、流行，给他人人身、财产造成损害的，需依法承担责任。

6. 新发肺结核患者应如何治疗？

新发肺结核患者的治疗采用标准治疗方案，疗程为 6 个月，分为强化期和继续期。强化期为 2 个月，采用异烟肼、利福平、吡嗪酰胺和乙胺丁醇四药联合用药，继续期为 4 个月，采用异烟肼和利福平联合用药。但如被诊断为耐药患者，需按照相应的耐药方案进行治疗。

7. 肺结核患者在治疗期间应注意什么？

一旦被诊断为肺结核患者，要尽早开展正规的抗结核治疗，遵从医嘱，按时服药，定期复查，树立信心；注意休息和加强营养；注意个人卫生，不要随地吐痰，咳嗽、打喷嚏时用纸巾掩住口鼻；尽量减少外出，必须外出时需佩戴口罩。

8. 如何预防和控制结核病？

要预防结核病，首先要控制传染源，及时发现和治愈传染性肺结核患者，并将其与其他人群分开；其次是阻断传播途径，对痰液等进行消毒处理等；第三是保护易感人群，为新生儿接种卡介苗，与传染性患者接触时佩戴医用防护口罩等。另外，要养成良好的卫生、生活等习惯，如经常开窗通风、不随地吐痰、保持环境卫生和锻炼身体等。

9. 肺结核患者能治好吗？

新发现的肺结核患者坚持规律用药并完成规定的疗程后，95% 以上的患者可被治愈。如果不按时服药、不完成疗程，易造成结核菌耐药。一旦发生耐药，疗程会延长且容易导致治疗失败。

10. 肺结核治好后还会传染别人吗?

肺结核患者经过规范治疗,通常情况下传染性会很快下降,接受治疗数周后,痰内结核菌将明显减少,多无传染性。肺结核患者按照规定的治疗方案完成全疗程,达到治愈标准后,痰中查不到结核菌,就不再有传染性。

11. 为什么肺结核患者不能随地吐痰?

肺结核患者痰液中含有大量的结核菌。如果随地吐痰,痰中的结核菌被排出体外,被尘埃包裹形成含有结核菌的尘埃颗粒,被其他人吸入后,可导致肺部结核菌感染。一旦人体抵抗力下降,即可在肺部发生结核病。

12. 学校在结核病防控中要做哪些事情?

学校要进行新生入学体检和教职员工常规体检,体检中必须包含结核病检查;强化对学生的结核病防治健康教育;加强日常晨检、因病缺勤病因追查及登记、结核病患者休复学 / 休复课管理等工作;努力改善教学和生活环境;在学校出现肺结核患者后,积极配合疾病预防控制机构开展相关处置工作等。

13. 学校发现肺结核患者应该怎么办?

学生如果发现校内同学患有结核病,应向班主任 / 校医务室报告,并配合学校接受筛查和调查。

学校发现肺结核患者后,要及时告知疾病预防控制机构并进行疫情报告;配合疾病预防控制机构组织开展密切接触者筛查,要关注与病例同班级、同宿舍学生及授课教师的健康状况;规范开展休复学学生和休复课教职员工的管理,在疾病预防控制机构的指导下,做好在校治疗学生的服药管理和预防性治疗学生的服药管理。

14. 如何开展肺结核患者密切接触者筛查?

肺结核患者的密切接触者是指与肺结核患者直接接触的人员,主要包括同班师生、同宿舍同学以及与患者密切接触的其他人员。如果在密切接触者筛查中新发现了 1 例及以上的肺结核患者,需将接触者筛查范围扩大。同时要对与病例密切接触的家庭成员进行筛查。

15. 如何做好肺结核学生患者的休复学管理?

结核病定点医疗机构的医生,对符合休学条件的学生患者,应当开具休学诊断证明。学校根据休学诊断证明,对患肺结核的学生采取休学管理。患者经过规范治疗,经检查达到复学标准后,医生可开具复学诊断证明,建议复学,并注明后续治疗管理措施和要求。学校凭复学诊断证明为学生办理复学手续、并督促学生落实后续治疗管理措施。

16. 学校处理肺结核疫情常用的消毒方法有哪些?

一是紫外线照射消毒。对通风不良的教室和宿舍可采取紫外线消毒。采用太阳光照射也是杀灭结核菌有效的方法。将患者的被褥、衣物、书籍等用品放在太阳下暴晒

3~4 小时，也可达到消毒的效果。

二是化学消毒。采用过氧乙酸熏蒸或喷雾消毒，持续 120 分钟，可有效杀灭结核菌。

17. 如何做好学校结核病突发公共卫生事件的应急处置？

应在当地政府的领导下，严格按照相关要求和预案，积极开展应急处置工作。主要包括：事件的核实与上报、现场流行病学调查和密切接触者筛查、健康教育与心理疏导、校园环境卫生保障和事件评估等。

出处：关于印发中国学校结核病防控指南的通知（国卫办疾控函〔2020〕910 号）

学校食品安全与营养健康管理规定(节选)

（中华人民共和国教育部、中华人民共和国国家市场监督管理总局、中华人民共和国国家卫生健康委员会令第 45 号《学校食品安全与营养健康管理规定》经 2018 年 8 月 20 日教育部第 20 次部务会议、2018 年 12 月 18 日国家市场监督管理总局第 9 次局务会议和 2019 年 2 月 2 日国家卫生健康委员会第 12 次委主任会议审议通过，自 2019 年 4 月 1 日起施行。）

第一章 总 则

第五条 学校应当按照食品安全法律法规规定和健康中国战略要求，建立健全相关制度，落实校园食品安全责任，开展食品安全与营养健康的宣传教育。

第二章 管理体制

第七条 教育部门应当指导和督促学校建立健全食品安全与营养健康相关管理制度，将学校食品安全与营养健康管理工作作为学校落实安全风险防控职责、推进健康教育的重要内容，加强评价考核；指导、监督学校加强食品安全教育和日常管理，降低食品安全风险，及时消除食品安全隐患，提升营养健康水平，积极协助相关部门开展工作。

第八条 食品安全监督管理部门应当加强学校集中用餐食品安全监督管理，依法查处涉及学校的食品安全违法行为；建立学校食堂食品安全信用档案，及时向教育部门通报学校食品安全相关信息；对学校食堂食品安全管理人员进行抽查考核，指导学校做好食品安全管理和宣传教育；依法会同有关部门开展学校食品安全事故调查处理。

第九条 卫生健康主管部门应当组织开展校园食品安全风险和营养健康监测，对学校提供营养指导，倡导健康饮食理念，开展适应学校需求的营养健康专业人员培训；指导学校开展食源性疾病预防和营养健康的知识教育，依法开展相关疫情防控处置工作；组织医疗机构救治因学校食品安全事故导致人身伤害的人员。

第十条　区域性的中小学卫生保健机构、妇幼保健机构、疾病预防控制机构，根据职责或者相关主管部门要求，组织开展区域内学校食品安全与营养健康的监测、技术培训和业务指导等工作。

鼓励有条件的地区成立学生营养健康专业指导机构，根据不同年龄阶段学生的膳食营养指南和健康教育的相关规定，指导学校开展学生营养健康相关活动，引导合理搭配饮食。

第三章　学校职责

第十八条　学校应当加强食品安全与营养健康的宣传教育，在全国食品安全宣传周、全民营养周、中国学生营养日、全国碘缺乏病防治日等重要时间节点，开展相关科学知识普及和宣传教育活动。

学校应当将食品安全与营养健康相关知识纳入健康教育教学内容，通过主题班会、课外实践等形式开展经常性宣传教育活动。

第十九条　中小学、幼儿园应当培养学生健康的饮食习惯，加强对学生营养不良与超重、肥胖的监测、评价和干预，利用家长学校等方式对学生家长进行食品安全与营养健康相关知识的宣传教育。

出处：学校食品安全与营养健康管理规定（中华人民共和国教育部、中华人民共和国国家市场监督管理总局、中华人民共和国国家卫生健康委员会令第45号）

高等学校学生心理健康教育指导纲要

心理健康教育是提高大学生心理素质、促进其身心健康和谐发展的教育，是高校人才培养体系的重要组成部分，也是高校思想政治工作的重要内容。为深入学习贯彻习近平新时代中国特色社会主义思想和党的十九大精神，推动全国高校思想政治工作会议精神落地生根，切实加强高校思想政治工作体系建设，进一步提升心理育人质量，根据原国家卫生计生委、教育部等22部门联合印发的《关于加强心理健康服务的指导意见》和中共教育部党组《高校思想政治工作质量提升工程实施纲要》的工作要求，特制定本指导纲要。

一、指导思想

深入学习贯彻习近平新时代中国特色社会主义思想，全面贯彻党的教育方针，把立德树人的成效作为检验学校一切工作的根本标准，着力培养德智体美全面发展的社会主义建设者和接班人。坚持育心与育德相统一，加强人文关怀和心理疏导，规范发展心理健康教育与咨询服务，更好地适应和满足学生心理健康教育服务需求，引导学生正确认识义和利、群和己、成和败、得和失，培育学生自尊自信、理性平和、积极向上的健康心态，促进学生心理健康素质与思想道德素质、科学文化素质协调发展。

二、总体目标

教育教学、实践活动、咨询服务、预防干预“四位一体”的心理健康教育工作格局基本形成。心理健康教育的覆盖面、受益面不断扩大，学生心理健康意识明显增强，心理健康素质普遍提升。常见精神障碍和心理行为问题预防、识别、干预能力和水平不断提高。学生心理健康问题关注及时、措施得当、效果明显，心理疾病发生率明显下降。

三、基本原则

——科学性与实效性相结合。根据学生身心发展规律和心理健康教育规律，科学开展心理健康教育工作，逐步完善心理健康教育和咨询服务体系，切实提高学生心理健康水平，有效解决学生思想、心理和行为问题。

——普遍性与特殊性相结合。坚持心理健康教育工作面向全体学生开展，对每个学生心理健康发展负责，关注学生个体差异，注重方式方法创新，分层分类开展心理健康教育，满足不同学生群体心理健康服务需求。

——主导性与主体性相结合。充分发挥心理健康教育教师、心理咨询师、辅导员、班主任等育人主体的主导作用，强化家校育人合力。尊重学生主体地位，充分调动学生主动性、积极性，培养自主自助维护心理健康的意识和能力。

——发展性与预防性相结合。加强心理健康知识的普及和传播，充分挖掘学生心理潜能，培养积极心理品质，促进学生身心和谐发展。重视心理问题的及时疏导，加强心理危机预防干预，最大限度预防和减少严重心理危机个案的发生。

四、主要任务

1. 推进知识教育。健全心理健康教育课程体系，结合实际，把心理健康教育课程纳入学校整体教学计划，规范课程设置，对新生开设心理健康教育公共必修课，大力倡导面向全体学生开设心理健康教育选修和辅修课程，实现大学生心理健康教育全覆盖。公共必修课程原则上应设置 2 个学分、32~36 个学时。完善心理健康教育教材体系，组织编写大学生心理健康教育示范教材，科学规范教学内容。开发建设《大学生心理健康》等在线课程，丰富教育教学形式。创新心理健康教育教学手段，有效改进教学方法，通过线下线上、案例教学、体验活动、行为训练、心理情景剧等多种形式，激发大学生学习兴趣，提高课堂教学效果，不断提升教学质量。

2. 开展宣传活动。加强宣传普及，通过举办心理健康教育月、“5·25”大学生心理健康节等形式多样的主题教育活动，组织开展各种有益于大学生身心健康的文体娱乐活动和心理素质拓展活动，不断增强心理健康教育吸引力和感染力。拓展传播渠道，充分利用广播、电视、书刊、影视、动漫等传播形式，组织创作、展示心理健康宣传教育精品和公益广告，传播自尊自信、乐观向上的现代文明理念和心理健康意识。创新宣传方式，主动占领网络心理健康教育新阵地，建设好融思想性、知识性、趣味性、服务性于一体的心理健康教育网站、网页和新媒体平台，广泛运用门户网站、微信、微博、手机客户端等媒介，宣传心理健康知识，倡导健康生活方式，提高心理保健能力。发挥学生主体作用，支持学生成立心理健康教育社团，组织开展心理健康教育活动，增长心理健康知识，提升心理调适能力，积极进行心理健康自助互助。强化家校育人合力，引导家长树立正确教育观念，以健康和谐的家庭环境影响学生，有效提升心理健康教育实效。

3. 强化咨询服务。优化心理咨询服务平台，加强硬件设施建设，设立心理发展辅导室、心理测评室、积极心理体验中心、团体活动室、综合素质训练室等，积极构建教育与指导、咨询与自助、自助与他助紧密结合的心理健康教育与咨询服务体系。完善体制机制，健全心理健康教育与咨询的值班、预约、转介、重点反馈等制度，通过个体咨询、团体辅导、电话咨询、网络咨询等多种形式，向学生提供经常、及时、有效的心理健康指导与咨询服务。实施分类引导，针对不同学段、不同专业学生，精准施策，因材施教，把解决思想问题、心理问题与解决实际问题结合起来，在关心呵护和暖心帮扶中开展教育引导。遵循保密原则，建立心理健康数据安全保护机制，保护学生隐私，杜绝信息泄露。

4. 加强预防干预。完善心理测评方式，优化量表选用，禁止使用可能损害学生心理健康的方法和仪器。科学分析经济社会快速发展、互联网新媒体应用快速推进、个人成长历程、家庭环境等因素对学生心理健康的深刻影响，准确把握学生心理健康状况及变化规律，不断提高心理健康素质测评覆盖面和科学性。健全心理危机预防和快速反应机制，建立学校、院系、班级、宿舍“四级”预警防控体系，完善心理危机干预工作预案，做好对心理危机学生的跟踪服务，注重做好特殊时期、不同季节的心理危机预防与干预工作，定期开展案例督导和个案研讨，不断提高心理危机预防干预专业水平。建立心理危机转介诊疗机制，畅通从学校心理健康教育与咨询机构到校医院、精神卫生专业机构的心理危机转介绿色通道，及时转介疑似患有严重心理或精神疾病的学生到专业机构接受诊断和治疗。

五、工作保障

1. 队伍建设。各高校要建设一支以专职教师为骨干、以兼职教师为补充，专兼结合、专业互补、相对稳定、素质良好的心理健康教育师资队伍。心理健康教育专职教师要具有从事大学生心理健康教育的相关学历和专业资质，要按照师生比不低于 1∶4 000 配备，每校至少配备 2 名。心理健康教育师资队伍原则上应纳入高校思想政治工作队伍管理，要落实好职务（职称）评聘工作。设有教育学、心理学教学机构的高校，可同时纳入相应专业队伍管理。积极组织开展师资队伍培训，保证心理健康教育专职教师每年接受不低于40学时的专业培训，或参加至少2次省级以上主管部门及二级以上心理学专业学术团体召开的学术会议。充分调动全体教职员工参与心理健康教育的主动性和积极性，重视对班主任、辅导员以及其他从事高校思想政治工作的干部、教师开展心理健康教育知识培训。

2. 条件保障。各高校应落实心理健康教育专项工作经费，配备必要的办公场地和设备。有条件的高校，要建立相对独立的心理健康教育与咨询机构和院（系）二级心理辅导站。要建设校内外心理健康教育素质拓展基地，培育高校心理健康教育优秀工作案例，辐射推动区域和全国高校心理健康教育工作。

六、组织实施

1. 组织管理。各级教育工作部门要切实加强对学生心理健康教育工作的统一领导和统筹规划，积极支持开展大学生心理健康教育工作，要将心理健康教育工作作为高校思想政治工作测评和文明校园创建的重要内容。各高校要将心理健康教育纳入学校改革发展整体规划，纳入人才培养体系、思想政治工作体系和督导评估指标体系。要明确心理健康教育工作牵头负责职能部门，构建校内各部门统筹协调机制，研究制定心理健康教育的工作规划和相关制度。

2. 评估督导。各级教育工作部门要研究制定大学生心理健康教育工作的评价与督导指标体系，组织或委托心理学专家以及实践工作者，定期对学生心理健康教育工作开展评估、督导。评估、督导内容包括学校重视和支持程度、机构设置情况、专项经费保障、师资队伍建设、教学科研、开展辅导或咨询情况以及工作实效等。

3. 科学研究。各级教育工作部门和各高校要推动开展心理健康教育基础理论研究，逐步形成具有中国特色的心理学、教育学学科体系、学术体系、话语体系，促进研究成果转化及应用。开展心理健康教育相关理论和技术的实证研究，促进临床服务规范。开展心理健康问题的早期识别与干预研究，推广应用效果明确的心理干预技术和方法。

全国民办高校和中外合作办学类高校学生心理健康教育工作，参照本指导纲要执行。

出处：中共教育部党组关于印发《高等学校学生心理健康教育指导纲要》的通知（教党〔2018〕41号）

综合防控儿童青少年近视实施方案

儿童青少年是祖国的未来和民族的希望。近年来，由于中小学生课内外负担加重，手机、电脑等带电子屏幕产品(以下简称电子产品)的普及,用眼过度、用眼不卫生、缺乏体育锻炼和户外活动等因素,我国儿童青少年近视率居高不下、不断攀升,近视低龄化、重度化日益严重,已成为一个关系国家和民族未来的大问题。防控儿童青少年近视需要政府、学校、医疗卫生机构、家庭、学生等各方面共同努力,需要全社会行动起来,共同呵护好孩子的眼睛。为综合防控儿童青少年近视,经国务院同意,现提出以下实施方案。

一、目标

到 2023 年,力争实现全国儿童青少年总体近视率在 2018 年的基础上每年降低 0.5 个百分点以上,近视高发省份每年降低 1 个百分点以上。

到 2030 年,实现全国儿童青少年新发近视率明显下降,儿童青少年视力健康整体水平显著提升,6 岁儿童近视率控制在 3% 左右,小学生近视率下降到 38% 以下,初中生近视率下降到 60% 以下,高中阶段学生近视率下降到 70% 以下,国家学生体质健康标准达标优秀率达 25% 以上。

二、各相关方面的行动

(一) 家庭

家庭对孩子的成长至关重要。家长应当了解科学用眼护眼知识,以身作则,带动和帮助孩子养成良好用眼习惯,尽可能提供良好的居家视觉环境。0~6 岁是孩子视觉发育的关键期,家长应当尤其重视孩子早期视力保护与健康,及时预防和控制近视的发生与发展。

增加户外活动和锻炼。让孩子到户外阳光下度过更多时间,能够有效预防和控制近视。要营造良好的家庭体育运动氛围,积极引导孩子进行户外活动或体育锻炼,使其在家时每天接触户外自然光的时间达 60 分钟以上。已患近视的孩子应进一步增加户外活动时间,延缓近视发展。鼓励支持孩子参加各种形式的体育活动,督促孩子认真完成寒暑假体育作业,使其掌握 1~2 项体育运动技能,引导孩子养成终身锻炼习惯。

控制电子产品使用。家长陪伴孩子时应尽量减少使用电子产品。有意识地控制孩子特别是学龄前儿童使用电子产品,非学习目的的电子产品使用单次不宜超过 15 分钟,每天累计不宜超过 1 小时,使用电子产品学习 30~40 分钟后,应休息远眺放松 10 分钟,年龄越小,连续使用电子产品的时间应越短。

减轻课外学习负担。配合学校切实减轻孩子负担,不要盲目参加课外培训、跟风报班,应根据孩子兴趣爱好合理选择,避免学校减负、家庭增负。

避免不良用眼行为。引导孩子不在走路时、吃饭时、卧床时、晃动的车厢内、光线暗弱或阳光直射等情况下看书或使用电子产品。监督并随时纠正孩子不良读写姿势,应保持“一尺、一拳、一寸”,即眼睛与书本距离应约为一尺、胸前与课桌距离应约为一拳、握笔的手指与笔尖距离应约为一寸,读写连续用眼时间不宜超过 40 分钟。

保障睡眠和营养。保障孩子睡眠时间,确保小学生每天睡眠 10 个小时、初中生 9

个小时、高中阶段学生8个小时。让孩子多吃鱼类、水果、绿色蔬菜等有益于视力健康的营养膳食。

做到早发现早干预。改变“重治轻防”观念,经常关注家庭室内照明状况,注重培养孩子的良好用眼卫生习惯。掌握孩子的眼睛发育和视力健康状况,随时关注孩子视力异常迹象,了解到孩子出现需要坐到教室前排才能看清黑板、看电视时凑近屏幕、抱怨头痛或眼睛疲劳、经常揉眼睛等迹象时,及时带其到眼科医疗机构检查。遵从医嘱进行科学的干预和近视矫治,尽量在眼科医疗机构验光,避免不正确的矫治方法导致近视程度加重。

(二) 学校

减轻学生学业负担。严格依据国家课程方案和课程标准组织安排教学活动,严格按照“零起点”正常教学,注重提高课堂教学效益,不得随意增减课时、改变难度、调整进度。强化年级组和学科组对作业数量、时间和内容的统筹管理。小学一、二年级不布置书面家庭作业,三至六年级书面家庭作业完成时间不得超过60分钟,初中不得超过90分钟,高中阶段也要合理安排作业时间。寄宿制学校要缩短学生晚上学习时间。科学布置作业,提高作业设计质量,促进学生完成好基础性作业,强化实践性作业,减少机械、重复训练,不得使学生作业演变为家长作业。

加强考试管理。全面推进义务教育学校免试就近入学全覆盖。坚决控制义务教育阶段校内统一考试次数,小学一、二年级每学期不得超过1次,其他年级每学期不得超过2次。严禁以任何形式、方式公布学生考试成绩和排名;严禁以各类竞赛获奖证书、学科竞赛成绩或考级证明等作为招生入学依据;严禁以各种名义组织考试选拔学生。

改善视觉环境。改善教学设施和条件,鼓励采购符合标准的可调节课桌椅和坐姿矫正器,为学生提供符合用眼卫生要求的学习环境,严格按照普通中小学校、中等职业学校建设标准,落实教室、宿舍、图书馆(阅览室)等采光和照明要求,使用利于视力健康的照明设备。加快消除“大班额”现象。学校教室照明卫生标准达标率100%。根据学生座位视角、教室采光照明状况和学生视力变化情况,每月调整学生座位,每学期对学生课桌椅高度进行个性化调整,使其适应学生生长发育变化。

坚持眼保健操等护眼措施。中小学校要严格组织全体学生每天上下午各做1次眼保健操,认真执行眼保健操流程,做眼保健操之前提醒学生注意保持手部清洁卫生。教师要教会学生正确掌握执笔姿势,督促学生读写时坐姿端正,监督并随时纠正学生不良读写姿势,提醒学生遵守“一尺、一拳、一寸”要求。教师发现学生出现看不清黑板、经常揉眼睛等迹象时,要了解其视力情况。

强化户外体育锻炼。强化体育课和课外锻炼,确保中小学生在校时每天1小时以上体育活动时间。严格落实国家体育与健康课程标准,确保小学一、二年级每周4课时,三至六年级和初中每周3课时,高中阶段每周2课时。中小学校每天安排30分钟大课间体育活动。按照动静结合、视近与视远交替的原则,有序组织和督促学生在课间时到室外活动或远眺,防止学生持续疲劳用眼。全面实施寒暑假学生体育家庭作业制度,督促检查学生完成情况。

加强学校卫生与健康教育。依托健康教育相关课程,向学生讲授保护视力的意义和方法,提高其主动保护视力的意识和能力,积极利用学校闭路电视、广播、宣传栏、家长会、家长学校等形式对学生和家长开展科学用眼护眼健康教育,通过学校和学生辐射教育家长。培训培养健康教育教师,开发和拓展健康教育课程资源。支持鼓励学生成立健康教育社团,开展视力健康同伴教育。

科学合理使用电子产品。指导学生科学规范使用电子产品,养成信息化环境下良好的学习和用眼卫生习惯。严禁学生将个人手机、平板电脑等电子产品带入课堂,带入学校的要进行统一保管。学校教育本着按需的原则合理使用电子产品,教学和布置作业不依赖电子产品,使用电子产品开展教学时长原则上不超过教学总时长的30%,原则上采用纸质作业。

定期开展视力监测。小学要接收医疗卫生机构转来的儿童青少年视力健康电子档案,确保一人一档,并随学籍变化实时转移。在卫生健康部门指导下,严格落实学生健康体检制度和每学期2次视力监测制度,对视力异常的学生进行提醒教育,为其开具个人运动处方和保健处方,及时告知家长带学生到眼科医疗机构检查。做好学生视力不良检出率、新发率等的报告和统计分析,配合医疗卫生机构开展视力筛查。学校和医疗卫生机构要及时把视力监测和筛查结果记入儿童青少年视力健康电子档案。

加强视力健康管理。建立校领导、班主任、校医(保健教师)、家长代表、学生视力保护委员和志愿者等学生代表为一体的视力健康管理队伍,明确和细化职责。将近视防控知识融入课堂教学、校园文化和学生日常行为规范。加强医务室(卫生室、校医院、保健室等)力量,按标准配备校医和必要的药械设备及相关监测检查设备。

倡导科学保育保教。严格落实3~6岁儿童学习与发展指南,重视生活和游戏对3~6岁儿童成长的价值,严禁"小学化"教学。要保证儿童每天2小时以上户外活动,寄宿制幼儿园不得少于3小时,其中体育活动时间不少于1小时,结合地区、季节、学龄阶段特点合理调整。为儿童提供营养均衡、有益于视力健康的膳食,促进视力保护。幼儿园教师开展保教工作时要主动控制使用电视、投影等设备的时间。

(三)医疗卫生机构

建立视力档案。严格落实国家基本公共卫生服务中关于0~6岁儿童眼保健和视力检查工作要求,做到早监测、早发现、早预警、早干预,2019年起,0~6岁儿童每年眼保健和视力检查覆盖率达90%以上。在检查的基础上,依托现有资源建立、及时更新儿童青少年视力健康电子档案,并随儿童青少年入学实时转移。在学校配合下,认真开展中小学生视力筛查,将眼部健康数据(包括屈光度、眼轴长度、屈光介质参数等)及时更新到视力健康电子档案中,筛查出视力异常或可疑眼病的,要提供个性化、针对性强的防控方案。

规范诊断治疗。县级及以上综合医院普遍开展眼科医疗服务，认真落实《近视防治指南》等诊疗规范，不断提高眼健康服务能力。根据儿童青少年视觉症状，进行科学验光及相关检查，明确诊断，按照诊疗规范进行矫治。叮嘱儿童青少年近视患者应遵从医嘱进行随诊，以便及时调整采用适宜的干预和治疗措施。对于儿童青少年高度近视或病理性近视患者，应充分告知疾病的危害，提醒其采取预防措施避免并发症的发生或降低危害。制定跟踪干预措施，检查和矫治情况及时记入儿童青少年视力健康电子档案。积极开展近视防治相关研究，加强防治近视科研成果与技术的应用。充分发挥中医药在儿童青少年近视防治中的作用，制定实施中西医一体化综合治疗方案，推广应用中医药特色技术和方法。

加强健康教育。儿童青少年近视是公共卫生问题，必须从健康教育入手，以公共卫生服务为抓手，发动儿童青少年和家长自主健康行动。针对人们缺乏近视防治知识、对近视危害健康严重性认识不足的问题，发挥健康管理、公共卫生、眼科、视光学、疾病防控、中医药相关领域专家的指导作用，主动进学校、进社区、进家庭，积极宣传推广预防儿童青少年近视的视力健康科普知识。加强营养健康宣传教育，因地制宜开展营养健康指导和服务。

（四）学生

强化健康意识。每个学生都要强化“每个人是自身健康的第一责任人”意识，主动学习掌握科学用眼护眼等健康知识，并向家长宣传。积极关注自身视力状况，自我感觉视力发生明显变化时，及时告知家长和教师，尽早到眼科医疗机构检查和治疗。

养成健康习惯。遵守近视防控的各项要求，认真规范做眼保健操，保持正确读写姿势，积极参加体育锻炼和户外活动，每周参加中等强度体育活动3次以上，养成良好生活方式，不熬夜、少吃糖、不挑食，自觉减少电子产品使用。

（五）有关部门

教育部：加快修订《学校卫生工作条例》和《中小学健康教育指导纲要》等。成立全国中小学和高校健康教育指导委员会，指导地方教育行政部门和学校科学开展儿童青少年近视防控和视力健康管理等学校卫生与健康教育工作，开展儿童青少年近视综合防控试点工作，强化示范引领。进一步健全学校体育卫生发展制度和体系，不断完善学校体育场地设施，加快体育与健康师资队伍建设，聚焦“教”（教会健康知识和运动技能）“练”（经常性课余训练和常规性体育作业）“赛”（广泛开展班级、年级和跨校体育竞赛活动）“养”（养成健康行为和健康生活方式），深化学校体育、健康教育教学改革，积极推进校园体育项目建设。推动地方教育行政部门加强现有中小学卫生保健机构建设，按照标准和要求强化人员和设备配备。鼓励高校特别是医学院校、高等师范院校开设眼视光、健康管理、健康教育相关专业，培养近视防治、视力健康管理专门人才和健康教育教师，积极开展儿童青少年视力健康管理相关研究。会同有关部门开展全国学校校医等专职卫生技术人员配备情况专项督导检查，着力解决专职卫生技术人员数量及相关设备配备不足问题。会同有关部门坚决治理规范校外培训机构，每年对校外培训机构教室采光照明、课桌椅配备、电子产品等达标情况开展全覆盖专项检查。

国家卫生健康委：培养优秀视力健康专业人才，在有条件的社区设立防控站点。加强基层眼科医师、眼保健医生、儿童保健医生培训，提高视力筛查、常见眼病诊治和急诊处置能力。加强视光师培养，确保每个县（市、区）均有合格的视光专业人员提供规范服务，并根据儿童青少年近视情况，选择科学合理的矫正方法。全面加强全国儿童青少年视力健康及其相关危险因素监测网络、数据收集与信息化建设。会同教育部组建全国儿童青少年近视防治和视力健康专家队伍，充分发挥卫生健康、教育、体育等部门和群团组织、社会组织作用，科学指导儿童青少年近视防治和视力健康管理工作。加快修订《中小学生健康体检管理办法》等文件。2019 年年底前，会同有关部门出台相关强制性标准，严格规范儿童青少年的教材、教辅、考试试卷、作业本、报刊及其他印刷品、出版物等的字体、纸张，以及学习用灯具等，使之有利于保护视力。会同相关部门按照采光和照明国家有关标准要求，对学校、托幼机构和校外培训机构教室（教学场所）以“双随机”（随机抽取卫生监督人员，随机抽取学校、托幼机构和校外培训机构）方式进行抽检、记录并公布。

体育总局：增加适合儿童青少年户外活动和体育锻炼的场地设施，持续推动各类公共体育设施向儿童青少年开放。积极引导支持社会力量开展各类儿童青少年体育活动，有针对性地开展各类冬夏令营、训练营和体育赛事等，吸引儿童青少年广泛参加体育运动，动员各级社会体育指导员为广大儿童青少年参与体育锻炼提供指导。

财政部：合理安排投入，积极支持相关部门开展儿童青少年近视综合防控工作。

人力资源社会保障部：会同教育部、国家卫生健康委完善中小学和高校校医、保健教师和健康教育教师职称评审政策。

市场监督管理总局：严格监管验光配镜行业，不断加强眼视光产品监管和计量监管，整顿配镜行业秩序，加大对眼镜和眼镜片的生产、流通和销售等执法检查力度，规范眼镜片市场，杜绝不合格眼镜片流入市场。加强广告监管，依法查处虚假违法近视防控产品广告。

国家新闻出版署：实施网络游戏总量调控，控制新增网络游戏上网运营数量，探索符合国情的适龄提示制度，采取措施限制未成年人使用时间。

广播电视总局等部门：充分发挥广播电视、报刊、网络、新媒体等作用，利用公益广告等形式，多层次、多角度宣传推广近视防治知识。

防控儿童青少年近视是一项系统工程，各相关部门都要关心、支持、参与儿童青少年视力保护，在全社会营造政府主导、部门配合、专家指导、学校教育、家庭关注的良好氛围，让每个孩子都有一双明亮的眼睛和光明的未来。

三、加强考核

各省（区、市）人民政府负责本地区儿童青少年近视防控措施的落实，主要负责同志要亲自抓，国务院授权教育部、国家卫生健康委与各省级人民政府签订全面加强儿童青少年近视防控工作责任书，地方各级人民政府逐级签订责任书。将儿童青少年近视防控工作、总体近视率和体质健康状况纳入政府绩效考核，严禁地方各级人民政府片面以学生考试成绩和学校升学率考核教育行政部门和学校。将视力健康纳入素质教育，将儿童青少年身心健康、课业负担等纳入国家义务教育质量监测评估体系，对儿童青少年体质健康水平连续三年下降的地方政府和学校依法依规予以问责。

建立全国儿童青少年近视防控工作评议考核制度，评议考核办法由教育部、国家卫生健康委、体育总局制订，在国家卫生健康委、教育部核实各地2018年儿童青少年近视率的基础上，从2019年起，每年开展各省（区、市）人民政府儿童青少年近视防控工作评议考核，结果向社会公布。

出处：教育部等八部门关于印发《综合防控儿童青少年近视实施方案》的通知（教体艺〔2018〕3号）

中小学德育工作指南（节选）

四、德育内容

（五）心理健康教育。开展认识自我、尊重生命、学会学习、人际交往、情绪调适、升学择业、人生规划以及适应社会生活等方面教育，引导学生增强调控心理、自主自助、应对挫折、适应环境的能力，培养学生健全的人格、积极的心态和良好的个性心理品质。

五、实施途径和要求

（一）课程育人

统筹安排地方和学校课程，开展法治教育、廉洁教育、反邪教教育、文明礼仪教育、环境教育、心理健康教育、劳动教育、毒品预防教育、影视教育等专题教育。

（四）实践育人

利用体育科研院所、心理服务机构、儿童保健机构等开展健康教育。

出处：教育部关于印发《中小学德育工作指南》的通知（教基〔2017〕8号）

普通高等学校健康教育指导纲要

《"健康中国 2030"规划纲要》明确提出"加大学校健康教育力度。将健康教育纳入国民教育体系,把健康教育作为所有教育阶段素质教育的重要内容"。健康是青少年全面发展的基础,加强高校健康教育、提升学生健康素养,是贯彻落实党的教育方针,全面实施素质教育、促进学生全面发展、加快推进教育现代化的必然要求,是贯彻落实《"健康中国 2030"规划纲要》,建设健康中国、全面提升中华民族健康素质的重要内容。近年来,各地各高校在推进健康教育、提升学生健康素养方面做了大量工作,取得了积极进展,但健康教育的覆盖面不广、针对性不强、措施落实不到位等问题仍然突出;部分学生健康意识淡漠,维护和促进自身健康能力不足,锻炼不够、睡眠不足、作息不规律、膳食不合理等不健康生活方式正在成为影响学生健康的危险因素。为进一步加强高校健康教育,提升学生健康素养,促进学生身心健康,特制定本指导纲要。

一、总体要求

(一) 指导思想

高校健康教育要全面贯彻落实党的十八大、十八届三中、四中、五中全会和习近平总书记系列重要讲话精神,全面贯彻党的教育方针,按照《国家中长期教育改革和发展规划纲要(2010—2020 年)》《"健康中国 2030"规划纲要》的部署和要求,不断更新观念、创新形式、落实载体、完善制度,全方位、多途径、多形式开展高校健康教育和健康促进,充分发挥健康教育在培育和践行社会主义核心价值观、推进素质教育中的综合作用,帮助学生树立健康意识,掌握维护健康的知识和技能,形成文明、健康生活方式,提高自身健康管理能力,增强维护全民健康的社会责任感,促进学生身心健康和全面发展。

(二) 基本原则

高等教育阶段是高校学生身心成长成熟、健康素养形成的重要时期。高校学生是传播健康理念、引领健康生活方式的重要人群。高校健康教育重在增强学生的健康意识、提高学生的健康素养和健全学生的人格品质。

开展高校健康教育应遵循以下基本原则:

——问题导向与健康需求相衔接。围绕学生的健康需求,针对学生的主要健康问题及其影响因素,合理科学选择健康教育的内容和形式,确保健康教育取得实效。

——知识传授与行为养成相促进。健康行为是维护和促进健康的关键。健康知识和技能是促进健康行为形成的前提。要以健康行为养成为出发点,传播健康知识和技能,提升学生健康素养。

——课堂教学与课外实践相协调。课堂教学是传授健康知识和技能的主要渠道。课外实践是践行健康知识和技能的主要场域。要结合课堂教育教学内容，合理安排健康实践活动，促进学生健康知识的运用与行为的形成。

——维护个体健康与增强社会责任相统一。个体健康是全民健康的基础，促进全民健康需要每个人的共同努力。既要提升学生的健康素养，也要增强学生在维护和促进全民健康方面的社会责任感和示范引领作用。

——总体要求与地方实际相结合。各地学生面临的健康问题及影响健康的危险因素不尽相同，各地应在国家有关健康教育的总体规划和原则指导下，结合本地实际，对健康教育的内容进行合理安排，并适当调整补充。

二、主要内容

高校健康教育是中小学健康教育的延续和深化，是全民健康教育的重要组成部分。高校健康教育内容主要包括健康生活方式、疾病预防、心理健康、性与生殖健康、安全应急与避险五个方面，其目标和核心内容分别为：

（一）健康生活方式。

目标：树立现代健康意识，掌握健康管理和健康决策的基本方法，养成文明健康的生活方式，提高自觉规避、有效应对健康风险的能力。

核心内容：现代健康的概念；高校学生面临的主要健康问题和影响因素；健康决策和健康管理的基本原则；饮食行为与健康，中国居民膳食指南及其应用，日常生活常见的食品安全隐患与防范（食品安全五要素）；睡眠与健康，睡眠不足与睡眠障碍的危害，劳逸结合，规律作息，预防网络成瘾；运动与健康，科学锻炼原则及方法、运动负荷的自我监测；烟草危害及戒烟策略，毒品（新型毒品）危害及禁毒，物质滥用（酗酒、滥用镇静催眠药和镇痛剂等成瘾性药物等）的危害及防范；环境卫生与健康。

（二）疾病预防。

目标：增强防病意识，掌握常见疾病的预防原则和常规措施，提高防控传染病和慢性非传染性疾病的能力。

核心内容：常见传染病（如流感、结核病、病毒性肝炎等）的预防；慢性非传染性疾病（如高血压、糖尿病、肿瘤等）的基本知识、预防原则和常规措施；抗生素滥用对健康的危害，在医生指导下使用抗生素；定期进行健康体检的意义和项目选择；常用的健康指标、正常范围，测定身体健康状况的常用方法（如测量腋温和脉搏、血压等）；正确选择必要、有效的保健与保险服务。

（三）心理健康。

目标：树立自觉维护心理健康的意识，掌握正确应对学业、人际关系等方面的不良情绪和心理压力必需的相关技能，提高心理适应能力。

核心内容：心理健康的概念；心理健康与身体健康的关系；学生心理发展特点和相关社会因素；抑郁症和焦虑症的表现，自我心理调适与技能，促进积极情绪与缓解不良情绪的基本方法;维护良好人际关系与有效交流的方法;心理咨询与服务利用,常见心理问题或危机的辨识与求助;珍爱生命。

(四)性与生殖健康。

目标:树立自我保健意识,掌握维护性与生殖健康的知识和技能,提高维护性与生殖健康的能力。

核心内容:性与生殖健康的基本知识;友谊、爱情、婚恋、家庭与伦理道德;优生优育与适宜有效的避孕方法;非意愿怀孕和应对措施;常见生殖健康问题与自我保健方法;无保护性行为对生殖健康的影响;常见性传播疾病和预防;艾滋病的传播、流行与控制,易感染艾滋病的高危行为和预防措施,艾滋病咨询检测和服务,不歧视艾滋病感染者和病人;预防性侵害的方法和技能。

(五)安全应急与避险。

目标:树立安全避险意识,掌握常见突发事件和伤害的应急处置方法,提高自救与互救能力。

核心内容:突发事件与个人安全防范,意外伤害(触电、溺水、中暑、中毒、运动创伤等)的预防、自救与互救的基本原则和方法;无偿献血基本知识,无偿献血是公民的义务;休克、晕厥、骨折等急症的现场救护原则,心肺复苏、创伤救护(止血、包扎、固定、搬运)等院前急救技能;动物(犬、猫、蛇等)抓伤、咬伤后的应急处置;防范网络安全风险,甄别不科学、不健康信息的技能与方法;实验、实习等场所安全要求与防护技能,注意个人防护,避免职业伤害;旅行卫生保健的基本要求,规避旅行中的健康与安全风险的基本措施和策略。

三、实施途径

(一)多渠道开展健康教育。

发挥课堂教学主渠道作用。高校应按照本纲要确定的原则、内容,因校制宜制定健康教育教学计划,开设健康教育公共选修课,安排必要的课时,确定相应的学分。针对高校学生关注的健康问题,精选教学内容,吸引学生选修健康教育课程。

拓展健康教育载体。充分利用新生入学教育、军训等时机,开展艾滋病、结核病等传染病预防、安全应急与急救等专题健康教育活动。充分利用广播、宣传栏、学生社团活动、校园网络、微博、微信等传统媒体和新兴媒体,经常性开展健康教育宣传活动。结合各种卫生主题宣传日,集中开展各类卫生主题宣传教育活动。结合阶段性、季节性疾病预防,以防病为切入点,传播健康生活方式及疾病预防知识和技能。

(二)多形式开展健康实践。

融入学生管理工作。注重培养学生健康素养和生活作息等行为习惯,及时了解学生心理状况和心理需求,有针对性开展心理健康教育、心理辅导与咨询。

发挥学生社团作用。把学生参与健康教育活动纳入学生志愿服务管理,鼓励学生积极参与健康教育实践活动,传播健康理念和知识。

创设良好的校园卫生环境。配备必要的公共卫生设施,设置必要的卫生警示和标识,潜移默化地培养学生的公共卫生意识和卫生行为习惯。

(三)多途径加强健康教育教学能力建设。

创新教学方法和模式。充分发挥在线课程作用,开发健康教育网络课程、慕课、微课等,为全体学生提供便捷的健康教育学习平台,增强学生运用网络资源学习的能力,扩大健康教育覆盖面。

开展健康教育教学研究。充分发挥高校学科优势和人才优势,开展健康教育教学和科研活动,培育健康教育特色,提高健康教育教学质量。

丰富教育教学资源。结合本校实际,开发学生健康教育科普读物、教学图文资料、多媒体课件等,丰富健康教育教学资源,保障健康教育教学活动顺利开展。

发挥专业组织的协同推进作用。积极争取卫生部门和健康教育专业机构的技术支持和专业指导。聘请专业人员培训健康教育师资、开展专题讲座等健康教育活动,增强健康教育的针对性和实效性。

四、保障措施

(一)完善推进机制。学校要切实把健康融入高校工作的各个环节,要把维护和促进学生健康放在重要的地位,全力提升学生健康素养和身心健康水平。要加强组织领导和统筹协调,把健康教育作为高校学生素质教育的重要内容,纳入学校教育教学体系。整合健康教育资源,制定符合学校实际的健康教育实施方案。明确一名校领导具体负责健康教育工作,建立专兼职相结合的健康教育师资队伍,完善教务、学工、校医院、团委等多部门各负其责、协同推进的健康教育工作机制。设有医学院的高校,要充分发挥其专业优势,加强对学校健康教育的技术支撑和专业指导。

(二)加大经费投入。各地各高校要切实加大健康教育经费投入,强化健康教育的条件保障。配备必要的公共卫生设施,充分发挥健康环境育人功能,促进学生健康行为和习惯的养成。

(三)加强评估督导。高校把健康教育作为学校教育教学评估的重要内容。各地教育行政部门要把健康教育纳入高等教育教学评估体系,督促高校落实健康教育的相关规定和要求,定期对高校健康教育工作进行督查,通报督查结果。

(四)营造良好环境。各地各高校要充分利用报刊、广播、电视、网络等手段和途径,加强高校健康教育工作宣传力度,总结交流典型经验和有效做法,传播科学的健康观,营造全社会关心、重视和支持高校健康教育的良好氛围。

出处:教育部关于印发《普通高等学校健康教育指导纲要》的通知(教体艺〔2017〕5号)

国务院办公厅关于强化学校体育促进学生身心健康全面发展的意见

各省、自治区、直辖市人民政府，国务院各部委、各直属机构：

强化学校体育是实施素质教育、促进学生全面发展的重要途径，对于促进教育现代化、建设健康中国和人力资源强国，实现中华民族伟大复兴的中国梦具有重要意义。党中央、国务院高度重视学校体育，党的十八届三中全会作出了强化体育课和课外锻炼的重要部署，国务院对加强学校体育提出明确要求。近年来，各地、各部门不断出台政策措施，加快推进学校体育，大力开展阳光体育运动，学校体育工作取得积极进展。但总体上看，学校体育仍是整个教育事业相对薄弱的环节，对学校体育重要性认识不足、体育课和课外活动时间不能保证、体育教师短缺、场地设施缺乏等问题依然突出，学校体育评价机制亟待建立，社会力量支持学校体育不够，学生体质健康水平仍是学生素质的明显短板。为进一步推动学校体育改革发展，促进学生身心健康、体魄强健，经国务院同意，现提出如下意见：

一、总体要求

（一）指导思想。全面贯彻落实党的十八大、十八届三中、四中、五中全会和习近平总书记系列重要讲话精神，全面贯彻党的教育方针，按照《国家中长期教育改革和发展规划纲要（2010—2020年）》的要求，以"天天锻炼、健康成长、终身受益"为目标，改革创新体制机制，全面提升体育教育质量，健全学生人格品质，切实发挥体育在培育和践行社会主义核心价值观、推进素质教育中的综合作用，培养德智体美全面发展的社会主义建设者和接班人。

（二）基本原则。

坚持课堂教学与课外活动相衔接。保证课程时间，提升课堂教学效果，强化课外练习和科学锻炼指导，调动家庭、社区和社会组织的积极性，确保学生每天锻炼一小时。

坚持培养兴趣与提高技能相促进。遵循教育和体育规律，以兴趣为引导，注重因材施教和快乐参与，重视运动技能培养，逐步提高运动水平，为学生养成终身体育锻炼习惯奠定基础。

坚持群体活动与运动竞赛相协调。面向全体学生，广泛开展普及性体育活动，有序开展课余训练和运动竞赛，积极培养体育后备人才，大力营造校园体育文化，全面提高学生体育素养。

坚持全面推进与分类指导相结合。强化政府责任，统一基本标准，因地因校制宜，积极稳妥推进，鼓励依据民族特色和地方传统，大胆探索创新，不断提高学校体育工作水平。

（三）工作目标。到2020年，学校体育办学条件总体达到国家标准，体育课时和锻炼时间切实保证，教学、训练与竞赛体系基本完备，体育教学质量明显提高；学生体育锻炼习惯基本养成，运动技能和体质健康水平明显提升，规则意识、合作精神和意志品质显著增强；政府主导、部门协作、社会参与的学校体育推进机制进一步完善，基本形成体系健全、制度完善、充满活力、注重实效的中国特色学校体育发展格局。

二、深化教学改革，强化体育课和课外锻炼

（四）完善体育课程。以培养学生兴趣、养成锻炼习惯、掌握运动技能、增强学生体质为主线，完善国家体育与健康课程标准，建立大中小学体育课程衔接体系。各地中小学校要按照国家课程方案和课程标准开足开好体育课程，严禁削减、挤占体育课时间。有条件的地方可为中小学增加体育课时。高等学校要为学生开好体育必修课或选修课。科学安排课程内容，在学生掌握基本运动技能的基础上，根据学校自身情况，开展运动项目教学，提高学生专项运动能力。大力推动足球、篮球、排球等集体项目，积极推进田径、游泳、体操等基础项目及冰雪运动等特色项目，广泛开展乒乓球、羽毛球、武术等优势项目。进一步挖掘整理民族民间体育，充实和丰富体育课程内容。

（五）提高教学水平。体育教学要加强健康知识教育，注重运动技能学习，科学安排运动负荷，重视实践练习。研究制定运动项目教学指南，让学生熟练掌握一至两项运动技能，逐步形成“一校一品”“一校多品”教学模式，努力提高体育教学质量。关注学生体育能力和体质水平差异，做到区别对待、因材施教。研究推广适合不同类型残疾学生的体育教学资源，提高特殊教育学校和对残疾学生的体育教学质量，保证每个学生接受体育教育的权利。支持高等学校牵头组建运动项目全国教学联盟，为中小学开展教改试点提供专业支撑，促进中小学提升体育教学水平。充分利用现代信息技术手段，开发和创新体育教学资源，不断增强教学吸引力。鼓励有条件的单位设立全国学校体育研究基地，开展理论和实践研究，提高学校体育科学化水平。

（六）强化课外锻炼。健全学生体育锻炼制度，学校要将学生在校内开展的课外体育活动纳入教学计划，列入作息时间安排，与体育课教学内容相衔接，切实保证学生每天一小时校园体育活动落到实处。幼儿园要遵循幼儿年龄特点和身心发展规律，开展丰富多彩的体育活动。中小学校要组织学生开展大课间体育活动，寄宿制学校要坚持每天出早操。高等学校要通过多种形式组织学生积极参加课外体育锻炼。职业学校在学生顶岗实习期间，要注意安排学生的体育锻炼时间。鼓励学生积极参加校外全民健身运动，中小学校要合理安排家庭“体育作业”，家长要支持学生参加社会体育活动，社区要为学生体育活动创造便利条件，逐步形成家庭、学校、社区联动，共同指导学生体育锻炼的机制。组织开展全国学校体育工作示范校创建活动，各地定期开展阳光体育系列活动和“走下网络、走出宿舍、走向操场”主题群众性课外体育锻炼活动，坚持每年开展学生冬季长跑等群体性活动，形成覆盖校内外的学生课外体育锻炼体系。

三、注重教体结合，完善训练和竞赛体系

（七）开展课余训练。学校应通过组建运动队、代表队、俱乐部和兴趣小组等形式，积极开展课余体育训练，为有体育特长的学生提供成才路径，为国家培养竞技体育后备人才奠定基础。要根据学生年龄特点和运动训练规律，科学安排训练计划，妥善处理好文化课学习和训练的关系，全面提高学生身体素质，打好专项运动能力基础，不断提高课余运动训练水平。办好体育传统项目学校，充分发挥其引领示范作用。

（八）完善竞赛体系。建设常态化的校园体育竞赛机制，广泛开展班级、年级体育比赛，学校每年至少举办一次综合性运动会或体育节，通过丰富多彩的校园体育竞赛，吸引广大学生积极参加体育锻炼。制定学校体育课余训练与竞赛管理办法，完善和规范学生体育竞赛体制，构建县、市、省、国家四级竞赛体系。各地要在整合赛事资源的基础上，系统设计并构建相互衔接的学生体育竞赛体系，积极组织开展区域内竞赛活动，定期举办综合性学生运动会。推动开展跨区域学校体育竞赛活动，全国学生运动会每三年举办一届。通过完善竞赛选拔机制，畅通学生运动员进入各级专业运动队、代表队的渠道。

四、增强基础能力，提升学校体育保障水平

（九）加强体育教师队伍建设。加强师德建设，增强广大体育教师特别是乡村体育教师的职业荣誉感，坚定长期致力于体育教育事业的理想与信心。各地要利用现有政策和渠道，按标准配齐体育教师和体育教研人员。办好高等学校体育教育专业，培养合格体育教师。鼓励优秀教练员、退役运动员、社会体育指导员、有体育特长的志愿人员兼任体育教师。实施体育教师全员培训，着力培养一大批体育骨干教师和体育名师等领军人才，中小学教师国家级培训计划（国培计划）重点加强中西部乡村教师培训，提升特殊教育体育教师水平。科学合理确定体育教师工作量，把组织开展课外活动、学生体质健康测试、课余训练、比赛等纳入教学工作量。保障体育教师在职称（职务）评聘、福利待遇、评优表彰、晋级晋升等方面与其他学科教师同等待遇。高等学校要完善符合体育学科特点的体育教师工作考核和职称（职务）评聘办法。

（十）推进体育设施建设。各地要按照学校建设标准、设计规范，充分利用多种资金渠道，加大对学校体育设施建设的支持力度。把学校体育设施列为义务教育学校标准化建设的重要内容，以保基本、兜底线为原则，建设好学校体育场地设施、配好体育器材，为体育教师配备必要的教学装备。进一步完善制度，积极推动公共体育场馆设施为学校体育提供服务，向学生免费或优惠开放，推动有条件的学校体育场馆设施在课后和节假日对本校师生和公众有序开放，充分利用青少年活动中心、少年宫、户外营地等资源开展体育活动。

（十一）完善经费投入机制。各级政府要切实加大学校体育经费投入力度，地方各级人民政府在安排财政转移支付资金和本级财力时要对学校体育给予倾斜。各级教育部门要根据需求将学校体育工作经费纳入年度预算,学校要保障体育工作的经费需求。鼓励和引导社会资金支持发展学校体育,多渠道增加学校体育投入。

(十二)健全风险管理机制。健全学校体育运动伤害风险防范机制,保障学校体育工作健康有序开展。对学生进行安全教育,培养学生安全意识和自我保护能力,提高学生的伤害应急处置和救护能力。加强校长、教师及有关管理人员培训,提高学校体育从业人员运动风险管理意识和能力。学校应当根据体育器材设施及场地的安全风险进行分类管理,定期开展检查,有安全风险的应当设立明显警示标志和安全提示。完善校方责任险,探索建立涵盖体育意外伤害的学生综合保险机制。鼓励各地政府试点推行学生体育安全事故第三方调解办法。

(十三)整合各方资源支持学校体育。完善政策措施,采取政府购买体育服务等方式,逐步建立社会力量支持学校体育发展的长效机制,引导技术、人才等资源服务学校体育教学、训练和竞赛等活动。鼓励专业运动队、职业体育俱乐部定期组织教练员、运动员深入学校指导开展有关体育活动。支持学校与科研院所、社会团体、企业等开展广泛合作,提升学校体育工作水平。加深同港澳台青少年体育活动的合作。加强学校体育国际交流。

五、加强评价监测,促进学校体育健康发展

(十四)完善考试评价办法。构建课内外相结合、各学段相衔接的学校体育考核评价体系,完善和规范体育运动项目考核和学业水平考试,发挥体育考试的导向作用。体育课程考核要突出过程管理,从学生出勤、课堂表现、健康知识、运动技能、体质健康、课外锻炼、参与活动情况等方面进行全面评价。中小学要把学生参加体育活动情况、学生体质健康状况和运动技能等级纳入初中、高中学业水平考试,纳入学生综合素质评价体系。各地要根据实际,科学确定初中毕业升学体育考试分值或等第要求。实施高考综合改革试点的省(区、市),在高校招生录取时,把学生体育情况作为综合素质评价的重要内容。学校体育测试要充分考虑残疾学生的特殊情况,体现人文关怀。修订体育教育本科专业学生普通高考体育测试办法,提高体育技能考核要求。制定普通高校高水平运动队建设实施意见,规范高水平运动员招生。

(十五)加强体育教学质量监测。明确体育课程学业质量要求,制定学生运动项目技能等级评定标准和高等学校体育学类专业教学质量国家标准,促进学校体育教学质量稳步提升。建立中小学体育课程实施情况监测制度,定期开展体育课程国家基础教育质量监测。建立健全学生体质健康档案,严格执行《国家学生体质健康标准》,将其实施情况作为构建学校体育评价机制的重要基础,确保测试数据真实性、完整性和有效性。鼓励各地运用现代化手段对体育课质量进行监测、监控或对开展情况进行公示。

六、组织实施

(十六)加强组织领导。各地要把学校体育工作纳入经济社会发展规划,加强统筹协调，落实管理责任，并结合当地实际，研究制定加强学校体育工作的具体实施方案，切实抓紧抓好。进一步加强青少年体育工作部际联席会议制度，强化国务院有关部门在加强青少年体育工作中的责任，按照职责分工，落实好深化学校体育改革的各项任务。

（十七）强化考核激励。各地要把学校体育工作列入政府政绩考核指标、教育行政部门与学校负责人业绩考核评价指标。对成绩突出的单位、部门、学校和个人进行表彰。加强学校体育督导检查，建立科学的专项督查、抽查、公告制度和行政问责机制。对学生体质健康水平持续三年下降的地区和学校，在教育工作评估中实行“一票否决”。教育部要会同有关部门定期开展学校体育专项检查，建立约谈有关主管负责人的机制。

（十八）营造良好环境。通过多种途径，充分利用报刊、广播、电视及网络等手段，加强学校体育工作新闻宣传力度，总结交流典型经验和有效做法，传播科学的教育观、人才观和健康观，营造全社会关心、重视和支持学校体育的良好氛围。

国务院办公厅

2016 年 4 月 21 日

出处：国务院办公厅关于强化学校体育促进学生身心健康全面发展的意见（国办发〔2016〕27 号）

中长期青年发展规划（2016—2025 年）（节选）

序　言

在党和国家的关心、支持和推动下，我国青年发展事业取得巨大进步和历史性成就。青年的思想政治面貌总体健康向上，拥护中国共产党的领导，对中国特色社会主义事业充满信心；青年的基本生活条件不断改善，物质生活水平显著提高，精神文化生活日益丰富，青年群体文明程度不断提升；教育事业长足发展，青壮年人口文盲基本消除，新增劳动力平均受教育年限达到 13.3 年，处于我国历史上最好水平，与发达国家之间的差距显著缩小；社会保障制度更加健全、水平不断提升，法治国家建设不断推进，青年发展权益得到更好维护；青年的创新能力、创业活力不断增强，青年人才队伍不断壮大，在报效祖国、服务人民、奉献社会的过程中实现着自身的成长发展。

青年是国家经济社会发展的生力军和中坚力量。党和国家事业要发展，青年首先要发展。必须清醒认识到，青年发展事业与社会主义现代化建设的新要求、经济社会发展的新形势、广大青年的新期待相比，还存在不少亟待解决的突出问题。主要是：青年思想教育的时代性、实效性有待增强，用共产主义和中国特色社会主义引领青年，用中国梦和社会主义核心价值观凝聚共识、汇聚力量的任务尤为紧迫；青年体质健康水平亟待提高，部分青年心理健康问题日益凸显；青年社会教育和实践教育需要加强，提高教育质量的任务仍十分艰巨；青年就业的结构性矛盾比较突出，影响就业公平的障碍有待进一步破除；青年创业创新的热情有待进一步激发，鼓励青年创业创新的政策和社会环境需要不断优化；人口结构的新特点新变化使得青年一代的工作和生活压力不断增大，在婚恋、社会保障等方面需要获得更多关心和帮助；统筹协调青年发展工作的体制机制还不完善，各方面共同推进青年发展的合力有待进一步形成。

二、发展领域、发展目标、发展措施

（二）青年教育

发展措施：

1. 提高学校育人质量。坚持立德树人，深化教育改革，把增强学生社会责任感、法治意识、创新精神、实践能力作为重点任务贯彻到学校教育全过程。改善课堂教学，调动青年学生自主学习的积极性，完善知识结构，培养创新兴趣和科学素养。科学设计开展实践育人活动，通过探索实施高校共青团“第二课堂成绩单”制度等途径，帮助学生开阔视野、了解社会、提升综合素质。丰富学生创新实践平台，深入开展“挑战杯”竞赛和中国青少年科技创新奖评选，支持培育学生科技创新社团，营造校园科技创新氛围，为学生开展科技创新探索提供必要条件。将中小学共青团、少先队工作纳入教育督导。完善现代职业教育体系，推进产教融合、校企合作，办好全国职业院校技能大赛。深化考试招生制度改革，把促进学生健康成长成才作为改革的出发点和落脚点，扭转片面应试教育倾向。加强教师队伍建设，严格教师准入制度，突出教师职业道德教育和业务能力培训，深化教师评价管理体系改革。深入开展文明校园、绿色校园创建，创造和谐优美校园环境。在社会科学研究机构、高等学校加强青年学研究。

（三）青年健康

发展目标：持续提升青年营养健康水平和体质健康水平，青年体质达标率不低于90%；有效控制青年心理健康问题发生率，青年心理健康辅导和服务水平得到较大提升；引领青年积极投身健康中国建设。

发展措施：

1. 提高青年体质健康水平。实施全民健身计划，严格执行《国家体育锻炼标准》和《国家学生体质健康标准》，在学校教育中强化体质健康指标的硬约束。加强学校体育工作，完善国家体育与健康课程标准，发挥学校体育考核评价体系的导向作用，保证体育课时和课外锻炼时间得到落实。组织青年广泛参与全民健身运动，培养体育运动爱好，提升身体素质，掌握运动技能，养成终身锻炼的习惯。在城乡社区建设更多适应青年特点的体育设施和场所，配备充足的体育器材，方便青年就近就便开展健身运动。鼓励和支持青年体育类社会组织发展，带动更多青年培养体育兴趣和爱好。

2. 加强青年心理健康教育和服务。注重加强对青年的人文关怀和心理疏导，引导青年自尊自信、理性平和、积极向上，培养良好心理素质和意志品质。促进青年身心和谐发展，指导青年正确处理个人与他人、个人与集体、个人与社会的关系。加强对不同青年群体社会心态和群体情绪的研究、管控和疏导，引导青年形成合理预期，主动防范和化解群体性社会风险。加强青年心理健康知识宣传普及，提高心理卫生知晓率。支持各级各类青年专业心理辅导机构和社会组织建设，大力培养青年心理辅导专业人才。重点抓好学校心理健康教育，在高校、中学和职业学校普遍设置心理健康辅导咨询室，有条件的学校配备专职心理健康教育师资队伍。构建和完善青年心理问题高危人群预警及干预机制。加强源头预防，注重对青年心理健康问题成因的研究分析，及时识别青年心理问题高危人群，采取有效措施解决或缓解青年在学业、职业、生活和情感等方面的压力。

3. 提高各类青年群体健康水平。重视服务残疾青年的专业康复训练，落实器材、场所等配套保障。解决农村地区、贫困地区、西部地区青年学生的营养健康问题。引导高校学生“走下网络、走出宿舍、走向操场”，养成健康文明的生活习惯。做好青年职业病的预防和治疗工作，大幅度降低在职青年职业病发生率。关注进城务工青年健康状况，开展健康监测。动员社会力量，通过志愿服务、慈善捐助等形式为青年群体提供有针对性的健康服务。

4. 加强青年健康促进工作。编撰和出版有关生命教育的读物，引导青年尊重生命、热爱生活。定期组织青年参与公共场所安全演练，开展灾害逃生、伤害自护、防恐自救、互助互救等体验教育，增强青年在应对突发性事件中的自我保护意识和防灾避险能力。在青年中倡导健康生活方式，加强健康教育，提升青年健康素养水平。广泛开展禁烟宣传，让青年成为支持禁烟、自觉禁烟的主体人群。完善艾滋病和性病的防治工作机制，针对重点青年群体加强宣传教育，推广有效的干预措施，切实降低艾滋病和性病发生率。做好禁毒宣传教育工作，提高青年群体尤其是青年学生群体对毒品及其危害性的认识。强化对娱乐场所的监管，严厉打击吸毒贩毒、卖淫嫖娼等违法犯罪行为。

（四）青年婚恋

发展目标：青年婚恋观念更加文明、健康、理性；青年婚姻家庭和生殖健康服务水平进一步提升；青年的相关法定权利得到更好保障。

发展措施：

1. 加强青年婚恋观、家庭观教育和引导。将婚恋教育纳入高校教育体系，强化青年对情感生活的尊重意识、诚信意识和责任意识，引导青年树立文明、健康、理性的婚恋观。发挥大众传媒的社会影响力，广泛传播正面的婚恋观念，鲜明抵制负面的婚恋观念，形成积极健康的舆论导向。倡导结婚登记颁证、集体婚礼等文明节俭的婚庆礼仪。引导青年树立正确的家庭观念，倡导尊老爱幼、男女平等、夫妻和睦、勤俭持家、邻里团结，传承优良家教家风，培育家庭文明。加强青年敬老、养老、助老道德建设，大力弘扬孝敬老人的传统美德。

2. 切实服务青年婚恋交友。支持开展健康的青年交友交流活动，重点做好大龄未婚青年等群体的婚姻服务工作。规范已有的社会化青年交友信息平台，打造一批诚信度较高的青年交友信息平台。依法整顿婚介服务市场，严厉打击婚托、婚骗等违法婚介行为。充分发挥工会、共青团、妇联等群团组织和社会组织的作用，为青年婚恋交友提供必要的基础保障和适合青年特点的便利条件。

3. 开展青年性健康教育和优生优育宣传教育。在青年中加强对国家人口发展战略和政策的宣传教育，促进人口均衡发展。加大对性知识的普及力度，在有条件的学校推广性健康课程，加强专兼职性健康教育师资队伍建设。预防和减少不当性行为对青年造成的伤害，大幅度降低意外妊娠的发生率。大力弘扬以“婚育文明、性别平等；计划生育、优生优育；生殖健康、家庭幸福”为核心的婚育文化，坚决抵制非医学需要的胎儿性别鉴定和选择性别人工终止妊娠行为。加大对适龄青年的婚育辅导力度，加大适龄青年婚前检查、孕前检查和产前检查的普及力度。

4. 保障青年在孕期、产假、哺乳期期间享有的法定权益。全面落实女性青年在怀孕、生育和哺乳期间依法享有的各项权利。鼓励条件成熟的地方探索在物质、假期等方面给予青年更多支持。

（六）青年文化

发展措施：

4. 优化青年文化环境。鼓励和支持有条件的报刊、电台、电视台、新闻网站设立青年栏目、节目，制作和传播有益于青年健康成长的内容，增加青年题材报道内容和播出时间，大力宣传青年在推动经济社会发展中的积极作用。在报刊和网络重点栏目、电视和院线黄金时段，增加优秀青年文化精品的宣传内容、频次，引导青年树立高尚精神追求、文明生活方式和正确消费观念。推进公共文化设施免费开放，增强针对青年群体的服务功能。

（七）青年社会融入与社会参与

发展措施：

5. 引导青年社会组织健康有序发展。加强对青年社会组织的政治引领，完善党委和政府与青年社会组织沟通交流机制，把对青年社会组织的管理和引导纳入法治化轨道。改进对青年社会组织的联系服务，充分发挥共青团和青联组织作用，通过资金支持、提供阵地场所、培训骨干人员等方式扶持青年社会组织健康发展。重点支持行为规范、运作有序、公信力强、适应经济社会发展要求的青年社会组织，重点发展科技类、公益慈善类、城乡社区服务类青年社会组织，积极发挥重点青年社会组织的示范带动作用。改善对青年社会组织的监督管理，建立完善民政部门和共青团、青联等群团组织及有关职能部门协同发挥作用的管理机制。

（九）预防青少年违法犯罪

发展目标：青少年法治宣传教育常态化、全覆盖，青少年法治观念和法治意识不断增强,成长环境进一步净化。形成比较完善的重点青少年群体服务管理和预防犯罪工作格局,建立针对有严重不良行为和涉罪青少年进行教育矫治的有效机制,青少年涉案涉罪数据逐步下降。

发展措施:

1. 加强法治宣传教育。在青少年中广泛开展法治宣传教育,使青少年明确基本的法律底线和行为边界,自觉尊法学法守法用法。把法治教育纳入国民教育体系,坚持课堂教学主渠道,积极开拓第二课堂,配齐配强中小学校兼职法治副校长、辅导员。落实国家机关“谁执法谁普法”普法责任制,建立法官、检察官、行政执法人员、律师在法律实施过程中面向青少年开展法治教育的制度规范。把法治教育纳入精神文明创建和平安建设内容,健全媒体公益普法制度,注重运用网络新媒体扩大宣传教育覆盖面,统筹青少年法治教育实践基地建设,发展壮大青少年普法工作队伍和志愿者队伍。

2. 优化青少年成长环境。清理和整治社会文化环境,加大“扫黄打非”工作力度,打击各类侵权盗版行为,加强对影视节目的审查,强化以未成年人为题材和主要销售对象的出版物市场监管。加强校园周边环境治理和安全防范工作,严格落实禁止在中小学校园周边开办上网服务营业场所、娱乐场所、彩票专营场所等相关规定。依法采取必要惩戒措施,有效遏制校园欺凌、校园暴力等案(事)件发生。净化网络空间,完善网络文化、网络出版、网络视听节目审查制度和市场监管,定期开展专项整治行动,持续整治网络涉毒、淫秽色情及低俗信息。推动互联网上网服务行业健康发展,进一步规范上网服务营业场所服务管理,依法查处违规接纳未成年人的行为,依法取缔无照场所。

(十)青年社会保障

发展措施:

2. 加强青年社会救助工作。完善社会救助制度,健全救助服务管理工作机制。加大对流浪未成年人的救助力度,促使其回归家庭,有针对性地解决流浪未成年人在心理、健康、技能等方面存在的问题。为家庭困难的失学、失业、失管青年提供就业、就学、就医、生活等方面的帮助。加大临时救助政策的落实力度,解决包括进城务工青年在内的困难群众突发性、紧迫性、临时性生活困难。切实解决部分农村留守儿童中存在的学业失教、生活失助、亲情失落、心理失衡、安全失保问题。大力推进城镇基本公共服务向常住人口全覆盖,为进城务工青年与其未成年子女共同生活提供生活居住、日间照料、义务教育、医疗卫生等方面的帮助。

三、重点项目

3. 青年体质健康提升工程。深化学校体育改革,强化体育课和课外锻炼,以足球为突破口,集中打造青年群众性体育活动载体,大力开展阳光体育系列活动和大学生“走下网络、走出宿舍、走向操场”主题课外体育锻炼活动,使坚持体育锻炼成为青年的生活方式和时尚。培养青年体育运动爱好,经常性参加足球、篮球、排球、田径、游泳、乒乓球、羽毛球、网球等体育运动项目和健身操(舞)、健步走、传统武术、太极拳、骑车、登山、跳绳、踢毽等健身活动，力争使每个青年具备1项以上体育运动爱好，养成终身锻炼的习惯。引导青年树立健康促进理念，在健康促进事业中发挥积极作用。完善青年体质健康监测体系，实现定期抽样监测和公开发布监测结果，倡导青年形成良好的饮食、用眼和睡眠习惯，控制肥胖、近视、龋齿等常见病的发生率。改进普通高校高水平运动队招生工作，激励青年学生参与体育锻炼。

出处：中共中央 国务院印发《中长期青年发展规划(2016—2025年)》(新华社北京2017年4月13日电)

关于开展社区医养结合能力提升行动的通知(节选)

二、工作内容

(一) 提升医疗和养老服务能力。社区卫生服务机构、乡镇卫生院要加强老年人健康教育、健康管理、慢性病防控等服务，进一步做实老年人家庭医生签约服务，提高服务质量和水平，为符合条件的老年人提供慢性病长期处方服务和居家医疗服务。

(二) 发挥中医药作用。加强中医药适宜技术推广，在社区养老机构、特困人员供养服务设施(敬老院)推广普及中医保健知识和易于掌握的中医推拿、贴敷、刮痧、拔罐、中医养生操等保健技术与方法。

(三) 加强队伍建设。加强医务人员继续医学教育，组织有关人员参加医养结合人才能力提升有关培训。

(五) 改善设施条件。有条件的社区卫生服务机构、乡镇卫生院或社区养老机构、特困人员供养服务设施(敬老院)等可利用现有资源，内部改扩建社区(乡镇)医养结合服务设施，重点为失能、慢性病、高龄、残疾等老年人提供健康教育、预防保健、疾病诊治、康复护理、安宁疗护为主，兼顾日常生活照料的医养结合服务。

三、有关要求

(一) 加强组织领导。各地要高度重视，将提升社区医养结合服务能力作为实施积极应对人口老龄化国家战略和健康中国战略、推动医养结合发展、满足民生需求的重要举措，加快推进，做到认识到位、措施到位、责任到位、落实到位。

(四) 注重总结推广。国家卫生健康委将会同民政部等部门加大指导力度，加强交流总结，宣传推广好经验好做法，推动社区医养结合能力提升行动取得实效。

出处：关于开展社区医养结合能力提升行动的通知(国卫老龄函〔2022〕53号)

“十四五”国家老龄事业发展和养老服务体系规划(节选)

六、完善老年健康支撑体系

(十三)加强老年健康教育和预防保健。

完善健康教育和健康管理。开发老年健康教育科普教材,通过老年健康宣传周等多种活动,利用多种传播媒介普及健康知识和健康生活方式,提高老年人健康素养。落实基本公共卫生服务老年人健康管理项目,做实老年人家庭医生签约服务。加强老年人群重大传染病的早期筛查、干预,鼓励有条件的地方开展阿尔茨海默病、帕金森病等神经退行性疾病的早期筛查和健康指导。

实施老年健康促进工程。加强老年人群重点慢性病的早期筛查、干预及分类指导,开展老年口腔健康、老年营养改善、老年痴呆防治和心理关爱行动。推动老年健康领域科研成果转化,遴选推广一批老年健康适宜技术,提高基层的老年健康服务能力。发挥中医药在老年病、慢性病防治等方面的优势和作用。

(十四)发展老年医疗、康复护理和安宁疗护服务。

专栏3　老年健康服务体系建设行动

老年健康促进工程。监测老年人健康素养状况,开展有针对性的健康教育活动。将老年心理关爱行动覆盖至所有县(市、区、旗)。在先行试点的基础上,实施老年口腔健康行动和老年营养改善行动。实施老年痴呆防治行动,提升老年痴呆防治水平。

老年健康服务体系建设工程。构建综合连续、覆盖城乡的老年健康服务体系。加强综合性医院老年医学科以及老年医院、康复医院、护理院(中心、站)、安宁疗护机构建设。鼓励社会力量开办护理院(中心、站)。在国家安宁疗护试点市(区),每个县(市、区、旗)至少设立1个安宁疗护病区,有条件的社区卫生服务中心和乡镇卫生院设立安宁疗护病床。

九、营造老年友好型社会环境

(二十四)推进公共环境无障碍和适老化改造。

提升社区和家庭适老化水平。有序推进城镇老旧小区改造,完成小区路面平整、出入口和通道无障碍改造、地面防滑处理等,在楼梯沿墙加装扶手,在楼层间安装挂壁式休息椅等,做好应急避险等安全防护。有条件的小区可建设凉亭、休闲座椅等。完善社区卫生服务中心、社区综合服务设施等的适老化改造。推动将适老化标准融入农村人居环境建设。鼓励有条件的地方对经济困难的失能、残疾、高龄等老年人家庭实施无障碍和适老化改造。

推动公共场所适老化改造。大力推进无障碍环境建设。加大城市道路、交通设施、公共交通工具等适老化改造力度，在机场、火车站、三级以上汽车客运站等公共场所为老年人设置专席以及绿色通道，加强对坡道、电梯、扶手等的改造，全面发展适老型智能交通体系，提供便捷舒适的老年人出行环境。推动街道乡镇、城乡社区公共服务环境适老化改造。

出处：国务院关于印发“十四五”国家老龄事业发展和养老服务体系规划的通知（国发〔2021〕35号）

关于全面加强老年健康服务工作的通知(节选)

二、做好老年健康服务

（一）加强老年人健康教育。在城乡社区加强老年健康知识宣传和教育，利用多种方式和媒体媒介，面向老年人及其照护者广泛传播营养膳食、运动健身、心理健康、伤害预防、疾病预防、合理用药、康复护理、生命教育、消防安全和中医养生保健等科普知识。组织实施老年人健康素养促进项目，有针对性地加强健康教育，提升老年人健康素养。利用老年健康宣传周、敬老月、重阳节、世界阿尔茨海默病日等契机，积极宣传《老年健康核心信息》《预防老年跌倒核心信息》《失能预防核心信息》《阿尔茨海默病预防与干预核心信息》等老年健康科学知识和老年健康服务政策。将老年健康教育融入临床诊疗工作，鼓励各地将其纳入医疗机构绩效考核内容。

（八）加强老年人用药保障。完善社区用药相关制度，保证老年慢性病、常见病药品配备，方便老年人就近取药，提高老年人常见病用药可及性。鼓励医疗机构开设药学门诊，发展居家社区药学服务和“互联网＋药学服务”，为长期用药老年人提供用药信息和药学咨询服务，开展个性化的合理用药宣教指导。落实慢性病长期处方制度的有关要求，为患有多种疾病的老年患者提供“一站式”长期处方服务，减少老年患者往返医院次数，解决多科室就医取药问题。鼓励医疗机构开展老年人用药监测，并将结果运用到老年人日常健康管理之中，提高老年人安全用药、合理用药水平。

（十二）加快发展安宁疗护服务。推动医疗机构根据自身功能和定位，开设安宁疗护病区或床位，开展安宁疗护服务。推动有条件的地方积极开展社区和居家安宁疗护服务，探索建立机构、社区和居家安宁疗护相结合的工作机制。建立完善安宁疗护多学科服务模式，为疾病终末期患者提供疼痛及其他症状控制、舒适照护等服务，为患者及其家属提供心理支持和人文关怀。加强对公众的宣传教育，推动安宁疗护理念得到社会广泛认可和接受。

（十三）加强老年中医药健康服务。二级及以上中医医院要设置“治未病”科室，鼓励开设老年医学科，增加老年病床数量，开展老年常见病、慢性病防治和康复护理。提高康复、护理、安宁疗护等医疗机构的中医药服务能力，推广使用中医药综合治疗。到2025年，三级中医医院设置康复科比例达到85%。积极发挥城乡社区基层医疗卫生机构为老年人提供优质规范中医药服务的作用，推进社区和居家中医药健康服务，促进优质中医药资源向社区、家庭延伸，到2025年，65岁及以上老年人中医药健康管理率达到75%以上。鼓励中医医师加入老年医学科工作团队和家庭医生签约团队。积极开展中医药膳食疗科普等活动，推广中医传统运动项目，加强中医药健康养生养老文化宣传。

（十四）做好老年人传染病防控。医疗卫生机构要按照传染病防控部署，及时为老年人接种相关疫苗。有条件的地方做好流感、肺炎等疫苗接种，减少老年人罹患相关疾病风险。在疫苗接种工作中，对独居、高龄、行动不便或失能等特殊老年人，要给予重点关注，提供周到服务。加强老年人结核病防治工作，做好老年结核病患者的定点救治。积极开展老年人艾滋病预防知识宣传教育，有条件的地区提供艾滋病检测服务。建立老年人突发公共卫生事件应急处置机制和预案，在突发传染病等重大公共卫生事件中，充分考虑老年人特点，保障老年人应急物资和医疗卫生服务供给。

三、强化老年健康服务的组织保障

（一）加强组织领导。各级卫生健康行政部门（老龄办）、中医药主管部门要切实增强为老服务意识，将老年健康服务工作摆上重要议事日程，每年至少召开一次专题会议重点研究部署。要落实各内设机构和直属联系单位相关职责，形成工作合力，加大资金、政策、人员倾斜，共同做好老年健康服务工作。要加强行风建设，将提供老年健康服务的医疗机构纳入卫生健康“双随机、一公开”行业监督内容。充分发挥涉老社会组织作用，为老年人提供健康促进、健康照护和精神慰藉等服务。

（二）加强政策保障。推动将老年健康服务体系建设和老年健康服务作为重要内容纳入各地卫生健康服务体系建设规划和卫生健康事业发展规划，促进城乡、区域老年健康服务均衡发展。结合疾控体系改革和医药卫生体制改革，加强老年健康服务供给侧改革，加强老年疾病预防控制能力建设，优化老年医疗服务资源。深入开展健康中国行动老年健康促进行动，推动将老年健康服务相关项目纳入各级政府民生实事项目。

出处：关于全面加强老年健康服务工作的通知（国卫老龄发〔2021〕45号）

关于开展示范性全国老年友好型社区创建工作的通知

各省、自治区、直辖市及新疆生产建设兵团卫生健康委(老龄办):

为贯彻落实党中央、国务院关于实施积极应对人口老龄化国家战略的决策部署,推进老年友好社会建设,经中央批准,国家卫生健康委(全国老龄办)决定在全国开展示范性老年友好型社区创建工作。现将有关事项通知如下。

一、工作目标

提升社区服务能力和水平,更好地满足老年人在居住环境、日常出行、健康服务、养老服务、社会参与、精神文化生活等方面的需要,探索建立老年友好型社区创建工作模式和长效机制,切实增强老年人的获得感、幸福感、安全感。到2025年,在全国建成5 000个示范性城乡老年友好型社区,到2035年,全国城乡实现老年友好型社区全覆盖。

二、工作任务

(一)改善老年人的居住环境。支持对老年人住房的空间布局、地面、扶手、厨房设备、如厕洗浴设备、紧急呼叫设备等进行适老化改造、维修和配备,降低老年人生活风险。建立社区防火和紧急救援网络,完善老年人住宅防火和紧急救援救助功能。定期开展独居、空巢、留守、失能(含失智)、重残、计划生育特殊家庭老年人家庭用水、用电和用气等设施安全检查,对老化或损坏的设施及时进行改造维修,排除安全隐患。加强社区生态环境建设,大力绿化和美化社区,营造卫生清洁、空气清新的社区环境。

(二)方便老年人的日常出行。加强老年人住宅公共设施无障碍改造,重点对坡道、楼梯、电梯、扶手等进行改造,保障老年人出行安全。加强社区道路设施、休憩设施、信息化设施、服务设施等与老年人日常生活密切相关的设施和场所的无障碍建设。新建城乡社区提倡人车分流模式,加强步行系统安全设计和空间节点标志性设计。

(三)提升为老年人服务的质量。利用社区卫生服务中心(站)、乡镇卫生院等定期为老年人提供生活方式和健康状况评估、体格检查、辅助检查和健康指导等健康管理服务,为患病老年人提供基本医疗、康复护理、长期照护、安宁疗护等服务。开展老年人群营养状况监测和评价,制定满足不同老年人群营养需求的改善措施。深入推进医养结合,支持社区卫生服务机构、乡镇卫生院内部建设医养结合中心,为老年人提供多种形式的健康养老服务。利用社区日间照料中心及社会化资源为老年人提供生活照料、助餐助浴助洁、紧急救援、康复辅具租赁、精神慰藉、康复指导等多样化养老服务。广泛开展以老年人识骗、防骗为主要内容的宣传教育活动。建立定期巡访独居、空巢、留守、失能(含失智)、重残、计划生育特殊家庭老年人等的工作机制。

(四) 扩大老年人的社会参与。引导和组织老年人参与社区建设和管理活动,参与社区公益慈善、教科文卫等事业,支持社区老年人广泛开展自助、互助和志愿活动,充分发挥老年人的积极作用。因地制宜改造或修建综合性活动场所,配建有利于各年龄群体共同活动的健身和文化设施,为老年人和老年社会组织参与社区活动提供必要的场地、设施和经费保障,满足老年人社会参与需求。

(五) 丰富老年人的精神文化生活。鼓励社区自设老年教育学习点或与老年大学、教育机构和社会组织等合作在社区设立老年教育学习点,方便老年人就近学习。有效整合乡村教育文化资源,发展农村社区的老年教育,以村民喜爱的形式开展适应老年人需求的教育活动。丰富老年教育内容和手段,积极开展老年人思想道德、科学普及、休闲娱乐、健康知识、艺术审美、智能生活、法律法规、家庭理财、代际沟通、生命尊严等方面的教育。鼓励老年人自主学习,支持建立不同类型的学习团队。组织多种形式的社区敬老爱老助老主题教育活动,加大对"敬老文明号"和"敬老爱老助老模范人物"的宣传。开展有利于促进代际互动、邻里互助的社区活动,增强不同代际间的文化融合和社会认同。

(六) 提高为老服务的科技化水平。提高社区为老服务信息化水平,利用社区综合服务平台,有效对接服务供给与需求信息,加强健康养老终端设备的适老化设计与开发,为老年人提供方便的智慧健康养老服务。依托智慧网络平台和相关智能设备,为老年人的居家照护、医疗诊断、健康管理等提供远程服务及辅助技术服务。开展"智慧助老"行动,依托社区加大对老年人智能技术使用的宣教和培训,并为老年人在其高频活动场所保留必要的传统服务方式。

三、工作安排

第一阶段:示范创建阶段(2020—2022年)。2020年,启动老年友好型社区创建工作。2021—2022年,在全国创建2 000个示范性城乡老年友好型社区,为全国发挥示范引领作用。

第二阶段:示范推进阶段(2023—2025年)。进一步推进示范性城乡老年友好型社区创建,2023—2025年,在全国再创建3 000个示范性城乡老年友好型社区。

第三阶段:总结深化阶段(2026—2030年)。认真总结示范性城乡老年友好型社区创建的工作经验和工作模式,加强工作宣传,扩大创建范围,开展中期评估,到2030年年底,老年友好型社区在全国城乡社区的覆盖率达到50%以上。

第四阶段:全面评估阶段(2031—2035年)。大力推广老年友好型社区创建经验和工作机制,评估创建效果,加强分类指导,进一步扩大城乡老年友好型社区创建的覆盖面,到2035年年底,全国城乡社区普遍达到老年友好型社区标准。

四、工作流程

(一) 制定计划与组织推动。在示范创建和示范推进阶段,国家每年为各省(区、市)

分配示范性城乡老年友好型社区创建的数量指标。各地要制定创建工作计划，组织开展创建工作，分期分批推选符合条件的示范性社区。

（二）自愿申报与县级初核。符合条件的社区按照自愿的原则，填写全国示范性城乡老年友好型社区申请表（详见附件1）并在社区内公示，经县级初审通过后，报送省（区、市）卫生健康委（老龄办）复核。

（三）省级复核与推荐。各省（区、市）卫生健康委（老龄办）对参评社区提交的申请材料进行审核把关，提出审核意见，并向国家卫生健康委（全国老龄办）推荐本省（区、市）的参评社区。

（四）国家评审、公示、命名与授牌。国家卫生健康委（全国老龄办）通过组织专家审核、现场抽查等方式进行综合评审，对符合条件的示范性城乡老年友好型社区进行公示后予以命名并授牌。

五、工作要求

（一）加强组织领导。各地要充分认识全国示范性老年友好型社区创建工作的重要意义，把创建工作作为实施积极应对人口老龄化国家战略的一项具体举措，纳入本地经济社会发展规划及当地党委、政府的重点工作任务，健全工作机制，强化部门协同，加大投入保障。要研究制定具体实施方案，明确任务分工，实行目标管理，确保创建工作稳步、持续、深入开展。

（二）加强统筹协调。各级卫生健康委（老龄办）负责创建工作的具体组织和协调，要建立健全跨部门的协调机制，及时解决工作中遇到的困难和问题，研究制定相关配套政策措施，共同推进创建任务的全面落实。

（三）加强指导检查。各地要加强指导和检查，督促参评社区对标对表，认真对照全国示范性城乡老年友好型社区标准（详见附件2）开展创建工作，确保创建过程不走样，创建标准不打折扣。国家卫生健康委（全国老龄办）将不断完善示范性老年友好型社区建设的工作机制，建立健全科学规范、公正合理、与时俱进的考评指标体系，加大对已命名示范性城乡老年友好型社区的抽查和公开力度，建立动态调整机制，对于创建后工作质量下降、老年人满意度不高的社区将撤销命名。

（四）加强宣传推广。各地要充分利用电视、网络等宣传媒体，采取多种形式，认真做好示范性城乡老年友好型社区创建的宣传和推广工作，在全社会大力培育和践行社会主义核心价值观，倡导"积极老龄观、健康老龄化、幸福老年人"的理念，努力营造养老、孝老、敬老的社会环境，推动社会各界广泛参与示范性老年友好型社区创建工作，不断扩大创建工作的参与度和影响力。

国家卫生健康委　全国老龄办

2020年12月9日

（信息公开形式：主动公开）

附件

全国示范性城乡老年友好型社区标准（试行）

一、城镇社区

（一）居住环境安全整洁

1. 定期对独居、空巢、失能（含失智）、重残、计划生育特殊老年人家庭用水、用电和用气等设施进行安全检查或入户排查，对老化或损坏的及时改造维修，排除安全隐患。

2. 建立社区防火和紧急救援网络，完善老年人住宅防火和紧急救援救助功能，鼓励为老年人家庭安装独立式感烟火灾探测报警器等设施设备。

3. 定期开展老年人安全知识讲座，提高老年人安全知识水平，鼓励老年人参与社区安全教育和安全管理。

4. 通过市场化运作、政府资助等方式对老年人家庭实施住房适老化改造，对空间布局、地面、扶手、厨房设备、如厕洗浴设备、紧急呼叫设备等进行适老化改造和维修，降低老年人生活风险。

5. 加强社区生态环境建设，大力绿化和美化社区，营造卫生清洁、空气清新的社区环境。

6. 做到社区内垃圾清运及时、无卫生死角、无暴露积存垃圾。帮助老年人学习垃圾分类知识，鼓励和协助老年人实施垃圾分类回收。

（二）出行设施完善便捷

7. 加强老年人住宅公共设施无障碍改造，重点对坡道、楼梯、电梯、扶手等公共建筑节点进行改造，满足老年人基本安全通行要求。老年人口、残疾人口比例高的老旧小区增设电梯、坡道、休息座椅等无障碍设施设备。

8. 普及社区公共基础设施无障碍建设，重点是社区道路设施、休憩设施、信息化设施、社区服务设施等与老年人日常生活密切相关的场所。

9. 社区道路和公共设施建筑物内外设置清晰明确的标识系统，标识的安装安全牢固。

10. 老年人集中活动的场所附近设置公共厕所，有条件的社区设置无障碍公共厕所，并配置紧急呼叫设备。

11. 社区步行道路满足安全便利要求，保证步行道路平整安全，消除步行障碍物，严禁非法占用小区步行道。步行道路、台阶、活动场地等设施设置照明设施，保持安全通行的亮度。

12. 社区道路系统设计人车分流，机动车道路采用低噪或降噪路面，并设置限速行驶标识和路面减速设施。

13. 社区道路系统保证救护车辆能停靠在建筑的主要出入口处。

（三）社区服务便利可及

14. 基层医疗卫生机构通过家庭医生签约服务，定期为老年人提供生活方式和健康状况评估、体格检查、辅助检查和健康指导等健康管理服务。

15. 基层医疗卫生机构符合老年友善医疗机构相关要求。鼓励基层医疗卫生机构为高龄、失能、行动不便等居家老年人提供家庭病床、巡诊等上门医疗服务。

16. 鼓励基层医疗卫生机构增加康复、护理床位，开设安宁疗护病区或床位。

17. 支持发展社区嵌入式医养结合机构，为失能老年人提供长期照护服务。

18. 采取健康宣传栏、健康讲座等多种形式，大力宣传老年健康核心信息、失能预防核心信息和阿尔茨海默病预防与干预核心信息等健康知识，普及健康老龄化理念和健康科学知识。

19. 建立社区养老服务机构或设施，为老年人提供生活照料、助餐助行、紧急救援、精神慰藉等服务。

20. 社区养老服务设施配备包括康复辅助器具在内的老年用品，并向有需要的老年人提供专业指导。

21. 建立居家社区探访制度，定期探访独居、空巢、失能（含失智）、重残、计划生育特殊家庭等特殊困难老年人。

22. 以多种形式为社区老年人提供助餐、助浴、助洁、代购、康复护理、紧急救援、康复辅具租赁等多样化服务。

23. 按照社区老年人需求，持续开展心理疏导、情绪抚慰、关系调适、社会融入等专业社会工作服务。

24. 开展老年人防诈骗知识与技巧宣传教育工作，提高老年人识别和防范非法集资、电信诈骗等非法侵害的能力。

25. 社区设立公共法律服务室，为老年人提供法律援助等公共法律服务，帮助解决涉及老年人的纠纷及相关事务。

26. 鼓励发展居家社区养老服务等志愿服务机制，鼓励和支持社区居民为有需求的老年人提供非专业性的养老服务。

（四）社会参与广泛充分

27. 引导和组织老年人参与社区治理和服务，充分发挥老年人的积极作用。居民代表会议有老年人代表参加，社区开展与老年人相关的服务项目或活动时，充分听取老年人的意见和建议。

28. 建立老年协会等基层老年社会组织，实行老年人自我管理、自我服务、自我教育、自我监督。

29. 积极开展社区“银龄行动”，拓展老年人力资源开发，支持老年人广泛参与社区公益慈善、教科文卫等事业。

30. 鼓励老年人自愿量力、依法依规参与经济社会发展，改善自身生活，实现自我价值。

31. 成立社区老年文体团队，方便老年人就近参加各类文化体育活动，丰富精神文化生活。

32. 为老年人和老年社会组织参与社区活动提供便利条件。依托社区综合服务设施因地制宜改造或修建综合性活动场所，满足老年人社会参与和文化生活需要。

33. 定期了解老年人对社区参与的需求及意见，促进老年人广泛参与社区活动，融入社区。

34. 在社区设立公益岗位，引入社会工作专业服务，引导和支持老年人广泛开展自助、互助和志愿活动。

35. 鼓励社区自设老年教育学习点或与老年大学、教育机构和社会组织等合作在社区设立老年教育学习点，积极开展老年人思想道德、科学普及、休闲娱乐、健康知识、艺术审美、智能生活、法律法规、家庭理财、代际沟通、生命尊严等方面的教育。

36. 丰富老年教育教学方式，充分利用社区内各种资源，因地制宜，方便老年人以各种形式经常性参与教育活动。支持建立不同类型的老年人学习团队，满足老年人自主学习的多样化需求。

（五）孝亲敬老氛围浓厚

37. 对社区老年人开展积极老龄观教育，引导老年人树立终身发展理念，增强老年人的自尊、自强、自爱意识。

38. 倡导全体社区居民树立积极老龄观，积极看待老龄社会，积极看待老年人和老年生活，积极做好全生命周期养老准备。

39. 每年开展“活力老人”等践行积极老龄观先进典型人物事迹宣传活动。

40. 组织多种形式的社区敬老爱老助老主题教育活动，加大对“敬老文明号”和“敬老爱老助老”模范人物的宣传报道。

41. 评选宣传“最美家庭”“五好家庭”等，强化子女的尊老敬老意识。对不履行赡养义务的子女，社区对其开展批评教育。

42. 开展家庭养老照护培训及服务，提高失能老年人照护者的护理知识和技能，履行好家庭照料职责。鼓励各类社会力量为失能老年人家庭提供所需的支持性照护服务。

43. 开展有利于促进代际互动、邻里互助的社区活动，增强不同代际间的文化融合和社会认同。

44. 在社区开展人口老龄化国情教育和老年友好型社区理念宣传活动，形成人人关注、全民参与老年友好型社区建设的良好氛围。

45. 开展《中华人民共和国老年人权益保障法》及地方老年人权益保障法规普法宣传教育工作，增强老年人依法保护自身合法权益以及社区居民依法保护老年人合法权益的意识。

(六) 科技助老智慧创新

46. 提高社区为老服务信息化水平,利用智慧健康养老信息平台(社区综合服务平台),有效对接服务供给与需求信息,加强健康养老终端设备的适老化设计与开发,为老年人提供方便的智慧健康养老服务。

47. 鼓励智能健康养老产品进社区进家庭,依托智慧养老平台和相关智能设备,为开展居家照护、医疗诊断、健康管理等提供远程服务及技术辅助服务。

48. 通过社区老年教育学习点等平台,帮助老年人学习电脑、智能手机等智能产品和智能技术的使用,缩小老年人群与青年人群之间的“数字鸿沟”。

49. 为使用智能技术困难的老年人在其高频活动场所保留必要的传统服务方式。

(七) 管理保障到位有力

50. 社区工作者中有专人负责老龄工作。每个社区至少配备一名以老年人服务为主的社会工作者。

51. 逐步增加社区为老服务设施的财力投入,扶持社区各类为老服务设施的建设和正常运营。

52. 建立老年友好型社区建设长效机制,统筹安排老年友好型社区建设工作。

二、农村社区

(一) 居住环境安全整洁

1. 保证老年人取水安全、便利,帮助老年人家庭完成自来水入户。

2. 定期对独居、留守、失能(含失智)、重残、计划生育特殊老年人家庭用水、用电和用煤等设施进行安全检查或入户排查,对老化或损坏的及时改造维修,排除安全隐患。

3. 基本完成农村户厕改造,无露天粪坑和简易茅厕。

4. 生活垃圾及时清扫、收集,日产日清,村内无暴露和积存垃圾。河沟渠塘无积存垃圾、无白色污染、水面无明显漂浮物,村内无黑臭水体。帮助老年人养成文明如厕习惯,调动农村老年人家庭积极参与农村户厕改造。

5. 结合农村危房改造工作,采取政府补贴等方式,对所有纳入特困供养、建档立卡范围的高龄、失能、残疾老年人家庭实施老年人住房适老化改造。有条件的地方可积极引导其他农村老年人家庭进行适老化改造。

(二) 出行设施完善便捷

6. 社区步行道路满足安全便利要求,对社区主干道路进行硬化处理,修缮破损路,整治低洼路,保持路面平整安全。村内(小组)次干道进行适度硬化处理,实现“户户通”。

7. 在社区主干道路和老年人活动场所安装路灯,保持安全通行的亮度。

8. 社区内电力、通信、有线电视线路架设安全规范,无违章交越和搭挂。

9. 设置休息空间和座椅,老年人主要活动场所的临空侧设置栏杆和扶手等安全阻挡设施。

10. 老年人集中活动的场所附近设置卫生公厕，鼓励有条件的村对公厕进行无障碍改造。

（三）社区服务便利可及

11. 积极推进乡镇卫生院和村卫生室一体化管理，为老年人提供便利的基本医疗卫生服务。实现基本医疗保险联网直接结算。

12. 通过家庭医生签约服务，定期为老年人提供生活方式和健康状况评估、体格检查、辅助检查和健康指导等健康管理服务。

13. 加强村卫生室服务能力建设，鼓励村医参与健康养老服务，为老年人提供医、养、康、护结合的医养结合服务。

14. 依托村卫生室，通过健康宣传栏、健康讲座多种形式，推进老年人健康促进和健康教育活动，宣传失能预防核心信息和阿尔茨海默病预防与干预核心信息等健康知识，普及健康老龄化理念和健康科普知识。

15. 加强农村社区综合服务能力建设，为老年人提供养老、公共文化、医疗卫生、全民健身等综合性服务。

16. 建立农村独居、留守、失能（含失智）、重残、计划生育特殊家庭老年人定期探访制度，做好老年人基本信息摸查，以电话问候、上门访问等方式，定期探访老年人，及时了解老年人生活情况，将存在安全风险和生活困难的老年人作为重点帮扶对象，及时通知其子女或其他法定赡养人。

17. 建立农村互助幸福院，由党员干部、乡贤人士、热心村民及社会爱心人士组成志愿服务队伍，对留守、失能（含失智）、计划生育特殊家庭等特殊困难老年人实施结对帮扶。

18. 鼓励村民依托自家居住地提供家庭式养老服务。

19. 开展老年人防诈骗知识与技巧宣传教育工作，提高老年人识别和防范非法集资、电信诈骗等非法侵害的能力。

20. 为老年人提供法律援助等公共法律服务，帮助解决涉及老年人的纠纷及相关事务。

21. 探索农村养老服务志愿服务机制，鼓励村民和老年人参与各种公益性活动和志愿服务。支持家族成员和亲友对留守老年人给予生活照料和精神关爱，鼓励邻里乡亲为留守老年人提供关爱服务。

（四）社会参与广泛充分

22. 帮助老年人拓展农副产品销售渠道，优先帮助经济困难的老年人申请社区公益性岗位或联系用工机会，促进农村老年人致富增收。

23. 引导和组织老年人参与社区治理和服务，充分发挥老年人的积极作用。村代表会议有老年人代表参加，村里开展与老年人相关的服务项目或活动时，充分听取老年人的意见和建议。

24. 建立老年协会等基层老年社会组织，实行老年人自我管理、自我服务、自我教育、自我监督。

25. 成立老年文体团队，方便老年人就近参加各类活动，丰富精神文化生活。

26. 为老年人和老年社会组织参与社区活动提供便利条件。

27. 有效整合乡村教育文化资源，发展农村社区老年教育。鼓励自设老年教育学习点或与老年大学、教育机构和社会组织等合作在农村社区设立老年教育学习点，以村民喜爱的形式开展适应农村老年人需求的教育活动。

（五）孝亲敬老氛围浓厚

28. 强化家庭在农村老年人赡养与关爱服务中的主体责任，增强村规民约对家庭赡养义务人的道德约束，在尊重老年人意愿的前提下，赡养义务人可与亲属或其他人签订委托照顾协议，并向村民委员会报备。对赡养人、扶养人不履行赡养、扶养义务的，由村民委员会及老年人组织监督其履行。

29. 组织多种形式的敬老爱老助老主题教育活动，加大对“敬老文明号”和“敬老爱老助老模范人物”的宣传报道，发挥孝亲敬老典型的示范引导作用。

30. 开展《中华人民共和国老年人权益保障法》及地方老年人权益保障法规普法宣传教育工作，增强老年人依法保护自身合法权益以及村民依法保护老年人合法权益的意识。

31. 对老年人进行积极老龄观教育，引导老年人树立终身发展理念，增强老年人的自尊、自强、自爱意识。

（六）科技助老智慧创新

32. 加快互联网信息建设，促进宽带网络进入老年人家庭，支持设置公共电脑室，方便留守老年人与子女视频联络。

33. 通过农村老年教育学习点等平台，帮助老年人学习电脑、智能手机等智能产品和智能技术使用，缩小老年人群与青年人群之间的“数字鸿沟”。

34. 鼓励农村“互联网+养老”发展，提升农村养老服务信息化水平，促进养老服务资源供需对接。

35. 加快农村智能广播网（“村村响”广播）建设，安装规范，分布合理，每天固定时间安排播出，能实现应急插播。

（七）管理保障到位有力

36. 社区工作者中有专人负责老龄工作。

37. 逐步增加农村社区为老服务设施的财力投入，扶持农村社区各类为老服务设施的建设和正常运营。

38. 建立农村老年友好型社区建设长效机制，统筹安排农村老年友好型社区建设工作。

出处：关于开展示范性全国老年友好型社区创建工作的通知（国卫老龄发〔2020〕23号）

关于深入推进医养结合发展的若干意见

各省、自治区、直辖市人民政府，国务院各部委、各直属机构：

党中央、国务院高度重视医养结合工作，党的十八大以来作出一系列重大决策部署，医养结合的政策体系不断完善、服务能力不断提升，人民群众获得感不断增强。但是，当前仍存在医疗卫生与养老服务需进一步衔接、医养结合服务质量有待提高、相关支持政策措施需进一步完善等问题。为贯彻落实党中央、国务院决策部署，深入推进医养结合发展，鼓励社会力量积极参与，进一步完善居家为基础、社区为依托、机构为补充、医养相结合的养老服务体系，更好满足老年人健康养老服务需求，经国务院同意，现提出如下意见：

一、强化医疗卫生与养老服务衔接

（一）深化医养签约合作。制定医养签约服务规范，进一步规范医疗卫生机构和养老机构合作。按照方便就近、互惠互利的原则，鼓励养老机构与周边的医疗卫生机构开展多种形式的签约合作，双方签订合作协议，明确合作内容、方式、费用及双方责任，签约医疗卫生机构要在服务资源、合作机制等方面积极予以支持。各地要为医养签约合作创造良好政策环境，加大支持力度。养老机构也可通过服务外包、委托经营等方式，由医疗卫生机构为入住老年人提供医疗卫生服务。鼓励养老机构与周边的康复医院（康复医疗中心）、护理院（护理中心）、安宁疗护中心等接续性医疗机构紧密对接，建立协作机制。养老机构中具备条件的医疗机构可与签约医疗卫生机构建立双向转诊机制，严格按照医疗卫生机构出入院标准和双向转诊指征，为老年人提供连续、全流程的医疗卫生服务。（国家卫生健康委、民政部、国家中医药局按职责分工负责，地方各级人民政府负责）

（二）合理规划设置有关机构。实施社区医养结合能力提升工程，社区卫生服务机构、乡镇卫生院或社区养老机构、敬老院利用现有资源，内部改扩建一批社区（乡镇）医养结合服务设施，重点为社区（乡镇）失能（含失智，下同）老年人提供集中或居家医养结合服务。城区新建社区卫生服务机构可内部建设社区医养结合服务设施。有条件的基层医疗卫生机构可设置康复、护理、安宁疗护病床和养老床位，因地制宜开展家庭病床服务。发挥中医药在治未病、慢性病管理、疾病治疗和康复中的独特作用，推广中医药适宜技术产品和服务，增强社区中医药医养结合服务能力。

有条件的地方可探索医疗卫生和养老服务资源整合、服务衔接，完善硬件设施，充实人员队伍，重点为失能的特困老年人提供医养结合服务。农村地区可探索乡镇卫生院与敬老院、村卫生室与农村幸福院统筹规划，毗邻建设。（国家卫生健康委、民政部、国

家发展改革委、财政部、自然资源部、住房城乡建设部、农业农村部、国家中医药局按职责分工负责，地方各级人民政府负责）

（三）加强医养结合信息化支撑。充分利用现有健康、养老等信息平台，打造覆盖家庭、社区和机构的智慧健康养老服务网络，推动老年人的健康和养老信息共享、深度开发和合理利用。实施智慧健康养老产业发展行动计划，支持研发医疗辅助、家庭照护、安防监控、残障辅助、情感陪护等智能服务机器人，大力发展健康管理、健康检测监测、健康服务、智能康复辅具等智慧健康养老产品和服务。推进面向医养结合机构（指同时具备医疗卫生资质和养老服务能力的医疗卫生机构或养老机构）的远程医疗建设。

完善居民电子健康档案并加强管理，在老年人免费健康体检结束后1个月内告知其体检结果及健康指导建议，以历年体检结果为基础，为老年人建立连续性电子健康档案并提供针对性的健康管理服务（含中医药健康管理服务）。（国家卫生健康委、工业和信息化部、民政部、国家中医药局按职责分工负责，地方各级人民政府负责）

二、推进医养结合机构“放管服”改革

（四）简化医养结合机构审批登记。各地要认真贯彻落实国家卫生健康委等部门《关于做好医养结合机构审批登记工作的通知》（国卫办老龄发〔2019〕17号）要求，优化医养结合机构审批流程和环境。养老机构举办二级及以下医疗机构的（不含急救中心、急救站、临床检验中心、中外合资合作医疗机构、港澳台独资医疗机构），设置审批与执业登记“两证合一”。医疗卫生机构利用现有资源提供养老服务的，涉及建设、消防、食品安全、卫生防疫等有关条件，可依据医疗卫生机构已具备的上述相应资质直接进行登记备案，简化手续。（国家卫生健康委、民政部、国家发展改革委、住房城乡建设部、市场监管总局、国家中医药局按职责分工负责，地方各级人民政府负责）

（五）鼓励社会力量举办医养结合机构。政府对社会办医养结合机构区域总量不作规划限制。按照“非禁即入”原则，不得设置并全面清理取消没有法律法规依据和不合理的前置审批事项，没有法律法规依据不得限制社会办医养结合机构的经营性质。涉及同层级相关行政部门的，当地政务服务机构应当实行“一个窗口”办理，并一次性告知审批事项及流程、受理条件、材料清单、办理时限等内容。支持社会力量通过市场化运作方式举办医养结合机构，并按规定享受税费、投融资、用地等有关优惠政策。各地可采取公建民营、民办公助等方式支持社会力量为老年人提供多层次、多样化医养结合服务，鼓励地方结合实际制定多种优惠支持政策。支持社会办大型医养结合机构走集团化、连锁化发展道路。鼓励保险公司、信托投资公司等金融机构作为投资主体举办医养结合机构。（国家卫生健康委、国家发展改革委、民政部、财政部、自然资源部、住房城乡建设部、人民银行、税务总局、市场监管总局、银保监会、证监会、国家中医药局按职责

分工负责,地方各级人民政府负责)

(六)加强医养结合服务监管。医养结合服务的监管由卫生健康行政部门(含中医药主管部门,下同)牵头负责、民政部门配合。医养结合机构中的医疗卫生机构和养老机构分别由卫生健康行政部门和民政部门负责进行行业监管。国家卫生健康委会同民政部等部门制定监管和考核办法,加大对医养结合服务质量考核检查力度,把医疗床位和家庭病床增加等情况纳入考核。研究制定医养结合机构服务指南和管理指南。各医养结合机构要严格执行医疗卫生及养老服务相关法律、法规、规章和标准、规范,建立健全相关规章制度和人员岗位责任制度,严格落实消防安全责任和各项安全制度。(国家卫生健康委、民政部、应急部、国家中医药局按职责分工负责,地方各级人民政府负责)

三、加大政府支持力度

(七)减轻税费负担。落实各项税费优惠政策,经认定为非营利组织的社会办医养结合机构,对其符合条件的非营利性收入免征企业所得税,对其自用的房产、土地,按规定享受房产税、城镇土地使用税优惠政策。符合条件的医养结合机构享受小微企业等财税优惠政策。对在社区提供日间照料、康复护理等服务的机构,符合条件的按规定给予税费减免、资金支持、水电气热价格优惠等扶持。对医养结合机构按规定实行行政事业性收费优惠政策。(财政部、税务总局、国家发展改革委、市场监管总局按职责分工负责,地方各级人民政府负责)

(八)强化投入支持。各地要加大政府购买服务力度,支持符合条件的社会办医养结合机构承接当地公共卫生、基本医疗和基本养老等服务。用于社会福利事业的彩票公益金要适当支持开展医养结合服务。(财政部、国家发展改革委、国家卫生健康委、民政部按职责分工负责,地方各级人民政府负责)

(九)加强土地供应保障。各地在编制国土空间规划时,要统筹考虑医养结合发展,做好用地规划布局,切实保障医养结合机构建设发展用地。非营利性医养结合机构可依法使用国有划拨土地,营利性医养结合机构应当以有偿方式用地。鼓励地方完善社区综合服务设施运维长效机制,对使用综合服务设施开展医养结合服务的,予以无偿或低偿使用。鼓励符合规划用途的农村集体建设用地依法用于医养结合机构建设。

在不改变规划条件的前提下,允许盘活利用城镇现有空闲商业用房、厂房、校舍、办公用房、培训设施及其他设施提供医养结合服务,并适用过渡期政策,五年内继续按原用途和权利类型使用土地;五年期满及涉及转让需办理相关用地手续的,可按新用途、新权利类型、市场价,以协议方式办理用地手续。由非营利性机构使用的,原划拨土地可继续划拨使用。(自然资源部、住房城乡建设部、财政部、农业农村部、国家卫生健康委、民政部按职责分工负责,地方各级人民政府负责)

(十)拓宽投融资渠道。鼓励社会办医养结合机构中的养老机构以股权融资、项目融资等方式筹集开办资金和发展资金。鼓励金融机构根据医养结合特点，创新金融产品和金融服务，拓展多元化投融资渠道，发挥“投、贷、债、租、证”协同作用，加大金融对医养结合领域的支持力度。鼓励地方探索完善抵押贷款政策，拓宽信贷担保物范围。（人民银行、银保监会、证监会、国家发展改革委、自然资源部、国家卫生健康委、民政部按职责分工负责，地方各级人民政府负责）

四、优化保障政策

（十一）完善公立医疗机构开展养老服务的价格政策。收费标准原则上应当以实际服务成本为基础，综合市场供求状况、群众承受能力等因素核定。充分发挥价格的杠杆调节作用，提高公立医疗机构开展养老服务的积极性，具备招标条件的，鼓励通过招标方式确定收费标准。（国家发展改革委、市场监管总局按职责分工负责，地方各级人民政府负责）

（十二）支持开展上门服务。研究出台上门医疗卫生服务的内容、标准、规范，完善上门医疗服务收费政策。建立健全保障机制，适当提高上门服务人员的待遇水平。提供上门服务的机构要投保责任险、医疗意外险、人身意外险等，防范应对执业风险和人身安全风险。建立老年慢性病用药长期处方制度。家庭医生签约服务团队要为签约老年人提供基本医疗、公共卫生等基础性签约服务及个性化服务。（国家卫生健康委、财政部、国家医保局、人力资源社会保障部、国家中医药局按职责分工负责，地方各级人民政府负责）

（十三）加大保险支持和监管力度。将符合条件的医养结合机构中的医疗机构按规定纳入城乡居民基本医疗保险定点范围，正式运营 3 个月后即可提出定点申请，定点评估完成时限不得超过 3 个月时间。对符合规定的转诊住院患者可以连续计算医保起付线，积极推进按病种、按疾病诊断相关分组（DRG）、按床日等多元复合的医保支付方式。鼓励有条件的地方按规定逐步增加纳入基本医疗保险支付范围的医疗康复项目。

厘清医疗卫生服务和养老服务的支付边界，基本医疗保险基金只能用于支付符合基本医疗保障范围的疾病诊治、医疗护理、医疗康复等医疗卫生服务费用，不得用于支付生活照护等养老服务费用。实行长期护理保险制度的地区，失能老年人长期护理费用由长期护理保险按规定支付。加快推进长期护理保险试点。

支持商业保险机构大力发展医养保险，针对老年人风险特征和需求特点，开发专属产品，增加老年人可选择的商业保险品种并按规定报批报备，重点发展老年人疾病保险、医疗保险和意外伤害保险。鼓励深入社区为老年人购买商业保险提供全流程服务。研究引入寿险赔付责任与护理支付责任的转换机制，支持被保险人在生前失能时提前获得保险金给付，用于护理费用支出。加快发展包括商业长期护理保险在内的多种老年护理保险产品，满足老年人护理保障需求。（国家医保局、发展改革委、银保监会按职责分工负责，地方各级人民政府负责）

五、加强队伍建设

（十四）扩大医养结合服务队伍。将医养结合人才队伍建设分别纳入卫生健康和养老服务发展规划。鼓励引导普通高校、职业院校（含技工院校）增设相关专业和课程，加强老年医学、康复、护理、健康管理、社工、老年服务与管理等专业人才培养，扩大相关专业招生规模。统筹现有资源，设立一批医养结合培训基地，探索普通高校、职业院校、科研机构、行业学会协会与医养结合机构协同培养培训模式。各地要制订培训计划，分级分类对相关专业技术人员及服务人员进行专业技能培训和安全常识培训，医养结合机构要优先招聘培训合格的医疗护理员和养老护理员。

充分发挥社会公益组织作用，加大对助老志愿服务项目和组织的培育和支持力度，鼓励志愿服务组织与医养结合机构结对开展服务，通过开展志愿服务给予老年人更多关爱照顾。鼓励医疗机构、养老机构及其他专业机构为老年人家庭成员及家政服务等从业人员提供照护和应急救护培训。（教育部、人力资源社会保障部、国家发展改革委、国家卫生健康委、民政部、共青团中央、全国妇联、中国红十字会按职责分工负责，地方各级人民政府负责）

（十五）支持医务人员从事医养结合服务。实施医师执业地点区域注册制度，支持医务人员到医养结合机构执业。建立医养结合机构医务人员进修轮训机制，提高其服务能力和水平。鼓励退休医务人员到医养结合机构执业。各地要出台支持政策，引导职业院校护理及相关专业毕业生到医养结合机构执业。医养结合机构中的医务人员享有与其他医疗卫生机构同等的职称评定、专业技术人员继续教育等待遇，医养结合机构没有条件为医务人员提供继续教育培训的，各地卫生健康行政部门可统筹安排有条件的单位集中组织培训。（国家卫生健康委、人力资源社会保障部、教育部按职责分工负责，地方各级人民政府负责）

各地、各有关部门要高度重视，加强沟通协调，形成工作合力。各级卫生健康行政部门要会同民政等部门加强监督检查和考核评估。在创建医养结合示范省的基础上，继续开展医养结合试点示范县（市、区）和机构创建，对落实政策积极主动、成绩突出的地区和机构，在安排财政补助方面给予倾斜支持，发挥其示范带动作用，推动全国医养结合工作深入健康发展。

国家卫生健康委　民政部
国家发展改革委　教育部
财政部　人力资源社会保障部
自然资源部　住房城乡建设部
市场监管总局　国家医保局
国家中医药局　全国老龄办
2019年10月23日

出处：关于深入推进医养结合发展的若干意见（国卫老龄发〔2019〕60号）

卫生健康委 发展改革委 教育部 民政部 财政部 人力资源社会保障部 医保局 中医药局关于建立完善老年健康服务体系的指导意见

各省、自治区、直辖市人民政府，国务院各部委、各直属机构：

当前，我国老年人口规模持续扩大，对健康服务的需求愈发迫切，为解决老年健康服务体系不健全，有效供给不足，发展不平衡不充分的问题，建立完善符合我国国情的老年健康服务体系，满足老年人日益增长的健康服务需求，根据《"健康中国 2030"规划纲要》，经国务院同意，现提出如下意见。

一、总体要求

（一）指导思想。以习近平新时代中国特色社会主义思想为指导，全面贯彻党的十九大和十九届二中、三中全会精神，深入贯彻落实全国卫生与健康大会精神，以维护老年人健康权益为中心，以满足老年人健康服务需求为导向，大力发展老年健康事业，着力构建包括健康教育、预防保健、疾病诊治、康复护理、长期照护、安宁疗护的综合连续、覆盖城乡的老年健康服务体系，努力提高老年人健康水平，实现健康老龄化，建设健康中国。

（二）基本原则。

健康引领，全程服务。以大卫生、大健康的理念引领老年健康服务体系建设，将健康融入所有政策，着眼生命全过程，对影响健康的因素进行干预，提供综合连续的全程服务。

兜底保障，公平可及。以基层为重点，提高服务效能，保障经济困难的失能（含失智）、计划生育特殊家庭老年人的基本健康服务。促进资源优化配置，逐步缩小城乡、区域差距，促进老年健康服务公平可及。

政策支持，激发活力。履行政府在制定规划和政策、引导投入等方面的职责，发挥市场在资源配置中的决定性作用，激发市场活力，鼓励社会参与，满足多层次、多样化的老年健康服务需求。

统筹资源，共建共享。统筹政府各部门、社会各方面资源，动员引导全社会广泛参与，共同促进老年健康服务发展，实现共建共享。

（三）主要目标。到 2022 年，老年健康相关制度、标准、规范基本建立，老年健康服务机构数量显著增加，服务内容更加丰富，服务质量明显提升，服务队伍更加壮大，服务资源配置更趋合理，综合连续、覆盖城乡的老年健康服务体系基本建立，老年人的健康服务需求得到基本满足。

二、主要任务

（一）加强健康教育。利用多种方式和媒体媒介，面向老年人及其照护者开展健康教育活动，内容包括营养膳食、运动健身、心理健康、伤害预防、疾病预防、合理用药、康复护理、生命教育和中医养生保健等，促进老年人形成健康生活方式，提高老年人健康素养。积极开展中医药膳食疗科普等活动，推广中医传统运动项目，加强中医药健康养生养老文化宣传。开展老年健康宣传周等活动，宣传老年健康科学知识和相关政策，营造关心支持老年健康的社会氛围。老年大学和老年教育机构要将健康教育纳入课程体系和教学内容。依托社区服务中心、基层老龄协会、老年大学等，鼓励老年人积极参与社会活动，自觉主动维护身心健康。（国家卫生健康委、教育部、工业和信息化部、民政部、农业农村部、广电总局、体育总局、国家中医药局、中国老龄协会按职责分工负责）

（二）加强预防保健。建立健全老年健康危险因素干预、疾病早发现早诊断早治疗、失能预防三级预防体系。落实国家基本公共卫生服务项目，加强老年人健康管理，提供生活方式和健康状况评估、体格检查、辅助检查和健康指导服务，将老年人健康管理作为基本公共卫生服务项目绩效评价的重要内容，把老年人满意度作为重要评价指标，县（市、区）卫生健康行政部门要落实对绩效评价的主体责任，每年组织开展一次绩效评价。以老年人为重点，做实家庭医生签约服务。开展老年人营养改善行动，监测、评价和改善老年人营养状况。加强老年人群重点慢性病的早期筛查、早期干预及分类管理，积极开展阿尔茨海默病、帕金森病等神经退行性疾病的早期筛查和健康指导。实施失能预防项目，宣传失能预防核心信息，降低老年人失能发生率。加强适老环境建设和改造，减少老年人意外伤害。重视老年人心理健康，完善精神障碍类疾病的早期预防及干预机制，针对抑郁、焦虑等常见精神障碍和心理行为问题，开展心理健康状况评估和随访管理，为老年人特别是有特殊困难的老年人提供心理辅导、情绪纾解、悲伤抚慰等心理关怀服务。（国家卫生健康委、工业和信息化部、民政部、财政部、住房城乡建设部、国家中医药局按职责分工负责）

（三）加强疾病诊治。完善老年医疗资源布局，建立健全以基层医疗卫生机构为基础，老年医院和综合性医院老年医学科为核心，相关教学科研机构为支撑的老年医疗服务网络。有条件的二级及以上综合性医院要开设老年医学科，到2022年，二级及以上综合性医院设立老年医学科的比例达到50%。各地可根据实际，加大老年医院建设力度。重视老年人综合评估和老年综合征诊治，推动老年医疗服务从以疾病为中心的单病种模式向以患者为中心的多病共治模式转变。强化老年人用药保障，开展老年人用药使用监测，加强老年人用药指导，建立老年慢性疾病长期处方制度。开展社区和居家中医药健康服务，促进优质中医药资源向社区、家庭延伸。

全面落实老年人医疗服务优待政策，医疗机构普遍建立老年人挂号、就医绿色通道，优化老年人就医流程，为老年人看病就医提供便利服务。开展老年友善医疗卫生机构创建活动，推动医疗卫生机构开展适老化改造，开展老年友善服务，到2022年，80%以上的综合性医院、康复医院、护理院和基层医疗卫生机构成为老年友善医疗卫生机构。鼓励医疗卫生机构为居家失能老年人提供家庭病床、巡诊等上门医疗服务。(国家卫生健康委、国家发展改革委、财政部、国家中医药局按职责分工负责)

(四) 加强康复和护理服务。充分发挥康复医疗在老年医疗服务中的作用,为老年患者提供早期、系统、专业、连续的康复医疗服务。大力发展老年护理服务,建立完善以机构为支撑、社区为依托、居家为基础的老年护理服务网络。开展中医特色老年人康复、护理服务。加强护理、康复医疗机构建设,鼓励医疗资源丰富的地区将部分公立医疗机构转型为护理、康复医疗机构,鼓励二级及以上综合性医院设立康复医学科,提高基层医疗卫生机构的康复、护理床位占比。支持农村医疗卫生机构利用现有富余编制床位开设康复、护理床位。到2022年,基层医疗卫生机构护理床位占比达到30%。(国家卫生健康委、国家发展改革委、民政部、财政部、国家中医药局按职责分工负责)

(五) 加强长期照护服务。探索建立从居家、社区到专业机构的失能老年人长期照护服务模式。实施基本公共卫生服务项目,为失能老年人上门开展健康评估和健康服务。通过政府购买服务等方式,支持社区嵌入式为老服务机构发展。依托护理院(站)、护理中心、社区卫生服务中心、乡镇卫生院等医疗卫生机构以及具备提供长期照护服务能力的社区日间照料中心、乡镇敬老院等养老机构,为失能老年人提供长期照护服务。鼓励各地通过公建民营、政府购买服务、发放运营补贴等方式,支持各类医养结合机构接收经济困难的高龄失能老年人。

增加从事失能老年人护理工作的护士数量,鼓励退休护士从事失能老年人护理指导、培训和服务等工作。进一步开展职业技能培训和就业指导服务,充实长期照护服务队伍。面向居家失能老年人照护者开展应急救护和照护技能培训,提高家庭照护者的照护能力和水平。(国家卫生健康委、教育部、民政部、财政部、人力资源社会保障部按职责分工负责)

(六) 加强安宁疗护服务。根据医疗机构的功能和定位,推动相应医疗卫生机构,按照患者"充分知情、自愿选择"的原则开展安宁疗护服务,开设安宁疗护病区或床位,有条件的地方可建设安宁疗护中心,加快安宁疗护机构标准化、规范化建设。积极开展社区和居家安宁疗护服务。探索建立机构、社区和居家安宁疗护相结合的工作机制,形成畅通合理的转诊制度。制定安宁疗护进入和用药指南。营利性医疗机构可自行确定安宁疗护服务内容和收费标准。非营利性医疗机构提供的安宁疗护服务,属于治疗、护理、检查检验等医疗服务的,按现有项目收费;属于关怀慰藉、生活照料等非医疗服务的,不作为医疗服务价格项目管理,收费标准由医疗机构自主确定。

建立完善安宁疗护多学科服务模式,为疾病终末期患者提供疼痛及其他症状控制、舒适照护等服务,为患者及家属提供心理支持和人文关怀。加强对公众的宣传教育,将生命教育纳入中小学校健康课程,推动安宁疗护理念得到社会广泛认可和接受。认真总结安宁疗护试点经验,稳步扩大试点。(国家卫生健康委、国家发展改革委、教育部、国家医保局按职责分工负责)

三、保障措施

（一）强化标准建设。制定老年人健康干预及评价标准。建立健全长期照护服务标准和管理规范，制定长期照护专业人员职业技能标准。制定老年医疗、康复、护理、安宁疗护等老年健康服务机构基本标准和服务规范，制定综合医院老年医学科建设和管理指南，制定老年友善医疗卫生机构标准。研究完善上门医疗护理和家庭病床服务的内容、标准、规范及收费和支付政策，建立健全保障机制，鼓励相关机构投保责任险、医疗意外险、人身意外险等，防范应对执业风险和人身安全风险，适当提高上门服务人员的待遇水平。（国家卫生健康委、民政部、人力资源社会保障部、市场监管总局、国家医保局、银保监会、中国残联按职责分工负责）

（二）强化政策支持。各地要积极出台实施扶持政策，在土地供应、政府购买服务等方面对老年健康服务发展予以支持和倾斜。鼓励社会力量举办老年医院、康复医院、护理院、安宁疗护中心等。加大对贫困地区老年健康服务机构建设的支持力度，推动实现城乡、区域老年健康服务均等化。全面建立经济困难的高龄、失能老年人补贴制度，并做好与长期护理保险制度的衔接。研究建立稳定可持续的筹资机制，推动形成符合国情的长期护理保险制度框架。（国家发展改革委、民政部、财政部、国家医保局、银保监会按职责分工负责）

（三）强化学科发展。推进老年医学研究中心、国家老年疾病临床医学研究中心等创新基地建设，打造高水平的技术创新与成果转化基地。加强老年健康相关科学研究，通过各级财政科技计划支持老年健康相关预防、诊断、治疗技术和产品研发。加强老年健康相关适宜技术研发与推广。引导普通高校和职业院校开设老年医学、药学、护理、康复、心理、安宁疗护等相关专业和课程，开展学历教育。（教育部、科技部、国家卫生健康委、国家中医药局按职责分工负责）

（四）强化队伍建设。加强老年健康人才培养，支持开展老年健康服务相关从业人员的继续教育，壮大老年健康人才队伍。加强老年健康促进、老年医学及其相关专业人员培训，建立培训机制，建设培训基地，提高相关人员的服务能力和水平。扩大老年护理服务队伍，补齐服务短板，到2022年基本满足老年人护理服务需求。完善老年健康相关职业资格认证制度和以技术技能价值激励为导向的薪酬分配体系，拓宽职业发展前景。（国家卫生健康委、教育部、民政部、人力资源社会保障部、国家中医药局按职责分工负责）

（五）强化信息支撑。充分利用人工智能等技术，研发可穿戴的老年人健康支持技术和设备，探索开展远程实时查看、实时定位、健康监测、紧急救助呼叫等服务。加强老年健康服务相关信息系统建设，促进各类健康数据的汇集和融合，整合信息资源，实现信息共享。积极探索“互联网 + 老年健康”服务模式，推动线上线下结合，开展一批智慧健康服务示范项目。（国家卫生健康委、工业和信息化部、民政部按职责分工负责）

（六）强化组织保障。建立政府主导、部门协作、社会参与的工作机制，各地各有关部门要高度重视老年健康服务体系建设，将其纳入经济社会发展相关规划，纳入深化医药卫生体制改革和促进养老、健康服务业发展的总体部署，结合实际制定老年健康服务体系建设的具体规划和实施办法。

卫生健康委　发展改革委
教育部　民政部
财政部　人力资源社会保障部
医保局　中医药局
2019 年 10 月 28 日

出处：卫生健康委 发展改革委 教育部 民政部 财政部人力资源社会保障部医保局 中医药局关于建立完善老年健康服务体系的指导意见（国卫老龄发〔2019〕61 号）

“十四五”残疾人保障和发展规划(节选)

三、重点任务

（三）健全残疾人关爱服务体系，提升残疾人康复、教育、文化、体育等公共服务质量。

4. 强化残疾预防。制定实施残疾预防行动计划，结合残疾预防日、预防出生缺陷日、爱眼日、爱耳日、全国防灾减灾日等节点，广泛开展残疾预防宣传教育，形成全人群、全生命周期的残疾预防意识。加强出生缺陷综合防治，构建覆盖城乡居民，涵盖婚前、孕前、孕期、新生儿期和儿童期各阶段的出生缺陷防治体系，继续针对先天性结构畸形等疾病实施干预救助项目，预防和减少出生缺陷、发育障碍致残。大力推进 0~6 岁儿童残疾筛查，建立筛查、诊断、康复救助衔接机制。加强省、市、县三级妇幼保健机构能力建设，夯实县、乡、村儿童保健服务网络，不断提升儿童致残性疾病早发现、早诊断、早干预、早康复能力和效果。实施慢性病预防干预措施，开展重大慢性病早诊早治，减少慢性病致残。开展社会心理服务和社区心理干预，预防和减少精神残疾发生。开展防盲治盲、防聋治聋工作，加强对麻风病等传染病和碘缺乏病、大骨节病等地方病的防控。加强安全生产、消防安全和交通安全管理，加强道路交通安全执法和安全防护设施建设，加快公共场所急救设备配备，提高自然灾害和火灾现场应急处置能力、突发事件紧急医学救援能力和院前急救能力，防止老年人跌倒、儿童意外伤害致残，减少因灾害、事故、职业伤害等致残。

出处：国务院关于印发“十四五”残疾人保障和发展规划的通知（国发〔2021〕10 号）

国家残疾预防行动计划(2021—2025年)(节选)

一、总体要求

(二)基本原则。

人人尽责,共建共享。倡导每个人是自己健康第一责任人的理念,把增强公民个人残疾预防意识和能力作为残疾预防的基础工程抓紧、抓实,广泛开展残疾预防宣传教育,让残疾预防知识、行为和技能成为全民普遍具备的素养和能力。

系统推进,早期干预。全面实施覆盖全人群全生命周期的残疾预防三级防控策略,着力推进关口前移、早期干预。针对各阶段主要致残因素采取综合干预措施,推进健康教育、健康促进,提供系统连续的筛查、诊断、治疗、康复一体化服务。

(三)工作目标。

到2025年,覆盖经济社会发展各领域的残疾预防政策体系进一步完善,全人群全生命周期残疾预防服务网络更加健全,全民残疾预防素养明显提升,遗传和发育、疾病、伤害等主要致残因素得到有效防控,残疾康复服务状况持续改善,残疾预防主要指标处于中高收入国家前列。

二、主要行动

(一)残疾预防知识普及行动。

建立完善残疾预防科普知识资源库。出版、遴选、推介一批残疾预防科普读物,针对重点人群、主要致残因素定期更新、发布残疾预防核心知识。推动将残疾预防和出生缺陷防治核心知识纳入全科医生、专科医生、妇幼保健人员、社会工作人员、残疾人工作者等职业培训课程和教材内容,形成残疾预防知识科普骨干队伍,确保残疾预防知识规范、有效传播。(中国残联、国家卫生健康委牵头,中央宣传部、中央网信办、教育部、司法部、生态环境部、交通运输部、应急部、广电总局、国家疾控局、全国总工会、共青团中央按职责分工负责)

加强重点人群残疾预防知识普及。面向儿童、青少年、新婚夫妇、孕产妇、婴幼儿家长、老年人、高危职业从业者等重点人群开展针对性宣传教育,主动提供残疾预防和出生缺陷防治科普知识,普及遗传和发育、疾病、伤害等致残防控的科学知识、方法;面向伤病者、残疾人,加强康复知识宣传普及,着力提升康复意识、能力。(中国残联、国家卫生健康委牵头,教育部、民政部、司法部、生态环境部、交通运输部、应急部、国家疾控局、全国总工会、共青团中央、全国妇联按职责分工负责)

组织实施重点宣传教育行动。持续开展残疾预防日宣传教育活动,同时利用爱耳日、爱眼日、世界噪音日、防治碘缺乏病日、预防出生缺陷日、精神卫生日、防灾减灾日、全国消防日、全国交通安全日等宣传节点,加强残疾预防知识专题宣传,充分利用群众喜闻乐见的活动形式、传播方式,提升各类宣传教育活动的影响力、实效性。(中国残联、国家卫生健康委、中央宣传部牵头,中央网信办、教育部、工业和信息化部、公安部、民政部、司法部、人力资源社会保障部、生态环境部、交通运输部、应急部、广电总局、国家疾控局、全国总工会、共青团中央、全国妇联按职责分工负责)

出处:国务院办公厅关于印发国家残疾预防行动计划(2021—2025年)的通知(国办发〔2021〕50号)

公安机关人民警察内务条令(节选)

(第161号《公安机关人民警察内务条令》经2021年4月9日
第6次公安部部务会议审议通过,自2021年10月28日起施行。)

第二百零四条　公安机关应当开展预防传染病等卫生健康教育,提高公安民警对传染病的防治意识和应对能力。

第二百一十一条　公安机关应当深入开展健康教育,引导公安民警牢固树立健康生活的理念,积极开展文体活动,陶冶情操,增强体质,丰富业余文化生活。

出处:中华人民共和国公安部令(第161号)

关于加强公安民警紧急医疗救治工作的通知(节选)

四、工作要求

(三)加强警医协作。各级医疗机构要定期组织专家,为辖区内公安民警开展健康教育、急救知识培训和讲座,引导广大公安民警注重科学的工作和生活方式,增强身心健康保护意识;必要时可组织医疗专家组,为执行重大安全保卫任务的公安民警和长期坚守基层一线以及艰苦边远地区的公安民警提供送医上门服务。各级公安机关要依法严厉打击涉医违法犯罪,强化医疗机构及周边地区的巡逻防控工作,加强对医疗机构安全保卫工作的指导,维护医疗机构及周边良好的交通和治安秩序。

出处:关于加强公安民警紧急医疗救治工作的通知(国卫医发〔2018〕40号)

第三编

国际文献

渥太华宪章

（第一届全球健康促进大会，1986）

第一届全球健康促进大会于1986年11月17—21日在加拿大渥太华召开，会议发表了《渥太华宪章》，以期于2000年乃至更长时间内，达到人人享有卫生保健的目标。

本届会议主要是对全世界新公共卫生运动日益增长的期望作出反应。讨论的主题是关于发达国家的需求，但也考虑到其他地区的相似问题。本次会议的基础是通过对世界卫生组织提出人人享有卫生保健的文件——《阿拉木图宣言》及最近世界大会在卫生领域中多部门合作行动的讨论所取得的成果。

健康促进

健康促进是促使人们提高维护和改善他们自身健康的过程。为达到身体、精神健康和社会良好适应的完美状态，每个人或人群必须有能力去认识和实现这些愿望，满足需求以及改变或处理环境。因此，应将健康仅仅看作是日常生活的资源而不是生活的目的。健康是一种积极的概念，强调健康是社会和个人的资源，也可看作是体力表现。因此，健康促进不仅是卫生部门的责任，它超出了卫生的范畴。

1. 健康的必要条件。健康的基本条件和资源是和平、住房、教育、食品、经济收入、稳定的生态环境、可持续的资源、社会的公正与平等。为改善健康，上述必要条件必须具有坚实的基础。

2. 倡导。良好的健康是社会、经济和个人发展的主要资源，也是生活质量的重要部分。政治、经济、社会、文化、环境、行为和生物学因素均可促进健康或损害健康。健康促进行动目的是通过对健康的支持，使上述因素有利于健康。

3. 促成。健康促进的重点在于实现健康方面的平等。健康促进行动的目标，在于缩小目前健康状况的差别，并保障同等机会和资源，以促使所有人能充分发挥健康的潜能，这些包括在选择健康措施时，能获得支持环境的稳固基础、知识、生活技能以及机会。除非人们有可能控制这些决定健康的条件，否则不能达到他们最充分的健康潜能。在这方面男女应该平等享有。

4. 协调。健康的必要条件和前景不可能仅由卫生部门承诺，更为重要的是健康促进需要协调所有相关部门的行动：包括政府、卫生和其他社会经济部门，非政府与志愿者组织、地区行政机构、工矿企业和新闻媒介部门。社会各界人士作为个人、家庭和社区参与。各专业与社会团体以及卫生人员的主要责任在于协调社会不同部门共同参与卫生工作。

我们应考虑各个国家和地区的社会、文化和经济体制的差异和实施的可能性,以使健康促进策略和规划适合于当地的需求。

健康促进行动的内涵

1. 制定健康的公共政策。健康促进超越了保健范畴,它把健康问题提到了各个部门、各级领导的议事日程上,使他们了解其决策对健康后果的影响并承担健康的责任。

健康促进的政策由多样而互补的各方面综合组成,它包括立法、财政措施、税收和组织改变。这种协调行动使健康、收入和社会政策更趋平等。联合行动目的是保证更安全、更健康的商品供应和服务、更健康的公共服务和更清洁、更愉悦的环境。

健康促进政策需要确定在非卫生部门中采纳健康的公共政策的障碍及克服的方法。其目的是必须使决策者也能较易作出更健康的选择。

2. 创造支持性环境。我们的社会是复杂和相互联系的。健康不可能与其他目标分开。人类与其生存的环境是密不可分的,这是对健康采取社会-生态学方法的基础。总的指导原则对世界、国家、地区和社区都是相同的,即需要促进相互维护——我们的社区和我们的自然环境需要彼此保护。应该强调保护世界自然资源是全球的责任。

生活、工作和休闲模式的改变对健康有重要影响。工作和休闲应该是人们健康的资源,社会组织的工作应该帮助创造一个健康的社会。健康促进在于创造一种安全、舒适、满意、愉悦的生活和工作条件。

系统地评估环境的迅速改变对健康的影响,特别是在技术、工作、能源生产和城市化的地区是极为重要的,并且必须通过健康促进活动以保证对公众的健康产生积极有利的影响。任何健康促进策略必须提出:保护自然,创造良好的环境以及保护自然资源。

3. 强化社区行动。健康促进工作是通过具体和有效的社区行动,包括确立优先、作出决策、设计策略及其执行,以达到更健康的目标。在这一过程中核心问题是赋予社区当家做主、积极参与和主宰自己命运的权力。

社区开发在于利用社区现有的人力、物力资源,以增进自我帮助和社会支持并形成灵活的体制,促进公众参与卫生工作和指导卫生工作的开展,这就要求充分、连续地获得卫生信息和学习机会以及资金的支持。

4. 发展个人技能。健康促进通过提供信息、健康教育和提高生活技能以支持个人和社会的发展。这样做的目的是使群众能更有效地维护自身的健康和他们生存的环境并作出有利于健康的选择。

促成群众终身学习,了解人生各个阶段,处理慢性疾病和伤害是极为重要的。学校、家庭、工作场所和社区都有责任这样做。这种活动需要通过教育的、职业的、商业的和志愿者团体以及在这些机构内部来完成。

5. 调整卫生服务方向。健康促进在卫生服务中的责任是要求个人、社区组织、卫生专业人员，卫生服务机构和政府共同承担。他们必须在卫生保健系统中共同工作以满足健康的需求。

卫生部门的作用不仅仅是提供临床与治疗服务，还必须坚持健康促进的方向。卫生服务需要扩大委任权力，这种权力是包容的并尊重文化的需求。该委任权力支持个人和社区对更健康生活的需求，并开放卫生部门和更广泛的社会、政治、经济和物质环境部门之间的渠道。调整卫生服务方向也要求更重视卫生研究及专业教育与培训的重新定位。这就要求卫生服务部门态度和组织的转变，并立足于把人的多样性需求作为服务内容。

展望

健康是通过人们的学习、工作、娱乐和关爱等日常生活活动所创造和享有的。人们需要照顾自身和他人，能作出决定和控制生活环境，所生存的社会也具有容许其全体成员获得健康的条件，才能赢得健康。

在发展健康促进战略中，照料、整体观念及生态学是极为重要的问题，因此，在健康促进活动规划、执行和评价的各个阶段都应该把上述问题作为指导原则。妇女和男性应成为平等的伙伴。

1. 健康促进的承诺。与会者保证：制定健康的公共政策并倡导对健康的明确政治承诺和所有部门中的平等；抵制有害产品、资源耗尽、不健康的生活条件和环境，以及营养低下等压力；并特别重视公共卫生问题，如污染、职业毒害、低劣的住房和住宅区；弥合社会内部和社会之间的卫生裂隙，解决由于这些社会的规范或实践所造成的健康方面的不平等；承认群众是主要的健康资源；通过财政和其他措施支持和促成群众维护自身和他们的家庭及朋友的健康，并接受社区在其卫生、生活条件和福利方面的主要发言权；调整卫生服务及其资源向健康促进倾斜；与其他部门和其他学科，最为重要的是与群众自己共享权力；认识到健康及健康保护作为主要社会投资面临的挑战；在我们的生活方式中强调总的生态学问题。

会议极力主张所有相关部门联合起来形成强大的公共卫生联盟。

2. 号召国际行动。会议呼吁世界卫生组织和其他国际组织在所有合适的论坛上倡导健康促进，并支持各国建立健康促进策略和规划。

会议坚信，如果社会各界人士、非政府与志愿者组织、政府、世界卫生组织和所有其他相关团体联合起来，共同采取健康促进策略并使其符合形成本《宪章》基础的道德与社会价值，则 2000 年人人享有卫生保健的目标就一定能实现。

出处：《第九届全球健康促进大会重要文献及国际案例汇编》，人民卫生出版社，2017：257-259.

阿德莱德宣言

（第二届全球健康促进大会，1988）

十年前《阿拉木图宣言》的发表是1977年世界卫生大会发起的“人人健康”运动过程中的一个重要里程碑。基于认识到健康是最根本的社会目标，宣言为卫生政策制订指明新的方向，即强调人人参与、社会各部门协调和以初级卫生保健为基本策略。

阿拉木图精神

阿拉木图精神在1986年发表的《渥太华宪章》中得到进一步发展。《渥太华宪章》向新公共卫生运动提出挑战，重申将公正和平等作为健康的先决条件，通过倡导和协商达到这一目标。

《渥太华宪章》确定了五个健康促进行动领域：制订健康的公共政策；创造支持性环境；强化社区行动；发展个人技能；调整卫生服务方向。

这些行动领域是互相依存的，而制订健康的公共政策使得其他四项行动成为可能。以健康的公共政策为主要议题的阿德莱德会议继承了阿拉木图和渥太华会议的精神并以其为契机。1988年4月5—9日，来自42个国家的220名代表互相交流了有关制订和实施健康的公共政策的经验体会。通过会议大家达成共识，对健康的公共政策行动提出以下建议。

健康的公共政策

健康的公共政策的特点是明确所有政策领域必须考虑到健康和平等，并对健康负有责任。健康的公共政策的主要目的是创造支持性环境以使人们能够健康地生活。该政策应使民众对健康有选择权和较容易达到，并创造增进健康的社会环境和自然环境。为达到这一境界，农业、贸易、教育、工业、交通等有关政府部门有必要把健康作为政策形成过程中的重要要素加以研究。这些政府部门应对他们制订的政策决定所带来的健康后果负责。他们应对健康和经济给予同等重视。

1. 健康意义。健康既是基本人权也是正当的社会投资。政府有必要以健康的公共政策和健康促进投资来改善其民众的健康状况。体现社会公正性的一个基本原则是保证人们都享有健康和满意的生活。同时，不管是从社会学角度还是经济学角度都能提高整个社会的生产力。正如本次大会个案研究所揭示的，短期的健康公共政策将会产生长期的经济效益。必须采取新的行动将经济、社会、卫生政策的制订统一为一个整体行为。

2. 平等、获取和发展。健康的不平等源于社会的不平等。缩小社会地位和受教育程度高低不同人们之间的健康差距,需要一个可改善人们获取健康物品和服务并可创造支持性环境的政策。该政策将赋予社会地位低下和疾病易感人群以高度优先权。而且,健康的公共政策尊重土著人口、少数民族和移民的传统文化。平等享有卫生服务特别是社区卫生保健服务是体现健康平等的重要体现。

技术的日新月异导致社会结构的迅速变化可产生新的健康的不平等。世界卫生组织欧洲区在"人人健康"运动中的首要目标是:到2000年,通过改善不发达国家和人群的健康水平,国家间和国家内不同人群健康状况的差距至少应缩小25%。

鉴于不同国家间健康方面的巨大差距(本次大会已对该问题进行了讨论),发达国家有义务确保其政策对发展中国家的健康产生积极作用。大会建议所有国家发展健康的公共政策并明确阐述这一问题。

对健康负责

只有国家、地区和地方的各级政府采取行动,本次大会的倡议才能付诸实践。制定地方性和全国性的健康公共政策同等重要。政府应把健康促进确定为健康的重要目标。

政府对健康负责是发展健康公共政策的必要条件。政府和其他所有资源的管理者都终将为其政策或由于缺乏政策对人们健康产生的影响负责。对健康公共政策的承诺意味着政府必须衡量他们的政策对健康产生的影响,并运用人们易懂的语言报告结果。社区行动是发展健康的公共政策的核心。考虑到教育和文化的因素,必须采取特殊行动以便于那些最易受有关政策影响的人群沟通。

大会强调评价政策影响的必要性。支持这一过程的健康信息系统必须得到发展。这将鼓励在资源分配方面的决策公开以落实健康的公共政策。

1. 超越卫生保健行动。技术的高度发展、世界的动态变化、复杂的生态相互作用和不断扩大的国际间相互依存关系,这都是对制定健康的公共政策的挑战。这些挑战对健康方面所带来的许多影响并不能通过目前和可预见到的卫生保健措施加以解决。健康促进的努力是必须的,这需要结合社会和经济的发展,再建卫生与社会改革的纽带。这也是过去十年间世界卫生组织政策所强调的一个基本原则。

2. 政策制订的合作伙伴。政府在健康问题上起重要作用,但健康问题很大程度上也受到团体和企业利益、非政府机构和社区组织的制约。他们中所蕴含的维护和促进人们健康的潜能应充分发挥。贸易联盟、工商、学术团体和宗教领袖都有大量机会采纳促进整个社区健康利益的行动。必须建立新的联盟,为健康行动提供动力。

行动领域

大会确定了4个关键领域为健康的公共政策目前行动的优先领域。

1. 维护妇女健康。妇女是全世界初级卫生保健的促进者,而且大多数工作没有报酬或仅有极微薄的报酬。妇女工作网络和组织机构是开展健康促进组织、规划、实施的楷模,妇女工作网络应得到决策者们和协会更多的承认和支持。否则,妇女参与健康问题的不平等性会扩大。为有效地参与健康促进,妇女也要获取信息、建立网络并有经费保障。所有妇女,包括少数民族、土著人口,都有决定自身健康的权利,并应成为制订健康的公共政策的正式合作伙伴,以确保其文化的延续。

大会提议各国制订将妇女自身健康作为主要议程的有关妇女健康的公共政策,包括:公平分享社会保健资源;生育应基于妇女的选择和需求之上;为妇女保健工作提供支持性机制,例如产后母婴同室及提供产假、育婴假。

2. 食品和营养。消除饥饿和营养不良是健康公共政策的一个基本目标,该政策应确保世界各国人民均可获得适当数量的、能被当地人民接受的健康食品。制订食品和营养政策必须考虑食品生产和分配方法(包括私有和公有),以获得平等的价格。

各国政府应优先考虑制订一个集农业、经济、环境因素为一体并确保在国内和国际上对健康产生积极影响的食品和营养政策。第一阶段要首先确定营养和膳食目标。税收和津贴政策都应特别优先考虑保证所有人能获得健康食品并能改善膳食状况。

大会提议各国政府从各个层次立即采取行动,运用他们的食品市场强大的购买力以确保控制食品供给(例如医院、学校、日托中心、福利机构和工作场所的食物供应),使得消费者容易获得营养食品。

3. 烟草和酒精。吸烟和酗酒对健康构成两大危害,应通过发展健康的公共政策立即采取行动。吸烟不仅损害吸烟者本人的健康,与以往相比,现在人们已更清醒地认识到吸烟同样损害被动吸烟者,特别是婴儿的健康。酗酒导致社会动荡,造成身体和精神创伤。另外,作为一种专供销售的农作物,在经济不景气的情况下,烟草使用所带来的严重的生态后果也促成了目前食品生产和分配的世界危机。

烟草和酒类制品的生产和销售是一种高盈利的活动,特别是政府可征收高额税款。政府常常认为,修订政策以降低烟草和酒类制品的生产和销售所带来的经济损失与健康的获得相比而言代价过大。

大会呼吁各国政府认清他们正在为潜在的人力资源损失付出巨大代价,而这正是由于他们放任烟草和酒类制品的使用而致生命夭折和疾病所带来的。政府应作出承诺发展健康的公共政策,制订指标,到2000年明显减少烟草和酒类制品的生产、销售和消费。

4. 创造支持性环境。许多人生活和工作在对健康有危害的环境中,也有许多人接触对健康构成潜在危害的产品。这些问题通常超越了国界。环境管理必须保护人类健康免遭生物、化学和物理因子的直接或间接损害,并应认识到人类是复杂生态系统的一部分。只有通过建立全球、地区和地方性的生态资源保护政策才可能发展促进健康的政策。

各级政府的承诺是必需的。必须协同作战以确保健康因素作为工农业发展的先决条件之一。世界卫生组织应在全球范围的有关政策制订中发挥作用,支持可持续发展战略。

大会倡议,把公共卫生政策的制订同生态发展政策的制订结合起来作为优先考虑的项目,以寻求社会经济的发展,保护地球有限的资源。

发展新的健康联盟

制订健康的公共政策要采纳评议与协商的办法。健康的公共政策需要强有力的倡导者,把健康因素放在决策者议事日程的重要位置上。这意味着促进倡导小组的工作,帮助媒体诠释复杂的政策问题。

教育机构必须顺应伴随新公共卫生政策而出现的需求,调整现有的课程结构。包括促成、协调、倡导技能。在政策制订时,重点必须从调控向技术支持转变。另外,有必要设立地方、国家及国际经验交流论坛。

大会建议地方、国家及国际机构:建立情报交换机构,推广制订健康公共政策中的好经验;发展研究人员、培训人员和项目管理人员的工作网络以帮助分析和实施健康的公共政策。

全球公共卫生的承诺

健康和社会发展的先决条件包括和平和公正、营养食品和清洁水、教育和像样的住房、对社会有用和适当的收入、保护资源和生态系统。健康的公共政策着眼于这些健康生活的基本条件。必须认识到并认可国家内部和国家之间的相互依存关系才可能达到"人人健康"的目标。对全球公共卫生的承诺将有赖于发展强有力的国际合作以解决国际事务。

未来的挑战

1. 确保资源的公平使用是所有国家均面临的一个挑战,即使是在不利的经济环境。

2. 只有当建立和保持健康的生活和工作环境成为所有公共政策决议的中心议题时,人人健康才有可能实现。工作从各个方面(对工作的担忧、就业机会、工作质量)显著影响人们的健康和幸福。有必要探讨工作对健康和平等的影响。

3. 在制订健康的公共政策时,对各国和国际社会最主要的挑战是在和平、人权、社会公正、生态和全球可持续发展方面鼓励合作(或发展伙伴关系)。

4. 在大多数国家,卫生工作由不同层次的政府机构承担。为达到更佳的健康水准,在每一层次内部和层次之间建立新的合作关系是合乎需要的。

5. 健康的公共政策必须确保卫生保健技术的进步将是促进而不是阻碍获得平等权利的过程。

大会强烈要求世界卫生组织通过《渥太华宪章》中的五个策略保持健康促进的动态发展，敦促世界卫生组织把各分区的工作作为其整体工作的一部分以拓展其工作。给发展中国家提供支持是这一进程的核心。

重申承诺

从全球健康利益出发，与会者敦促所有有关方面重申《渥太华宪章》倡导的发展强有力的公共卫生联盟的承诺。

出处：《第九届全球健康促进大会重要文献及国际案例汇编》，人民卫生出版社，2017：260-263.

松兹瓦尔宣言

（第三届全球健康促进大会，1991）

1991年6月9—15日，第三届全球健康促进大会在瑞典松兹瓦尔召开，会议主题是：创造健康的支持环境。此次大会是为实现1977年世界卫生组织提出的人人享有卫生保健全球目标的系列事件之一。这些系列会议包括1978年联合国儿童基金会/世界卫生组织在阿拉木图召开的初级卫生保健会议；1986年在渥太华召开的第一届全球健康促进大会；1988年在澳大利亚的阿德莱德召开的第二届全球健康促进大会；1989年在日内瓦召开的发展中国家健康促进“行动纲领”会议等。这些会议进一步阐明了健康促进的含义。与健康领域发展相应的是，公众对于全球环境恶化的关注与日俱增。世界环境和发展委员会在它的报告“我们共同的未来”中清楚地表达了这种忧虑，它对于迫在眉睫的如何持续发展的问题提出了一种新视野。

前　言

第三届全球健康促进大会议题是“创建健康的支持环境”，这是一次全球性的健康促进会议，有81个国家的代表参加，会议号召全世界的人民积极行动起来，创造一种对健康更为支持的环境。将今天的健康和环境问题综合考虑时，大会指出，当今成百万的人民居住在极其贫困和日益恶化的环境中，这既威胁到他们的健康，又使得2000年人人享有卫生保健的目标难以实现。要根本解决此问题，必须使环境，包括物质环境、社会经济环境和政治环境等都能有助于健康，而不是有损于健康。

松兹瓦尔大会肯定了许多创造健康支持环境的事例和方法，这些案例可供卫生和环境部门的政策制定者和决策者们,以及积极的社会活动家所采用。大会充分肯定在创造健康的支持环境时人人参与的重要性。

行动纲领直接针对各级有关部门的政策制定者和决策者,号召卫生、环境和社会立法部门等多部门形成一个广泛联盟,共同为实现人人享有卫生保健而努力。与会代表保证将本次大会的信息带回传达给各自的地区、国家和政府,并促使其付诸行动。代表们也号召联合国的各成员组织加强合作并开展竞赛,看谁真正地实施促进持续发展和维护公平发展的政策。

创建支持性环境与健康休戚相关,两者互相依存、密不可分。要使两者都富于成效是社会发展的中心目标。要解决好政府的日常管理中各部门之间利益冲突的矛盾。

反映在不同民族、不同贫富国家之间健康方面的不平等,是令人遗憾的。人民迫切需要健康的社会公平性。当前,无论是城市还是农村,成百万的人民挣扎在极端贫穷和日益恶化的环境之中,又有无数人民处于不可预见的天灾人祸和武装冲突之中,这些对人类的健康和福利极为不利。人口增长过快是又一个对健康可持续性发展的极大威胁。无数人不得不生存在无安全饮用水、无充分的食物、住房和卫生设施低劣的状况中。

贫穷扼杀了人们的志向和抱负以及对美好将来的憧憬,而有缺陷的政治体制更限制了人们自我发展的空间。对于多数人来说,缺乏受教育或不能得到充分教育的机会,以致在当前状况下显得无能为力或力不从心。成百万的儿童缺乏基础教育,不能指望有一个更美好的将来。占世界人口大部分的妇女仍然受到压迫和性别歧视,在劳动市场和其他许多领域受到不平等待遇,阻碍了她们在创建健康的支持环境中更好地发挥作用。

亿万人民享受不到基本的卫生保健服务,毫无疑义卫生服务系统也亟待加强。这些主要问题的解决有赖于社会对卫生和资源的联合行动,有赖于个人和团体共同发挥创造性。对健康和环境的观念必须有一个根本的改变,要有更明确的强有力支持健康和环境的政策,这一问题的解决超出了传统的卫生系统。

行动的发起必须来自能够对创建健康的支持环境作贡献的所有部门,而且必须依靠地方上的社区居民、政府和非政府组织的各民众团体,并通过国际组织的全球协调等。行动纲领显然还涉及教育、运输、住房和城市发展、工业和农业生产等部门。

创建健康支持环境的参数

根据健康的含义,创建健康的支持环境涉及物质环境和社会环境等方面。它围绕着人们的居住、家庭、工作和娱乐、当地社会状况,还包含生存资源的分配、享受某些福利的机会等。于是创建健康支持环境的纲领包括物质、社会精神、经济和政治等多方面参数,这些参数中每一个都绝对地与其他参数呈动态相关。行动纲领必须协调在地方、地区、民族和全球的各种级别上真正取得保证持续发展的实效。

大会尤其强调支持环境中的四个方面。①社会参数：这包括方法、规范、习惯和社会过程对健康的影响。在许多社会中，传统的社会关系正变得威胁健康。例如人与人之间隔阂在增加，生活的意义和目标被忽视，悠久的文化传统和价值观受到怀疑。②政治参数：这需要政府保证人民民主地参与决策、将责任和资源适当下放。即使在当今世界的武器竞赛中，同样需要承认人的权利、和平和资源分配。③经济参数：这需要对获取人人享有卫生保健和持续发展提供保障机制，包括推广安全和可靠性技术。④妇女作用参数：需要在所有部门包括制定政策的部门和经济部门等，认识和采纳妇女们的技能和知识，以此对创建支持环境提供更坚实的基础。妇女的劳动负担应由男女双方共同承担，妇女的组织团体必须在发展健康促进政策和相应机构中具有更强的发言权。

行动纲领的提案

松兹瓦尔大会认为涉及人人享有卫生保健的提案必须反映两项基本原则：①在创建健康的支持环境，体现全人类在这项伟大事业中的创造力和贡献性方面，其先决条件是坚持平等性。所有旨在使健康可持续发展的政策必须考虑使责任和资源公平分布。必须优先考虑那些最贫穷者，减轻边远地区、少数民族聚居区以及残疾人的极度艰难困苦。已工业化的国家应该偿还他们在向发展中国家获取利益时所欠下的环境保护和劳动力健康影响方面的债务。②创建健康支持环境的共同纲领必须承认所有种族的相对独立性，统一规划所有的自然资源并考虑后代的需要。本地人对当地物质环境、精神和文化传统的关系等往往有独特的理解，这能够为世界其他部分人群提供有价值的借鉴。因此，可持续性发展的各项活动应积极鼓励本地人参与，必须向他们协商对土地和文化遗产改革的意见。

加强社会行动的可行性

号召创建健康的支持环境对各级地方的卫生工作都是可行的提案，关键是让社会各阶层广泛地参与进来。本次大会中，从世界各地提交来的例子，涉及教育、饮食、住房、社会保障和医疗保健、就业和交通等。这些例子显然表明，创建支持性环境有助于人民扩展其自身能力和发挥自力更生精神。从大会的报告和手册中可以看到更详尽的可行性提议。

借鉴这些例子，大会指出了四种关键性的公共卫生行动策略，以促进在社区水平创建支持性环境：①通过社会活动，特别是通过妇女组织活动加强对纲领的拥护；②通过教育和授权，使社区和个人采取有利于他们自己健康和环境的行动；③建立健康和支持环境的联盟，加强卫生和环境部门在开展运动和实施行动策略上的协调；④为了保证创建健康支持环境中的平等性，协调社会各部门的利益冲突。

总之,在有示范作用的健康促进方法和具有自力更生、自我发展动力的事例中,都有这样一个基本因素,即授权给人们和社区积极参与。

与会者尤其认识到,从政治、经济和社会的变革促使人人获得健康的角度来说,教育是一项基本人权和关键因素。教育必须贯穿生命的始终,必须建立在尊重不同文化、社会阶层和性别都能享有平等权利的基础上。

全球展望

人类是组成生态完整性的主要部分。他们的健康从总体上与环境紧密相连。所有资料都表明,如果不在各个级别的环境管理、生态保护方面,从态度和行为上作巨大的改变,将不可能维持人类和其他所有生命种族的可持续性发展。

赢得一个可持续性发展的对健康支持的环境,是时代赋予我们的挑战。

在国际上,由于各国在国民经济收入方面的巨大差异,导致种种的不平等。这种不平等不仅存在于健康方面,而且存在于各国对改进目前状况的能力、对于后代保持一个适当的生命的平等性等方面。从农村向城市的移民极大地增加了居住在贫民区人口的数量,并随之而发生缺乏安全饮用水和卫生设施等问题。

政治的决策和工业的发展常常受短期计划和经济利益的驱使,而常常很少考虑到人民健康和环境的真正价值。国际债务严重导致了贫穷国家资源的匮乏。军备竞争的加剧和战争加重了引起死亡和残疾的危险,正导致着新的生态学破坏。

向贫穷和弱小国家攫取劳动力、出口和倾倒有害物质,浪费世界资源都被证明是当前的严峻状况。现在迫切需要根据和平共存的原则,发展新的道德伦理和取得全球大同,使世界有限的资源得以平等地分配和利用。

全球的责任

松兹瓦尔大会号召国际社会建立关于健康和生态的新机制,这种机制建立在健康可持续发展的基础上。实际上,这需要对健康和环境共同作出大的决策和规划。世界卫生组织(WHO)和联合国环境保护署(UNCP)有责任加强努力,限制贸易和市场经济中对健康和环境具有有害作用的产品和物质。

WHO 和 UNCP 要制定供各成员国使用的可持续发展的原则和指导方针,要求所有多边和双边的捐赠和基金机构,如世界银行和国际货币基金会将这些指导方针用于规划、执行和评价其发展计划。必须采取紧急行动以支持发展中国家,评估他们的决心和方法。也要保证在整个过程中与非政府组织机构的紧密合作。

松兹瓦尔大会再次强调健康、环境和人类发展问题不可分割考虑。发展必须包含生命质量和健康的提高,同时保持环境的可持续发展。与会代表们积极建议:把松兹瓦尔大会倡议纳入将于 1992 年在里约热内卢召开的联合国环境和发展大会的议事日程中去,形成一个导向 21 世纪的规划。健康的目标在这两次大会中都必须放在同样突出的位置。他们一致认为,只有全世界共同参与行动才能保证我们这个星球的未来。

出处:《第九届全球健康促进大会重要文献及国际案例汇编》,人民卫生出版社,2017:264-266.

雅加达宣言

(第四届全球健康促进大会,1997)

背景

第四届全球健康促进大会——新世纪中的新角色:健康促进迈向21世纪,面临发展健康的国际策略的紧要关头。这次会议是在世界卫生组织成员国作出“人人享有卫生保健”的全球策略的庄严承诺,在《阿拉木图宣言》提出初级卫生保健原则之后近20年,召开健康促进大会10年之后召开的。在渥太华会议上发表了健康促进的《渥太华宪章》,该宪章成为健康促进的指导依据和精神力量。此后各种大大小小的国际会议都进一步更明确地阐述了健康促进中主要策略的意义,其中包括健康的公共政策(阿德莱德,1988)和健康的支持环境(松兹瓦尔,1991)。

第四届全球健康促进大会于1997年7月21—25日在印度尼西亚雅加达召开,这是该大会第一次在发展中国家召开,也是第一次有私人部门参与支持健康促进。大会也提供机会以阐明什么是有效的健康促进,再次检验了健康的决定因素并确定面向21世纪健康促进挑战所需的方向和策略。

健康促进是一项有价值的投资

健康是基本人权之一,是社会和经济发展的基础。

健康促进作为健康发展的基本要素的认识日益深入,它是促使人们提高维护和改善自身健康的过程。健康促进通过投入和行动,以及对健康的决定因素的立法,以创造人民获得最大限度健康的条件,并最大限度地减少健康方面的不平等,保证人权和建立社会的力量。最终目标是提高健康期望值并缩小不同国家和人群之间健康期望值的差距。

《雅加达宣言》为我们提供了健康促进迈向下一世纪的视野和重点。第四届全球健康促进大会参与者坚定承诺要开拓最广泛的资源以解决21世纪中健康的决定因素。

健康的决定因素：新的挑战

健康的先决条件是和平、住房、教育、社会安定、社会关系、食物、收入、妇女权利，稳定的生态体系、持续的资源利用、社会公正、尊重人权和平等。上述所有方面贫穷是对健康的最大威胁。

人口学趋势的改变如城市化、老年人和慢性病患者的增加、久坐行为的增加、对抗生素和其他常见药物抗药性的产生、药物的滥用以及民间和家庭暴力的增加，威胁着千百万人民的健康和幸福。

新传染病的发生和旧的传染病的复燃，精神卫生问题的增长，都需要采取紧急措施。发展健康促进以迎接所面临的健康决定因素的改变是极为重要的。

跨国因素对健康也有重要的影响，这包括全球经济的一体化，金融市场和贸易、传媒、传播技术的发展，以及由于滥用资源造成环境的恶化等。

这些改变影响全球人生价值观和人们终生的生活方式、生活条件。某些对健康有更大潜在影响的因素如传媒技术的发展、烟草国际贸易，均对健康产生很大的负面影响。

健康促进产生的效果

世界各地的研究和个案调查提供了令人信服的证据：健康促进是有效的。健康促进策略能发展和改变生活方式以及决定健康的社会、经济和环境状况。健康促进是实现在健康方面更加平等的实践手段。

《渥太华宪章》中的五点策略是成功的要素：制定健康的公共政策；建立支持性环境；强化社区行动；发展个体技能；调整健康服务。事实证明，综合性手段对健康的发展是最为有效的。五种策略综合运用要比单一的手段更为有效。

不同的场所为执行这种综合性策略提供实践机会。包括大都市、岛屿、城市、自治区和地方社区及其市场、学校、工作场所和卫生保健机构。

参与是巩固成果的要素。群众应该参与健康促进的中心行动和决策过程。

通过健康教育促进参与。实施教育和提供信息是实现有效参与的要素，并应赋予社区和群众以自主权。

这些策略是健康促进的核心要素，对所有国家都适用。

需要新的行动方式

面对健康的新威胁，需要采取新的行动方式。为应对未来的挑战，必须开拓社会许多部门，包括社区和家庭内部健康促进的固有潜能。

要明确，应打破政府内各部门的传统界限，打破政府与非政府和公共与私人部门之间的界限。合作是极为重要的。特别是需要在各级政府与不同部门之间，在平等的基础上建立新的伙伴关系。

确立 21 世纪健康促进的优先地位

1. 提高对健康的社会责任感。决策者必须明确承诺社会责任，官方和私人部门必须通过政策和实践以促进健康：避免损害他人的健康；保护环境和保证持续可得的资源；限制有害商品、物质如烟草和武器的生产、交易以及影响健康的市场竞争；对在市场和工作场所的市民、工作人员应加强防护；评估妨碍平等对健康的影响，以供制订政策时参考。

2. 增加健康发展的投资。当前，许多国家对健康的投资是不合理的，且常常是无效的。提高对健康发展的投资确实需要采用多部门的方法，包括增加教育资源、住房以及卫生部门的投资。各国国内和国家之间均应加大对健康的投资和调整现有资源的分配，才有潜力积极推动人类发展，提高健康和生活质量。

对健康的投资应能反映某些人群如妇女、儿童、老人、少数民族以及贫困者和移民的需求。

3. 巩固、扩大健康领域中的伙伴关系。健康促进需要在各级政府和社区中寻求卫生与社会发展各部门间的伙伴关系。现有的伙伴关系需要加强，潜在的新伙伴关系需要寻求。

伙伴关系是通过分享健康的专业知识、技能和资源以达到相互得益。每一个合作伙伴都必须坚持透明度、负责任并建立在一律平等的原则基础上，相互理解，相互尊重。必须遵守世界卫生组织的指导准则。

4. 提高社区能力并赋予个体权力。健康促进需要由群众自己执行，并与群众一道共同开展，而不是居于群众之上，或居于群众之外。它增强个体和群体、组织或社区开展活动的能力，是影响健康的决定因素。

改善社区健康促进的能力需要通过教育、领导的培训和资源的支持。满足群众能更持久、更可靠地参与决策过程的需求，并提高他们的知识与技能以利于实现有效的改变。

传统的传播方式和新的信息媒介，都支持这一过程。社会的、文化的和精神的资源需要与改革方法相结合加以利用。

5. 保证健康促进所需的基础设施。为保证健康促进所需的基础设施，地方、国家和全球的资金新机制必须建立。必须发展鼓励机制以影响政府、非政府组织及教育部门和私人机构的行动，以保证最大限度地动员社会资源用于健康促进。

“健康的场所”代表着健康促进所需的基础设施的组织。新的健康挑战意味着需要建立新的和多种多样的网络以促成部门之间的合作。这些网络能在不同国家和国家内部之间提供相互帮助，并促进这种战略的信息交换，这是非常有利于不同场所健康促进工作的。

当地领导的技能培训和实践将会促进领导支持健康促进的积极性。健康促进的经验证明，通过研究和规划的报告将会促进改善规划的设计、执行和评价。

所有国家都应当开发支持健康促进所需的适宜的政策、法规，提供教育的、社会的和经济的环境。

行动起来

与会者承诺与他们的国家、机构和社区共同分享宣言的主要信息，并将其融入实际行动，最后将结果反馈给第五届全球健康促进大会。

为加快全球健康促进的发展，与会者签署了全球健康促进联盟文件，该联盟的目标是进一步推动本宣言中涉及的健康促进优先行动。

联盟的优先行动内容包括：提高有关健康决定因素改变的认识；支持合作的开展和网络的建立；动员健康促进资源；累积最佳实践知识；促进知识共享；加强在行动中的团结一致；鼓励透明度和在健康促进中公众的责任感；各国政府在国内与国家之间要推动和组织健康促进的网络。

雅加达会议与会者呼吁，世界卫生组织率先建立全球性健康促进联盟并促使其成员国执行雅加达会议的成果。其中最重要的是，要求世界卫生组织承担起建立政府、非政府组织、发展银行、联合国机构、地区办事处之间，双边机构、工人运动和合作社团以及私人部门之间协作的任务，以推动健康促进优先行动的实施。

出处：《第九届全球健康促进大会重要文献及国际案例汇编》，人民卫生出版社，2017：267-269.

墨西哥声明

（第五届全球健康促进大会，2000）

从认识到行动

第五届全球健康促进大会于2000年6月5—9日在墨西哥城召开。各国卫生部长借第五届全球健康促进大会之机，于墨西哥城签署本声明：

1. 我们认识到，高质量的健康水平是人类生活的巨大财富；它有利于发展社会经济、实现社会公平。

2. 我们承认，促进健康和社会发展是政府的核心义务和职责，并由社会其他所有部门共同分担。

3. 我们注意到，近年来，通过政府和社会不断的共同努力，许多国家的健康状况有了显著改善，卫生服务供给得到进一步加强。

4. 我们意识到，尽管有了这些进展，但仍然存在许多卫生问题，阻碍着社会和经济的发展。因此，为了使人们能够公平地获得健康，我们迫切需要解决这些问题。

5. 我们同时注意到，某些新发现病种和一些疾病的死灰复燃，正严重威胁着卫生领域业已取得的成绩。

6. 我们认识到，加强社会各阶层、各部门之间的协作，从社会、经济、环境全方位解决卫生问题已迫在眉睫。

7. 我们决定，为了实现人人享有健康和平等，将健康促进纳入各自国家的卫生政策和规划的基本组成部分。

8. 我们认识到，已有大量证据表明，好的健康促进策略对促进人群健康确实行之有效。

考虑到以上情况，我们同意采取以下行动。

行动

1. 在地方、地区、国家和国际的卫生政策及项目中，把促进健康摆在首要位置。

2. 发挥领导作用，确保包括社会团体在内的所有部门积极参与健康促进行动。为卫生事业加强和拓展伙伴关系。

3. 支持国家健康促进行动计划的制定，必要时 WHO 可给予专业技术支持。计划应根据各国具体情况而定，但必须遵循第五届全球健康促进大会所制定的基本框架。计划可包括其他内容：

确定卫生工作的重点，并制定相关的健康促进政策和项目。

支持研究工作，推动所选领域内知识的发展。

调动各种资源，为国家健康促进计划的制定、实施、监督和评价，予以财政和运作方面的支持，进行人员和机构能力建设。

4. 建立或加强国际、国内健康促进网络。

5. 提倡联合国各个机构在制定发展规划时应充分考虑其对健康的影响。

6. 将上述行动的进展情况报知世界卫生组织总干事，以便其向执行委员会第 107 次会议报告。

以上声明将于 2000 年 6 月 5 日在墨西哥城分别以阿拉伯、中、英、法、俄和西班牙六种文字签署，所有文本具有同等效力。

签署国家

来自以下国家和地区的部长签署了本声明：

阿尔及利亚	捷克共和国	牙买加	尼加拉瓜	西班牙
安哥拉	丹麦	韩国	尼日尔	苏丹
阿根廷	多米尼加共和国	科威特	挪威	斯威士兰
阿鲁巴岛	南非	老挝	阿曼	瑞典
澳大利亚	厄瓜多尔	黎巴嫩	巴基斯坦	瑞士
奥地利	萨尔瓦多	马达加斯加	巴拿马	泰国
孟加拉国	埃及	马来西亚	巴拉圭	土耳其
伯利兹	芬兰	马尔代夫	波兰	英国
不丹	法国	马耳他	葡萄牙	美国
玻利维亚	加蓬	马绍尔群岛	波多黎各	乌拉圭
巴西	德国	墨西哥	俄罗斯联邦	瓦努阿图
保加利亚	危地马拉	摩洛哥	卢旺达	委内瑞拉
喀麦隆	海地	莫桑比克	圣基茨和尼维斯	南斯拉夫
加拿大	匈牙利	缅甸	圣卢西亚	赞比亚
中国	印度	纳米比亚	萨摩亚	津巴布韦
哥伦比亚	印度尼西亚	尼泊尔	斯洛伐克	以色列
哥斯达黎加	伊朗	荷兰	斯洛文尼亚	新西兰
古巴				

出处：《第九届全球健康促进大会重要文献及国际案例汇编》，人民卫生出版社，2017：270-271.

曼谷宪章

（第六届全球健康促进大会，2005）

引 言

第六届全球健康促进大会于2005年8月7—11日在泰国曼谷召开。

1. 范围。曼谷宪章确定通过健康促进处理全球化世界中健康决定因素所必需的行动、承诺和保证。

2. 目的。曼谷宪章确认,授权于社区并改善健康和卫生保健平等性的政策与伙伴关系应当是全球和国家发展工作的核心。

曼谷宪章对基于渥太华宪章确立的健康促进观念、原则和行动战略以及会员国通过世界卫生大会确认的随后各次全球健康促进会议的建议进行补充。

3. 对象。曼谷宪章涉及对实现健康至关重要的人群、团体和组织,其中包括:各级政府和从政人员、民间社会、私立部门、国际组织以及公共卫生界。

4. 健康促进。联合国承认享有能达到的最高的健康标准是每个人的基本权利之一,不得有任何歧视。健康促进是以这项至关重要的人权为基础并提供了积极和范围广泛的健康概念,作为生活质量的一个决定因素还包含心理和精神健康。健康促进是使人们能够对自身的健康及其决定因素加强控制并从而改善其健康的过程。它是公共卫生的一项核心职能,有助于开展应对传染病、非传染病及其他健康威胁的工作。

处理健康决定因素

1. 不断变化的背景。自制定渥太华宪章以来,健康促进的全球背景发生了显著的变化。

2. 关键因素。现在影响健康的关键因素包括:国家内部和国家之间不断增多的不平等现象、消费和通信新模式、商业化、全球环境变化以及城市化。

3. 进一步的挑战。影响健康的其他因素包括迅速并常常不利的社会、经济和人口变化,这些变化影响工作条件、学习环境、家庭模式以及社区的文化和社会结构。对妇女和男人的影响不尽相同。儿童的脆弱性以及对贫穷、残疾和土著人群的排斥加剧了。

4. 新的机遇。全球化为合作改善健康和减少跨国健康风险开拓了新的机遇。这些机遇包括:强化的信息和通信技术,以及经过改善的全球管理机制和经验分享机制。

5. 政策一致性。为了应对全球化的挑战,以下各方必须做到政策一致:各级政府、联合国各机构以及其他组织,包括私立部门。这种一致性将加强影响健康的国际协定和条约的执行、透明性和责任制。

6. 取得的进展。在把健康放在发展工作中心方面已取得了进展,例如通过千年发展目标,但还有很多工作有待完成。在这一过程中,民间社会的积极参与是至关重要的。

全球化世界中的健康教育促进战略

1. 有效的干预措施。促进更健康世界的形成、发展需要强有力的政治行动、广泛的参与和持久的倡导。若有一份经证实有效的健康促进战略的既定清单,需要予以充分利用。

2. 所需行动。为了在实施这些战略方面取得进一步进展,所有部门和机构必须采取行动:倡导以人权和团结为基础的健康;投资于可持久的政策、行动和基础设施以处理健康的决定因素；开展政策制定、领导作用、健康促进措施、知识转让和研究以及卫生扫盲方面的能力建设；进行管制和立法以便确保严格的危害防范并使人人都能获得享有健康和幸福的平等机会；与公立、私立、非政府和国际组织以及民间社会建立伙伴关系和同盟以便形成可持久的行动。

人人享有卫生保健的承诺

1. 基本原理。卫生部门在制定健康促进政策和建立伙伴关系方面具有关键性的领导作用。如果要在处理健康决定因素方面取得进展，政府和国际组织内综合性的政策措施以及承诺与民间社会、私立部门及各机构一起开展工作就是至关重要的。

2. 主要承诺。四项主要承诺是使健康促进成为：全球发展议程的中心；所有政府的一项核心责任；社区和民间社会的一个主要重点；公司规范的一项要求。

(1) 使健康促进成为全球发展议程的中心。需要能加强卫生和集体健康保障的强有力的政府间协定。政府和国际机构必须采取行动，缩小贫富之间的健康差距。需要有效的全球卫生管理机制以应对以下方面的一切有害影响：贸易、产品、服务以及市场营销战略。健康促进必须成为国内和对外政策以及国际关系的一个组成部分，包括在战争和冲突情况下。这需要采取行动促进民族国家、民间社会和私立部门之间的对话与合作。这方面的努力可基于现有条约的榜样，例如《世界卫生组织烟草控制框架公约》。

(2) 使健康促进成为所有政府的一项核心责任。各级政府必须把应对健康不良和不平等现象作为一项紧急事务，因为健康是社会经济和政治发展的一个重大决定因素。地方、区域和国家政府必须：在卫生部门内外优先投资于卫生、为健康促进提供可持久的资助。为了确保这一点，各级政府应当使用以公平性为重点的健康影响评估等工具，明确政策和立法的健康后果。

(3) 使健康促进成为社区和民间社会的一个主要重点。社区和民间社会在发起、形成和开展健康促进方面常常起到领导作用。它们需要有权利、资源和机会，使它们的贡献能够得到扩大和持续。在较不发达的社区中，支持能力建设尤为重要。组织良好和能力得到加强的社区在决定自身健康方面效率很高，并能够使政府和私立部门对其政策和措施的健康后果负责。民间社会需要通过优先选用显示公司社会责任的公司货物、服务和股份，在市场上行使其权力。基层社区项目、民间社会团体和妇女组织已显示了它们在健康促进方面的有效性，并为其他人提供了实践榜样。卫生专业协会可做出特殊贡献。

(4) 使健康促进成为公司规范的一项要求。公司部门通过其在如下方面的影响对人民健康和健康决定因素具有直接影响：当地现状、国家文化、环境，以及财富分布。私立部门与其他雇主和非正式部门一样，有责任在工作场所确保卫生和安全并促进雇员及其家庭和社区的健康与福祉。私立部门也可有助于减少更广泛的全球健康影响，例如通过遵守促进和保护健康的地方、国家和国际规定及协议减少与全球环境变化相关的健康影响。合乎道德和负责的经营措施以及公平的贸易是消费者和民间社会以及政府各项奖励手段和规定应支持的经营措施类别的例子。

全球承诺,实现目标

1. 人人为卫生保健出力。要实现承诺,就需要更好地运用被证实有效的战略并使用新的突破点和创新的反应。伙伴关系、联盟、网络与合作是激动人心和有价值的方式,使人们和各组织围绕共同目标和联合行动团结起来以改善人群的健康。每个部门——政府间、政府、民间社会和私立部门,各有独特的作用和责任。

2. 填补实施空白。自通过渥太华宪章以来,在国家和全球层面签署了数量众多的决议以支持健康促进,但并非随后都有行动。本次曼谷会议的与会人员强烈呼吁世界卫生组织会员国填补这种实施空白并实行促进行动的政策、建立伙伴关系。

3. 行动呼吁。会议与会人员要求世界卫生组织及其会员国与其他方面合作,调拨资源用于健康促进,启动行动计划并通过适当的指标和目标监测绩效,以及定时报告进展情况。要求联合国各组织探索制定一份全球卫生条约的效益。

4. 世界范围内的伙伴关系。曼谷宪章敦促所有利益相关方参加世界范围内的促进健康伙伴关系,包括全球和当地两方面的参与和行动。

5. 承诺改善健康。我们,即泰国曼谷第六届全球健康促进大会的与会人员,保证推动这些改善健康的行动和承诺。

2005 年 8 月 11 日

注:本宪章包含一组国际专家(2005 年 8 月泰国曼谷第六届全球健康促进大会与会人员)的集体观点,并不一定代表世界卫生组织的决定或既定政策。

出处:《第九届全球健康促进大会重要文献及国际案例汇编》,人民卫生出版社,2017:272-274.

内罗毕号召:通过健康促进缩小健康和发展的实施差距

(第七届全球健康促进大会,2009)

引 言

第七届全球健康促进大会于 2009 年 10 月 26—30 日在肯尼亚内罗毕召开。

1. 目的。内罗毕行动号召旨在通过健康促进缩小健康和发展方面的实施差距。

健康促进是改善健康、提高生活质量、减少健康不公平、消除贫穷的核心且最具成本效益的策略。实施健康促进，有助于实现国家和国际健康与发展目标，如千年发展目标等，有助于创造更为公平的社会，促使人们增加对健康和幸福生活必要资源的控制力。

本次号召的对象涉及WHO和联合国其他合作伙伴、国际发展组织、政府部门、政治家和各级决策者、公众、民间团体、非政府民间组织和实践者、个人、家庭、社区、社区组织和社交网络。

当前迫切的任务包括：加强领导力和队伍、将健康促进列入重点工作、赋予社区和个人权利、强化参与、建立和运用知识。

2. 过程。内罗毕号召由第七届全球健康促进大会与会者提出，本次会议由世界卫生组织和肯尼亚共和国联合举办，来自世界100多个国家的600余名专家，包括卫生部长、政治家、高级别公务员、健康从业者、决策者、研究人员、教师和社区代表等参加了本次会议。此外，在新的社交网络上注册的600余名网民也同步参加了本次会议。本次会议历经6天，最终圆满闭幕，同时获得了详尽的会议报告和一系列技术文集。

3. 背景。行动口号满足成员国的愿望，反映《阿拉木图宣言》的愿景，支持WHO健康社会决定因素委员会提出的建议。

行动口号再次重申了健康促进的价值、原则和行动策略，这些内容编纂在《渥太华宪章》(1986年)和后续的全球健康促进大会文件中，包括《曼谷宪章》(2005年)，行动口号已在世界卫生大会上得到了成员国的认可。

经验证明，健康促进在地方、地区、国家和国际方面是可行的，具有较高的投资回报率。许多影响健康促进发展的挑战仍然存在，一些新的挑战还在继续出现，发展迅速。

健康促进可以有效地解决发展问题和公平问题、实现人权。然而，由于实施差距仍然存在，这些差距主要表现在证据、政策、实践、管理和政治意愿等方面，导致健康促进无法发挥其潜能，导致人们错失良机，无法控制那些可避免的疾病和病痛，从而给社会和经济带来深远的影响。

全球承诺

我们，系第七届全球健康促进大会与会者，鉴于环境的改变和面临的严峻挑战，特此呼吁所有政府和利益相关者积极响应本号召和以下政策与行动。

1. 充分利用健康促进的潜能

作为政策的倡议者，我们承诺：会利用现有的证据向决策者证明，健康促进是治理国家问题和全球问题，如人口老龄化、气候变化、全球流行性疾病威胁、产妇死亡、移民、冲突和经济危机等问题的基石；通过鼓励社区参与、制定健康的公共政策、以人为本，为初级卫生保健注入活力；通过对社区资源的优化配置，使社区提供更好的服务，从而解决非传染性疾病和传染性疾病双重负担问题。

2. 使健康促进成为政策和发展议程的一部分

我们呼吁政府部门履行其对公共卫生应尽的职责，希望政府部门能够跨部门合作、与公民合作，重点完成以下任务：根据WHO健康社会决定因素委员会提出的建议，促进社会公平、提高健康公平性；通过发现资源、重新分配资源来加强实施健康促进的能力和领导力，加快实现国家和国际目标；努力提高人们的生活质量，提升人们的幸福水平。

3. 建立有效的可持续发展机制

我们希望成员国授权WHO完成以下任务：针对主要健康需求，制定全球健康促进策略、行动计划以及地区规划，兼顾干预措施的成本效益和公平性；加强成员国内部实施健康促进的能力，帮助成员国建立可持续的、有资金支持的机构，建立报告问责机制、加大健康促进工作的投资力度；向关键部门宣传健康促进在社会、经济、健康等方面带来的效益。

策略和行动

策略和行动分五个主题展现：健康促进能力建设、强化卫生系统、伙伴关系和跨部门合作、社区赋权、健康素养与健康行为，各个主题的行动互补。

1. 健康促进能力建设

可持续的健康促进架构的建设和各级能力的建设是缩小实施差距的基本前提。①加强领导力：建立完整的、透明的、责任明确的良好治理体系；促进个人和机构发展，创建可持续的健康促进组织架构；培养健康决定因素的倡导和管理能力。②确保充足的资金：建立稳定的、可持续的各级融资机构，例如，健康促进基金会，从部门、双边和多边捐助项目中平衡融资。③增加实践者的技能：对当前卫生工作者的理解能力和技能进行再教育；提供组织和激励机制，培养、维护并保持卫生系统和其他影响健康部门的健康促进能力；为健康促进工作设定认证资质和标准，在健康及健康相关专业的培训中加入健康促进课程；建立并加强国家、区域和机构实施系统培训的能力，培养大批的健康促进实践者，使其具备一定的专业能力；弘扬基本人权和公平性等核心价值；及时、准确传播信息和资源，做好应对紧急事件和流行性疾病的准备；扩大世界卫生组织在各个区域建立的健康促进合作中心，增强其作用，及时掌握新需求和未满足的需求。④加强全系统方法：使用有效的工具和方法评价国家实施健康促进的能力，使能力评价工作成为日常质量改进工作的一部分；开发、运用质量改进工具和方法，确保各级干预措施的有效性和可持续性。⑤完善绩效管理：强化信息系统，并以信息系统为基准测试，监控健康促进的实施情况和效果；在现有的监测和评估系统中引入健康决定因素、健康公平和风险因素。

2. 强化卫生系统

为了实现可持续发展，必须将维护健康公平性、满足高绩效标准的健康促进干预纳入卫生系统中，提高各级卫生系统的综合绩效。①加强领导力：政府部门应该提倡在所有部门和场所开展健康促进活动，支持跨部门、跨领域合作，包括抓住制定立法和法规的机会；鼓励社区参与各级卫生系统管理工作；实施高效的管理和监督。②加强政策：持续为公民终身的卫生保健服务和其他社会、社区服务中系统地融入健康促进；将健康促进工作列入下列重点项目中，如：HIV/AIDS、疟疾、肺结核、心理健康、母婴健康、暴力和伤害、被忽视的热带疾病、糖尿病等非传染性疾病预防；使用目标、质量标准和激励机制，系统地、可持续地促进健康；开发针对妇女的特定方法，妇女在大多数社会的初级卫生保健中既承担受益角色，也承担给予角色；在残疾人群中实施健康促进，提高他们的生活质量、幸福水平，促进残疾人的发展。③确保广泛可及性：确保卫生系统可以向所有人提供易于接受的、适宜的、全面的公共医疗卫生服务，包括向边缘化人群提供绩效评估服务；确保卫生系统可以为健康促进策略提供易于接受的、全面的健康促进信息和资源，健康促进工作需在文化、语言、年龄、性别和能力方面都比较适宜；使用创新方法，克服资金障碍和其他资源障碍。④建立并运用证据基础：加大对研究、评估及推广的投资力度，增加健康促进中的更好实践；建立数据库，包括研究证据清算和快速反应机制，以满足决策者和实践者在制定决策时对证据的需求。

3. 伙伴关系和跨部门合作

要想有效解决健康决定因素、维护健康公平，除卫生部门行动外，还需要其他部门间的通力合作。①强领导力：在各级政府中协调共同目标，实施跨部门和跨机构合作；确保私营部门和其他参与者履行其职责，保护并促进其客户、职员、顾客和社区健康。②加强政策：发挥政治动力和领导力，将健康融入所有政策和场所中：聚焦健康公平，在所有政策、项目和研究议程中将健康促进和健康社会决定因素策略作为重要内容，确保计划整合、能力建设和资源分配；以健康公平作为主要社会指标来衡量跨部门项目的绩效；创建政府间区域机构，如创建非洲健康促进合作伙伴等，为健康促进工作设定愿景和议程，同时倡导使用当地资源实现这些愿景目标。③加强实施：通过创造大环境、开发工具、建立机制、提高能力，为地方、地区和国家针对健康公平的跨部门行动创造更多机会；鼓励建立健康生活的可信角色模型；加强并支持民间团体开发联合的、有效的方法；利用“大型事件活动”契机，如国际体育比赛；以相互支持的方式主动与媒体合作。④建立并运用证据基础：确定公平和跨部门合作指标，注重健康结果和决定因素；评价行动，以确定推广的关键成功因素。

4. 社区赋权

社区必须分享权力、资源和决策，确保健康公平。①赋予社区主权：在制定规划、采取行动时，聆听来自社区的声音，了解社区的愿望，并以此为出发点；承认、尊重本土文化、传统方法和外来群体的贡献；确保所有群体有意义地、公平地参与决策，包括那些经历过社会、经济或政治排挤的人；使那些充满热情的人、拥有权力的人，以及在建立合作伙伴关系方面有影响力的人参与进来；在规划、实施、监控和评估过程中建设社区能力。②开发可持续资源：建立筹资机制，确保协调、整合、全面地实现社区设定的长期目标。③建立并运用证据基础：包括叙述性和实证性的经验教训；将本土知识体系纳入设定的课程中，并在关键部门运用这些课程。

5. 健康素养与健康行为

基本素养是发展和健康促进的基本要素。基于健康、社会和文化需求，设定健康素养干预措施。①支持赋权：确保所有公民享有基本教育的权利；依靠现有的社区资源和网络，保证社区的可持续发展，加强社区的参与度；根据社区在政治、社会以及文化方面的需求和优先，特别是残疾人的需求，设定健康素养干预措施；确保社区能够获取知识，依据所掌握的知识克服障碍。②采用信息传播技术：构建信息传播技术战略性框架，公平提升健康素养；通过加大对偏远、条件差地区的覆盖，确保信息传播技术的可获得性；提高健康专业人员和社区利用信息传播技术的能力，使得信息传播工具的使用最大化。③建立并运用证据基础：基于健康相关的概念，使用定量和定性方法，建立一套核心的基于证据的健康素养评价指标和工具；调查和监测个人和社区健康素养水平；建立监测、评价、记录及推广健康素养干预的系统。

共同行动

发展中国家和发达国家面临激增的可预防性疾病，这些疾病威胁并破坏这些国家未来经济的发展。

鉴于此，政府部门和利益相关者有五项需要迫切履行的职责：

- 加强领导力和队伍
- 将健康促进工作列入重点工作
- 赋予社区和个人权利
- 强化参与
- 建立和运用知识

内罗毕号召拥有全球支持，是当前的迫切需要，将会对人们的生活产生深远影响。

出处：《第九届全球健康促进大会重要文献及国际案例汇编》，人民卫生出版社，2017：275-277.

赫尔辛基宣言：将健康融入所有政策

（第八届全球健康促进大会，2013年）

承接过去，放眼未来

第八届全球健康促进大会于2013年6月10—14日在芬兰赫尔辛基召开。源于1978年《阿拉木图宣言》和1986年《渥太华宪章》的一系列理念、行动及证据，是本次大会的基础。这些理念和行动将部门间行动和健康公共政策作为促进健康的核心策略，将实现健康和健康公平视为一项基本人权。世界卫生组织在随后的历届大会中，不断发展完善健康促进行动的关键原则。这些关键原则在《2011年里约健康社会决定因素政治宣言》《2011年联合国慢性非传染性疾病防控峰会政治宣言》及《2012年“里约+20峰会”成果文件（我们期待的未来）》中得到巩固和加强，也在世界卫生组织的许多其他框架文件、策略和决议中得到了充分体现，并对制定2015年后的目标发挥了作用。

人人享有健康是政府一项主要的社会目标，是可持续发展的基础。

我们，这次大会的参会者

重申我们实现所有人最高标准健康的承诺，并认识到政府对其公民的健康负有责任。我们认同健康是一项基本人权，健康公平是社会公正的表现。我们知道，良好的健康能够提高生命质量，增强学习能力，壮大家庭和社区，改善劳动生产力。针对健康公平的行动，对健康、减少贫困、社会包容和安全意义重大。

国家间和国家内的健康不公平，在政治、社会和经济层面上都是无法接受的、不公正的，同时也是可以避免的。所有部门制订的政策都会对人群健康及健康公平产生深刻影响。在我们这个相互联系的世界里，健康深受人口结构变化、快速城市化和全球化的影响。伴随着生活条件改善，一些疾病正在消失。与此同时，一些与贫穷相关的疾病在发展中国家仍然肆虐。在一些国家，生活方式和生存环境深受强大市场的影响，屈从于不可持续的生产和消费。应对健康问题不仅是卫生部门的责任，它也是广泛的政治问题、商业问题、外交问题。解决这个问题需要政治意愿——整个政府参与健康。

“将健康融入所有政策”是一种以改善人群健康和健康公平为目标的公共政策制定方法，它系统地考虑这些公共政策可能带来的健康后果，寻求部门间协作，避免政策对健康造成不利影响。它可在各个层面的政策制订过程中，强化政策制订者对健康的责任。"将健康融入所有政策"聚焦公共政策带给卫生体系、健康决定因素和健康福祉的后果,旨在使公民达到高水平的健康素养。

我们意识到政府有一系列优先问题,健康和健康公平不会自动超越其他政策目标,获得优先地位。我们呼吁健康和健康公平,确保健康能在政策制订过程中被明确考虑,并创造跨部门和全社会共赢的机会。

促进人们健康的政策面临着来自其他方面的反对势力,经常受到强大且抵抗法律的经济势力的挑战。市场力量轻易地转化为政治力量,商业利益和市场力量削弱了政府和卫生体系的能力,致使他们不能有效地保护健康、应对健康需求。"将健康融入所有政策"是应对这些挑战的实际行动,它通过提供一个法律法规框架,重新平衡决策中的扭曲化,旗帜鲜明地应对利益冲突,同时也利用一系列规则发挥私营部门在促进公众健康方面的巨大潜能。

我们视"将健康融入所有政策"为各个国家实现《联合国千年发展目标》的重要策略,并在起草《2015年后发展议程》时充分考虑。

我们,这次大会的参会者

- 将健康和健康公平放在优先位置,将其视为政府对其公民的一项核心责任;
- 认识到以促进健康为目标、有效的政策协调是必须且迫切的;
- 声明这种意愿需要政治意愿、勇气和战略眼光。

我们呼吁政府

通过以下行动履行其对公民健康和福祉的义务:

- 承诺采纳"将健康融入所有政策",将应对健康的社会决定因素作为政治优先;
- 确保"将健康融入所有政策"所需的,可持续、有效的组织结构和决策程序;
- 加强卫生部门能力,利用领导力、伙伴关系、倡导和调解等手段,促使其他政府部门通过政策实施促进健康;
- 强化"将健康融入所有政策"所需的人员队伍、组织机构和技术技能;
- 采取透明审计和责任机制,建立起政府内、政府间的信任及公民对政府的信任;
- 建立利益冲突防范机制,确保政策形成不受商业利益和既得利益影响;
- 确保公众和民间团体能够有效地参与"将健康融入所有政策"的发起、实施和监督。

我们呼吁世界卫生组织

总部及各大区加强能力,支持成员国实施这些行动;与联合国及其他伙伴共同致力于未完成的千年发展目标和2015后议程;敦促联合国组织、其他国际组织、发展银行及机构与成员国一道,共同推动实施"将健康融入所有政策"。

我们，这次大会的参会者承诺，向我们的政府、机构和社区倡导《赫尔辛基宣言》的关键信息，并将“将健康融入所有政策”付诸实践。

出处：《第九届全球健康促进大会重要文献及国际案例汇编》，人民卫生出版社，2017：278-279.

2030 可持续发展中的健康促进上海宣言

（第九届全球健康促进大会，2016）

我们认识到健康和福祉对可持续发展是不可或缺的

2016 年 11 月 21—24 日，我们齐聚中国上海，正式提出健康和福祉在联合国 2030 年发展议程及其可持续发展目标中的核心位置。

我们重申，健康作为一项普遍权利，是日常生活的基本资源，是所有国家共享的社会目标和政治优先策略。联合国可持续发展目标为我们确立了在投资健康、确保全民健康覆盖、减少所有年龄段人群健康不公平现象的义务。我们决心做到“一个都不能少”。

我们将对所有可持续发展目标采取行动来促进健康

只有在实现所有可持续发展目标的过程中开展健康促进，让全社会参与健康发展的进程，才能实现所有年龄段人群的健康生活，增加健康福祉。《健康促进渥太华宪章》发表以来，那些具有变革性、实践性、深远影响、基于证据的健康促进策略为我们提供了指南，我们确认这些策略是持久重要的。这意味着要果断地对所有健康决定因素采取行动，赋予人们增强维护自身健康的能力，确保拥有以人为本的卫生系统。

我们将为健康做出大胆的政治选择

我们正面临着全球健康促进的新情况。人民的健康再不能与地球的健康分离，单靠经济增长再不能确保健康水平的提高。健康安全挑战越来越多，强大的商业力量正在努力阻碍健康。广泛存在的全球健康危机就是这些快速变化的证明，需要我们同舟共济、共谋出路。

解决不可接受的健康不公平不仅需要跨部门和跨地区的政治行动，还需要在全球范围开展联合行动。如果要做到“一个都不能少”，就需要采取果断的行动，保护妇女、流动人口和越来越多受到人权和环境危机影响的人们的权利。我们将优先选择良好治理、以城市和社区为平台的地方行动和通过提高健康素养的人民赋权,创新发展,共享健康,并致力于解决最脆弱群体的健康问题。

良好治理对健康至关重要

健康和社会公平政策将使整个社会受益,而治理中的失败往往会在全球和国家层面对健康行动造成不利影响。可持续发展目标间的互相依存性和普遍性决定了投资健康决定因素必将获得巨大收益。

我们认为在国家、地方和全球层面,政府在防止不可持续的生产与消费所带来的有害影响方面负有根本责任,包括避免制订可能导致失业、不安全的工作条件、危及健康的投资与贸易的经济政策。我们同时呼吁商业领袖做出良好公司治理的典范——不要将商业利益凌驾于人们的健康之上。这在非传染性疾病应对领域尤其重要。

我们承诺:

——政府要充分应用可获得的有效机制保护健康,通过公共政策提高福祉;

——加强对不健康产品的立法、管制和税收;

——将财政政策作为强有力的工具,增加对健康和福祉的投资;

——包括建立健全公共卫生系统;

——引入全民健康覆盖,将其作为同时实现健康和财政保护的有效途径;

——确保政策透明度和社会问责制,提高社会参与度;

——增强更好地应对跨国健康问题的全球治理能力;

——充分发掘传统医学在促进健康和可持续发展中日益增长的重要性和价值。

城市和社区是实现健康的关键场所

人们每天生活、工作、休闲和购物的场所与健康息息相关。健康是任何城市实现可持续发展的最有效标志之一,健康使城市对全体居民而言更包容、更安全、更有活力。

我们必须与城市市长一起解决包括快速的农村人口流向城市、全球人口流动、经济停滞、高失业率和贫困、环境污染等一系列问题。我们将努力解决贫困人口的健康服务问题。

我们承诺:

——优先实施能够为健康、福祉和其他城市政策创造共同利益的政策,充分利用社会创新和交互式技术;

——支持城市改善公平和社会包容,通过加强社区参与提高社区不同人群的知识和技能;

——以人民健康和社区和谐为核心,重新调整医疗卫生和社会服务方向,实现公平最大化。

健康素养促进赋权和公平

健康素养能够赋权于公民个体，并使他们能够参与到集体的健康促进行动中。决策者和投资者具有较高的健康素养水平有利于他们采取影响力更大、协同效果更好、更有效地应对健康决定因素的行动。

健康素养以包容地、公平地享有优质教育和终身学习为基础。健康素养是范围较广的技能和能力的综合体，人们需要首先通过学校课程，而后在整个生命周期内不断发展这类技能和能力。

我们承诺：

——充分认识健康素养是健康不可或缺的决定因素，并投资于提高健康素养；

——制订、实施和监测提高所有人健康素养的、贯穿整个教育体系的国家和地方跨部门策略；

——通过发挥数字技术的潜力，增强公民对自身健康及健康决定因素的控制；

——通过价格政策、透明化信息和清晰的标识，确保消费环境有利于健康选择。

行动呼吁

我们认识到，健康是一项政治选择，我们将遏制损害健康的行为，清除赋权的障碍——尤其是针对女性的赋权。我们敦促来自不同部门、不同治理层面，以及私营部门和民间社会的领导者们，跟我们一起决心在所有可持续发展目标中促进健康和福祉。

健康生活，共建共享。我们，作为大会的参与者，将以本宣言为鉴，承诺加大对健康促进的政治保证和财政投资，加快实现可持续发展目标。

出处：《第九届全球健康促进大会重要文献及国际案例汇编》，人民卫生出版社，2017：20-24.

变革我们的世界：2030 年可持续发展议程（节选）

目标 3. 确保健康的生活方式，促进各年龄段人群的福祉

3.1 到 2030 年，全球孕产妇每 10 万例活产的死亡率降至 70 人以下。

3.2 到 2030 年，消除新生儿和 5 岁以下儿童可预防的死亡，各国争取将新生儿每 1 000 例活产的死亡率至少降至 12 例，5 岁以下儿童每 1 000 例活产的死亡率至少降至 25 例。

3.3 到 2030 年，消除艾滋病、结核病、疟疾和被忽视的热带疾病等流行病，抗击肝炎、水传播疾病和其他传染病。

3.4 到 2030 年，通过预防、治疗及促进身心健康，将非传染性疾病导致的过早死亡减少三分之一。

3.5 加强对滥用药物包括滥用麻醉药品和有害使用酒精的预防和治疗。

3.6 到 2020 年，全球公路交通事故造成的死伤人数减半。

3.7 到 2030 年，确保普及性健康和生殖健康保健服务，包括计划生育、信息获取和教育，将生殖健康纳入国家战略和方案。

3.8 实现全民健康保障，包括提供金融风险保护，人人享有优质的基本保健服务，人人获得安全、有效、优质和负担得起的基本药品和疫苗。

3.9 到 2030 年，大幅减少危险化学品以及空气、水和土壤污染导致的死亡和患病人数。

3.a 酌情在所有国家加强执行《世界卫生组织烟草控制框架公约》。

3.b 支持研发主要影响发展中国家的传染和非传染性疾病的疫苗和药品，根据《关于与贸易有关的知识产权协议与公共健康的多哈宣言》的规定，提供负担得起的基本药品和疫苗，《多哈宣言》确认发展中国家有权充分利用《与贸易有关的知识产权协议》中关于采用变通办法保护公众健康，尤其是让所有人获得药品的条款。

3.c 大幅加强发展中国家，尤其是最不发达国家和小岛屿发展中国家的卫生筹资，增加其卫生工作者的招聘、培养、培训和留用。

3.d 加强各国，特别是发展中国家早期预警、减少风险，以及管理国家和全球健康风险的能力。

出处：外交部官网 变革我们的世界：2030 年可持续发展议程